Ulrich Herrmann

Wie lernen Lehrer ihren Beruf?

Empirische Befunde und praktische Vorschläge

Mit Beiträgen von
Wolfgang Edelstein, Herbert Hertramph,
Michaela Horstendahl und Wolfgang Thiem

Beltz Verlag · Weinheim und Basel

Lektorat: Peter E. Kalb

www.beltz.de
Druck nach Typoskript
Herstellung: Klaus Kaltenberg
Druck: Druckhaus »Thomas Müntzer«, Bad Langensalza
Printed in Germany

ISBN 3-407-25262-5

Inhaltsverzeichnis

III. Lehrer lernen ihren Beruf

IV. Perspektiven und Konsequenzen für das Studium von Gymnasiallehrern

V. Zusammenfassende Empfehlungen

Zu diesem Buch

Erkläre mir etwas, und ich vergesse es.
Zeige mir etwas, und ich behalte es.
Laß es mich tun, und ich verstehe es.
Konfuzius

1. Anlässe und Absichten

Die Untersuchungen und Analysen, die in diesem Buch versammelt sind, gehen auf mehrere Anlässe und Absichten zurück, die den besonderen Charakter der hier versammelten Texte erläutern.

Der erste Anlaß war die Mitarbeit im Gründungssenat der Universität Potsdam, wo ich gemeinsam mit Wolfgang Edelstein den Vorsitz in der Strukturkommission Lehrerbildung übernehmen durfte, um zusammen mit den Potsdamer Kolleginnen und Kollegen den Transformationsprozeß der Lehrerausbildung an der ehemaligen Pädagogischen Hochschule bzw. der Brandenburgischen Landeshochschule in die neue Universität zu gestalten. Das Ergebnis war das „Potsdamer Modell der Lehrerbildung“ (Edelstein/Herrmann 1992), dessen Absicht es war, die praxisorientierte Ausbildung – in der Tradition der Reformpädagogik, die ja in der SBZ/DDR weiterwirkte – nicht in der neuen Struktur der unvermeidlichen Fächerorientierung (nach den KMK-Vorgaben) untergehen zu lassen, zumal in Potsdam die Fachdidaktiken in der Breite der Fächer und die Infrastrukturen für die Schulpraktischen Studien vorhanden waren und erhalten werden konnten. Nun ist der Umbau eines laufenden Betriebs kein Sonntagsspaziergang; in Zeiten des Umbruchs muß immer auch auf Konsolidierung geachtet werden; und daß in den ersten Jahren nach der Wende nicht alle Blütenträume reifen konnten, besonders nach dem Auslaufen der Sondermittel aus dem Hochschul-Entwicklungs-Programm HEP, versteht sich von selbst. Dazu gehört auch, daß nicht zu erwarten war, daß die aus den alten Bundesländern berufenen Kollegen plötzlich ihr Fach und ihr Herz für die Lehrerausbildung entdecken würden; nicht einmal einige wichtige Repräsentanten der Deutschen Gesellschaft für Erziehungswissenschaft wollten sich mit der erziehungs- und sozialwissenschaftlichen und der pädagogisch-psychologischen Profilierung des „Modells“ anfreunden. Ihre Interventionen hatten allerdings bei Minister Enderlein und im Ministerium bei Walter Thomann (jetzt wieder in Wuppertal) keinen Erfolg. – Es konnte nicht ausbleiben, daß auch im Falle des „Potsdamer Modells“ die Differenz von Plan und Verwirklichung Platz greifen mußte (dazu die Diskussionen in der „Potsdamer Universitätszeitung“, in der Zeitschrift „Kentron“ der Potsdamer universitären Zentralstelle für Lehrerbildung; vgl. auch Tosch 1997, 1998; Wyschkon 1998; Prüß 2000 und den Beitrag von Wolfgang Thiem in diesem Band). Immerhin hat der Wissenschaftsrat die Potsdamer Lehrerbildung sehr positiv evaluiert, und der Senat der Universität Potsdam hat sie zu einem ihrer Profilbereiche erklärt. Von „Scheitern“ kann gar keine Rede sein.

Der zweite Anlaß war 1994 mein Wechsel von der Universität Tübingen an die Universität Ulm, mit dem Ziel, den Versuch zu unternehmen, die Grundzüge des „Potsdamer Modells“ an einer (kleinen) Universität mit begrenztem Fächerspektrum auch an einer Universität in den alten Bundesländern zu erproben und nach Möglichkeit zu etablieren, zumal in einem Bundesland, das *strukturell* und *materiell* in Sachen universitärer Lehrerausbildung in der Bundesrepublik bis heute das Schlußlicht bildet. Es war seither an der Universität Ulm möglich, für das Lehramtsstudium die Kooperation mit den lokalen Gymnasien herbeizuführen, in Zusammenarbeit mit der Volkshochschule über viele Semester ein Vortrags- und Diskussionsprogramm „Schule – Schüler – Lehrer – Eltern“ anzubieten, die vertraglich geregelte Kooperation mit den Studienseminaren Weingarten und Esslingen weiterzuführen, die Studierenden mit der praktischen Arbeit der Ulmer Bildungsberatungsstelle bekannt zu machen und sie auf Exkursionen und durch freiwillige Unterrichtspraktika an neue Wahrnehmungsmuster der Schul- und Unterrichtswirklichkeit heranzuführen, sie durch Selbsterfahrung und -wahrnehmung für die ihnen durchweg fremde Welt der Sozialpsychologie, Sozialpädagogik und Soziologie des Jugendalters zu erschließen, durch Studienwochen im Deutschen Museum eine Brücke zu schlagen zwischen Naturwissenschaft, Technik und *science education* in der Schule, eine für heutige Verhältnisse sehr gut ausgestattete Professur für Pädagogische Psychologie sowie in den Diplomstudiengängen der Informatik einen medienpädagogischen Studienschwerpunkt einzurichten und vorläufig auch personell abzusichern. Das alles wäre nicht ohne Bereitstellung von Mitteln durch die Leitung der Universität Ulm und das Engagement aller Mitarbeiter des Seminars möglich gewesen, wofür ich auch hier Dank abstatten möchte. – Es ist *nicht* gelungen, so wie die Studierenden auch die Kollegenschaft und das Rektorat dafür zu gewinnen, das Lehramtsstudium – in seinem Bestand in Ulm nicht nur aus Gründen der demographischen Entwicklung im Einzugsbereich der Universität, sondern auch wegen des schmalen und derzeit z.T. unattraktiven Fächerspektrums gefährdet – zu einem eigenen Modellstudiengang umzubauen, ihn in die angemessene organisatorische Form innerhalb der Universität zu bringen und in Baden-Württemberg für die Ausbildung von Lehrern in dramatischen Engpaßfächern (Mathematik, Naturwissenschaften, Informatik) als „Ulmer Modell“ attraktiv zu machen. Einige Kapitel und Abschnitte des vorliegenden Bandes berichten von den in diesen Zusammenhängen gemachten Erfahrungen. Abschließend wird auch hier der Entwurf und die Begründung für die Einrichtung einer eigenen Fakultät für Kognitions- und Instruktionswissenschaften zur Diskussion gestellt. Die Argumente für die Fakultätslösung konnte ich noch kurz vor seinem Tode mit Franz E. Weinert (MPI für Psychologie, München), der ebenfalls dieser Auffassung war, ausführlich diskutieren und dem Wissenschaftsrat vorlegen (vgl. jetzt die WR-Empfehlungen vom November 2001).

In diesem Zusammenhang ergab sich der dritte Anlaß. Das Ziel, die Gymnasiallehrerausbildung in der 1. (und 2. Phase) neu zu gestalten, mußte die Frage nach den neuen Inhalten und Verfahren aufwerfen. Kultusministerin Schavan war der richtigen Auffassung, daß es nicht um eine Fortschreibung, sondern um den Einstieg in eine neue Struktur gehen müsse. Beratungen im Ministerium, zu denen anfänglich auch Helmut Fend (Zürich) beigezogen werden konnte, und im Rahmen der Landeskonferenz der Universitätspädagogen, sodann in einer gemeinsamen Arbeitsgruppe mit Vertretern des Kultus- und Wissenschaftsministeriums führten zu einer im Frühjahr 2001 in Kraft getretenen neuen Prüfungsordnung, die in der Tat einen Neuanfang in den berufswissenschaftlichen Anteilen des Studiums bedeutete: Erhöhung des Anteils in Pädagogik, Einführung der Pädagogischen Psychologie und der Fachdidaktiken sowie des Praxissemesters, schließlich die verbindliche Supervision in den ersten Berufsjahren (3. Phase); der Inhaltskatalog für die akademische Lehre in diesen Bereichen konnte *à jour* gebracht werden. Daß nun die *Umsetzung* nicht vorankommt, geht im wesentlichen auf die Weigerung des Wissenschaftsministeriums zurück, die nötigen Ressourcen bereitzustellen (obwohl alle Kabinettsbeschlüsse mitgetragen wurden!), und in der Landesrektorenkonferenz werden ebenfalls keine Anstalten gemacht, die Lehrerausbildung ernst zu nehmen. Kurzum: Weder die Landesregierung noch die Landesuniversitäten sind derzeit gewillt und in der Lage, eine zentrale *Landesaufgabe* wahrzunehmen, nämlich die Rekrutierung und die Grundausbildung der Gymnasiallehrer für die öffentlichen staatlichen Gymnasien. Da nützen auch die schönsten Papiere und Denkschriften nichts, und ein Einzelner findet sich als Rufer in der Wüste wieder.

In diesem Prozeß der Neugestaltung des Studiums und des Referendariats wird der vierte Anlaß verständlich. Für die *ad hoc* gewünschte Politikberatung mußte ermittelt werden, wie diese Neuordnung des Lehramtsstudiums inhaltlich und strukturell einigermaßen praktikabel und finanzierbar ausgestaltet werden sollte. Um dies herauszufinden, wurden nicht alte Papiere abgeschrieben, vielmehr wurde ein neuer Weg beschritten: die Befragung von Lehrerinnen und Lehrern über die Art und Weise, wie sie ihren Beruf gelernt hatten und was *sie* aufgrund ihrer Erfahrungen empfehlen würden. Dieses Vorhaben wurde von der Deutschen Forschungsgemeinschaft gefördert, weil Mittel aus der Ressortforschung – was ja eigentlich das Naheliegendste war! – nicht zu bekommen waren. (Der Grund wurde uns später klar: Die Ergebnisse, die wir zutage förderten, mußten für die damals im Kultusministerium verantwortlichen Beamten mehr als blamabel sein.) Das geschah nicht ohne Einwände und Bedenken der DFG-Gutachter, was nachvollziehbar ist, aber sie hatten denn doch den Mut, Forschung zu *fördern* und nicht zu verhindern. Den *Erfahrungshintergrund* vieler nachfolgender Tatbestandsbehauptungen und praktischer Vorschläge bildet diese Interviewstudie mit etwa 100 Lehrerinnen und Lehrern in Ulm (und Umgebung) sowie an Freien Schulen und Landerziehungsheimen im deutschen Südwesten von 1995 bis 1998. Fragestellung dieser Interviewstudie war „Wie lernen Lehrer ihren Beruf?“, vielleicht nicht sonderlich originell oder elaboriert, aber noch kaum wirklich untersucht (vgl. Kelchtermans 1996).

Um es zu präzisieren: Es liegen zahlreiche Studien über berufsbiographische *Verlaufsmuster* vor (z.B. Hirsch 1990, Huberman 1989/1991, 1993; zusammenfassend Terhart 1994, 1995a, 2001), aber das *Zustandekommen* dieser Muster und der internen Phasen*übergänge* wurde bisher ebenso wenig thematisiert wie die Frage, aufgrund *welcher* Erfahrungen und Lernprozesse sich bestimmte Einstellungs- und Verhaltensänderungen ergeben oder auch nicht. Das können wir nun in wichtigen Ausschnitten genauer beschreiben. Daß zum Zeitpunkt der Drucklegung dieses Buches das 44. Beiheft der Zeitschrift für Pädagogik (Jerusalem/Hopf 2002) dem Thema „Selbstwirksamkeit und Motivationsprozesse" gewidmet ist, bestätigt uns in unserem Ansatz und in unseren Argumentationen. P.F. Schlottke (Tübingen/Stuttgart) hatte uns davon überzeugt, daß die Übersetzung „Selbstwirksamkeits*überzeugung*" dem Sachverhalt am nächsten kommt, dem wir hier auf der Spur sind.

Es gab einen fünften Anlaß für die Hinwendung zum Thema Lehrerausbildung: Ein neu eingerichteter Lehrstuhl für Pädagogik in einer Fakultät für Naturwissenschaften muß *von Anfang an* seine Forschungskompetenz durch das Einwerben von Drittmitteln unter Beweis stellen, und die Forschungen sollten in einem *erkennbaren* Verwendungs- und Verwertungszusammenhang stehen. Durch die Beschäftigung mit Fragen des Studiums und der Ausbildung war das Fach jedenfalls in den Struktur- und Entwicklungsdebatten der Fakultät in den letzten Jahren präsent.

Ulm ist es sozusagen aus dem Stand heraus gelungen, die Bedeutung des Faches für die Lehrerausbildung und deren Reformkonzepte für die Politikberatung wieder „sichtbar" zu machen, durch datengenerierende Forschung kontroverse Debatten auf bessere Argumente umzustellen, den Studierenden die Anschlußmöglichkeiten an ihren späteren Beruf praktisch zu eröffnen. Insgesamt kann man die Erfolgsbilanz der Außenwirkung positiv bewerten. Diejenige der Binnenwirkung ist jedoch sehr enttäuschend, und von Auswirkungen auf andere Universitäten bzw. die Gymnasiallehrerausbildung im Lande kann derzeit keine Rede sein. Da tröstet ein wenig der Zuspruch meines befreundeten emeritierten Ulmer Kollegen Hermann Heimpel (ehemaliger Klinikchef, Prorektor und Dekan, mit dem ich einige Jahre das Ulmer STUDIUM GENERALE gestalten konnte): Ihm war es in der Mediziner-Ausbildung trotz jahrelanger Bemühungen nicht anders ergangen. Und was die TIMS- und PISA-Studien bezüglich der Schul- und Unterrichtsqualität an die Tafel geschrieben haben, schrieb 2001 der Sachverständigenrat für die Konzertierte Aktion im Gesundheitswesen bezüglich der Qualitätsdefizite in Medizin und Pflege ganz analog ins Krankenblatt. Aber auch dort scheinen derzeit die Wege zur notwendigen Reform zu verworren, als daß sie zielgerichtet und erfolgversprechend beschritten werden könnten.

Dieser Umstand verweist auf einen Sachverhalt, den die Ulmer Aktivitäten ebenfalls zu bearbeiten gedachten: durch die Umstellung auf neue Ausbildungsinhalte und -verfahren das Lehramtsstudium attraktiver und effektiver zu gestalten, um dem sich unmittelbar abzeichnenden bzw. bereits eingetretenen Lehrermangel besonders in den Naturwissenschaften abzuhelfen. Denn da die Vorlaufzeit für die Verfügbarkeit eines Studienassessors im Schnitt sieben Jahre beträgt, 1994/95 die

Engpässe infolge der Pensionierungen schon absehbar waren, durfte keine Zeit verloren werden. Tatsächlich hat dann der Prozeß der Ausarbeitung und Inkraftsetzung der neuen Prüfungsordnung 5 Jahre gedauert. Die *strukturell* wichtigen Regelungen hätte man mit einer Rechtsverordnung in 5 Wochen haben können, und an die z.T. unsinnigen Fachanhänge und abschreckenden Prüfungsmodalitäten ist man auch in 5 Jahren nicht *ernsthaft* herangegangen. Damit war die Chance vertan, und das Ministerium sucht inzwischen per Inserat berufsfremde Seiteneinsteiger. Wirksamer kann man die eigene Reformunfähigkeit beinahe nicht unter Beweis stellen ...

2. Was in diesem Buch nicht zu finden ist

Der Titel „Wie lernen Lehrer ihren Beruf?“ – daß die Studentinnen und Lehrerinnen immer mitgemeint sind, versteht sich – könnte überzogene Erwartungen wecken. Deshalb die folgenden Klarstellungen und Einschränkungen.

Bei allen Überlegungen und Vorschlägen ist eigentlich nur an die Gymnasiallehrer und ihre konventionelle zweiphasige Ausbildung gedacht. In Baden-Württemberg gibt es noch die Pädagogischen Hochschulen für die Ausbildung der Lehrkräfte an Grund-, Haupt-, Real- und Sonderschulen. An den Universitäten studieren die künftigen Gymnasial-, Gewerbe- und Handelslehrer. Dies ist in allen anderen Bundesländern anders, aber keineswegs einheitlich geregelt. Übertragungsmöglichkeiten auf andere Universitäten und Bundesländer müssen daher von Fall zu Fall geprüft und modifiziert werden.

Das Berufslernen der Lehrer hätte mit eigenen *Untersuchungen* im Referendariat und in den ersten Berufsjahren erhoben werden müssen und nicht nur, wie hier geschehen, durch rückblickende *Befragungen*. Dafür verfügten wir weder über Personal noch Geld, und die Befragung von Referendaren eines Absolventenjahrgangs scheiterte an deren Desinteresse. Was allerdings dieses Desinteresse wirklich begründet, wäre ebenso einer Untersuchung wert! – Eine wichtige Differenzierung innerhalb des Berufslernens war für uns nicht nur die Unterscheidung der Lehrer an den verschiedenen Schularten, sondern muß auch die Unterscheidung ihrer verschiedenen Fächer/Fachrichtungen und Arbeitsplätze in den Allgemeinbildenden, Beruflichen und Technischen Gymnasien sein. Denn hier begegneten wir ganz unterschiedlichen Schulklimata und Lehrerpersönlichkeiten und damit verbunden unterschiedlichen Lern- und Arbeitsmöglichkeiten im Unterricht. Daraus ergeben sich wichtige Differenzierungen für Studium und Ausbildung, aber auch schon für die Rekrutierung in den Zubringerschulen. – Demzufolge konnten wir der Frage der Berufswahlentscheidung und ihrer Hintergründe nur beiläufig nachgehen (vgl. dazu jetzt Zwick in: Herrmann 2002).

Im Rahmen unserer Ulmer Studie haben wir aus den oben erwähnten Gründen des Zeitdrucks für die erbetene Politikberatung zunächst erhoben, wie das Berufslernen bei den Gesprächspartnern verlaufen ist. Dabei haben sie selber häufig genug thematisiert, was sie alles *nicht* gelernt haben und was sie gern gelernt *hätten*; was sie alles nicht wußten, was sie hätten lernen *sollen*, und was ihnen aufgrund der Berufspraxis erst als Lern*notwendigkeit* aufgegangen ist. Deshalb bilden einige Kapitel und Abschnitte nur *Ausschnitte* aus der Gesamtthematik, sie sind dafür aber mit Empirie soweit angereichert, daß die in Denkschriften und „Konzepten" geläufige Reformsemantik der Wünsche, Forderungen und guten Absichten weitgehend vermieden werden konnte. Was natürlich nicht für die abschließenden Überlegungen gelten kann, die einige Schlußfolgerungen formulieren.

Diese Schlußfolgerungen haben durch die PISA-Diskussion eine ganz unerwartete Aktualität erfahren, die es auch gerechtfertigt erscheinen lassen konnte, dieses Buch vorzulegen, u.zw. im Rahmen eines Verlagsprogramms mit den jüngsten Empfehlungen zur Reform der Lehrerbildung und des Gymnasialkanons. Für diese Möglichkeit danke ich Peter E. Kalb im Beltz-Verlag. Die Empfehlungen der Lehrerinnen und Lehrer – selber berufszufrieden und -erfolgreich – bezüglich der nötigen Veränderungen in der Ausbildung und im Arbeitsalltag konvergieren auf überraschende Weise mit denen des PISA-Konsortiums (vgl. die entsprechenden Passagen im letzten Abschnitt dieses Buches S. 279ff.). Und sie sind auch wieder *nicht* überraschend: denn die TIMS- und die PISA-Studie erhebt Resultate aus einer *unterbliebenen* pädagogisch-psychologischen Modernisierung von Lehrerausbildung, Schule und Unterricht, die in der Mitte der 70er Jahre ausformuliert war und in den 80er und 90er Jahren nicht durchgeführt wurde. Das schlimmste Ergebnis dieser Versäumnisse ist meines Erachtens *nicht* die vergleichende Bewertung der Schülerleistungen – die liegen trotz mäßiger Ausgangsvoraussetzungen innerhalb der OECD-Norm –, sondern das schlechte *Berufsansehen der Gymnasiallehrer.* Für die Allensbacher Berufsprestige-Skala wird immer gefragt „Dieser Beruf gehört zu denjenigen, vor denen ich am meisten Achtung habe". Im Jahre 2001 nannten 74% der Befragten den Arzt, 38% den Pfarrer, 33% den Hochschulprofessor, 31% bzw. 29% Rechtsanwalt und Unternehmer. Der „Studienrat" kam mit 12% (gleichrangig mit Offizier) hinter Journalist (18%) und knapp vor Politiker (10%) und Gewerkschaftsführer (8%). Von 1966 bis 2001 rutschte der „Studienrat" von 28 auf 12% (die Ingenieure von 41 auf 22%). *Das* ist ein deprimierender Sachverhalt, der – wenn man es mit z.B. Finnland vergleicht – *hinter* den deutschen PISA-Daten steckt.

Über diese Talfahrt des Ansehens eines Berufsstandes muß man nicht nur Vermutungen anstellen, es gibt auch objektive Erklärungen aus seiner faktischen Lage: Gymnasiallehrer an öffentlichen staatlichen Schulen bilden eine Berufsgruppe, die die tatsächlichen Bedingungen einer erfolgreichen Berufstätigkeit nicht selber bestimmen, geschweige denn realisieren können; sie dürfen die *politischen* Vorgaben der Systemeffekte, an denen sie mitwirken *müssen*, nicht öffentlich kritisieren; sie müssen für die Folgen in den Biographien von Kindern und junge Leuten, die sie mitbewirken, nicht geradestehen; ihre Handlungsspielräume werden als minimal angesehen, eine externe Kontrollmöglichkeit allerdings ebenso, zugleich machen aber die (Groß-)Eltern und Erziehungsberechtigten tagtäglich die Erfahrung, welche *Macht* Lehrer tatsächlich ausüben, u.zw. oft genug durch Willkür und Gedankenlosigkeit, Entmutigung und Ungerechtigkeit (vgl. Lamszus 1948, unten S. 27f.). Mit anderen Worten: Man traut ihnen – im Unterschied zu den Grundschullehrerinnen – auf der einen Seite eine wirkliche Professionalität gar nicht zu, und auf der anderen Seite hat man keine Hinweise, daß der Berufsstand auf Abhilfe sinnen und hinwirken würde. Die wenigsten Gymnasiallehrer praktizieren noch eine Erziehungs- und Bildungsgemeinschaft mit den Elternhäusern, und auch *deswegen* sind sie ständig überfordert, mit den Heranwachsenden zurechtzukommen. Diese Sachverhalte sind seit der Nachkriegszeit bekannt, der Schul- und Unterrichtsbetrieb der Gymnasien hat darauf nicht durch entsprechende Veränderungen reagiert. Da *kann* das Image nur schlecht sein! – Aber dies ist ein Themenkreis, der in ein anderes Buch gehört.

Bei den abschließenden Überlegungen werden Desiderata für die 3. Phase der Lehrerausbildung während der ersten Berufsjahre und dann für den Beruf überhaupt aufgelistet, die in der Bereich der Fort- und Weiterbildung, der Schulentwicklung, der Qualitätssicherung, der Persönlichkeits- und Personalentwicklung gehören und insoweit *zentrale* Fragen des kontinuierten Berufslernens *on the job* betreffen. Sie sollten wenigstens Erwähnung finden, wenn die Lehrerausbildung von der 3. Phase her konzipiert wird. Sie bedürfen aber hinsichtlich ihrer Möglichkeiten und wünschenswerten Effekte eigener Untersuchungen und Darstellungen durch diejenigen, die auf diesem Feld arbeiten. Die Einbeziehung dieser Aspekte in die Umgestaltung der 1. und 2. Phase ist wahrscheinlich nur in einer BA/MA-Struktur der Lehrerausbildung mit einem entsprechenden Anteil an *General Studies* („Schlüsselqualifikationen") z.B. nach dem Greifswalder Modell möglich (unten S. 224ff.).

Einige Texte wurden bereits früher, zum Zeitpunkt der Erstveröffentlichung, mit Herausgebern und Redakteuren kritisch diskutiert. Sie wurden für den Wiederabdruck durchgesehen und überarbeitet. Einige Überschneidungen ließen sich nicht vermeiden; wenn ein Argument in einem anderen Zusammenhang nochmals auftaucht, wird es dadurch ja nicht schlechter. Zitate ohne Quellenangaben stammen aus den Interviews mit vielen Lehrerinnen und Lehrern, denen für ihre Gesprächsbereitschaft und Aufgeschlossenheit hier noch einmal gedankt sei. Maja Storch (Engen/Zürich) hat die abschließenden Überlegungen geduldig mitdiskutiert und aus ihrer Erfahrung bereichert. Mein langjähriger Mitarbeiter Herbert Hertramph, Ko-Autor mehrer Texte und Berichte an die Deutsche Forschungsgemeinschaft, hat wesentlich zum Zustandekommen dieses Buches beigetragen. Eva Herrmann hat nicht nur die Korrekturen mitgelesen, sondern auch mit kritischem Blick so manche sprachliche und gedankliche Unebenheit geglättet. Allen sage ich hier meinen herzlichen Dank.

Ulm/Tübingen, im Mai 2002 — Ulrich Herrmann

I. Lehrerbildung: Die unendliche Geschichte eines deutschen Sonderwegs

Vorbemerkung

Manchmal muß man sich auf die Höhe der Vergangenheit begeben, um zu erkennen, was für die Gegenwart und Zukunft angesagt ist. Das ist bei der Frage, was in der Lehrerbildung zu *bilden* und in der Lehrerausbildung eigentlich *auszubilden* sei, nicht anders. Das Schulwesen ist ein geschichtlich gewachsener Zusammenhang von Institutionen, die ihrerseits wiederum ihre eigene Geschichte haben und die das in ihnen tätige Personal – bewußt oder unbewußt – vielfach beeinflußt. Wer hier Veränderungen und Verbesserungen bewerkstelligen will, wird rasch bemerken, daß angesichts der Vielseitigkeit des Lehrerhandelns alle Möglichkeiten schon einmal durchgespielt worden sind und daß es keine „reine Lehre" bezüglich der Gewichtung einzelner Dimensionen geben *kann*, weil Situationen und Personen variieren.

Schul-, Hochschul- und Ausbildungspolitik sind, meistens ohne Rücksicht auf die beruflichen Probleme der Lehrer, ihre *eigenen* Wege gegangen. Einzelne Lehrer und Schulen und ihre Kollegien taten dies übrigens auch, weil jeder *seinen* Weg finden mußte: jenseits fachlich zumeist irrelevanter Studien und dürftiger pädagogisch-didaktischer Vorbildung, abseits institutionellen Immobilismus' und kollegialer Trägheit. Auch das ist keine neue Erfahrung: Hermann Lietz mußte (um 1900) zur Kenntnis nehmen, daß die öffentliche staatliche Lernschule für i.e.S. *pädagogischen* Zwecke eines *bildenden* Kinder- und Jugendlebens in der Regel nicht zu gebrauchen ist. Der einzige Ausweg lag für ihn in privaten Neugründungen, wie er sie in England bei Cecil Reddie kennen gelernt hatte. Mit seiner Gründung der Deutschen Landerziehungsheime – „Schulreform durch Neugründung" lautet der Titel einiger seiner von Rudolf Lassahn herausgegebenen Texte (1970) – begann die Erfolgsgeschichte der Freien Schulen. In diesen Schulen – richtiger gesagt: in diesen Lebens- und Lerngemeinschaften von Erwachsenen und Jugendlichen – lernt man bis heute auch den „neuen Lehrer" kennen, der manchmal gar kein guter „Instruktor" ist, was er, wenn er keinen fragend-entwickelnden Frontalunterricht „durchzieht", auch gar nicht sein muß: er muß vielmehr beim Lernen helfen und beraten können; er muß wissen, wo ein junger Mensch Stärken und Schwächen, Begabungen und Defizite hat, um ihm gerecht werden zu können, ihn zu ermutigen, ihm zu Selbstwirksamkeitsüberzeugungen zu verhelfen.

Der erste Text dieses Kapitels soll in Erinnerung rufen, daß die verschiedenen Dimensionen des Lehrerhandelns nicht gegeneinander ausgespielt bzw. partiell suspendiert werden dürfen, weil die Realität des Berufsalltags solchen Segmentierungen und Profilierungen nicht folgt. Deshalb können die in diesem Buch berichteten

Erfahrungen und Überlegungen zum Berufslernen *aufgrund von Berufserfahrung* den üblichen Segmentierungen nicht folgen: Lehrer müssen Fachleute für Erziehung durch Unterricht *und* für Selbstorganisiertes Lernen sein, für *Lehr*gänge *und* *Lern*gänge. Nicht zuletzt *daraus* resultiert für jeden Lehrer die gar nicht so leichte Aufgabe, seine Selbstentwicklung zu beobachten, zu fördern, ggf. zu korrigieren. Professionalität hin, didaktische Expertise her – ohne „Lehrerpersönlichkeit" fehlt der Person des Lehrers das „Etwas", was sie vom Informator unterscheidet, so wie Arthur Rubinstein Pianisten und Klavierspieler unterschied.

„Professionalität" ist daher das Thema des zweiten Textes. Seit die akademischen Sozialarbeiter und Sozialpädagogen eine Abgrenzung vom Laienhelfer bzw. vom Ehrenamt suchten und sie in „Professionalität" glaubten dingfest machen zu können, geistert dieses Argumentationsmuster durch die pädagogisch-akademische Diskussion. Der vorliegende Beitrag möchte durch einige Unterscheidungen für etwas mehr Klarheit und Genauigkeit sorgen. In den pädagogischen Berufen hat, gemessen an den Kriterien professionalisierter akademischer Berufe, keine Professionalisierung, sondern eine *Verberuflichung* stattgefunden; Lehrer waren und sind Experten für bestimmte Formen des veranstalteten Unterrichts, aber nur ausnahmsweise Profis für die Organisation von Lernprozessen (weil das die übliche zeitliche Organisation der schulisch-unterrichtlichen Betriebsabläufe gar nicht zuläßt). Und Lehrer sind beim *Berufslernen durch Berufsausübung und -erfahrung* streng genommen Autodidakten: das einzige Lernfeld, das ihnen in der Regel zur Verfügung steht, ist ihr *eigener* Unterricht, gemeinsame Unterrichtserfahrungen sind die absolute Ausnahme.

Lehrern sollen damit keine Kompetenzen und Qualifikationen abgesprochen werden, sondern davor bewahrt werden, daß falsche Erwartungen an ihr berufliches Handeln gestellt werden. Und dem Berufstand soll geholfen werden, andere Rahmenbedingungen seines Handelns begründen und durchsetzen zu können: denn einstweilen muß er in Anspruch nehmen dürfen *ultra posse nemo obligatur*. Zu letzterem gehört vor allem die Forderung, über die *faktischen* Bedingungen einer erfolgreichen Berufspraxis mitentscheiden und -verfügen zu können.

Der Untertitel dieses Kapitels spricht vom „deutschen Sonderweg", natürlich nicht von dem der politischen Geschichte (die „verspätete Nation" [Plessner] mit ihrer verspäteten Nationalstaatsbildung im 19. Jahrhundert), sondern derjenige der Gymnasiallehrerausbildung, für die keine eigenständigen Institutionen geschaffen wurden (wie in den amerikanischen *Teacher Training Colleges* oder Erziehungswissenschaftlichen Hochschulen nach dem Esslinger Plan, vgl. unten S. 28f.), in den Universitäten aber auch keine eigenen Berufsfakultäten. Dieser Mißstand, der seit dem ausgehenden 19. Jahrhundert immer wieder thematisiert wird (vgl. Paulsen, Bd. II, 1921/1965), ist bis heute nicht beseitigt; er ist der ausschlaggebende Grund dafür, daß eine *berufsbezogene* Professionalisierung dieses Berufsstandes auch künftig nicht zu erwarten ist.

Der lange Abschied vom „geborenen Erzieher“

Lehrerpersönlichkeit, Lehrerausbildung, Lehrerberuf und Lehrerberufsalltag. Erwartungen, Positionen und Thesen vom Ende der 40er bis zu den 70er Jahren[1]

Da muß man nicht viele Worte machen: Wer nicht musikalisch ist, sollte nicht Musiker werden wollen. Und mit der Philosophie sei es wie mit der Musik: „man hat es“, oder „man hat es nicht“, meinte Hans-Georg Gadamer einmal „motivierend“ zur Begrüßung seines übervollen Proseminars, wo er nicht ohne Grund allzu viele uninteressierte Lehramtsstudierende auf der Suche nach dem Philosophikums-Schein vermutete. Wer keine Nerven hat, sollte nicht Koch oder Köchin werden wollen, und wer keine Kinder mag oder selber keine will, sollte nicht Lehrer werden. Denn das wußte schon Sigmund Freud, daß es ein „unmöglicher Beruf“ ist, sich um anderer Leute Kinder zu kümmern. Wenn Erziehenkönnen eine menschliche Qualität ist, über die jemand verfügt oder eben auch nicht, dann kann man sie sich nicht durch Lernen und Üben aneignen. Eduard Spranger war so unvorsichtig, seiner Rede bei der Verabschiedung eines Ausbildungsjahrgangs des Pädagogischen Instituts Weingarten (bei Ravensburg in der Nähe des Bodensees, heute Pädagogische Hochschule) den Titel „der geborene Erzieher“ zu geben, ohne Frage- oder Anführungszeichen, dazuhin völlig unterschätzend, daß in Verbindung mit seinem Namen und seiner Autorität die Sache jetzt klar war: es gibt ihn *wirklich*, den „geborenen“ Erzieher. Dabei wollte Spranger das genaue *Gegenteil* erörtern:

1 Dieser Text erschien zuerst in: Bastian, J., u.a.. (Hrsg.): Professionalisierung im Lehrerberuf. (Studien zur Schul- und Bildungsforschung, Bd. 12) Opladen 2000, S. 15–32. – In diesem Band werden auch andere Epochen und Aspekte der Lehrerbildungsdebatten behandelt. Die hier skizzierten Jahrzehnte sind besonders aufschlußreich, weil sie Neubeginn und Übergang, Restauration und Aufbruch in der (alten) Bundesrepublik umfassen und weil hier die parteipolitische Okkupation und Instrumentalisierung und demzufolge die bis heute bestehende „Lager“-Zuschreibung (CDU–SPD, GEW–Philologenverband usw.) durchgesetzt wurde. Seither sind auch kaum neue Aspekte oder Vorschläge für eine „richtige“, d.h. wünschenswerte berufsorientierte Vorbereitung auf den Lehrerberuf aufgetaucht (auch das „Potsdamer Modell“ [siehe unten S. 58ff.] konnte anknüpfen und bündeln), wohl aber für die Förderung und Bildung der Lehrer-Persönlichkeit *im* Beruf, was noch kaum wahrgenommen wird. – Erst durch die Ergebnisse der TIMS- und PISA-Studien scheint sich allmählich ein Bewußtsein von den völlig unhaltbaren Zuständen der Lehrerausbildung an den Universitäten, Hochschulen und Studienseminaren und von der Ineffektivität der üblichen Fort- und Weiterbildung in *allen* Ländern der Bundesrepublik einzustellen. Ob und welche *praktischen* Konsequenzen daraus gezogen werden *können*, ist angesichts der leeren Kassen aller Landesregierungen eher zweifelhaft.

„Es gibt keinen Beruf, zu dem man weniger ‚geboren' sein könnte, als den des Erziehers." *Eduard Spranger 1958, S. 14*

Der Weg vom ungewollten Mißverständnis zu den Professionsstandards eines Ausbildungsberufs war lang und ist *in praxi* wenig erfolgreich gewesen. Am Ende des 20. Jahrhunderts mußten prominente Kommissionen noch einmal formulieren, was seit den 40er Jahren längst zu lesen war. Und was jetzt geschrieben wurde, durfte sich dadurch gerechtfertigt fühlen, was seit dem *Anfang* des 20. Jahrhunderts reformpädagogisches Gedankengut ist. Sisyphos läßt grüßen.

„...überall fehlt es in den Schulen an Lehrern, die bereit und fähig sind, nicht nur diese oder jene neue Unterrichtsmethode zu probieren, sondern das zu tun, was die Schulreform von ihnen forderte, die gesamte Erziehung von grundaus neu zu gestalten. Es fehlt an den geborenen Erziehern."
Wilhelm Lamszus 1948, S. 33

„Eine unerläßliche Eigenschaft des Lehrers ist die soziale Haltung. Liebendes Verstehen vermag den jungen Menschen zu erziehen und zu bilden. Der Lehrer bedarf besonderer Eignung zum Erzieher und Unterrichten. Diese Eignung kann nicht ohne weiteres anerzogen werden. Erziehungslehre, Psychologie, Sozialkunde und Methodik vermögen sie zu unterstützen; sie geben dem angehenden Lehrer das Rüstzeug zur Erfüllung seiner Aufgabe, setzen aber Persönlichkeit, pädagogisches Eros, Bildung und Eignung zum Unterrichten voraus. Der rechten Auslese der Lehranwärter kommt darum ebenso große Bedeutung zu wie der Ausbildung selbst." *Lehrerbildung für Württemberg-Baden 1949, S. 49*

„Es bleibt auf alle Fälle eine bedauerliche Tatsache, daß es in so hohem Maße vom ‚Zufall' abhängt, ob sich bei den jungen Leuten ... Berufswunsch und wirkliche Begabung einigermaßen entsprechen. Und daß da viele Fehlentscheidungen getroffen werden, die sich später schwer rächen, das steht leider auch fest."
Willi Schohaus 1954, S. 11

„Die Bildung für den menschlich so anspruchsvollen Beruf des Lehrers stellt ... weitere Forderungen, die über die Wissenschaftlichkeit der Ausbildung hinausgreifen ... Weit mehr als in manchen anderen akademischen Berufen hängt das Wirksamwerden der fachlichen Qualifikationen von menschlichen Fähigkeiten und Eigenschaften ab, die sich nicht in der wissenschaftlichen Arbeit allein, sondern erst im mitmenschlichen Umgang und in einer geistig bestimmten, auch musische Aktivität einbegreifenden Geselligkeit erwerben lassen."
Deutscher Ausschuß für das Erziehungs- und Bildungswesen 1955/1966, S. 768

„Woher wissen wir, was der Lehrer braucht?" *Johannes Flügge 1970*

„Die pädagogische Ausbildung der Gymnasiallehrer ist insgesamt zu schlecht, die der Volksschullehrer ist zu wenig durch erziehungswissenschaftliche Forschung abgestützt.“ *Verband Deutscher Studentenschaften 1971, S. 131*

Der Lehrer „wird vermutlich noch lange die Schlüsselfigur, seine Rolle die entscheidende ‚Personifikation‘ der Verhältnisse des Erziehungswesens bleiben.“
Klaus Mollenhauer 1972, S. 8

„Der Klassencharakter der gegenwärtigen Gesellschaft vermittelt sich deshalb über die Schule, weil die Lehrer soziale Leitbilder vertreten, die den Interessen einer privilegierten ökonomischen und politischen Machtelite dienen.“
Arno Combe 1972, S. 210

„Der Lehrerberuf ist unsäglich schön!“ *Willi Schohaus 1937/1954, S. 60*

„Der“ Lehrer, „die“ Lehrer(aus)bildung – ein Thema ohne Ende, weil es immer neue Anfänge hat. Wovon muß und kann die Rede sein, wenn die Literatur zum Thema eine kleine Bibliothek füllt? Erforderlich ist mithin „Tatbestands-Gesinnung“, wie Siegfried Bernfeld 1925 in seinem „Sisyphos“ anmahnte. „Tatbestands-Gesinnung“ bedeutet für ihn zum einen Rationalität des Denkens und Handelns auf wissenschaftlicher, d.h. empirisch-kritischer Grundlage, zum anderen Rationalisierung von Praxis i.S. von Zweck-Mittel-Rationalität durch Präzision und Kontrollierbarkeit von Aufgaben. (Bernfeld nennt als Beispiel dafür die Berufssituation des Lehrers und erläutert das Gemeinte an der Differenz der magischen Heilkunde und der modernen Medizin.) Dieses Bernfeldsche Konzept ist Max Weber und dem Logischen Positivismus (Empirismus) des Wiener Kreises entlehnt, dem der Biologe Bernfeld nahestand. Es geht um die Identifizierung von „Tatbeständen“, von *empirisch kontrollierten* Aussagen über *Wirklichkeit*, u.zw. auf der Grundlage des wissenschaftlichen Ethos' („Gesinnung“) des Kritischen Rationalismus bzw. Logischen Empirismus. Denn man kann Wirklichkeit auch „schönreden“ – das berühmte Beispiel des halb vollen oder halb leeren Wasserglases –, man kann fehlendes Geld durch „Engagement“ ersetzen (wollen), man kann *politischen* Optimismus verbreiten, wo *realiter* Resignation, wenn nicht Verzweiflung an der Tagesordnung ist. Mit anderen Worten: Bernfeld wollte nicht mehr und nicht weniger anmahnen als dies, daß intellektuelle Redlichkeit herrschen solle; denn aus „Tatbeständen“ bzw. Tatsachen folge nicht, was hinsichtlich ihrer Veränderung nötig oder wünschenswert ist; aber das Wünschenswerte dürfe im Gegenzug nicht präformieren oder vorwegnehmen, was denn nun eigentlich „Sache ist“. Daß Bernfeld für „Tatbestandsgesinnung“ die Berufspraxis des Lehrers wählt, soll hier der Anlaß sein, solche „Tatbestände“ dieser Praxis zu identifizieren als den „harten Kern“ dieser end- und uferlosen Geschichte, die offenbar nicht zu einem guten Ende zu bringen ist, die aber auch nicht willkürlich oder beliebig oder grundlos immer wieder neu beginnt.

Das erste Kapitel benennt einige wichtige Tatbestände *struktureller* Art, die sozusagen den *basso continuo* bei diesem Thema mit Variationen darstellen. Im zweiten Kapitel wird an Positionen und Thesen, Erwartungen und Befunde erinnert u.zw. für einen Zeitraum, den man als die Nachkriegszeit bezeichnet (Ende der Ära Adenauer, der kulturelle Umbruch 1967/68ff.). Eine abschließende Bemerkung verweist auf die Umstände, die die Thematik so sehr verschoben haben, daß wir sie heute in wesentlichen Aspekten erst wieder rekonstruieren müssen (Terhart 2000). Die damals provozierende Frage von Johannes Flügge (1970) war 30 Jahre später auch wieder aktuell: „Wie lernt ein Lehrer seinen Beruf?“

1. „Tatbestände“

Es gibt keine DIN- oder ISO-Norm, an der „die“ kommunikative und fachliche *Praxis* des Lehrens und Unterrichtens, des Erziehens und Beratens und deren Erfolg lern- oder meßbar wäre. Es gibt sie in *keinem* derjenigen Berufe und Tätigkeiten, die sich durch Beziehungsarbeit oder durch die Modellierung inter- und intrapsychischer Prozesse usw. auszeichnen. Dies gilt vor allem auch für die bildende Arbeit der Erzieher und Lehrer, die ja im wesentlichen auf nicht-behavioristischer Basis geschieht (geschehen *muß*):

- die den Sinn für den Sinn und die Gestaltung von zwischenmenschlichen Beziehungen wecken will;
- die das innere Auge eines jungen Menschen für symbolisch-geistige Horizonte und Werte öffnen soll;
- die seine Seele und sein Empfinden der Magie der Wörter und der Sprache, der Bilder und Symbole, der Musik und der darstellenden Künste erschließen helfen möchte;
- die junge Menschen auf den Weg ihres *geistig-kulturellen Erwachens* begleitet;
- die ihnen hilft, sich selbstreflexiv ins rechte Verhältnis *zu sich selbst und zu anderen* zu bringen.

Gewiß, die Ergebnisse der modernen Lern- und Neuropsychologie belehren uns darüber, daß man beim Lehren und Unterrichten kapitale Fehler machen kann (Spitzer 1996/2000, 1999), so daß gar nicht *wirklich* gelernt werden *kann* (z.B. wegen der zu kurzen Zeittaktigkeit eines jeden gewöhnlichen Unterrichtsvormittags mit 5 oder 6 Stunden à 45 Minuten, die *per se* eine nachhaltige Informationsverarbeitung und eine Abspeicherung von Verstehensstrukturen verhindert). Aber abgesehen davon gilt: So wie der *Ton*, den der Musiker *macht*, die Musik macht (und nicht die Noten), so initiiert die *Person* des Lehrers (und nicht der „Stoff“ oder gar der Lehrplan) das *Interesse* am Lernen, ohne das bekanntlich Lernen gar nicht stattfindet; ohne das geeignete *Medium* der Präsentation und Vermittlung bleibt die Sache selber in der Regel – stumm, weil sie belanglos bleibt.

Analog dazu: Jede Schülerin und jeder Schüler muß *in seiner Person* seine *eigene* Lern- und Bildungsgeschichte *selber* bewerkstelligen *lernen*, und die Normen, an denen *andere* Erfolg oder Mißerfolg dieses Bemühens zu messen sich angewöhnt haben, sind immer neu begründungs- und revisionsbedürftig, nicht zuletzt auch den *Eltern*erwartungen gegenüber.

Erster Ausgangspunkt: Allen Debatten über Anforderungs- und Qualifikationsprofile im Lehrerberuf und über inhaltliche Dimensionen der Lehrerbildung, die nicht immer auch vom Faktor „Person, Persönlichkeit“ und von den *personalen* Beziehungskonstellationen und -prozessen in schulischen Unterrichts-, Erziehungs- und Bildungsprozessen ausgehen, mangelt es an Tatbestandsgesinnung, denn sie ignorieren, was für die Selbstwirksamkeitsüberzeugungen und die Wirksamkeit des Lehrers *konstitutiv* und nicht substituierbar ist.

Sodann: Lehrer müssen sich in ihrem *Beruf*, in ihrem *Fach*, in ihrer *Fachdidaktik*, an ihrer *Schule* (bzw. Schul*art*), in ihrem *kulturellen und sozialen Umfeld*, mit ihren immer *neuen und anderen* Schülern und deren Begabungen und Erwartungen *in den Fächern* zurechtfinden lernen (können). Nicht jeder findet an jeder Stelle – Wohnort, Elternschaft, Schule, Chef, Kollegium – und in jeder Funktion/Aufgabe/Herausforderung sein berufliches und persönliches Auskommen und Weiterkommen (wie die Schüler übrigens auch), seine Zufriedenheit und die nötigen Ressourcen für ein Engagement, das er *sich selber* wünscht. Er müßte Gelegenheit haben, dies alles zu erkunden, zu prüfen und auch *ändern* zu können – die Schüler übrigens auch!

Zweiter Ausgangspunkt: Lehrer sind zunächst und vor allem immer *Fach*lehrer, und sie sind es in schulischen, lokalen, kollegialen Konstellationen, die förderlich und herausfordernd, aber auch hinderlich, entmotivierend, *burn-out*-gefährdend sein können. Der üblichen Redeweise von „dem“ Lehrer mangelt es an Tatbestandsgesinnung, *denn es gibt ihn nicht*. Auch *das* kann man bei Bernfeld nachlesen: Streng genommen gibt es das gar nicht, wovon die Pädagogik redet, „das Kind“, „der Schüler“, „der Lehrer“; es gibt immer nur *dieses* Kind *dieser* Eltern.

Nicht anders die Lehrerin und der Lehrer: Der/die eine unterrichtet lieber Schülerinnen und Schüler, der/die andere ihr „Fach“ (manche tun *beides*); zurückhaltend oder eher aufgeschlossen für das elternhäusliche und sonstige sozial-kulturelle Umfeld der Kinder und jungen Leute; Schulmeister oder Kamerad; in jungen Jahren alt geworden oder bis ins höhere Berufsalter jung geblieben; Ausübende/r eines Brotberufs oder Pädagoge/Pädagogin i.e.S., der/die sich bemüht, daß der Unterricht erzieht (durch Lernarbeit nämlich) und diese Erziehung (durch Anstrengung und Leistungs- und Erfolgserlebnisse) junge Menschen bildet bzw. ihnen zur Selbstbildung verhilft.

Dritter Ausgangspunkt: Wer im Hinblick auf die Berufsfähigkeit und Berufstätigkeit von Lehrern vornehmlich von den erforderlichen Qualifikationen und Kompetenzen redet, hat den Tatbestand aus den Augen verloren, daß es – wie in anderen Berufen auch – *Persönlichkeitstypen* gibt, die man beachten muß, wenn berufliche *Profile* angesonnen werden, die der/die Betreffende sich vielleicht *habituell* gar nicht zu eigen machen kann, was vor allem *er/sie selber* verstehen muß, wenn daran gearbeitet werden soll (Caselmann 1949). Nicht jeder Mediziner wird ein Arzt, nicht jeder Jurist ein Richter, nicht jeder Theologe ein Seelsorger, nicht jeder Psychologe ein Therapeut – wieso soll *jeder* Lehrer auch ein *Pädagoge* sein können? Noch dazu im größten Massenberuf in unserer Gesellschaft? Eine solche noch so berechtigte Erwartung erscheint ganz und gar illusionär.

Als nächstes: Interessenten für diesen Beruf rekrutieren sich nur *selten* durch elternhäusliches nachahmenswertes Vorbild (anders als z.B. Mediziner und Juristen), so daß der Berufsstand, der sich als Aufsteigerberuf im wesentlichen aus der unteren Mittelschicht bzw. dem mittleren Bildungsbürgertum rekrutiert, eine wenig ausgeprägte Berufskultur entwickeln konnte; Aspiranten werden nicht konsequent mit einer Berufs*wahlentscheidungs*überprüfung konfrontiert; das Studium ist in der Regel nicht *berufsalltags*orientiert; die Phase der Berufseinführung (Referendariat) eröffnet keine *realistischen* Alternativen für *andere* berufliche Weiterführungen für den Fall, daß *expressis verbis* die Nicht-Eignung für den Beruf attestiert wird (was ganz selten ist); der berufliche Einstieg und Anfang ist eine hochproblematische Phase des *Selbstlernens an und mit sich selber* in der Regel ohne professionelle Rückmeldung und Korrektur.

Vierter Ausgangspunkt: Die mit Abstand *größte* Berufsgruppe im öffentlichen Dienst, der im öffentlich-politisch-kulturellen Auftrag die mit Abstand *wichtigsten* elementaren Reproduktions-, Integrations- und Qualifikationsaufgaben in Kultur und Gesellschaft übertragen wurden, befindet sich insoweit in einem dauerhaft labilen und prekären Zustand, dem bisher weder strukturell noch wirksam abgeholfen wurde. Unabdingbar ist nämlich – wie jetzt bei der Neuordnung der Gymnasiallehrerausbildung in Baden-Württemberg endlich festgeschrieben – eine kontinuierliche und professionelle Supervision in den ersten Berufsjahren, um das Erlernen des Berufs, das ja in *dieser* Zeit erst *wirklich* stattfindet, möglichst professionell zu gestalten, ggf. aber auch zu beenden. Ausbildungs- und berufsgerechte Tatbestandsgesinnung stellt sich erst dort ein, wo vom Lernen und von Qualifikation in der *dritten* Phase und in *dieser* Perspektive auf die Aus- und Vorbildung der 1. und 2. Phase die Rede ist. Häufig zu lesende Ausführungen über Professionalisierung bzw. Professionalität, die im Bereich der Lehrerausbildung eigentlich Akademisierung und Verberuflichung meinen, sind im Kern meist nur standes- oder professionspolitisch motivierte *Behauptungen.*

Die Lehrerschaft war (und ist großenteils noch immer) eine „Klassengesellschaft“, sortiert nach Ausbildung und Sozialprestige, Selbstverständnis und Verbandszugehörigkeit, nach Lehrämtern und Besoldungsgruppen, Schultypen und Laufbahnen, aber auch nach Lernbereichen und Fachgebieten. Unter einem Lehrer verstand man traditionell den Volksschullehrer, seminaristisch in einer Meister-Schüler-Lehre ausgebildet. Der Gymnasiallehrer war Gymnasial*professor* (oder „Philologe“, auch wenn er Mathematiker oder Naturwissenschaftler war), er definiert(e) sich über seine fachwissenschaftliche Qualifikation i.S. seiner Universitätsstudien (als „Akademiker“) und *nicht* als „Lehrer“. Die Sonderschullehrer bilde(te)n eine besondere Gruppe; ebenso die Berufsschullehrer bzw. Lehrer an weiterführenden beruflichen Schulen und Gymnasien, die ja im Unterschied zu den Lehrern an allgemeinbildenden Schulen auch einen Beruf erlernt (und ausgeübt) haben. Gustav Wyneken, der Gründer der Freien Schulgemeinde Wickersdorf, vertrat den Standpunkt, daß für den *erweiterten* Bereich der modernen vielseitigen Bildung und Ausbildung ein Lehrer, der „nur" (buchmäßig) unterrichten könne, nicht zu gebrauchen sei.

Fünfter Ausgangspunkt: „Der Lehrer ist die Schule." Dieser Satz von Diesterweg aus der Mitte des 19. Jahrhunderts kann in seiner *aktuellen* Bedeutung gar nicht überschätzt werden. Im Hinblick auf das Personal von Schulen stellt sich Tatbestandsgesinnung ein, wenn die Frage aufgeworfen wird, was sie eigentlich *können*. Gewiß, sie müssen Fachleute für Vermittlungs- und Aneignungsprozesse sein (das ist mehr und auch *anderes* als nur „Lehren und Lernen"), und sie müssen diese Prozesse in *Lehrgängen* organisieren und differenzieren können. Aber sie müssen auch *sinnenfällig* machen können, wo „der Sitz im Leben" dessen ist, worum es jeweils geht. Wo aber hat ein Lehrer *seinen* „Sitz im Leben", in *welchem* Leben in Kultur und Gesellschaft, Wirtschaft und Politik? Arno Combe schrieb mit Recht: „Die Lehrer sind vom irreversiblen Bruch gesicherter Weltbilder deshalb betroffen, weil aus der Mittlerstellung zwischen einem solchen Bestand und der heranwachsenden Generation ihre Funktion gerade erwachsen ist." (1971, S. 20)

Schließlich: Lehrer sind aufgrund der konkreten Ausgestaltung ihres beruflichen Wirkungsfeldes nicht imstande, die *realen* Bedingungen für eine erfolgreiche selbstverantwortliche Arbeit herbeizuführen, zu kontrollieren, zu optimieren und auf die Einhaltung von Professionsstandards durch Standesorganisationen zu achten und mit Sanktionen zu belegen. (Deshalb sind sie ja auch im Unterschied zu den freien akademischen Berufen nur semi-professionalisiert.) Hinzu kommt, daß Lehrer sich in ihrem Ansehen nach ihren Arbeitsgebieten unterscheiden. Sport und Musik, Arbeitsgemeinschaften und Projektgruppen verhelfen generell zu ganz *anderen* Arbeits- und Erfolgserlebnissen als etwa Religion und Französisch im Wirtschaftsgymnasium; ein Lehrer in einem Berufsvorbereitungsjahr steht vor anderen Problemen (und womöglich dauernden Mißerfolgen) als der Leiter des gymnasialen Leistungskurses Mikrobiologie. Der eine verfügt über Ansehen verleihende und Rückzüge ermöglichende Fachräume, der andere wandert mit seiner Tasche umher und hat ein Plätzchen im Lehrerzimmer.

Sechster Ausgangspunkt: Lehrer können (und dürfen!) nur sehr bedingt für dasjenige (mit)verantwortlich gemacht werden, wofür sie in der Regel aber *tatsächlich* (mit)verantwortlich *gemacht* werden: für einen sinnvollen Schul- als Arbeitsalltag für sich selber und für die Schülerschaft, für einen sinnvollen Arbeitsalltag i.S. von effektiver Vorbereitung und Anleitung von demzufolge erfolgreicher Lern- und Bildungsarbeit, für eine *selbst*verantwortete und *selbst*gestaltete *gemeinsame* Lebens- als Lernzeit, für Schulbesuchserfolg und für eine erfolgreiche Schule. Lehrer, die nicht die Möglichkeit haben, die *realen* Bedingungen ihrer Berufstätigkeit mitzugestalten, werden ihrer beruflichen Motivation und ihrer Verantwortung *durch das Sy-*

stem selber entfremdet, für das sie sich nur noch sehr begrenzt (mit)verantwortlich fühlen *können*. Wer also *nicht* von den selbstverantwortlichen Lehrern und Kollegien in den Freien Schulen lernt und die institutionell-organisatorischen Schlußfolgerungen zieht und durchsetzt, dem mangelt es an Tatbestandsgesinnung hinsichtlich der hinderlichen *systemischen* Bedingungen der Lehrerarbeit. Das betrifft insonderheit die Schulverwaltungen und die Standesorganisationen der Lehrer selber.

Die Berufstätigkeit in einer (in der Regel: staatlich-öffentlichen) Schule stellt eine Mischung dar von Unterrichten und Beraten, Erziehen und Bilden, Helfen und Fördern, Motivieren und Beurteilen – eine Mischung, die für alle Beteiligten und Betroffenen nur dann als erfolgreich und zufriedenstellend erlebt werden kann, wenn sie im wesentlichen diesen allen das Gefühl vermittelt, daß jede/r zu seinem Recht kommt, daß jede/r nach seinen Chancen und Möglichkeiten eingebunden und gefordert ist, daß jede/r in seinen Grenzen respektiert wird, daß jede/r zum Gelingen des Schullebens und der mitgestalteten Schulkultur *seinen* Beitrag zu leisten vermag. Ein Lehrer ohne Zugehörigkeit zu einer *corporate culture* ist meist ein „Einzelkämpfer" auf verlorenem Posten, und ein Schüler ohne Zugehörigkeit zu einer *cultivating corporation* muß den Schul- als Lebensalltag zwangsläufig als *sinnlos,* weil nicht sinn*stiftend* an sich „abtropfen" lassen.

Siebter Ausgangspunkt: Das „Kerngeschäft" des Berufs – Unterrichten – ist eingebettet in pädagogisch-psychologische und sozial-kulturelle Kontexte, die gegeben sein bzw. erarbeitet werden müssen, wenn die Lehrtätigkeit und Unterrichtsarbeit im Sinne ihrer *eigentlichen* Zielsetzung erfolgreich sein soll: *Lern- und (Selbst-)Bildungsprozesse* zu fördern und nicht bloß die Reproduktion des Gelehrten in der üblichen Form des Memorierens von „Stoff" oder „Wissen". Ein Lehrer ist Informator und Instruktor – und das muß er gut können! Er ist vor allem aber auch Träger, Vermittler und Vorbild von *Kultur* und von *Lebenssinn*. Es ist nicht verwunderlich, daß *gerade auch* (Gymnasial-)Lehrerinnen und Lehrer, die sich selbst als berufszufrieden und erfolgreich, wirkungsvoll und innovativ bezeichnen, dies vor allem auch damit begründen können, daß für sie der Faktor „Persönlichkeit" als Medium von *Sinnstiftung* eine ausschlaggebende Bedeutung hat, über die „technische" pädagogisch-psychologische Dimension von Motivationsweckung und Interessenförderung hinaus.

In diesen sieben Aspekten der nötigen „Tatbestands-Gesinnung" (die Reihenfolge ist keine Bewertung und die Anzahl ist nicht abschließend) hinsichtlich der Beschäftigung mit den *realen* Problemen von Lehrern, ihrer Ausbildung und ihrer Berufstätigkeit – Selbstwirksamkeit der Persönlichkeit, fachliche Prägung der Individualität, Selbstverständnis als Pädagoge („pädagogischer Eros" sagte man früher), Professionalisierung des Berufslernens, berufsanforderungsgerechte Rekrutierung, Innovationsfähigkeit, Vermittlung von Sinn – sollte in historischer Perspektive der Gegenstand rekonstruiert und die Thematik konturiert werden, um die es hier geht. Die einleitend wiedergegebenen Zitate haben davon einen ersten Eindruck vermittelt, und auch von der Breite und von der geschichtlichen Veränderung der Thematisierungen und Fokussierungen, die hier zu referieren wären. Das aber ist ganz aussichtslos, denn die Literatur ist Legion (die Bibliographie von Schaffernicht 1967 umfaßt ca. 1.000 Titel, hinzu käme die noch umfangreichere von Schmidt/Lützenkirchen 1968). Deshalb wird ein anderer Weg gewählt: die Vergegenwärtigung einiger Denkschriften und Texte, die für die jeweilige Bewußtseins- und Diskussionslage repräsentativ sind.

2. Erwartungen, Positionen und Thesen seit dem Ende der 40er Jahre

Unter diesem Gesichtspunkt sind Schlüsseltexte von Ende der 40er bis in die 70er Jahre rasch resümiert. Daß sie allesamt aus der alten Bundesrepublik stammen, ergibt sich aus der Sache. Daß sie in Stichworten aufgelistet werden können – und auch *sollen*, um den „Geist der Zeit“ zur Sprache kommen zu lassen –, ergibt sich aus den vorhergehenden Überlegungen.

Wir beginnen mit Wilhelm Lamszus, 1881 in Altona geboren, 1902 bis 1933 Volksschullehrer in Hamburg, als Pazifist – unvergessen sein Manifest „Das Menschenschlachthaus“ von 1912 – von den Nazis entlassen; reges Mitglied der Hamburger Versuchsschulbewegung. Und wie sich diese im Wende-Kreis nach dem Ersten Weltkrieg mit expressionistischem Gestus über die neuen Aufgaben der „neuen Erziehung“ und der Schule in einer „neuen Gesellschaft“ geäußert hatte (Jöde 1919, Schlünz 1919), so tat dies Lamszus nach dem Zweiten Weltkrieg mit seiner Schrift von 1948, deren Untertitel „Kulturreform durch Lehrerauslese“ die Höhe des Anspruchs und die Schwere des Problems signalisiert: Es geht, wenn über Lehrerbildung und Schulreform zu reden ist, um nicht mehr und nicht weniger als *Kulturreform*.

Agenten dieser Reform sind die Lehrer, und diese dürfen keine „pädagogischen Zufallsprodukte“ sein (S. 106), weil sie dann für ihren Auftrag ungeeignet sind. Gefordert ist der „geborene Erzieher“, dessen „schöpferische Tat“ es ist – der expressionistische Gestus ist ungebrochen! – „daß er Menschen schafft, die mit unverbildeten Sinnen, mit ungebrochenen Kräften und ungetrübter Seele das zukünftige Leben bauen.“ (Ebd.) Genau dies tue aber die herkömmliche Schule *nicht*, an der der „pädagogische Faschist“ (S. 55) sein Unwesen treibe und die Zukunft der Demokratie untergrabe: „So wie der politische Diktator sich seinem Volke gegenüber verhält, so selbstherrlich steht auch der Zwangserzieher vor seinen Schülern. Er verordnet den Lehrstoff als bindende Verpflichtung und bestimmt sein Maß und seinen Ablauf. Er gibt die Aufgaben und stellt die Themen, über die das Kind zu schreiben hat. Er erteilt Zensuren nicht nur für die Arbeit, sondern auch für das Wohlverhalten... Gesetzgeber, Richter und Profos zugleich, vereinigt er in seiner Person eine Fülle an Macht, deren sich selbst in einem faschistisch regierten Staate nur wenige Sterbliche erfreuen konnten.“ (S. 56) Auf dieser Grundlage könnten sich keine freien Menschen in einer freien demokratischen Gesellschaft entwickeln.

Lamszus charakterisiert den Gegentyp, den „geborenen Erzieher“ (S. 33ff.), nach dem Vorbild von Pestalozzi in Stans als jemanden, der aufgrund seiner ihn kennzeichnenden *sozialen Einstellung* den Kindern und jungen Leuten seine Liebe zuwendet und ihnen Freiheit zur Selbstentwicklung gibt. Diese Liebe aber entspringe der „Seele" des Erziehers, und *darin* hat die uns heute befremdlich und unverständlich erscheinende Redeweise von der „Seele des Erziehers und Lehrers" (Kerschensteiner 1921/1965, Schohaus 1937/1954) ihren präzisen Sinn: die Zuwendung des Lehrers – und damals waren damit fast ausschließlich Männer gemeint! – zu den Kindern aus dem einfachen Volk; zu Kindern und jungen Menschen, die nicht auf der Sonnenseite der Gesellschaft und des Lebens aufwachsen können; in einer Schule, die vielleicht der *einzige* Ort ist, wo sie menschliche Wärme und Anteilnahme, Hilfe und Förderung erfahren – falls der Lehrer sie ihnen zuteil werden läßt – und er das eigene Tun in den Dienst der sich entfaltenden und bildenden Persönlichkeit des Kindes und Jugendlichen stellt: „Was also not tut, ist die Hinwendung zum Menschen im Schüler." (Schohaus 1937/1954, S. 46)

Dazu aber bedarf es nicht nur pädagogischer Begeisterung und Verantwortungsbereitschaft, sondern vor allem beträchtlicher menschlicher Reife und Lebenserfahrung, weswegen Spranger in einer Ansprache vor Absolventen des Pädagogischen Instituts Weingarten (1956) mit Recht darauf hinwies (1958/1968, S. 14), daß es einen „geborenen" Erzieher nicht geben *könne*, wohl aber eine Einstellung, „sich für das Selbstwerden eines anderen ein[zu]setzen", in der „Kulturarbeit" der Gesellschaft „Seelengestalter" sein zu wollen, wo die „äußeren Werke der Kultur" in den „flüssigen Aggregatzustand des seelischen Erlebtwerdens, Verstandenwerdens und Gepflegtwerdens zurückverwandelt" werden (S. 15f.). (Bei Adorno heißt das später: Bildung ist Kultur nach der Seite ihrer subjektiven Aneignung.)

Wenn die Leitvorstellung vom Lehrer die eines *Kulturarbeiters* ist, dann liegt es nahe, auf die Suche nach kulturell erschlossenen Menschen zu gehen und *sie* zu Lehrern auszubilden. Für Lamszus steht daher die Lehrer*auslese* vor der Lehrer*ausbildung*, und die Eignungs- und die Auslese-, also die Rekrutierungsproblematik durchzieht alle programmatischen Texte der Nachkriegszeit (z.B. Lehrerbildung 1949, S. 49ff.; Schohaus 1937/1954, S. 11ff.).

Ein herausragendes Dokument ist der „Esslinger Plan" der Lehrerbildung, dessen Ausarbeitung vom damaligen württemberg-badischen Kultminister Theodor Bäuerle veranlaßt worden war. Wie bei Lamszus, reichte auch bei Bäuerle (geb. 1882) das pädagogische Engagement (in der Erwachsenenbildung) in die Weimarer Zeit zurück, und auch Bäuerle sprach noch die Sprache von damals: sein Eröffnungsbeitrag trägt den Titel „Der neue Lehrer in der neuen Schule" (Lehrerbildung 1949, S. 26ff.). Dann aber machte die Arbeitsgemeinschaft mit ihrem Auftrag ernst; denn hier hatten sich Fachleute und Praktiker versammelt, bei denen „Tatbestands-Gesinnung" zu vermuten war (besonders bei den sehr zahlreich vertretenen Schulleuten sowie bei den Amerikanern und den Schweizern aus den kantonalen Lehrerseminaren):

- Die Lehramtsanwärterauslese müsse zunächst eine *Selbst*auslese sein, weswegen Übungsschulen und Übungsklassen einzurichten seien;

- die pädagogische Ausbildung müsse in seminaristischen und berufspraktischen Übungen erfolgen;
- der Schwerpunkt der pädagogischen Ausbildung sei die Pädagogische Psychologie;
- die Studierenden der Universitäten sollten nach dem ersten Examen eine praktische Ausbildung an einer Pädagogischen Hochschule (die Studienseminare wurden ja erst Jahrzehnte später eingerichtet) absolvieren oder ein Praxissemester zwischen dem grundständigen PH-Abschluß und dem universitären Aufbaustudium.

Hier sieht man übrigens noch ein PH-Konzept (S. 110ff.) nach dem Vorbild der *Teacher Training Colleges* als einer Studien- bzw. Ausbildungsstätte für *alle* Lehrer, an das die deutsche Lehrerausbildung angenähert werden und auch für die Ausbildung der Gymnasiallehrer genutzt werden sollte; vielleicht steckte auch noch die Idee der „Bildnerhochschule“ dahinter, die Spranger in den 20er Jahren entwickelt hatte (Spranger wird unter den Teilnehmern der Konferenz allerdings nicht aufgeführt, obwohl er damals der einzige fachlich kompetente Universitätsprofessor der Universitäten in Württemberg und Baden war.) Dies muß auch gesehen werden im Zusammenhang mit dem Umstand, daß die immer wieder erhobene Forderung nach der Errichtung Pädagogischer Fakultäten – zuletzt an prominenter Stelle 1971 von Robinsohn – nicht nur am Einspruch der Philosophischen Fakultäten, sondern auch an dem führender Fachvertreter wie Theodor Litt scheiterte und – im Gegensatz zu Robinsohn – von Assessoren und Referendaren, die wohl um ihre fachliche Reputation bangten, ebenfalls abgelehnt wurde (Hanssler 1971, S. 164) .

Es wurde also nichts draus, und wir fahren bis heute weiter auf dem *pädagogischen* deutschen Sonderweg, Gymnasiallehrer so auszubilden, daß sie den *pädagogischen* Erwartungen, die mit Recht an sie gerichtet werden, nur mit Mühe entsprechen können – wenn sie es überhaupt *wollen*...

Weiter in der Denkschrift: Unfähige Lehrer müssen entlassen werden können; daher ausführliche Überlegungen zur Lehrerfortbildung (S. 105ff.), die aber nicht obligatorisch gemacht wird, da die reguläre Arbeitsbelastung der Lehrer ohnehin zu hoch sei; ersatzweise wird das „Streben nach Fortbildung... bei allen Lehrern als selbstverständlich vorausgesetzt.“ (S. 106) Nach dem Verfassungsgrundsatz der Duldsamkeit soll eine angemessene Zahl von Lehramtsstudierenden aufgenommen werden, die nicht den beiden großen Religionsgemeinschaften angehören (was wohl auch eine Anregung der Amerikaner war?).

Ein resümierender Eindruck: Der „Esslinger Plan“ nimmt das öffentliche Erziehungs- und Schulwesen *im ganzen* in den Blick und begründet Lehrerausbildungs*inhalte* und -strukturen einschließlich derjenigen der Kindergärtnerinnen und der Berufsschullehrer. Er begreift die Lehrämter in den Schulen *pädagogisch*, und wenn Bäuerle in seiner Eröffnungsansprache emphatisch pointierte, ein Lehrer dürfe nicht nur „Schulmeister“ sein, sondern müsse auch ein „Lebensmeister“ sein (S. 33), dann zeigt dies, daß über den *Bildungsauftrag* der Schulen nachgedacht wurde –

ausgehend von „Die Jugend und die Welt von heute“ (S. 43ff.) – und dann ganz praktisch darüber, wie man *dafür* Personal qualifizieren könne.

Verglichen damit sind die Gutachten des Deutschen Ausschusses von 1955 und 1965 eher vage und wenig konkret. Sie diskutieren Themen, die nun weit entfernt sind von den *realen* Berufsproblemen der Lehrer und den *konkreten* Alltagssorgen der Eltern und Schüler. Sie stellen Erwägungen an über Pädagogik und Psychologie im Lehrerstudium, obwohl von dort damals noch gar kein berufspraktisch relevantes Wissen zu erwarten war. Das „Verhältnis von Theorie und Praxis“ beschäftigt die Kommissionsmitglieder, ohne daß ein Katalog auf den Tisch käme, welche alltagspraktischen Probleme denn zu bewältigen seien. Die Diskussion hebt ab, sie verliert „Tatbestands-Gesinnung“, sie artikuliert Wünschenswertes (wie schön) und ventiliert *„das Verhältnis von...“*, aber nicht mehr die Sache selbst. Das hat einen einfachen Grund: Im Mittelpunkt des Interesses steht die 1. und die 2. Phase des Studiums bzw. der Ausbildung, und die alles entscheidende 3. Phase, die ersten Jahre des Berufslernens *im Beruf*, bleiben ausgeblendet. Sprachlich exzellent durchgearbeitet, beeindrucken diese Gutachten heute durch erhabene Gemeinplätzigkeit.

Der Unterausschuß „Lehrerbildung“ der Bildungskommission des Deutschen Bildungsrates hat nach fünfjähriger (!) Arbeit ein im ganzen nur kümmerliches Ergebnis vorzulegen vermocht (Hanssler 1971, S. 98ff.), was aber vor allem auf die damaligen bildungs- als parteipolitischen Verwerfungen zurückzuführen sein dürfte. Aber nicht nur: Der „Problemkatalog zur Lehrerbildung“ von Prälat Hanssler, Hans Maier und Heinrich Roth (er war schon 1948/49 in Esslingen mit dabei gewesen, damals als Vertreter des Pädagogischen Instituts in Künzelsau) formulierte keineswegs „die neuralgischen Punkte der Lehrerbildung“ (S. 80), sondern schrieb ungelöste bzw. in einzelnen Bundesländern *unterschiedlich* geregelte Probleme nur fort. Ein ausformuliertes Ergebnis konnte die Kommission nicht vorlegen – das war auch nicht zu erwarten, weil der vom Bildungsrat erteilte Auftrag von wenig „Tatbestands-Gesinnung“ geprägt war (S. 27ff.), aber sie konnte ihre Arbeit ausführlich dokumentieren. Hier sind vor allem Statements aus den Anhörungen interessant und unter ihnen vor allem diejenigen des Verbands Deutscher Studentenschaften und der Studienreferendare Berlin (S. 128ff.). Die Studierenden fordern u.a. ein *pädagogisch* akzentuiertes *und* ein *berufsbezogenes* universitäres Lehrerstudium, demzufolge die Annäherung des Fachstudiums an die Schulfächer, einen verbesserten Vorbereitungsdienst und die Zusammenarbeit von Universitäten und Studienseminaren. Die Referendare regten vor allem die Etablierung einer 3. Ausbildungsphase an (Weiterbildung und Kontaktstudium in den ersten Berufsjahren), die Einführung einer schulbezogenen Fachdidaktik sowie die Einführung von Schulpraktika (mit Vorbereitung, Begleitung und Auswertung) während des Studiums.

Heinrich Roth hatte unterdessen (im Auftrag des Deutschen Bildungsrates) einen disziplingeschichtlichen Meilenstein gesetzt mit der Herausgabe des Bandes „Begabung und Lernen“ (zuerst 1968), wo zum ersten Mal auf der Basis von empirischen Forschungen für diesen thematischen Ausschnitt Professionswissen für Lehrer zusammengetragen wurde. In diesem Band findet sich aber auch die in unserem

Zusammenhang niederschmetternde Feststellung: „es ist beklemmend zu sehen, wieviel in der Pädagogik über das Lernen des Kindes, wie aber überhaupt nicht über das Lernen des Lehrers reflektiert worden ist.“ (Thiersch 1968/1976, S. 190) Und geforscht schon gar nicht. Das belegt ein Blick in den von Bokelmann und Scheuerl herausgegebenen Band (1970), was nicht verwunderlich ist: Die wenigen Pädagogikprofessoren an deutschen Universitäten, im wesentlichen hervorgegangen aus den Pädagogischen Seminaren von Herman Nohl und Erich Weniger in Göttingen und Wilhelm Flitner in Hamburg (ansonsten kamen sie aus der Philosophie oder von Pädagogischen Hochschulen), waren nicht an empirisch-pädagogischer *Forschung* orientiert und an der Aufklärung berufspraktischer Probleme der Lehrer schon gar nicht. Diese Fragestellungen wurden erst im neu gegründeten Pädagogischen Zentrum (1967) und im MPI für Bildungsforschung (1968, beide in Berlin) in empirischen Begleituntersuchungen des PZ bzw. theoretischen Grundlagenstudien des MPI (als Begründungstexte für Empfehlungen und Studien der Bildungskommission des Bildungsrates) angegangen.

Fazit: Alle auch konzeptionell grundsätzlichen Probleme der Lehrerausbildung waren auch Mitte der 70er Jahre noch ungelöst geblieben (Beckmann 1974). Weiss referiert sehr anschaulich die abweichenden Lehrerbildungs-„Modelle“ verschiedener Bundesländer und Universitäten (1976, S. 70ff.) und das schon 1970 einsetzende Tauziehen von Bund und Ländern, Parteien und Verbänden um die Prinzipien der Umsetzung und Realisierung. Mitte der 70er Jahre führte das zu ganz unterschiedlichen Lehrerbildungsgesetzen in den einzelnen Bundesländern (S. 176ff., 203ff.), in Verbindung mit einer bildungspolitisch-konservativen Tendenzwende, der Rücknahme der universitären Modernisierungen der Lehrerbildung (quer durch die Republik von Lüneburg bis Konstanz, von Trier bis Kassel und von Regensburg bis Bielefeld, S. 215). Außer einem Minimalkonsens – ein erziehungswissenschaftliches (Begleit-)Studium und ein 18monatiger Vorbereitungsdienst für alle Lehrer – blieb von der Debatte der vergangenen 30 Jahre aber auch *nichts* übrig. Alle Grundprobleme – Auslese bzw. Auswahl und Rekrutierung, Berufsorientierung als Konvergenzpunkt von wissenschaftlicher und pädagogischer Ausbildung (Studium), Persönlichkeitsentwicklung, Anbahnung von Professionalität in den ersten Berufsjahren – blieben auf der Strecke. Wo sie bis heute zu finden sind.

Gleichwohl ist für die 60er und 70er Jahre eine wahre Flut an „Lehrerforschung“ zu verzeichnen, ursprünglich u.a. angestoßen durch das Problem des Lehrermangels (Posch 1967), aber durch die Pädagogische Psychologie in der Form einer empirisch-konstruktiven Lehr-Lern- bzw. Unterrichtsforschung, die die Frage von Verhalten und Sozialisation zurückstellte zugunsten einer pädagogischen Handlungsforschung des Unterrichtens (vgl. Hofer 1981 als Dokumentation von Projekten, die seit Anfang der 70er Jahre konzipiert und durchgeführt wurden). Einen wichtigen Impuls gab außerdem der Boom der Curriculum-Entwicklung, der das Jahrzehnt zwischen 1970 und 1980 bestimmte (Handbuch 1970/71, eine Veröffentlichung des PZ Berlin; Frey 1971, Frey [Hrsg.] 1975, Hameyer u.a. 1983). Diese Curriculum-Debatte hatte aber auch einen Nachteil für die Weiterentwicklung der Lehrerausbildung: Sie konnte zumindest vordergründig den Eindruck vermitteln, Lehrerhandeln im Unterricht könne auf *technische* Rationalität reduziert werden. Einerseits haben also die Pädagogische Psychologie und die Curriculum-Debatte einen Rationalisierungsschub im Bernfeldschen Sinne bewirkt, vor allem im Hinblick auf den „heimlichen Lehrplan" („Die Schule *als Institution* erzieht", schrieb Bernfeld schon 1925 im „Sisyphos"), andererseits aber haben sie aus der neuen Konzeption von Professionalität z.B. die Dimensionen der Lehrer*persönlichkeit* ebenso ausgeblendet wie die Klärung der Frage, *wie* ein Lehrer nach der fachlichen und pädagogisch-didaktischen Vorbereitung seinen Beruf erlernt (und nicht nur *wo* und *wie lange* und mit welchen *Inhalten*) oder anders und pointiert gesagt: nicht wo der angehende Lehrer seine Ausbildung absolviert, sondern wo und wie er *tatsächlich* gelernt hat, was er im Berufsalltag *tut*.

Gerner hat dieses Material über die damalige „Lehrerforschung" in mehreren Bänden der „Erträge der Forschung" zugänglich gemacht und geordnet (zuletzt Gerner 1981, dort die weiteren bibliographischen Nachweise). Aber es zeigt sich: berufliche Alltags- und *von daher* gesehene Ausbildungsprobleme kamen nur sporadisch ins Blickfeld der Forschung (vgl. Frech und Reichwein in ihren MPI-Studien 1976, dort die wenigen einschlägigen Nachweise). Im Zuge der auch hier zu verzeichnenden „realistischen Wendung" in der Erziehungswissenschaft, wie Heinrich Roth es bei der Übernahme des Göttinger Lehrstuhls zutreffend formulierte, war eine Verschiebung der Themen und Problemstellungen unvermeidlich, denn die „Seele" des „geborenen Erziehers" und der „pädagogische Eros" sind keine „Gegenstände" empirischer Forschung, sondern das sind: Handeln und Verhalten, Funktion und Rolle, Selbstverständnis und Kompetenz. Für die Erforschung der komplizierten „Tatbestände" von Interaktion und Kommunikation im Klassenzimmer mußte das Instrumentarium erst entwickelt werden, und erst über diese Forschungen erschloß sich eine neue Sicht der beruflichen Karriere und der Berufswirklichkeit des Lehrers.

Diese Skizze belegt einen für den Wissenschaftshistoriker nicht überraschenden Sachverhalt: Die Entwicklung von der Pädagogik zur Erziehungswissenschaft, von der „Seele des Erziehers" zur kritischen Theorie der Lehrerrolle, von der Phänomenologie der „Persönlichkeit" zur Empirie der Berufsbiographie folgte nicht einer disziplininternen Logik und Dynamik, sondern wurde durch externe Faktoren stimuliert und modelliert. Fragestellungen und Forschungen konzentrierten sich *nicht* auf die fortschreitende Klärung identifizierter Problem-„Tatbestände", sondern folgten vor allem geänderten *bildungspolitischen* Vorgaben und Rahmenbedingungen. Frühe Positionen sind demzufolge nicht überholt, sondern nur „vergessen" worden; frühe Einsichten waren nicht irrig oder belanglos, sondern wurden ignoriert; spätere Aspekte haben frühere nicht widerlegt, sondern auf veränderte Problemlagen oder zusätzliche Differenzierungen aufmerksam gemacht.

Seit der Proklamierung der „deutschen Bildungskatastrophe" durch Georg Picht, Mitte der 60er Jahre, konzentrierte sich das Interesse auf Schul*system*fragen (Gesamtschule vs. Dreigliedrigkeit) und Ausbildungs*organisations*fragen (Gesamthochschule vs. traditionelle Universität und Pädagogische Hochschule). Die „Tatbestands-Gesinnung“ hinsichtlich der *realen* Probleme einer arbeitsplatz- und berufsbezogenen Lehrerausbildung verlor sich. An ihre Stelle trat, unter dem Eindruck der Rezeption der Kritischen Theorie, die systemkritische Reflexion der Rolle und Funktion „des Lehrers“ im Spätkapitalismus (oder was man dafür hielt) (Combe 1971, zusammenfassend zuerst Groothoff 1972).

Diese Debatte thematisierte den Zusammenhang von Klassencharakter der kapitalistischen *Gesellschaft*sordnung, den autoritären Charakter der *politischen* Ordnung auf der einen und die Reproduktion dieser Ordnungs- und ihrer sie legitimierenden Symbol- und Wertesysteme durch eine Schule und ihren dementsprechenden Auftrag auf der anderen Seite, deren Agent der Lehrer war. Er hatte die Schülerschaft auf eine Existenz zuzurichten, die ökonomisch den Verwertungsinteressen des Kapitals entsprechend sollte, und der Lehrer hatte eine systemgerechte politische und kulturelle Sozialisation zu gewährleisten, die die Vorherrschaft der herrschenden Eliten nicht in Frage stellen sollte. Das Gegenprogramm folgte daher den Parolen von Emanzipation und antiautoritärer Erziehung, subversiver Bildung im Kampf gegen die Klassengesellschaft, Schulstrukturreform zum Zwecke der Vorbereitung tiefgreifender Gesellschaftsveränderungen (Chancengleichheit) und Lehrerbildung als Bewußtseinsreform: damit der entscheidende *personale* Faktor des gewünschten Veränderungsprozesses, die Lehrerschaft, nicht länger „unreflektiert [sic!] als Ordnungsfaktor des Status quo wirkt.“ (Combe 1971, S. 218). Die „Thesen zur Lehrerbildung“ (1970, ohne Verf., in: Beck u.a. 1970, S. 245f.) lauten (wörtlich zitiert):

1. Lehrer sind machtlose Vollzugsbeamte einer Verwaltungshierarchie zugleich die wirksamsten Agenten der Herrschenden.
2. Es kommt darauf an, daß die Lehrer Arbeitsbedingungen realisieren, die es ihnen ermöglichen, als selbstbestimmte Individuen in Kooperation mit allen am Bildungsprozeß Beteiligten Widerstand zu leisten gegen die Ansprüche der autoritären Institutionen: Staat, Industrie, Parteien, Kirchen und Verbände.
3. Die Mittelklasseinstitution Schule reproduziert im Interesse einer Minderheit durch die Lehrer die für die spätkapitalistische autoritäre Leistungsgesellschaft charakteristische Ungleichheit der Lebenschancen.
4. Die Schule hat im Interesse der unterprivilegierten Mehrheit mit Lehrern und Schülern auf die Gleichheit der Lebenschancen hinzuarbeiten, um damit die emanzipierte Gesellschaft vorzubereiten.
5. Die Schule ist ein obrigkeitlich strukturierter Betrieb – ohne dessen zumindest partikulare Rationalität – zur Produktion funktionsgehorsamer Absolventen.
6. Es kommt darauf an, daß die demokratische Schule durch einen politisierenden Lernprozeß in der heranwachsenden Generation das Potential demokratischer gesellschaftlicher Veränderungen hervorbringt.
7. Das Bewußtsein der Lehrer entspricht den heute gegebenen Bedingungen: Es ist ständisch, harmonisierend, idealistisch-unpolitisch, autoritär-konformistisch.

8. Mit den veränderten institutionellen Bedingungen kann sich ein demokratisches Lehrerbewußtsein entwickeln.
9. Lehrerausbildung, die für eine demokratische Praxis der Erziehung vorbereiten soll, kann nicht in autoritär-hierarchischen Institutionen geleistet werden. [...]
10. Grundlage der emanzipatorischen Lehrerausbildung ist die Vermittlung eines kritisch-sozialwissenschaftlichen Problembewußtseins für Lehrer aller Stufen.
11. Die aus der rigiden Arbeitsteilung von Theorie und Praxis der Erziehung resultierende Entfremdung sollte aufgehoben werden durch eine an den Ausbildungsstätten institutionalisierte Weiterbildung der Lehrer.
12. Lehrer vereinigt euch zum solidarischen Kampf für die Demokratisierung von Schule und Gesellschaft.

Das alles hätten Dutschke und Cohn-Bendit zu ihrer Zeit auch nicht schöner formulieren können. Daher ist der Gedanke naheliegend, daß die (ungenannt gebliebenen) Verfasser dieser Thesen gar keine Lehrer waren, sondern wahrscheinlich die in dem Band vertretenen Autoren (Mitarbeiter der Abt. Erziehungswissenschaften der Universität Frankfurt, S. 5) als Angehörige der akademischen Linken. Aus ihren Thesen spricht an einigen Stellen nur bedingt, zumeist aber gar keine „Tatbestands-Gesinnung“. Aber das wollte nach ihrem eigenen Selbstverständnis die auf der Kritischen Theorie der Frankfurter Schule basierende Reflexion auch gar nicht, im Unterschied zur empirisch-instrumentellen Theorie des Kritischen Rationalismus, die als „technokratisch“ zurückgewiesen wurde. Deswegen konnte eine Dokumentation über „Die Rolle des Lehrers in der modernen Erziehung“ (Schuller 1971) bei der Linken kein Gehör finden. Aus heutiger Sicht ist jedoch nicht zu übersehen, daß zugleich mit der Thematisierung des Lehrers, der „Gegenstand“ der Politisierung und Bewußtseinsveränderungspolitik war bzw. werden sollte, sich auch die empirische Forschung des Lehrerhandelns im Unterricht und im System Schule (wenn auch nicht im Schulsystem) auf den Weg machte. Seit dem Ende der 80er Jahre steht diese Forschung und Diskussion im Vordergrund, und die Thesen von 1970 lesen sich wie die Enzyklika eines pädagogisch-politischen ZKs, die von einer hochgradigen Selbstillusionierung seiner Mitglieder geprägt ist (wie das bei ZKs für gewöhnlich eben so ist).

Als das Universitätsstudium der Lehramtskandidaten seit den 70er Jahren auf immer weniger Übernahmechancen in den Beruf stieß, die in den 80er gegen Null tendierten, etablierte sich die sich disziplinär neu orientierende Universitätspädagogik im neuen Diplomstudiengang (seit 1968), definierte sich als Sozialwissenschaft und klinkte sich bis auf geringe Restbestände aus der Lehrerbildungsthematik und der Politikberatung aus. Auch die staatliche (Aus-)Bildungs- als Hochschulpolitik und die verbandliche berufsständische Interessenpolitik haben sich seither nicht (oder nur ausnahmsweise) an den *realen* und *konkreten* Problemen des Lehrers, seiner berufsgerechten Ausbildung und den Bedingungen seiner erfolgreichen Berufstätigkeit orientiert, sondern sie haben diese in ihrem *eigenen* Verständnis zu *eigenen* Zwecken und Zielen umgedeutet und vor allem zum Zwecke parteipolitischer Profilierungen instrumentalisiert. Den „Professionisten“ vor allem im Gymnasium, allein gelassen unter dem nach und nach zunehmenden Druck öffentlicher Kritik an den sich gewissermaßen naturwüchsig wandelnden Schulverhältnissen, die *sie* ja nicht zu vertreten hatten, und mangels eigener *selbstgelernter* Handlungsmöglichkeiten – eingezwängt in staatliche Alimentierung, kommunale sächliche Ausstattung und unterentwickelte Selbstorganisation, nicht zuletzt auch politisch diszipliniert durch die Androhung eines Berufsverbots – blieb in der Regel nur die interne Abwehrstrategie gegen internen und externen Innovationsdruck übrig. Und so kam man gemeinsam in die Jahre.

Der „neue Bildungsnotstand“ (Weiss 1976, S. 207ff.) zeichnete sich schon Mitte der 70er Jahre ab. Auf den entscheidenden Ebenen der Personalrekrutierung und der Schulbetriebsorganisation ist durchgreifende Abhilfe bis heute nicht geschaffen worden. Von der Suche und Pflege der „Seele“ des „geborenen Erziehers“ hatte man sich verabschiedet, das war wohl unvermeidlich. Aber einen funktional äquivalenten Ersatz hat die staatliche öffentliche Schule nicht bekommen und aus eigener Kraft nicht schaffen können, obwohl wir inzwischen sehr wohl wissen, „was der Lehrer braucht“. Und was er können sollte. Das ist seit der Mitte der 90er Jahre wieder in zahlreichen Kommissionspapieren nachzulesen, hat aber die Realität des Lehramtsstudiums und der Ausbildung nicht verändern und nicht verbessern können. Wichtige Vorschläge enthält die Denkschrift der KMK-Kommission (Terhart 2000), nur: Wer will sie eigentlich noch hören oder gar beherzigen? Zuletzt wurde diese ganze Debatte z.B. in NRW komplett abgeräumt zugunsten einer Bachelor-Master-Struktur auch des Lehramtsstudiums, in der nicht bekannte Schwachstellen bearbeitet, sondern komplett neue Strukturen erprobt werden sollen, auch auf die Gefahr hin, daß sich das Ganze als eine Schwachstelle entpuppt.

Friedrich Mahlmann hat auf eine kritisch-ironisch-bissige Weise erzählt, was mit „Pestalozzis Erben“ im gymnasialen Lehramt alles nicht in Ordnung ist (1997), und Peter Struck hat im Rahmen seines „Plädoyers für eine zeitgemäße Schule“ kategorisch gefordert: „Neue Lehrer braucht das Land“ (1994). Wohl wahr, aber woher nehmen?

Nach allem, was man heute wissen kann, werden die „neuen Lehrer“ nicht aus den Universitäten, Hochschulen und Studienseminaren kommen, sondern in Kollegien herangebildet, die sich auf „neue Wege“ einer „neuen Schule“, eines „neuen Unterrichts“, eines „neuen beruflichen Selbstverständnisses“ gemacht haben. *Wo* lernen Lehrer ihren Beruf? *Im Beruf*, wo sonst. *Wie* lernen sie ihren Beruf? *Durch ihre berufliche Erfahrung*, wie sonst. Durch die *Reflexion* und *Revision* ihrer Praxis. Das Erkunden dieser „neuen Wege“ fehlt in der Lehrerausbildung fast vollständig, und so kann es nicht verwundern, daß Berufsanfänger sich im wesentlichen noch immer an konventionellen Mustern des Lehrerhandelns orientieren müssen und daß mit dem Nachwuchs in der Regel nicht nur kein Innovationsschub verbunden ist, sondern meist die herkömmlichc Routine weitergegeben wird.

Lehrer – *professional*, Experte, Autodidakt?

Bemerkungen zu den strukturellen Möglichkeiten und Grenzen der „Professionalität" und „Professionalisierbarkeit" des Lehrers und seiner beruflichen Praxen[1]

> *Wenn Klugheit vor allem Erfahrung ist, wem gebührt dann die Ehre dieses Beinamens mehr, dem Weisen, der teils aus Scham, teils aus Vorsicht nichts unternimmt, oder dem Törichten, den weder die Scham, die er nicht kennt, noch die Gefahr, die er nicht berücksichtigt, von irgendetwas abschrecken kann? Der Weise nimmt seine Zuflucht zu den Schriften der Alten und prägt sich da abgeschmackte Spitzfindigkeiten ein. Der Törichte greift einfach zu, schlägt sich mit den Dingen herum und gewinnt dabei die – wenn ich mich nicht täusche – wahre Klugheit.*
>
> *Erasmus: Lob der Torheit*

In einer Vorbereitungsrunde zu einer Konferenz mit dem Thema „Professionalisierung pädagogischer Berufe im historischen Prozeß" habe ich gegen die schlichte Affirmativität der Titelformulierung Bedenken angemeldet; denn sie komme daher in der Form einer Behauptung – daß nämlich in „den" – welchen? – pädagogischen Berufen in der Vergangenheit „Professionalisierungs"-Prozesse stattgefunden hätten und daß sich sowohl der Lehrerberuf als auch die Tätigkeit des Lehrers durch „Professionalität" auszeichne.

Ob dies überhaupt so sei bzw. was damit gemeint sein könne (oder auch nicht) und mit welchen Merkmalen – so meine Nachfrage –, müsse erst einmal eruiert werden. Ich erinnerte an die Formulierungen von Wolfgang Edelstein und Diether Hopf aus dem Jahre 1971: Als sie 1973 den Dokumentationsband zu ihrer berühmt gewordenen Tagung in Leoni am Starnberger See mit den empirischen psychologisch-erziehungswissenschaftlichen Beiträgen zu einer „Ökologie schulischen Lernens" präsentierten, schrieben sie in der Einleitung (Edelstein/Hopf 1973, S. 7ff.), daß hier ein Feld neu vermessen werde, das sich auszeichne durch seine „mangelhafte theoretische Konstitution" und „auf dem heute noch die verschiedensten Ansätze unverbunden nebeneinander bestehen und Theorien geringer Reichweite mit einer weitgehend vortheoretischen Forschung um eine ziemlich reflexionslose Vorherrschaft ringen".

Wenn das zutreffend formuliert war – woran kein Zweifel ist – und wenn es zutrifft, daß schulisches Lernen immer noch weit davon entfernt ist, durch *lernökologisch wirkungsvolle* Arrangements gekennzeichnet zu sein – woran ebenfalls

1 Dieser Text erschien zuerst in: Apel, H.J., u.a. (Hrsg.): Professionalisierung pädagogischer Berufe im historischen Prozeß. Bad Heilbrunn 1999, S. 408-428.

kein Zweifel sein kann, denn landauf landab wird beklagt, daß dies der Fall ist –, dann kann es mit der vielbeschworenen „Professionalität“ bzw. „Professionalisierung“ des Lehrerhandelns vorher und seither nicht weit her (gewesen) sein. Ehe man sich dem Vorhaben der Rekonstruktion einer vermeintlichen oder tatsächlichen „Professionalisierung“ widme – so lautete mein Vorgehensvorschlag –, könnten vielleicht folgende Vorüberlegungen nützlich sein:

Erstens haben Kinder immer schon sehr effektiv gelernt, bevor sie es in der Schule mit einem hauptberuflichen Lehrer zu tun haben; und während sie z.B. zur Schule gehen, lernen sie immerfort auch *andere* Dinge als diejenigen, die ihnen dargeboten werden; oder sie lernen dasjenige, was sie lernen sollen, vielleicht *anders* als erwartet, oder sie lernen es auch gar nicht; und demzufolge erhebt sich die Frage, wofür ein Lehrer denn eigentlich „professionell“ zuständig ist (für *welches* Lernen bzw. *Nicht-Lernen?),* auf die eine Antwort zu geben ist, bevor die Frage seiner „Professionalität“ bzw. der „„Professionalisierbarkeit“ seines Handelns oder seines Berufs untersucht werden: sonst hat diese Untersuchung nämlich keinen *expliziten Gegenstand.*

Zweitens kann von dem Umstand nicht abgesehen werden, daß es Menschen gibt, die andere auf höchst effektive Weise etwas lehren, ohne selber dafür vor- oder ausgebildet zu sein – naheliegende Beispiele: Eltern und Großeltern, Geschwister und *peers* –, und daß es Lernprozesse gibt, die der lernende Mensch *sich selber* eröffnet und gestaltet, eben *autodidaktisch.*

Drittens ist zu bedenken, daß der Pädagogik-Historiker immer dann den Debatten über „Verberuflichung“ und „Professionalisierung“ begegnet, wenn es zum einen um die Einführung neuer pädagogischer Berufe bzw. „Ämter“ (Weniger 1936/1975, S. 107,123) geht (Lehrer, Kindergärtnerin, Sozialarbeiter, Erziehungsberater usw.), also um die Gestaltung einer Berufstätigkeit *lege artis.* „Verberuflichung“ und „Professionalisierung“, die hier Hand in Hand gehen, bedeuten dann das Erreichen bestimmter Positionen im Arbeitsmarkt bzw. das Definieren und Öffnen neuer Positionen, der Wege dorthin und das Erreichen des mit ihnen verbundenen Sozialprestiges[2]. Zum anderen werden diese Debatten geführt, wenn es um die Etablierung neuer mehrstufiger Ausbildungsgänge und ihrer Zertifizierung geht, al-

2 Das erklärt die anhaltende Professionalisierungs-Debatte innerhalb der universitären Sozialpädagogik seit Beginn der 70er Jahre bis hin zu einem Kongreß der Deutschen Gesellschaft für Erziehungswissenschaft zu diesem Thema im Frühjahr 1999. Diese Debatte wird gestützt durch den Umstand, daß die universitär ausgebildeten Sozialpädagogen bzw. Sozialarbeiter ein Berufsfeld nicht exklusiv besetzen (und schließen!) konnten, im Gegenteil: In Baden-Württemberg z.B. werden Sozialpädagogik-Absolventen der Berufsakademien *durch Verwaltungsakt* den Diplom(!)-Absolventen der Universitäten gleichgestellt! Übrigens mit dem Effekt, daß die Diplom-Absolventen mit dem Schwerpunkt Sozialpädagogik/Sozialarbeit in der Stellenbewerbungs-Konkurrenz mit den Absolventen der Berufsakademien das Nachsehen haben. – In der Sozialarbeit hat sich eine *berufsständische* Kontrolle einer Berufspraxis *lege artis* ebensowenig etablieren lassen wie bei den Lehrern. *Eine* Schlußfolgerung ist daher nicht von der Hand zu weisen: daß im Sinne des üblichen Sprachgebrauchs zwar eine gewisse Verberuflichung, nicht aber eine *tatsächliche* „Professionalisierung“ stattgefunden hat.

so um die nach Regeln gestaltete berufliche Qualifizierung, Einübung in die Berufspraxis und um die auf Dauer gestellte *selbständige* Professionalität ihrer Ausübung, z.B. durch (Selbst-)Kontrolle und Weiterentwicklung der Kriterien dieser Professionalität.

Es muß mithin unterschieden werden zwischen den geschichtlichen *Prozessen* der „Verberuflichung" bzw. „Professionalisierung" auf der einen und den systematischen *Kriterien* für die Charakterisierung von Berufen und „Professionen" auf der anderen Seite. Und es muß beachtet werden, daß diese Debatte in der Pädagogik offensichtlich *nicht* stattfindet, um bestehende pädagogische Praxen selbstkritisch zu optimieren und zu evaluieren, sondern um sie lediglich in standes- oder *ausbildungspolitischer* Absicht und damit zu *anderen* Zwecken zu instrumentieren oder zu legitimieren. Auch dies ist ein dem Historiker geläufiger Sachverhalt, wie unten zum Beginn von Kapitel 1 kurz illustriert werden wird.

Definitionen helfen im Fall der Analyse von geschichtlichen Prozessen meist nicht weiter, weil diese sich in ihrer Vielfalt und Spezifität nur *explizieren* lassen, und Definitionen können, da sie als Instrument des kontrollierten Sprachgebrauchs unvermeidlich und unerläßlich sind, zunächst immer nur *heuristischen* Sinn haben, um Sachverhalte zu bestimmten Zwecken voneinander unterscheidbar zu machen. Dabei hilft im übrigen schon der Wandel des Sprachgebrauchs weiter; denn dieser Wandel indiziert den Wandel von Sinn und Bedeutung dieses in Rede stehenden Sachverhalts und damit auch den Wandel von soziologisch interpretierbarer Funktionalität:

„Beruff" war zunächst nur jemandes „Lebensart", bis dann der Gedanke der *vocatio* den Gedanken der *verantwortungsvollen* bzw. *-bewußten* Arbeit – vor allem auch als Dienst an der Allgemeinheit – dergestalt „aufgeladen" hat, daß die Berufsausübung im modernen Verstande einer besonderen Vorbereitung und eines besonderen *Ethos* der Ausübung bedurfte (z.B. die Handwerks-Ehre, die *Rechtschaffenheit* usw.; vgl. z.B. den Artikel „Beruf" in: RGG I ^{3}1957, Spp. 1071ff., hier: Christentum und Beruf, Spp. 1076ff.). Ähnlich bei den „Professionen", denen eine *professio,* ein Bekenntnis zugrunde gelegt wurde: das Bekenntnis zum *wahren* Glauben, zur *intellektuellen Redlichkeit* in der Forschung, zur Orientierung an der *Idee des Gemeinwohls* oder der Gerechtigkeit, das Bekenntnis zur ärztlichen *Ethik,* zur Wahrung und Förderung der *personalen Würde* eines anvertrauten Menschen usw. Durch Gelöbnisse und Eide wurden *vocatio und professio* nach außen dokumentiert: bei der Erlangung der Meisterschaft, beim Eintritt ins Priestertum, bei der Immatrikulation der Studierenden, der Einsetzung ins Professoren- und Richteramt, bei der Bestallung als Arzt usw. Neben die Innungen traten die Kammern und die anderen berufsständischen Organisationen oder auch staatlichen Kontrollinstanzen.

Der Sprachgebrauch macht noch auf andere Unterscheidungen aufmerksam: ein Beruf (Schreinermeister) ist kein *Amt* (Innungsobmann, Bundespräsident), und ein Amt ist *per se* kein Beruf; Berufe, deren Ausübung zugleich die Wahrnehmung von Ämtern bedeuten, geraten in eine charakteristische Zwitterstellung: Universitäts-Professoren z.B. haben einen Beruf – Forschen und Lehren –, zugleich aber ein

Amt – ihnen ist die Pflege der Wissenschaft, wie es richtig heißt, „anvertraut“ (weswegen ihre „Position“ privilegiert ist: die Wahrnehmung und Wahrung der Freiheit der Forschung und Lehre; Professoren werden deshalb *berufen).* Richter haben einen Beruf – Rechtsfindung und Rechtsprechung –, und sie haben ein Amt: Wahrer und Förderer des Rechtsfriedens i.S. der regulativen Idee der Gerechtigkeit zu sein (weswegen ihre „Position“ privilegiert ist: Weisungsunabhängigkeit, Nicht-Absetzbarkeit; deswegen werden sie – je nach Rang – *berufen* oder *eingesetzt).* Ein Lehrer hat einen Beruf – Unterricht erteilen i.S. von Lehr-Lern-Prozesse organisieren –, und er hat ein Amt, das sich hinter seinem Erziehungs- und Bildungsauftrag „verbirgt“: Partei zu ergreifen für die Eigenrechte der Schülerinnen und Schüler auf dem Weg ins Erwachsensein als *Selbstsein* (weswegen sie in ihr Amt *übernommen* und dort *verbeamtet* werden, um ihnen ihre *Amtsführung* zu ermöglichen; „Lehrkräfte“ könnte man auch einfach *anstellen).*

Gelegentlich geht es auf den ersten Blick terminologisch etwas durcheinander, wenn *zugleich* von „Verberuflichung“ und „Professionalisierung“ die Rede ist. Das ist kein Zufall. Beide Dimensionen bestehen in vielen Berufen *nebeneinander,* und sie *bedingen* sich in vieler Hinsicht, wenn die jeweilige Berufsausübung *im ganzen* in den Blick genommen wird und genommen werden *muß:* ein Professor im nur *beruflichen* Sinne wird heute in der Regel – unter Verkennung seines Amtes – meist als „Hochschullehrer“ gesehen; ein Richter wäre dann nur Agent einer herrschenden Rechtslehre oder ausführendes Organ der Gesetzgebung oder der Justiz; ein Lehrer ist dann bestenfalls ein Experte für Unterrichten (was nicht gleichzusetzen ist mit: Experte für das Lernen *der Schüler).*

Gleichwohl ist es sinnvoll, zwischen „Verberuflichung“ und „Professionalisierung“ zu unterscheiden. Im ersten Fall handelt es sich um die Durchsetzung und Differenzierung von Spezialkenntnissen für die Ausführung bestimmter Tätigkeiten (und auch Dienstleistungen), deren Ensemble einen Beruf beschreibt, im zweiten Fall um die Definition dieser Kenntnisse, des Zugangs zu ihnen und um die Kontrolle ihrer Verwendung speziell in jenen Berufen, deren Modernisierung sich vor allem als Akademisierung vollzog.[3]

Im folgenden werden zur Frage der strukturellen Möglichkeiten und Grenzen der „Professionalität“ und der „Professionalisierbarkeit“ des Lehrers und seiner beruflichen Praxen drei Punkte erörtert:

- eine idealtypische Explikation von „Professionalität“ vor dem Hintergrund einschlägiger und verallgemeinerungsfähiger Befunde von „Professionalisierung“ der akademischen Berufe seit dem 19. Jahrhundert (Kap. 1);

3 Vgl. dazu die instruktiven Beiträge von Lundgreen und Heidenreich 1999. Im Lichte dieser Beiträge und der vorliegenden systematischen und historischen Studien über „Verberuflichung“ und „Professionalisierung“ haben die meisten Debattenbeiträge zur „Professionalisierung“ in pädagogischen Berufen sich noch gar keine Klarheit verschafft hinsichtlich ihrer möglichen Gegenstände und Probleme.

- pädagogisch-berufliches Expertentum am Beispiel des Lehrerberufs und der Berufspraxen von Lehrern (Kap. 2);
- eine Alternative: Was würde „Professionalisierung“ bzw. „Professionalität“ für die beruflichen Tätigkeiten von Lehrerinnen und Lehrern bedeuten? (Kap. 3)

1. Eine idealtypische Explikation

„Professionalität“ als Merkmal von beruflichem Handeln oder als Kriterium von Qualitätsanspruch und -sicherung auf der Grundlage von Prozessen der „Professionalisierung“ – diese verstanden als Prozesse exklusiver berufspraktischer Kompetenz- und Qualifikationsgenerierung im Zuge berufsständischer Formierungsprozesse – umfaßt höchst unterschiedliche Aspekte und Dimensionen der Selbst- und Fremdbeschreibung, und sie bilden in unterschiedlichen Berufen als „Professionen“ sehr unterschiedliche historisch bedingte und geschichtlich gewachsene Sachverhalte ab, z.B. in Abgrenzung zu den „Experten“ (Wehler 1995, S. 730ff.; vgl. Conze/Kocka 1985, dort bes. Herbst). Bei „Professionalisierung“ handelt es sich vor allem – wie Wehler innerhalb der Geschichte des Bildungsbürgertums an den neuen „freien Berufen“ vor allem des Arztes und des Rechtsanwalts exemplifiziert hat – um Zugänge zu „äußerst wertvollen Machtressourcen“ (Wehler 1989, Zitate hier S. 224ff.), nämlich für die Sicherung bzw. Herstellung von Rechtssicherheit und Volksgesundheit im Rahmen moderner Staatstätigkeit. Die Kompetenz dafür an sich zu binden ist die Interessenlage von Expertengruppen, die nun *selber* „als Antriebskraft“ der fortschreitenden Ausgestaltung von Staatstätigkeit auftreten:

> „In den grundsätzlichen Fragen ging es ihnen um vier wesentliche Ziele: Einmal wollten sie eine Maximierung ihrer Autonomie gegenüber Konkurrenten und Laien durchsetzen, z.B. gegenüber Kurpfuschern und Winkeladvokaten. Zum zweiten wünschten sie eine Minimierung der Fremdkontrolle. Drittens begehrten sie eine Steigerung ihrer Marktmacht bis hin zum Ideal eines Monopols auf ihren Arbeits- und Dienstleistungsmärkten. Und viertens strebten sie ein hohes Einkommen und hohes Prestige an. Die optimale Realisierung dieser Ziele konnte erreicht werden, wenn es den Experten gelang, ein halbes Dutzend schwieriger Probleme in ihrem Sinne zu lösen.
>
> Sie mußten die Rekrutierungskriterien für die Auswahl des eigenen Nachwuchses bestimmen und als die alleingültigen durchsetzen. Sie mußten, diesen Maßstäben entsprechend, die Kontrolle der Zulassungsquote sowie die Ausbildung selber, ihre Standardisierung und die Examensbedingungen aufgrund eigenen Normensetzungsrechts und zusätzlicher Berufung auf Imperative der Wissenschaftsentwicklung ausüben. Die rechtliche Absicherung des Berufsmonopols mußte durch ein ‚Monopol der Glaubwürdigkeit‘ (z.B. der Ärzte gegen die Naturheilkundigen) ergänzt werden. Die Anzahl der hochqualifizierten Experten mußte ungeachtet der steigenden Nachfrage knapp gehalten werden, um eine

möglichst gleichmäßige hohe Alimentierung für ihre Tätigkeit zu garantieren. Die Ausübung der standardisierten Dienstleistungen mußte mit Hilfe strenger interner Berufsnormen und Ehrenkodices von den Experten selber reguliert werden. Im Falle der Regel- und Normverletzung mußten sie die Eigengerichtsbarkeit ausüben können.
Wurden diese idealtypisch definierten Ziele tendenziell erreicht, standen jeder Profession enorme Machtressourcen zur Verfügung" (S. 225f.).

Wehler formuliert hier in ihren strukturellen Merkmalen die Transformation einer Expertengruppe in eine *Profession* und erörtert anschließend das entscheidende Folgeproblem: das Verhältnis von Autonomie und Kontrolle (S. 226f.), und das heißt vor allem auch für unseren Zusammenhang der Geschichte des Lehrerstandes: das Verhältnis von Teil-Autonomie und staatlichem Regulierungs- bzw. Eingriffsrecht.

Auf der Grundlage dieses Verständnisses von „Professionalisierung" ist nunmehr eine ebenso ideal-typische Explikation von „Profession" bzw. von „Professionalität" möglich. Lundgreen (1999, S. 20) benennt folgende Merkmale (Zitate aus dem Original wörtlich):

(1) *Fachwissen*, dessen soziale Anerkennung durch Studium, Examen und Titel gesichert wird;
(2) *Berechtigung* zur Berufsausübung, gekoppelt an die im Examen anerkannte Qualifikation;
(3) *Autonomie* der Professionsangehörigen gegenüber den „Laien" und dem Staat;
(4) Orientierung am *Gemeinwohl* als berufsständische Ideologie.

Bezieht man diese Merkmale auf die freien und beamteten akademischen Berufe und begreift man darunter – üblicherweise – auch das Lehramt an *öffentlichen* Schulen, dann ist sofort ersichtlich, daß diese Kriterien bzw. einzelne ihrer Aspekte für „Profession" bzw. für „Professionalität" *nicht* erfüllt sind (so auch Herbst in: Conze/Kocka 1985):

Zu (1): Fachwissen wird in der Regel als gesichert angesehen, bezogen jedoch auf die *Fachwissenschaften*, aber gerade nicht auf jenes Fachwissen, das als *Berufswissen* den Lehrer zu einem Fachmann/Experten machen würde: Lehrgänge konzipieren und gestalten zu können, die *Bildung* befördern. Außerdem fehlt für Lehrer in der Regel die Verpflichtung, sich durch Fort- und Weiterbildung fachlich auf dem laufenden zu halten.

Zu (2): Diese Berechtigung wird mit der Übernahme in den öffentlichen Schuldienst erteilt, sie wird jedoch nicht kontinuierlich kontrolliert; es erfolgen nur zwei punktuelle Inaugenscheinnahmen vor der Übernahme in den Schuldienst auf Dauer und vor der (in der Regel einzigen) Beförderung; es gibt keine regelmäßigen Mißerfolgskontrollen und entsprechende Sanktionen; unvertretbare Folgen des beruflichen Handelns von Lehrern werden – außer in sehr seltenen spektakulären Fällen – nicht sanktioniert.

Zu (3): Eine wirkliche Autonomie kann gegenüber den Laien – d.h. hier gegenüber den Eltern bzw. Erziehungsberechtigten – schon aus juristischen Gründen nicht bestehen, und aus *pädagogischen* Gründen ist sie nicht wünschenswert, weil das schulische und das außerschulische pädagogische Umgehen mit einem Heranwachsenden ohne Abstimmung im Grundsätzlichen und besonders in Krisensituationen mit seinem außerschulischen Umfeld in der Regel ineffektiv bleiben muß.

Zu (4): Orientierung am Gemeinwohl steht vordergründig im Hintergrund, wenn allenfalls ein Auftrag gesehen wird zur Qualifizierung des Klientels (als gesellschaftlichem „Humankapital") für den Übergang in die nächste Stufe des Bildungs- bzw. Ausbildungssystems. Dagegen steht das *Kindeswohl* im Vordergrund (zumindest programmatisch und auf dem Papier). Die Sache nimmt jedoch sofort eine andere Kontur und Brisanz an, wenn die Frage aufgeworfen wird, ob eine Lehrerin am Gemeinwohl orientiert sein wird oder sein kann bzw. was sie wohl im Sinne des staatlichen Erziehungsauftrags darunter versteht, wenn sie sich durch ihre Kleidung (Kopftuch!) als den Überzeugungen einer Minorität verpflichtet zu erkennen gibt.

Mit diesen wenigen erläuternden Bemerkungen mag es hier sein Bewenden haben. Ein Blick auf die Verhältnisse bei Schulen *in freier Trägerschaft* belehrt uns unmittelbar darüber, daß für das dortige Personal sehr viel eher die Kriterien von „Profession" und „Professionalität" gelten und gelten *müssen,* weil sich diese Schulen in der Regel einer internen Erfolgs-/Mißerfolgs-Kontrolle selber unterziehen bzw. durch ihre Träger und ihre „Kundschaft" unterzogen werden. Dies gilt demzufolge auch für Schulen in öffentlicher Trägerschaft, die sich ein bestimmtes Profil gegeben haben und dies fortzusetzen und auszubauen bestrebt sind.[4]

4 Im Lichte solcher Überlegungen ist es gar nicht so abwegig, wie es auf den ersten Blick scheinen mag, wenn ein Gymnasialdirektor (Friedrich Mahlmann in Oerlinghausen bei Bielefeld, Verfasser von „Pestalozzis Erben", 1997) einmal (in der ZEIT) vorgeschlagen hat, einzelne Schulen an den Erziehungsleitbildern der Elternschaft bzw. an den übereinstimmenden Maximen von Trägerschaft und Elternschaft auszurichten und das gesamte Schulpublikum auch darauf zu *verpflichten.* Denn es leuchtet ein, daß auf diese Weise für den einzelnen Lehrer der Übergang vom Experten zum *professional* erleichtert würde: Er würde für die Folgen seines Tuns und Unterlassens haftbar gemacht, es wurde ihm aber auch ausdrücklich einmal ein *Auftrag erteilt,* und er würde dem Schulträger gegenüber auf der substantiellen Bereitstellung der materiellen Bedingungen für die Wahrnehmung seines Auftrags bestehen! Oder eben *von sich aus* eine „Änderungskündigung" vornehmen. – Die Teil-Autonomie der staatlichen Schule mit eigener Profilbildung verspricht ein interessantes Thema zu werden, da hier dann Professionalität und Fachaufsicht, die nicht durch eine berufsständische Organisation, sondern durch eine vorgesetzte *Behörde* ausgeübt wird, miteinander kollidieren können.

Ausgangspunkt für das Verständnis von „Professionalisierung" bzw. „Profession" soll zunächst eine Formulierung sein, deren Bestreben ist, die Sache selbst präzise differenziert wiederzugeben:

> „Professionalisierung (aus engl. „Verberuflichung"), der Vorgang, durch den immer weitere Berufe die Eigenschaften (Rollenerwartungen, Zugangserschwerungen usw.), Privilegien (z.B. Recht zur Auskunftsverweigerung der Journalisten vor Gericht) und die Ausbildungsvoraussetzungen (längere Vollzeitausbildung, möglichst an Hochschulen) anstreben, die bis dahin von Akademikern ausgeübten (meist freien) Berufen zukamen. Ursachen der P. sind u.a. tätigkeitsbedingte Spezialisierung, damit verbunden die Notwendigkeit von Leistungs- und Ausbildungskontrollen, eine expansive Bildungspolitik sowie der Wunsch nach höherem Sozialprestige eines Berufes." (Brockhaus Enzyklopädie, 17. Aufl., 15. Bd. [1972], S. 163)

„Professionalisierung" ist also zunächst und vor allem eine Strategie zu berufs- und standespolitischen Zwecken, zielt also auf den i.w.S. gesellschaftlichen Kontext des Berufes bzw. des Berufsstandes, zunächst aber *nicht* auf die *Berufstätigkeit* als *solche.* Einfache Beispiele: Die Forderung nach Professionalisierung der Volksschullehrer und der Sozialarbeiter bedeutete die Forderung nach einer Ausbildung an einer wissenschaftlichen Hochschule bzw. an einer Universität u.zw. primär *nicht* mit der Begründung (bzw. dem Ziel) der Effektivierung der Berufstätigkeit, sondern der besseren Besoldung und des höheren Ansehens. Dies ist den Volksschullehrern gelungen, den Sozialarbeitern nicht, weil die kommunalen, freien und verbandlichen Anstellungsträger sich verweigert haben.

„Professionalisierung" orientiert sich an den freien bzw. beamteten akademischen Berufen, deren „Professionalität" folgendermaßen charakterisiert ist:

(1) Der Zugang ist an eine abgeschlossene universitäre (oder äquivalente) wissenschaftliche und zugleich berufsbezogene Grundausbildung und an eine anschließende mehrjährige Berufseinführung und erfolgreiche Berufspraxis gebunden. – Der Grund für diese aufwendige Ausbildung ist die eigenverantwortliche Tätigkeit unter besonderen Risiken bei gleichzeitiger schwacher externer Kontrollmöglichkeit. Diese Berufe werden als Praxis ausgeübt (regelgeleitetes Handeln, basierend auf Urteilsfähigkeit und Entscheidungskompetenz) und nicht als Technik (regelgebundener Vollzug, basierend auf abschließenden Anweisungen).

(2) Die Fort- und Weiterbildung ist berufsständisch intern organisiert, für den Verbleib im Beruf bei voller Kostenübernahme durch die Teilnehmer in der Regel zwingend vorgeschrieben und muß ggf. – auch bezüglich der Qualitätsstandards – nachgewiesen werden (z.B. bei ärztlichen Kunstfehler- oder Regreßprozessen). – Grund dafür: wie unter (1) sowie aufgrund besonderer Dynamiken im Berufsfeld.

(3) Das Berufsbild wird in der Regel an bestimmte berufsspezifische Verhaltensregeln und an ein bestimmtes Berufsethos gebunden, deren Einhaltung Voraussetzung zur Zugehörigkeit der jeweiligen Kammer (oder einer analogen berufsständischen Organisation: Innungen, Verbände, Vereinigungen usw.) ist. – Gründe sind die unter (1) genannte Eigenverantwortlichkeit sowie das Interesse an kollektivem Selbstschutz angesichts unkalkulierbarer Risiken in der Berufspraxis.

(4) Die Berufsausübung wird bei den verbeamteten Akademikern für die Wahrnehmung bestimmter „Ämter" oder „hoheitlicher Aufgaben" in besonderer Weise (z.B. Loyalitätspflicht gegenüber dem Dienstherrn) und in privilegierten Formen geregelt (z.B. Alimentierung als standesgemäßer Versorgung). – Gründe sind zum einen Interessengemeinsamkeiten der Dienstherren und der Amtsinhaber einschließlich der Limitierung dieser Positionen, zum anderen Kontrollprobleme der Verwertung und Wirkung von Experten- als Herrschaftswissen in gesellschaftlich, ökonomisch und politisch sensiblen Feldern.

(5) Die Berufsausübung lege artis und die fortgesetzte Berechtigung zur Berufsausübung wird bei den nicht-beamteten Akademikern in der Regel durch Kammern (oder Ehrengerichte) kontrolliert, ggf. mit dem Entzug der Berechtigung (auf Dauer oder auf Zeit) geahndet. – Der Grund liegt auf der Hand: Effektive Expertenkontrolle ist nur durch Experten im Auftrag des Berufsstandes möglich, und die Sanktionierung muß effektiv sein: Entfernung aus dem Berufsstand durch Untersagen der Berufsausübung.

Diese Merkmale gewinnen ihre Bedeutung für „Professionalität" in ihrem *Zusammenhang* und Zusammenwirken. Wenn *dies* aber die „Meßlatte" von „Professionalisierung" ist, dann ist leicht einzusehen, daß der Beruf des Lehrers (und des Sozialarbeiters) semi-professionalisiert ist (Etzioni 1969), weil die Mehrzahl der Explikations-Merkmale auf ihn nicht zutrifft und aufgrund seiner überwiegenden Tätigkeiten in der öffentlichen staatlichen Schule unter obwaltenden Kontext- und Vollzugsbedingungen auch nicht zutreffen *kann.*

Zu (1): Die wissenschaftliche Grundausbildung von Lehrern ist in der Regel nicht berufsbezogen, mit einer bemerkenswerten Differenz der Grund-, Haupt- und Sonderschullehrer und der Gymnasiallehrer: für erstere sieht es besser aus, und für letztere war es in der DDR besser. Das Referendariat entspricht konzeptionell und praktisch allenfalls dem Arzt im Praktikum (AiP), keinesfalls z.B. der Facharztausbildung oder auch nur anspruchsvollen *Trainee*-Programmen in Industrie und Wirtschaft. – Die internen Risiken sind schwach, die externen Kontrollen (im Zweifelsfall nur symbolisch) stark (z.B. Zentralabitur), also genau umgekehrt wie in den freien akademischen Berufen.

Zu (2): Für Lehrer gibt es keine zwingend vorgeschriebene Fort- und Weiterbildung; sofern vorhanden, wird deren Qualitätsstandard nicht überprüft. –

Grund: geringer Innovationsdruck und geringe Sanktionsrisiken trotz hoher Effektivitätsdefizite.

Zu (3): Lehrer sind nicht in Kammern, sondern in Interessenvertretungen (Gewerkschaften, Verbänden) organisiert. Daher gibt es keine berufsständisch interne Kontrolle der Lehrertätigkeit lege artis, sondern in der Regel nur eine systeminterne Auffangposition für unerwünschte oder „störende" Effekte bzw. Folgeprobleme bei den Schülern (mit Hilfe der Erziehungs- und Bildungsberatung durch Schulpsychologen und Schulsozialarbeiter) und eine systemexterne Bearbeitung von Berufsfähigkeitsproblemen bei Lehrern (Reha-Maßnahmen im medizinisch-psychologischen Bereich), ausnahmsweise nur systeminterne (Re-)Stabilisierungsmaßnahmen oder -strategien im Persönlichkeitsbereich (Supervision, Balint-Gruppen, Wahrnehmungs- , Kommunikations- und Trainingsseminare usw.).

Zu (4): Diese Regelungen treffen besonders auf die Lehrer an staatlichen Schulen zu (und unterscheiden sie insoweit stark von den Kollegen an Schulen in freier Trägerschaft). Im Schulrecht geht das so weit, daß sogar Eltern als „schulfremde Personen" definiert sind, die demzufolge die Unterrichtswirklichkeit ihrer Kinder im Klassenzimmer nicht ohne weiteres kennenlernen können. Die Tätigkeit des Lehrers steht sozusagen unter Datenschutz, übrigens begründet mit dem Schutz der Persönlichkeitsrechte der anwesenden Kinder anderer Eltern. Daß Lehrer die Würde des Kindes und seine Rechte zu achten und zu schützen haben, ist mir als Argument für den pädagogischen Umgang mit Kindern aber nur einmal begegnet: als eine Lehrerin in der Franz-von-Sales-Realschule in Obermarchtal die Grundsätze der „Philosophie" der Schule und der Gestaltung des Lern- und Lebensalltags der Schüler erläuterte. Diesen Schutz interpretieren Lehrer durchschnittlicherweise verhaltensmäßig aber eher ganz anders: als Schutz vor Kritik, was ihnen um so leichter fällt, als sie deren sachliche Grundlagen mangels authentischer Daten seitens der Eltern immer ableugnen, mindestens soweit relativieren können, daß Eltern zum furchtsamen Schweigen gebracht werden. Das Klima in Eltern-Lehrer-Gesprächen bzw. bei Elternabenden (die meistens richtiger „Lehrerabende" heißen würden), ist entsprechend verspannt. (Vgl. dazu von Ulrich Herrmann den Artikel „Gesprächskultur Lehrer-Eltern-Schüler" im Online-Pädagogik-Handbuch des Bayerischen Staatsinstituts.)

Zu (5): Unfähigkeit führt in der Regel nicht zur Entfernung aus dem Dienst; dies geschieht nur im Falle eines entsprechend schweren Dienstvergehens. Dienst*unwilligkeit* wird toleriert, die daraus resultierende Dienstunfähigkeit wird zumeist durch vorzeitige Pensionierung erledigt.

Es ist daher kein Zufall, daß – wie im Falle der Universitäten und Professoren auch – Fragen der *Personalrekrutierung* und der *Personalentwicklung* einen zentralen Punkt in der derzeitigen Reformdebatte ausmachen (müßten). Außerdem sollen

Status- und Funktionsmerkmale des Lehrers verändert werden, um in die Berufsausbildung und -tätigkeit Professionalisierungs- und Innovationsdruck einlagern zu können.

2. Pädagogisches Expertentum und Nicht-Professionalisierung am Beispiel des Lehrers

Lehrer sehen sich in erster Linie als Experten für Unterricht. Ihre Expertise gründet sich auf

- fachliche und pädagogische Aus-, Fort- und Weiterbildung,
- Berufserfahrung und deren kritische Reflexion,
- Fähigkeit zur selbständigen Handlungsoptimierung.

Die Gewichtung dieser Komponenten und ihre Verknüpfung nimmt bei einzelnen Lehrern unterschiedliche Figurationen an, zumal in den verschiedenen Schulformen und ihren Lehrbereichen, und diese verändern sich wiederum im Laufe des Berufslebens.

Erstaunlicherweise ist jedoch reflektierte Berufserfahrung in Verbindung mit Fortbildung von einem bestimmten Punkt an in der Mehrzahl der Berufsbiographien und in der überwiegenden Mehrzahl der Fachgebiete in der Regel *keine* Ressource für *professional growth,* also eine Zunahme an Expertise (Ausnahme wieder: Musik, Sport, Gestaltung usw.). Seine *tatsächliche* Expertise ist deshalb in der Regel für einen Lehrer nicht nur nicht eindeutig, meist ist sie ihm nicht einmal bekannt; die meisten können sie jedenfalls nicht artikulieren, und viele verstehen nicht einmal die Frage. Deshalb vermögen Lehrer auf die Frage, worin ihre *Professionalität* besteht, in der Regel nur durch Selbstcharakterisierungen zu antworten, die sich überraschenderweise *nicht* auf den Unterricht beziehen – normativ-reformpädagogisch definiert: optimale Initiierung und Förderung von selbstmotiviertem und selbstgesteuertem Schüler-Lernen –, sondern auf fachliche und/oder *personale* Kompetenzen als allgemeiner Berufsbefähigung: Gymnasiallehrer verweisen auf ihre *fachwissenschaftliche* universitäre Ausbildung, Berufsschullehrer auf ihre Berufsausbildung und -erfahrung *vor* Eintritt ins Lehramt, berufszufriedene und erfolgreiche Lehrer verweisen auf den Faktor „Lehrerpersönlichkeit".

Offensichtlich sind wir von einer „Professionalität" der *Tätigkeit* von Lehrern noch weit entfernt, wenn diese *selber* nicht wissen, was sinnvollerweise darunter verstanden werden soll. Ihre Ausbildung wurde durchweg „verwissenschaftlicht" – mit zweifelhaftem Nutzen für den Berufsalltag; ihre Ausbildung hatte durchweg „Praxisanteile" – mit dem Effekt allenfalls schwach kontrollierter Routine und *nicht* mit der Anbahnung von „Praxis" als experimenteller Selbst-Lern- und Selbst-Kontroll-Strategie; ihr Einstieg in den Beruf glich einem Überlebenstraining durch Problemvermeidung – fast ohne alle entlastende Selbstkorrekturmöglichkeiten oder

Möglichkeiten der Aneignung produktiver Problemlösungsstrategien; die ersten, alles entscheidenden Berufsjahre dienten dem Erwerb von Alltagsroutine – ohne nennenswerte Chancen der Selbstkorrektur, der Selbstwahrnehmung, des Selbstmanagement; die Erwartungen an Lehrer sind nicht prozeß- oder wirkungs-, sondern produkt-orientiert. *Pädagogische* Wirksamkeit wird daher dem in der Regel nicht weiter aufgeklärten *black-box-Faktor* „Persönlichkeit" zugeschrieben, und damit werden sowohl Erfolg als auch Mißerfolg, Zufriedenheit und Resignation erklärt.

Pointiert resümiert: Lehrer sind – überwiegend – Experten für Unterricht, jedenfalls für das, was *sie* darunter verstehen: für das Zustandekommen von standardisierten Schülerleistungen (daß das für Musik und Kunst, Körperkultur und Gestaltung so nicht gilt, versteht sich) und für das eigene Überleben im Schulalltag. *Dieses* Expertentum kann man durchaus perfektionieren. Im Hinblick auf die Effizienz des Unterrichts (Notendurchschnitte) erwartete das Schulpublikum bisher in der Regel auch nicht mehr und nimmt bisher in Kauf, daß das System im ganzen ineffektiv und ineffizient ist: jedenfalls bezogen auf (a) den sächlichen und personellen Aufwand, der getrieben wird; (b) am Motivations- und Kreativitätsschwund bei der Schülerschaft[5]; (c) am Desinteresse der Elternschaft für die Lernschicksale ihrer Kinder und des kommunalen Schulträgers hinsichtlich des Mitteleinsatzes. Mehr ist wohl realistischerweise in einem Massenberuf unter staatlicher Regie auch nicht zu erwarten in einer Institution, wo der Schulträger nicht das Personal rekrutieren kann und wo das Personal kaum Einfluß auf das eigene Arbeitsprogramm hat und überdies die Interessen, Erwartungen und Kritiken des „Publikums" abwehren kann.

Sehr viele Lehrer, besonders an den öffentlichen staatlichen Schulen, sind aber auch – wiederum: überwiegend – *keine* Experten für das eigene erfolgreiche Überleben im Schulalltag. Diesen Zustand haben Schulverwaltung und Schulträger bisher (wenn auch murrend) hingenommen. Aber geändert haben sie bisher kaum etwas an den Bedingungen und Vorgaben, die es den Lehrerkollegien unmöglich machen, die Bedingungen eigener erfolgreicher Berufstätigkeit zu realisieren, zu evaluieren und zu optimieren. Deshalb *müssen* sie sich im großen und ganzen aus betriebs*bedingten* Gründen betriebs*gerecht* verhalten (vor allem ihren Kollegen gegenüber): zurückhaltend bezüglich Innovativität und betriebsinterner Leistungs-

5 Das war vor ca. 10 Jahren der Ausgangspunkt für die bemerkenswerten Gymnasial-Reformen im Kanton Basel-Stadt: Die Eltern wollten nicht länger eine Schule hinnehmen, in die die Kinder neugierig und lernbegierig eintreten und in der sie sich nach einiger Zeit – meist nach zwei oder drei Jahren bereits! – im wesentlichen nur noch langweilen. – Ob in Deutschland durch die TIMS- und PISA-Studien ein ähnlicher Effekt eintreten wird, ist aus vielen Gründen bezweifelbar: es besteht keine politisch wirksame Artikulation eines öffentlichen bürgerschaftlichen Willens; der öffentliche Unmut ist hierzulande nicht imstande, auf die Kultus- und Schulverwaltungen effektiv Einfluß zu nehmen; die Lehrerschaft ist auf weiterreichende Veränderungsprozesse nicht eingestellt; die Altersstruktur der Lehrerschaft läßt derzeit ein Engagement als lebensgeschichtlich nicht mehr sinnvoll erscheinen; das nachwachsende Personal hat akute andere Berufsprobleme; der personelle und finanzielle Aufwand für nachhaltige Reformprozesse wird als nicht finanzierbar definiert.

(selbst)kontrolle und hinsichtlich der Ausprägung eigener individueller Professionalitäts-Profile.

Fazit also: *Lob des Autodidakten!?* Lehrer haben sich in der Ausbildung an Vorbilder angelehnt und sind an Mentoren angelehnt worden (die Note im zweiten Examen entscheidet über die Übernahme in den Beruf!). Als wirkliches Lernfeld hatten sie nur ihre *eigene* Praxis des Umgangs mit den Schülerinnen und Schülern innerhalb und außerhalb des Unterrichts. „Einzelkämpfer" nennen sie sich. Kann die Berufsvorbereitung und -einführung also durchaus noch Züge von Professionalität haben, dann geschieht die Berufseinübung und damit die individuelle Verberuflichung strukturell und prinzipiell *autodidaktisch.* (Deswegen erscheint den allermeisten Gymnasiallehrern auch die Forderung nach *verbindlicher* Fortbildung als schwer nachvollziehbare Zumutung, und zwar nicht nur aus finanziellen Gründen, sondern sie bezweifeln, daß es für sie etwas zu lernen gäbe!) Anders wiederum – wie nicht anders zu erwarten – ist die Einstellung der Lehrer in den Fächern mit Praxis- bzw. Innovationsdruck (z.B. Sport und Musik), im beruflichen Bildungswesen und an Schulen in freier Trägerschaft oder mit besonderen Profilen. Lehrer sind – im Guten wie im Schlechten – *routinisierte Autodidakten,* die im herkömmlichen Sinne einen „ganz normalen" Unterricht erteilen, mit dem sie sich nicht blamieren, für den man sie aber auch nicht sonderlich loben muß, und der die Schüler nicht weiter „nervt", weil er ihnen weder sonderlich viel „bringt" noch sie herausfordert.

3. Was bedeutet „Professionalisierung für Lehrer"?

Was könnte es angesichts dieser Sachlage bedeuten, Lehrer bzw. ihre Tätigkeit bzw. einzelne ihrer Aspekte zu „professionalisieren"? Die Formulierung „Professionalisierung für *Lehrer*" soll darauf hinweisen, daß es *nicht* um die Professionalisierung des Berufsstandes im ganzen geht, auch nicht um die Professionalisierung „des" Lehrers, sondern daß eine *tatsächliche* Professionalisierung für die verschiedenen Aspekte seines berufsalltäglichen Handelns recht Verschiedenes bedeuten kann und damit auch auf sehr verschiedenen Wegen bewerkstelligt werden muß.

Im folgenden wurden diese Aspekte als Dimensionen von Lehrer-Professionalität skizziert und zwar durchaus in einem *normativen Sinne.* Dafür gibt es auch einen Gewährsmann: Karl Lange, vor dem Ersten Weltkrieg Schulrat in Dresden! Er schrieb 1907 in seinem Artikel „Persönlichkeit des Lehrers" – es handelt sich übrigens um den Verweis-Artikel für „Vorbild" – in Wilhelm Reins „Encyklopädischem Handbuch der Pädagogik":

> „Nach landläufiger Ansicht besteht die Hauptaufgabe des Lehrers darin, daß er in gewisser Zeit ein bestimmtes Maß des vorgeschriebenen Unterrichtsstoffes dem Schüler sicher aneigne. Allein so notwendig und unerläßlich das auch ist – das höchste Ziel seines Wirkens sieht der tüchtige Lehrer darin nicht [sic!]. Er möchte tiefer graben. Er möchte Macht gewinnen über die Köpfe und Herzen

> seiner Schüler, er möchte ihr geistiges Leben heben und veredeln, ihr sittliches Wollen kräftigen, ihre Gesinnung mit heiliger Scheu vor dem Göttlichen erfüllen... der Lehrer erzieht mehr durch das, was er *ist*, als durch das, was er weiß und lehrt... und so geht durch seinen Unterricht ein großer, warmer, belebender Zug. Man merkt es ihm an, daß er mit lebhaftem wissenschaftlichem Interesse die Fortschritte des Kindes im Lernprozeß verfolgt, daß es ihm eine Lust ist, Leben zu spenden und Leben zu wecken... Und so tut es not, mit allem Nachdruck zu sagen, daß ein jeglicher Lehrer fast mehr noch als auf die Verbesserung seiner Methode auf die Besserung seiner Person [sic!] sehen sollte. Der tägliche Verkehr mit seinen Schülern sollte ihm eine Schule werden..." [hier gemeint: in moralischer Hinsicht].

Die Botschaft lautet *nicht,* daß ein Lehrer *fachlich* kompetent sein müsse, um ein guter Lehrer zu sein; daß er sich fachwissenschaftlich auf dem laufenden zu halten habe; daß er gelernt hat, (neue) fachwissenschaftliche Erkenntnisse in Schulwissen umzudenken und dies wieder zu arrangieren als motivierende Lern-Herausforderungen bzw. -reize und in Informationszuwächse für Schüler; und daß er für all dies über ein Repertoire von Handlungsformen im Unterricht verfügen müsse. – So steht es in den Texten zu den immerwährenden „Professionalisierungs"-Debatten, aber nicht bei unserem Dresdner Schulrat, der wußte, daß Unterricht ein Mittel zu einem *anderen* Zweck ist, und daß dieser andere Zweck nur erreicht werden kann, wenn der Lehrer noch etwas *mehr und anderes* ist als bloß ein Lehrer – eine *Persönlichkeit.* Für *diesen Fall* lautet dann die Botschaft:

- Ein guter Lehrer verbessert zwar *auch* seine Methoden, zunächst und vor allem aber sich als *Person;*
- er will Interesse und Neugier, Lernbereitschaft und Lernwillen wecken, stützen, fördern usw., damit selbsttätiges und selbstgesteuertes Schüler-Lernen in Gang kommen kann;
- er muß zu diesem Zweck die emotional-kognitiven Prozesse kennen, die Schüler-Lernen regulieren, und er muß die Genese kognitiver Schemata gestalten und korrigieren können, wenn er effektiver Lernberater sein will: *deshalb lernt er vom Lernen der Schüler;*
- er soll „geistige Erweckung" ermöglichen, „Leben spenden", also selbst-reflexive Bildungsmöglichkeiten und Verstehensprozesse eröffnen helfen;
- er geht *selber* in die Schule, in die Schule des Lebens: „der tägliche Verkehr mit seinen Schülern".

Die methodisch-didaktische Kompetenz des Lehrers ist also streng genommen *als psychologische* zu interpretieren und zu instrumentieren – dies ist auch unbestrittene Auffassung von Herbart, Dilthey, Spranger und allen Klassikern der Reformpädagogik bis zu Oser und Edelstein heute.[6] – Aber insofern Schule und Lehrer „geistige Erweckung“ ermöglichen sollen, muß dieser Kompetenz des Lehrers *komplementär* entsprechen eine *bildungstheoretische,* die es ihm gestattet, in der Kategorie der Bildung zu reflektieren, *welche* denn jene *anderen* Zwecke sind, für die Schule und Unterricht da sind.[7]

Diese Kompetenzen sind nicht denkbar ohne eine bestimmte Ausgestaltung der *Lehrer-Persönlichkeit.* Auch sie ist in ihrer konkreten Gestalt Ergebnis eines Lernprozesses. Der Umgang mit den Schülern muß für die Persönlichkeitsentwicklung *beider* Seiten förderlich sein: sowohl für den Schüler als auch für den Lehrer. Kommunikation und Interaktion im schulischen bzw. unterrichtlichen Alltagsgeschehen müssen daher ausgerichtet sein auf Selbstwahrnehmung und Selbstkonzeptbildung, Selbstkontrolle und Selbstmanagement, um auf diese Weise *Wirksamkeits(selbst)überzeugungen (self efficacy* im Sinne von Bandura) sowohl beim Lehrer als auch beim Schüler zu bewirken.

4. Zusammenfassung

Wenigstens ein *Unterrichtsexperte* wäre ein Lehrer unter (mindestens) folgenden Voraussetzungen[8]:

6 Diese Einsicht wurde jahrzehntelang in den Hintergrund gedrängt durch eine *bildungstheoretische* Didaktik, die sich aus der *Kulturpädagogik* und aus der sog. *Geisteswissenschaftlichen Pädagogik* der 20er Jahre speiste und nach dem Krieg in Westdeutschland – anders als in der DDR – lange dominierend war. (Ihre eigentliche Leistung war übrigens die Explikation des Sinnes und des Verfahrens z.B. einer grundlegenden und einer höheren schulischen Bildung, besonders in den Studien von Wilhelm Flitner. Aber auch das ist inzwischen in Vergessenheit geraten.) Durch sie suchte sich auch die universitäre „Allgemeine“ Pädagogik zu unterscheiden von einer praxeologischen Pädagogischen Psychologie, die deshalb in der Philosophischen Fakultät mit einem minderen Prestige ausgestattet war, bis sich herumgesprochen hatte, daß sie immerhin operativ nützliches Berufswissen zu produzieren imstande war. – Leider war damit die alte „Allgemeine Pädagogik“ aus der universitären Lehrerbildung und aus dem Referendariat *nicht* verschwunden, sondern hält sich bis heute in vielfach petrifizierter Form: ihre philosophisch-hermeneutischen und anthropologisch-kulturtheoretischen Begründungen sind vergessen, ihre Bedeutung für die pädagogische Selbstreflexion von Lehrern kann nicht mehr vermittelt werden – sie fällt unter das kurzschlüssige Verdikt, „Theorie“ ohne Praxisrelevanz zu sein.

7 Desiderat ist die Explikation und Etablierung einer Allgemeinen Pädagogik, die nicht wie die alte Allgemeine Pädagogik das „Allgemeine“ unbestimmt läßt, sondern das *bestimmte* Allgemeine zu ihrer neuen Grundlage besonders auch für die Begründung und Dimensionierung schulischer Bildungsarbeit macht. Vgl. eine systematische Skizze vom Vf. 1997.

8 Ich beschränke mich hier auf diesen einen Aspekt des „Unterrichtsexperten“, weil er traditionell dem Fokus der Lehrer-Professionalisierungs-Debatte entspricht. Die Ergebnisse unserer Ulmer Lehrer-Berufsbiographie-Studie legen auch *andere* Fokussierungen nahe. Das ist nicht eigentlich originell, wie das oben mitgeteilte Zitat von Karl Lange belegt. Aber unter den völlig veränderten Bedingungen von Schule *heute* müßte die „Professionalität“ der Lehrer-*Persönlichkeit* im Vordergrund stehen, und *dieser* bisher vernachlässigte Aspekt müßte im

- Er ist *fachlich* urteilsfähig *und zuständig* für die Identifizierung von Lernanlässen und -inhalten sowie für diejenige Umsetzung in Lernarrangements, die effektives selbsttätiges Schüler-Lernen ermöglichen.
- Er ist psychologisch kompetent und zuständig für die Initiierung, Förderung und Kontrolle/Korrektur der *intra-psychischen* Lernarbeit des Schülers, ihrer sozial-emotionalen und ihrer institutionellen Randbedingungen.
  Experte ist der Lehrer nicht, weil die Schüler etwas lernen (das ist sowieso unvermeidlich), sondern weil er weiß, *wie* sie lernen bzw. wie sie *nicht* lernen oder welche Fehler sie machen und wie sie selbständig weiterlernen können, vor allem auch *nach* der Schulzeit.
  Experte sollte der Lehrer *als Lernorganisator* sein. Beispiele: Die Expertise eines Fremdsprachen-Lehrers besteht darin, daß er über eine linguistische Theorie und Praxis des Fremdsprachenerwerbs verfügt; der Mathematik-Lehrer über das Analoge für Abstraktionsprozesse; der Geschichtslehrer über das Analoge für die Genese von Geschichts„bildern" usw. – d.h. wenn er über eine sozial-kognitivistische Theorie und Praxis der Genese von intellektuellen Ordnungs- und Deutungssystemen verfügt (Spitzer 1996/2000).
- Er fördert die eigene Selbstentwicklung und diejenige der Schüler mit dem Ziel, die Interessen und Motivationen der Schüler in Selbstwirksamkeitsüberzeugungen und Leistungsmotive übergehen zu lassen.

Professional ist ein Lehrer, wenn es ihm gelingt, die sozial-emotionale, kognitiv-intellektuelle und die geistig-moralische Entwicklung der Heranwachsenden durch *deren* Selbstwahrnehmung, Selbstkonzeptbildung, Selbstkontrolle und Selbstwirksamkeit zu fördern, vor allem durch eine allfällige Korrektur seiner *eigenen* Selbstwirksamkeitsüberzeugungen.

Lassen wir einmal die gängige Professionalisierungs-Literatur beiseite und fragen wir in einem pädagogisch *eminenten* Sinn nach den Merkmalen von Lehrer-*Professionalität,* dann haben wir die Professionalisierung der Lehrer erst noch *vor* uns; denn im Sinne der reformpädagogischen Einsichten seit der Jahrhundertwende wurde sie – außer wiederum in den Landerziehungsheimen, Freien Schulen usw. – kaum ernsthaft begonnen oder betrieben. „Lern-Organisatoren", „Seelen-Führer", „Bildungs-Berater" und „Persönlichkeits-Entwickler" sollten Lehrer sein, stattdessen wurde in der Regel ihre Lehr-Organisation perfektioniert – an den Herzen der Kinder vorbei, so daß auch die Hirne nicht erreicht wurden. Manches ist *als* „Methode" den Schülern zugute gekommen, gewiß. Aber seit die Medienrevolution die Köpfe und Herzen der Schüler erreicht hat, zählt auch dieser Pluspunkt nurmehr wenig.

Zentrum einer *pädagogisch-psychologisch* angeleiteten Ausbildungsreform stehen sowie einer klient-orientierten Fort- und Weiterbildung. Dazu Studien und Materialien von Nieskens/Sieland 2001.

Blicken wir noch einmal zurück auf andere professionalisierte berufliche Praxen. Ein Arzt gilt als „professionell“, wenn er diagnostische Expertise umzusetzen vermag in kompetentes Handeln *lege artis,* das den Einzelfall *dieses* Patienten eingeordnet hat in die generalisierte Erfahrung ärztlichen Handelns in analogen Fällen und verbunden mit einer Abschätzung der Chancen und Risiken *für den Patienten.* Nicht anders beim Juristen: Identifizierung des strittigen Sachverhalts im Lichte gesetzten bzw. geltenden Rechts und Einordnung seines Rates bzw. seiner Entscheidung in einen Horizont von Rechtsfrieden und Gerechtigkeit. – Professionalität besteht also in dem, was über das Expertentum *hinausreicht:* was Kant den „Aktus der praktischen Vernunft“, was Herbart in unserem Zusammenhang „Takt“ genannt hat.

Und der Lehrer? *Professionell* handelt er dann, wenn er seine pädagogisch-psychologische Expertise umzusetzen vermag in die Erfahrungs- und Handlungsformen der *Selbstentwicklung* und der *Selbstwirksamkeit* der Schüler und er endlich aufhört, ihnen etwas „beibringen“ zu wollen. Auf dem Wege dahin müssen eine Lehrerin und ein Lehrer eine *hinreichende* Bedingung erfüllen – *Experte werden für Schüler-lernen* –, und sie müssen eine *notwendige* Bedingung erfüllen – *engagierte, selbstkritisch-neugierige Autodidakten* bleiben, also das, was die Kinder und jungen Leute *selber* sind.

Lob des Experten? Lob des Autodidakten? Lob des Profis? In der Regel läuft eine Antwort auf diese Fragen auf die falsche Alternative von „Theorie“ und „Praxis“ hinaus, wo es eigentlich um Urteilskraft und Erfahrung geht, also um das „Lob der *Klugheit*“. Mit der „alten“ Allgemeinen Pädagogik ging leider auch diese Einsicht verloren, nachzulesen ist sie in Martinus Langevelds „Einführung in die Pädagogik“ (1949/1963). Er zitiert im Kapitel „Theoretische Pädagogik und Praxis“ J.H. Gunning (S. 16): „Theorie ohne Praxis ist für Genies, Praxis ohne Theorie für Verrückte und Schurken, aber das Gros der Erzieher braucht die innige, unverbrüchliche Vereinigung beider“. Langeveld fährt fort: „Ich sehe den Wert der theoretischen Pädagogik für den Erzieher vor allem in ihrem verpflichtenden Charakter, der alle zielbewußte Theorie von der Willkür und Unkontrollierbarkeit des Handelns unterscheidet. Die theoretische Besinnung zwingt zur Rechenschaft, macht uns empfänglich für Kritik aus der Diskussion mit anderen, zwingt uns dazu, uns selbst kritisch zu sehen und dadurch zu revidieren ... Diese Besinnung zwingt zur Vollständigkeit und Gründlichkeit, sie ermöglicht die Selbstvervollkommnung des Erziehers.“

Die Profis – wie in jedem anderen Beruf – sind auch unter den Lehrern diejenigen, die den Experten in sich immer wieder zwingen, in neuen Situationen immer wieder Autodidakt zu werden und aufgrund neuer Erfahrung neu zu lernen. Welches ist die immer neue Situation? Der Umgang mit Kindern und Heranwachsenden, durch den wir lernen, indem sie uns zeigen, was sie in Wahrheit sind: ein „selbstkreativer Prozeß“ (Langeveld, ebd. S. 23). Professionalität ist das Ergebnis einer Berufslerngeschichte, in der Alltagshandeln (Erfahrung) transformiert wurde in Praxis, d.h. in situative Handlungsstrategien nach *experimentellen* Regeln unter Chancen-Risiko-Abwägungen.

Profi muß man sein *wollen;* man kann auch Experte bleiben. Das ist auch der Sinn von Erasmus' Formulierungen im „Lob der Torheit“: Klugheit entsteht aus eigenem Handeln und damit aus eigener Erfahrung, aber eben auch aus Erfahrungen, die man ganz ungeschützt machen *muß, wenn man denn Neues lernen und erproben will.* Erfolgsgarantien („Zuflucht zu den Schriften der Alten“) gibt es nicht. Und manch einer lähmt sich durch Skrupel und Einwände („abgeschmackte Spitzfindigkeiten“) bis zur Handlungs- und damit Erfahrungsunfähigkeit. Es hilft nichts: Manchmal muß man sich „mit den Dingen herumschlagen“ und gewinnt dabei – wenn man kein Hazardeur oder Tölpel ist – „wahre Klugheit“, nämlich: reflektierte Urteilskraft und selbstkritische Praxis.

II. Moderne Lehrerausbildung: Konzeptionen und empirische Annäherungen

Vorbemerkung

Im Vorwort ist auf einen der Anlässe hingewiesen worden, die zur Beschäftigung mit einer zeitgemäßen und zukunftsweisenden Lehrerausbildung geführt haben: die Neuordnung der Lehrerbildung für das Land Brandenburg an der Universität Potsdam in den Jahren 1990 bis 1992. Das Ergebnis ist die Denkschrift des Gründungssenats der Universität Potsdam „Das Potsdamer Modell der Lehrerbildung" (Edelstein/Herrmann 1992). Das klingt anspruchsvoll und ist es auch. Da nach dem Beitritt der DDR zur Bundesrepublik die bisherige Form der Lehrerausbildung nicht weitergeführt werden konnte, weil für alle Lehrämter nunmehr die KMK-Vorgaben für die Staatsexamina und die Übernahme ins Referendariat bzw. in den Schuldienst zu erfüllen waren, mußten Studium und Ausbildung umgestellt werden. Aber *was* sollte *wodurch* und *von wo nach wo* umgestellt werden?

Eine einfache Ersetzung der Studien- und Ausbildungsordnung der PH Potsdam (bzw. der Brandenburgischen Landeshochschule) durch die chaotische Beliebigkeit wie in den alten Bundesländern erschien nicht nur nicht sinnvoll, sondern hätte auch wie das rabiate Vorgehen einer „Kolonialmacht" wirken müssen, die eine „autochthone Kultur" köpft. Gewiß, die Ausbildung der Pionierleiter und Grundschullehrer konnte aus sachlichen Gründen ebenso wenig weitergeführt werden wie der fachwissenschaftliche Standard für den Unterricht an der Erweiterten Oberschule. Aber war es denn ausgemacht, daß die Polytechnische Erziehung und Bildung einfach wegfallen sollte, nur weil sich analoge Ansätze (Arbeitslehre) in der BRD nicht hatten etablieren können? (Die CTA-Ausbildung an der Odenwaldschule ist ein Beispiel dafür, wie man handwerklich-technische Bildung in die allgemeinbildende Schule bringt; oder auch das Konzept der Kollegstufe NRW und all die Werkstätten und Ateliers an Freien Schulen, in denen zum Teil der Gesellenbrief erworben werden kann!) War es denn ausgemacht, daß die Stufendidaktik kein erfolgreiches berufsbezogenes Konzept darstellt? War es denn angemessen, in der „Tätigkeits-" und „Persönlichkeitspsychologie" die reformpädagogischen Konzeptionen und Begründungen zu übersehen? (Weswegen man ihre ideologische und gesinnungsbildende Funktion im DDR-System ja nicht ignorieren mußte.)

Kurzum: Die Überlegungen zum „Potsdamer Modell" gingen von einigen Prämissen aus, die das vorliegende Konzept in der Figuration seiner erziehungswissenschaftlichen Anteile verständlich machen:

- Im Zentrum des Studiums stehen die Schulpraktischen Studien mit ihren Praktika und Exkursionen.
- Schulpädagogik, Pädagogische Psychologie, evtl. spezielle Lehrertrainingskurse, die Sozialwissenschaften, Allgemeine Didaktik, Sozialisationstheorie sowie historisch-vergleichende und politische Schulsystemfragen sollen *erstens* inhaltlich bezogen sein auf den späteren Beruf und *zweitens* Erfahrungen aus den Praktika aufnehmen, reflektieren und in eigene pädagogisch-theoretische Fragestellungen überführen.
  Diese Profilierung bedarf keiner umständlichen Begründung: Der angehende Lehrer braucht nicht *irgendeine* Allgemeine Pädagogik, Schultheorie, Sozialisationstheorie usw., und er braucht sie erst Recht nicht in der Version disziplinären Wissenschaftswissens, sondern als Erschließungswissen für die Themen seines Studiums, seines Berufslernens, seiner Orientierung im Schul- und Unterrichtsalltag, den er in den Praktika erlebt hat. Er muß analytisch-theoretische Zugriffsweisen für *seine* Probleme mitbekommen, ohne die er ratlos bleiben müßte.
  Demzufolge wurden konventionelle Kernbereiche des üblichen pädagogischen „Begleitstudiums“ nicht in den Potsdamer Pflichtkanon aufgenommen. Die Kritik der „zuständigen“ Fachgesellschaft der Universitätspädagogen lief ins Leere: zum einen wurden Lehrstühle für Bildungsphilosophie, Schultheorie usw. eingerichtet – sie sollten sich durch entsprechende Angebote profilieren und eigene Nachfrage erzeugen! –, und zum andern hat später der Wissenschaftsrat eben dieses Profil der Potsdamer Lehrerausbildung positiv evaluiert!
- Die im Potsdamer Umfeld vorhandene Infrastruktur für die Fachdidaktiken und Schulpraktischen Studien (Ausbildungslehrer, -schulen usw.) sollte durch aktive Nutzung erhalten bleiben und nicht zuletzt auch dadurch das dafür qualifizierte Potsdamer Personal, das im Falle einer Abwicklung anderweitig nicht hätte rekrutiert werden können. (Gerade dieser Aspekt der menschlichen Folgen der „Wende“ drohte unter der Vorgabe von externer Qualitätsüberprüfung in Vergessenheit zu geraten!) Deshalb wurden die Praktika, Erkundungen usw. in das KMK-Regelkontingent der 30 Semesterwochenstunden für die Erziehungswissenschaftliche Ausbildung ausdrücklich *nicht* eingerechnet, um Gestaltungsspielräume zu erhalten und um den Studierenden zu signalisieren, daß sie auch eigene berufsvorbereitenden Aktivitäten nutzen und die Unterstützung dafür einfordern sollten. Schließlich: Ohne eine solche Infrastruktur wäre die beabsichtigte Unterrichts- und Didaktikforschung nicht ohne weiteres in Gang zu setzen gewesen. (Daß und warum die dafür eingerichteten Zentren nicht auf Anhieb funktionierten bzw. funktionieren konnten, bedarf einer eigenen Analyse.)

Über die bisherigen Erfahrungen mit der Potsdamer Konzeption und Realisation der Lehrerausbildung berichtet im folgenden der Beitrag von Wolfgang Thiem.

Eine Übertragung dieses „Modells“ auf die Verhältnisse in den alten Bundesländern ist aufgrund der dortigen andersgelagerten Ausgangsvoraussetzungen nicht ohne weiteres möglich. Deshalb wurde für den Versuch einer Übertragung an die

Universität Ulm ein „Umweg" beschritten, um auch für die Fortführung der dortigen konventionellen Lehramtsstudien eine eigenständige Legitimation für eine notwendige Umstrukturierung zu bekommen: Erfahrene Praktiker sollten im Rückblick auf ihre Ausbildung, die ja unter den damals in Baden-Württemberg immer noch geltenden Bedingungen stattgefunden hatte – nur 2 Lehrveranstaltungen in Pädagogik, keine Didaktik, keine Praktika –, aufgrund ihrer Berufserfahrung Hinweise auf die Notwendigkeiten einer berufsbezogenen Lehrerausbildung in der 1., 2. und 3. Phase geben. Diese Hinweise finden sich üblicherweise in Katalogen jener Qualifikationsprofile und -merkmale, die man sich bei einem Lehrer *wünscht.* Ob das auch die Kataloge der Lehrer selber wären, wird meist nicht gefragt. Eben dies war Gegenstand einer Befragung, die von der Deutschen Forschungsgemeinschaft finanziert wurde und deren Ergebnisse hier im Anschluß an den Beitrag von Thiem abgedruckt sind.

Die Ergebnisse dieser Studie dienten der Präzisierung von Fragestellungen in einer zweiten Untersuchung, von der im nächsten Kapitel berichtet werden wird. Einige Überschneidungen sind daher nicht zu vermeiden. Der hier wieder abgedruckte Beitrag hat aber auch eine eigene Berechtigung dadurch, weil in ihm einige Strukturen und Faktoren deutlich werden, die für Berufslernen, berufliches Selbstverständnis und (mögliche) Professionalität Rahmenbedingungen darstellen, die in den herkömmlichen Überlegungen zur Gestaltung der 1. und 2. Phase gar nicht auftauchen (und auch gar nicht auftauchen können), aber als Richtpunkte der Ausbildung einer eigenen Lehrerpersönlichkeit und eines „professionellen Selbst" nicht außer Acht gelassen werden dürfen: die Problematik des „Einzelkämpfers", die Ineffektivität von Fortbildungen, das nachhaltige Aufrechterhalten des Interesses am Beruf „an sich", der Perspektivenwechsel Lehrerin/Mutter-Vater (wenn die eigenen Kinder von ihren Schulerfahrungen berichten), die Schaffung und Nutzung von Freiräumen und Ermutigungen.

Die Bedeutung dieser Strukturen und Faktoren tritt noch einmal am Schluß dieses Buches hervor, wo von praktischen Konsequenzen für die Lehrerausbildung die Rede ist. Aber auch im „Potsdamer Modell" war schon von Lehrertrainings die Rede, die dazu dienen sollten, das Berufslernen und die berufliche Selbstkonstruktion und -definition als einen *sozialen*, d.h. kollegialen Lern- und Selbstentwicklungsprozeß zu verstehen. Das aber ist nicht möglich ohne Training von kollegiumsinterner Selbstwahrnehmung und Selbstentwicklung. Der Berufseinsteiger ist als *Trainee* zu sehen, der einen *Coach* benötigt. Ohne *gelernte* kritische kollegiale Selbstreflexivität bleiben dem Praktiker die Prozesse und Faktoren verborgen, die *in ihm selber* über seinen beruflichen Erfolg oder Mißerfolg entscheiden.

Das „Potsdamer Modell“ der Lehrerbildung[1]

Zusammen mit Wolfgang Edelstein

1. Grundzüge des Modells

Zunächst sollen hier die Strukturkomponenten des Kernmodells aufgeführt werden. Das Studium der zukünftigen Lehrer soll je nach Schulstufe und Funktion in flexibler Weise und in unterschiedlichem Umfang (mit festzulegenden Mindestanforderungen) fachwissenschaftliche, erziehungswissenschaftliche und praxisorientierte Komponenten verbinden:

(1) Die *fachwissenschaftliche Komponente* enthält – in der Regel – zwei Unterrichtsfächer und die *dazugehörenden fachdidaktischen* Studien im Umfang von etwa 10 Semesterwochenstunden je Fach.

(2) Die *erziehungswissenschaftliche Komponente* umfaßt pädagogische, psychologische und sozialwissenschaftliche Inhalte: Die *Pädagogik* liefert systematisches (philosophisches, historisches, lehrplantheoretisches und unterrichtswissenschaftliches) Grundlagenwissen, die *Psychologie* kognitionspsychologische, entwicklungspsychologische, differentialpsychologische sowie sozial- und organisationspsychologische Informationen, die *Sozialwissenschaften* insbesondere soziologische, sozialisationstheoretische und politikwissenschaftliche Beiträge. Dazu sollte eine Ausbildung in empirischen Methoden und Statistik angeboten werden.

(3) Den *Schulpraktischen Studien* kommt im Aufbau des berufsvorbereitenden Grundlagenstudiums die besondere Aufgabe zu, die inhaltliche Koordination und den zeitlichen Aufbau des Studiums zu artikulieren. Das *erste* berufsfelderschließende Praktikum vermittelt Erfahrungen und Fragen, auf die die darauffolgenden Lehrveranstaltungen abgestimmt werden. Das vertiefende *zweite* Praktikum dient der Anwendung insbesondere unterrichtswissenschaftlicher Prinzipien auf die Unterrichtsplanung und die erste Praxis. Das *dritte* fachdidaktische Praktikum vertieft diese Erfahrung im Blick auf die fachdidaktische Kompetenz im Kontext exempla-

1 Der folgende Text ist der Denkschrift „Das Potsdamer Modell der Lehrerbildung“ entnommen (Edelstein/Herrmann 1992, S. 21ff.), hier ergänzt um die Anmerkungen und einige wenige Textergänzungen in eckigen Klammern. – Die Denkschrift diente der Neuordnung der Lehrerbildung im Land Brandenburg an der Universität Potsdam und wurde von Senat und Landesregierung verabschiedet. Die Ausarbeitung oblag der Strukturkommission Lehrerbildung des Gründungssenats der Universität Potsdam unter Vorsitz von Wolfgang Edelstein und Ulrich Herrmann. Besonders engagiert in der Kommission waren die Potsdamer Kollegen Bärbel Kirsch, Wolfgang Thiem und Uwe Wyschkon. Die Schlußredaktion der Denkschrift hatte Wolfgang Edelstein übernommen, sie trägt im übrigen mit ihrer starken Betonung des Desiderats einer Psychologischen Didaktik und sozialwissenschaftlichen Komponente der Selbstaufklärung des Professionsbewußtseins von Lehrern seine Handschrift.

rischer Unterrichtserfahrungen. Ergänzt werden diese schul- und unterrichtsbezogenen Praktika durch ein *psychologisch-diagnostisches Praktikum*, das die differentiellen psychologischen Fragestellungen und Probleme einer gewandelten Schülerpopulation im Blick hat.

Das Studium der Lehrer in Potsdam soll inhaltlich und strukturell so gestaltet werden, daß Lehrern aller Stufen eine gleichwertige erziehungs- und unterrichtswissenschaftliche Ausbildung geboten wird, die gleichermaßen an der Wissenschaft wie an der professionellen Praxis orientiert ist. Das Studium soll die zukünftigen Lehrer konstruktiv sowohl auf die Anforderungen der Schulwirklichkeit als auch auf die aktive Beteiligung an einer aufgeklärten und einsichtsvollen Veränderung derselben vorbereiten. Deshalb ist die Wissenschaftlichkeit aller Komponenten und Teilbereiche der Ausbildung eine unabweisbare Notwendigkeit. Anders als in Zeiten, in denen traditionsvermittelte Konsense inhaltliche Entscheidungen und Handlungsstrategien bestimmen konnten, sind Lehrer heute, um angesichts einer explosiven Vermehrung und unablässigen Innovation der Wissensbestände und angesichts tiefgreifender sozialer und kognitiver Veränderungen des Lernverhaltens in deutlich gewandelten Schülerpopulationen handlungsfähig zu sein, auf eine psychologische und sozialwissenschaftliche Fundierung ihrer professionellen Handlungskompetenz angewiesen. Eine Integration von Theorie und Praxis ist geboten, die sowohl eine wissenschaftliche Rekonstruktion des Handlungswissens auf der Grundlage der Praxiserfahrung als auch die Durchdringung des beruflichen Handlungssystems mit Hilfe wissenschaftlich begründeter Heuristiken ermöglicht.

Um diese Professionsorientierung zu realisieren, muß das Studium der Lehrer in allen seinen Komponenten mit Nachdruck funktionalen Zielen dienen, die auf das Handlungsfeld des Lehrers bezogen sind. Weil indessen im Bereich des Lehrerhandelns einfache technologische Anwendungen und Rezepte in der Regel unergiebig sind, ist eine differenzierende und reflexive Einstellung zur Wissenschaft und ihren Handlungsbezügen nötig, die soweit wie möglich sicherstellt, daß eine wissenschaftlich aufgeklärte und vertiefte Handlungskompetenz nicht mit einer technisch verkürzten szientistischen Einheitsideologie gleichgesetzt wird. Wissenschaftliche Expertise im Bereich des Lehrerhandelns enthält – neben Anweisungen – Wissen über die funktions- und situationsangemessenen Grenzen des Lehrerhandelns, über die personenspezifischen Ziel- und Handlungsorientierungen und die Wertabhängigkeit der Strategien, die Lehrer im Blick auf die Konsequenzen und Implikationen ihres Handeln bewußt abwägen, wählen oder verwerfen können.

1.1 Fachwissenschaftliche und fachdidaktische Komponenten

Wie bereits angedeutet, muß der Aufbau einer fachwissenschaftlichen Wissensstruktur für den Lehrer um ein verläßliches Expertenwissen über die entwicklungsangemessene Vermittlung dieses Wissens an die Schüler ergänzt werden, deren

Wissenserwerb überdies unter unterschiedlichen sozialen, kognitiven und motivationalen Voraussetzungen stattfindet.

Es geht folglich bei der Ausbildung der Lehrer nicht um eine Minderung des fachwissenschaftlichen Anspruchs, sondern um dessen Ergänzung durch Wissenssysteme, die die fachwissenschaftlichen Strukturen einer systematischen didaktischen Reflexion aussetzen. Letztere besteht nun gerade nicht im Erwerb von Ausführungsregeln, mittels derer bestimmte Informationen aus dem Wissenssystem der Fachwissenschaft in das kognitive System – oder das Gedächtnis – des Schülers transportiert werden. Vielmehr handelt es sich um Kenntnisse über generative Strukturen, die eine entwicklungsangemessene, d.h. altersspezifisch operative Rekonstruktion des fachlichen Wissens im kognitiven System des Schülers ermöglichen. Die Aufgabe des Lehrers ist es, eine Passung zwischen der Struktur des fachlichen Wissens und dem kognitiven System des Schülers herzustellen, die eine aktive Assimilation, eine sowohl entwicklungs- wie sachangemessene Rekonstruktion der Wissensstruktur durch den Schüler darstellt.

Um diese kognitionswissenschaftliche Transformation der Didaktik voranzutreiben, bedarf es einer intensiven Kooperation zwischen Kognitionswissenschaftlern, Entwicklungspsychologen und Fachwissenschaftlern in den einzelnen Wissensdisziplinen. Es könnte eine besondere Leistung der Universität Potsdam sein, diese Kooperation forschungsintensiv zu institutionalisieren und über mehrere Fächer zu koordinieren, deren epistemische Strukturen für weitere Fächer als paradigmatisch gelten können (z. B. Mathematik, Biologie, Geschichte).

Bewußt wird in diesen Überlegungen davon Abstand genommen, Wünsche an die Fächer selbst zu richten. Eine Anmerkung sei indessen erlaubt. Seit Jahren steht die sogenannte Entrümpelung des Fachstudiums auf dem Programm der Hochschulreform. Neuerdings hat die Rektorenkonferenz energische Maßnahmen zur Studienzeitverkürzung gefordert, die eine Revision des Fachstudiums implizieren. Es könnte eine besondere Aufgabe der Universität Potsdam sein, diese Aufgabe in Angriff zu nehmen, und dabei das Augenmerk systematisch auf die Frage zu lenken, ob und gegebenenfalls in welchen fachspezifisch artikulierten Hinsichten sich das Studium nach den typischen Ausbildungszielen (Vorbereitung auf eine wissenschaftliche Laufbahn bzw. Beteiligung an der Forschung *versus* Vermittlung bzw. Lehrerberuf) tatsächlich unter Umständen in Teilbereichen unterscheiden sollte. Alternativ könnte die Frage lauten, ob das Studium der großen Mehrheit der Studierenden, das in den Lehrerberuf einmündet, im Aufbau des Fachstudiums eine größere Rolle spielen sollte, ohne freilich dessen Wissenschaftlichkeit in Frage zu stellen.

Sowohl Wissenschaftsrat als auch Rektorenkonferenz haben eine stärkere Forschungsorientierung in einer Art postgradualen Studiums vorgeschlagen. Die Universität Potsdam könnte die Situation des Neubeginns nutzen, um gleichzeitig mit dem Aufbau eines „Potsdamer Modells der Lehrerbildung“ die fachspezifischen Strukturanalysen voranzutreiben, die für die Studienreform insgesamt notwendig sind.

Der vorliegende Text, der sich vor allem auf die *Struktur* des Potsdamer Modells und den inneren Zusammenhang seiner Komponenten konzentriert, geht auf den *fachdidaktischen* Anteil im Lehrerstudium (in Höhe von jeweils mindestens 10 v.H. der jeweiligen fachwissenschaftlichen SWS) nicht näher ein.[2] Für ein kognitionswissenschaftlich aufgeklärtes Selbstverständnis der Profession nimmt freilich die Fachdidaktik eine Schlüsselstellung ein. Die Strukturkommission verweist in diesem Zusammenhang auf die Wissenschaftsratsempfehlungen zum Aufbau der Geisteswissenschaften (Drucksache 812/92 v. 3.7.92, S. 45–47) und unterstreicht die Rolle der Fachdidaktik für die Vermittlung des Fachs in *allen* Studiengängen und nicht nur als Anwendungsgebiet im Lehrerstudium.[3] Hier sind Aufgaben der Hochschulpädagogik bzw. -didaktik mit wahrzunehmen.

Im übrigen hat der Gründungssenat auf Empfehlung der Strukturkommission beschlossen, die Fachdidaktiken den Fachwissenschaften zuzuordnen, sie aber durch institutionelle „Querstrukturen" mit der Lehrerbildung zu verzahnen (vgl. Ziff. 1.3.). Auch dies entspricht den Empfehlungen des Wissenschaftsrats.[4]

1.2 Erziehungswissenschaftliche Komponenten

Das erziehungswissenschaftliche Grundlagenstudium aller Lehrerstudenten umfaßt Beiträge verschiedener Wissenschaftsdisziplinen und unterschiedliche Wissensformen, die erst in ihrem Zusammenhang den vollständigen Funktionszusammenhang eines professionsorientierten Expertenwissens aufweisen und begründen:

- Im Fach *Pädagogik* erwirbt der Student vor allem *Basiswissen* für seinen Beruf und sein Tätigkeitsfeld. Die Vertiefung und Differenzierung dieses Wissens erfolgt vorwiegend in der 2. Phase der Ausbildung.
- Im Fach *Psychologie* erwirbt der Student *operatives Wissen für* die dominant psychologische Seite des professionellen Handelns. Es ist ein wesentliches Merkmal des „Potsdamer Modells der Lehrerbildung", daß es dem operativen Wissen und den funktionalen Anteilen des Lehrerberufs in der Ausbildung in verstärktem Maße Zeit und Aufmerksamkeit zuwendet. Dabei ermöglicht die

2 Das war zum damaligen Zeitpunkt an der Universität Potsdam auch kein vordringliches Problem. Die Universität Potsdam war durch Umgründung aus der Brandenburgischen Landeshochschule hervorgegangen, diese wiederum in der letzten Phase der DDR aus der PH Potsdam. Daher war in allen lehrerbildenden Disziplinen das Lehrpersonal für die Fachdidaktiken sowie für die Betreuung der Schulpraktischen Studien noch vorhanden.

3 Inzwischen hat sich die Diskussion über die Schlüsselfunktion der Fachdidaktiken deutlich intensiviert. Die Betonung der Bedeutung der Fachdidaktiken steht aber bisher in deutlichem Kontrast zur Verfügbarkeit von universitär qualifiziertem Nachwuchs, der durch (kognitionspsychologische) Forschung auf dem jeweiligen Gebiet auch ausgewiesen ist.

4 Dies trägt dem Umstand Rechnung, daß das akademische Personal in den Fachdidaktiken in der Regel aus den jeweiligen „Bezugswissenschaften" rekrutiert wird und auch *dort* ausgewiesen sein muß.

begrenzte Zahl an Semesterwochenstunden, die eine mit den anderen Bundesländern kompatible Studienordnung zuläßt, nur ein Minimalangebot aus dem eigentlich notwendigen Repertoire des pädagogischen Grundlagenwissens und des psychologischen Handlungswissens. Den Studierenden sollen darüber hinaus im Rahmen von Wahlangeboten und zusätzlichen Optionen Angebote zur Vertiefung gemacht werden; in den weiteren Phasen (und in der Fortbildung) soll die Vertiefung mit weiteren Angeboten fortgesetzt werden. Insbesondere aber sollen die Forschungsangebote im Rahmen der Lern- und Lehrforschung interessierten Studierenden Möglichkeiten der Vertiefung durch Projektbeteiligung mit Studien- und Examensarbeiten bzw. Dissertationen bieten.

- Auch die Sozialwissenschaften tragen zur reflexiven Durchdringung der Bedingungen des Lehrerhandelns wesentlich bei. Vor allem erwerben die Studierenden hier sozialwissenschaftliches *Orientierungswissen* im Bereich der Sozialisation und der sozialen Strukturen der Sozialisationsfelder Familie, Schule und Gruppe. Dieses Orientierungs- bzw. Kontextwissen stellt ein notwendiges Pendant zu den differentialpsychologischen Beiträgen der Psychologie dar. Erst durch ihre komplementären Beiträge klären sie über die Differenziertheit der Berufsfelder auf, verhindern idealisierende Übergeneralisierungen und mechanistische Fehldeutungen sozialer und kognitiver Unterschiede zwischen Individuen: Im Blick auf die funktionalen Handlungserfordernisse des Berufs verweisen das operative Wissen der Psychologie und das kontextuelle Orientierungswissen der Sozialwissenschaft auf Möglichkeiten, Grenzen und Perspektiven des erzieherischen und unterrichtlichen Handelns.

Besondere Bedeutung kommt nach dem Zusammenbruch der DDR – der monolithischen Struktur ihrer Institutionen und ihrer monistischen Ideologie – einer soziologischen und politikwissenschaftlichen Analyse der Sozialstruktur Brandenburgs und der Bundesrepublik und *dem Aufbau einer politischen Kultur* zu, an der Lehrer auch im Blick auf ihre Institutionen und Interessen teilhaben können. Lehrer haben beim Aufbau der politischen Kultur besondere Aufgaben und benötigen dabei ein vertieftes Verständnis einer pluralistisch verfaßten Gesellschaft, die individuelle Wertüberzeugungen zugleich konsentiert und der Diskussion und Aufklärung aussetzt. Während Lehrer folglich in hohem Maße die Kenntnisse der Funktionsweisen und Funktionsbedingungen politischer Institutionen brauchen, benötigen sie vor allem auch ein konstruktives Verständnis ihrer Rolle, das sie vor passiver und entpolitisierter Untätigkeit und Aktionismus gleichermaßen schützt. Eine enge Zusammenarbeit mit den Sozialwissenschaften ist schon deshalb unerläßlich, als in der zeitlich begrenzten Grundausbildung der Lehrerstudenten das soziologisch begründete Kontextwissen hinter das operative Wissen im Hinblick auf funktionale Desiderate des professionellen Alltagshandelns zurücktritt, und nur einige wenige, vor allem funktional orientierte Elemente dieses Programms realisiert werden können.

Das Programm selbst muß folglich – abgesehen von der fachlichen Ausbildung von Sozialkundelehrern und Experten der Politischen Bildung auf allen Stufen der

Schule – vor allem in Gestalt spezialisierender und vertiefender Optionen angeboten werden. Solche Optionen sollen auch in der 2. Phase – und verstärkt im System der Fortbildung – angeboten werden, und die Landesregierung sowie die Universität sollten keine Anstrengung scheuen, die hier skizzierte Aufgabe der Entwicklung der politischen Kultur in und durch die Schulen durch angemessene, insbesondere auch personelle Mittel, nicht zuletzt im Rahmen der Sozialwissenschaften der Universität Potsdam zu fördern.

1.3 Schulpraktische Studien

In den Praktika soll Basiswissen und operatives Wissen zusammengeführt werden. So entsteht einerseits *Anwendungswissen* für die pädagogische, didaktische und unterrichtsorganisatorische Seite des Handelns. Andererseits entsteht *Reflexionswissen* über die Bedingungen, Kontexte und Implikationen des Lehrerhandelns, das um so wichtiger ist, als der Nachdruck, den das „Potsdamer Modell“ auf die Ausbildung operativen Wissens legt, eine technische Vereinseitigung begünstigen könnte. Lehrer müssen indessen vor einer technokratischen Fehlinterpretation des Lehrerhandelns schon deshalb geschützt werden, weil Fehlschläge im Schul- und Unterrichtsalltag unvermeidlich sind und diese nicht nur in technischen Begriffen gemeistert, sondern reflexiv verstanden werden müssen. Pädagogische Intentionen fordern beides: funktionale Kompetenz *und* reflexive Durchdringung des eigenen Tuns.

Die Eingliederung aller Lehramtsstudiengänge in die Universitäten in den alten Bundesländern hat dazu geführt, daß die *fachwissenschaftlich* orientierte Lehrerausbildung der Gymnasiallehrer zum favorisierten Grundmodell der Lehrerbildung für die Ausbildung in allen Lehrämtern der Sekundarstufe I wurde (Haupt- und Realschule, wenn als eigenständige Lehrämter noch vorhanden) und zugleich auch einen stark richtungsweisenden Druck auf die Ausbildung für das Lehramt der Primarstufe entfaltete. Diese Entwicklung wurde begünstigt durch das Fehlen einer *lehramtsspezifischen* Qualifizierung des wissenschaftlichen Nachwuchses. Die letzten Lehrerbildner an den Universitäten sind die Lehrenden aus den in diesen Bundesländern aufgelösten Pädagogischen Hochschulen, die wegen Erreichung der Altersgrenze in den nächsten Jahren aus den Universitäten ausscheiden werden. Die Schulpraktischen Studien bzw. andere praxisbezogene Angebote werden deshalb in erster Linie von lehrbeauftragten Lehrern angeboten werden müssen. In der Sache erscheint dies zunächst als qualifizierte Lösung, für eine professionsqualifizierende Ausbildung wirkt sie sich indessen *dequalifizierend* aus: Schule und Unterricht spielen im Lehrangebot der Universität innerhalb der Lehramtsstudiengänge überwiegend keine Rolle mehr. Eine Rücknahme der Lehrerbildung an spezielle Einrichtungen analog den Pädagogischen Hochschulen, wie mancherorts empfohlen, würde die Lehrerbildung freilich erneut wissenschaftlich ghettoisieren.

Die für die Schule verantwortlichen Ministerien verweisen deshalb üblicherweise vor allem auf die 2. Phase der Lehrerausbildung in den Staatlichen Studienseminaren und die Lehrerfortbildung. Beide grundsätzlich eigenständige Qualifikationszentren verkommen damit zu Reparaturbetrieben einer verfehlten Ausbildung an der Universität, die, ebenso teuer wie dysfunktional, vor allem im Blick auf die Erste Staatsprüfung beibehalten wird.

Das „Potsdamer Modell der Lehrerbildung" nimmt die Kritik an der universitären Lehrerbildung auf: Sie nimmt den universitären wissenschaftlichen Anspruch an eine professionelle universitäre Grundbildung an, indem sie Schulpraktische Studien als universitäre Praxisangebote entfaltet und durch vielfältige schulbezogene Forschungsaktivitäten Qualifizierungsanreize für wissenschaftlich interessierte Lehrer zur Weiterqualifikation als Lehrerbildner an den Hochschulen entwickelt. Beide Zielsetzungen machen eine besondere Verknüpfung sowohl zwischen den lehramtsbezogenen Disziplinen innerhalb der Universität als auch zu den Studienseminaren und Schulen in Gestalt tragfähig ausgebildeter Querstrukturen und Formen institutioneller Zusammenarbeit notwendig. Mit der Einrichtung eines Instituts für Lern- und Lehrforschung sowie eines Interdisziplinären Zentrums für pädagogische Forschung und Lehrerbildung als zentralen fakultätsübergreifenden Einrichtungen sollen an der Universität Potsdam die hierfür notwendigen Rahmenbedingungen geschaffen werden (vgl. dazu den nachfolgenden Beitrag von Wolfgang Thiem). Kooperation und wechselseitige Partizipation zwischen den an Schule und Lehrerbildung beteiligten Personen sollen hier systematisch begünstigt und die notwendige Kontinuität innerhalb der Lehrerausbildung hergestellt werden.

Mit dieser Zielsetzung besitzen die Schulpraktischen Studien als zentraler Ort des Praxisbezugs im „Potsdamer Modell" universitärer Lehrerbildung studienleitenden Charakter: Sie haben sowohl berufsfelderschließende als auch studienorganisierende und -reflektierende Funktionen. Hochschullehrer, Studierende, Lehrer und Schüler sind Partner in einer Ausbildungskomponente, die die spätere Berufspraxis nicht verkürzt vorwegnehmen, sondern in vielfältigen schulpraktischen Handlungsformen erfahrbar und diskutierbar machen soll. Voraussetzung dieser Praxiserfahrung bleibt die Verantwortung für den Unterrichtsanspruch der Schüler, der nicht zum Zwecke der Ausbildung suspendiert werden darf. Die Entwicklung hierfür geeigneter Seminarformen ist eine zentrale Entwicklungsaufgabe des „Potsdamer Modells", die gleichermaßen von den Erziehungs- und Sozialwissenschaften als auch von den unterrichtsrelevanten Fachwissenschaften erfüllt werden muß.

Auf der Grundlage der in der universitären Phase der Ausbildung erworbenen Handlungsfähigkeiten sollte in den Studienseminaren der 2. Phase die Weiterentwicklung zu ganzheitlich verfügbaren Handlungsfertigkeiten für die Alltagspraxis der Lehrer erfolgen. Die traditionelle Praxis einer erneuten, diesmal unterrichtsbezogenen Ausbildung von Grund auf, die mit fehlender schulbezogener Kompetenz begründet wird, soll durch *systematische Koordination der beiden Ausbildungsphasen* abgelöst werden, nach Möglichkeit in der Verantwortung eines besonderen Gremiums und durch vertiefende Weiterführung auf der Grundlage breiter, praxissicher erprobter unterrichtlicher Fertigkeiten.

Die erziehungswissenschaftlich-psychologischen und die allgemeindidaktischen Komponenten der Grundausbildung sollen folglich folgende Leistungen erbringen:

- die Studierenden sollen zu Unterrichts-, erziehungs- und weiteren berufspraktischen Aufgaben ihres künftigen Berufs und seines Umfeldes *Zugang* finden;
- die Studierenden sollen für die *elementaren Fragestellungen* der Pädagogik, der Psychologie und der Unterrichtswissenschaften ein Verständnis entwickeln, das es ihnen erlaubt, aus diesen Wissenschaften das für ihre Ausbildung relevante Wissen zu rezipieren;
- den Studierenden sollen Hospitationen und Praktika in Schulen ein *Problembewußtsein* vermitteln, das den außerordentlichen Herausforderungen des Lehrerberufs unter den heutigen Bedingungen angemessen ist;
- den Studierenden sollen im Studium an der Universität und durch Hospitationen und Praktika erste Orientierungen für *problemlösungsorientiertes Lehrerhandeln* vermittelt werden;
- die Studierenden sollen die Möglichkeit haben, erste Unterrichtsversuche zu unternehmen und zu einer *kritischen Einschätzung ihrer Lehrbefähigung* zu kommen.

Dies erfordert eine enge wechselseitige Bezugnahme zwischen theoretischen und praktischen Lehrveranstaltungen. Die Praktika bedürfen sowohl theoretischer Vorbereitung als auch theoretischer Verarbeitung und Vertiefung; die theoretischen Lehrveranstaltungen bedürfen der Anreicherung und Stützung durch praktische Erfahrungen.

Mit diesem Konzept läßt sich nicht nur an die bewährte Praxisorientierung der [bisherigen] Lehrerbildung in Potsdam anschließen (hoher Stellenwert schulpraktischer Übungen, pädagogisch-psychologische Praktika, großes Schulpraktikum, Beteiligung der Studenten an schulpraktisch relevanten Forschungsvorhaben), sondern auch eine idealtypische Abfolge von Themen und Lehrveranstaltungstypen ableiten, die

- die Ausbildung mit der wünschenswerten Deutlichkeit strukturiert und konturiert,
- den Studierenden zugleich eine gewisse Flexibilität in der Nutzung der Angebote und beim Erwerb der erforderlichen Nachweise zugesteht,
- vor allem aber hinreichenden Spielraum für individuelle Vertiefungen und Spezialisierungen läßt,
- sowie die Teilnahme an Entwicklungs-, Beratungs- und Forschungsvorhaben fördert.

Das dargestellte Modell koordinierter fachdidaktischer und erziehungs- und sozialwissenschaftlicher Studien soll nicht nur *die fachliche Qualifikation und die fachspezifischen Vermittlungsprozesse sichern,* sondern die *Identifikation mit dem Leh-*

rerberuf als wissenschaftlich orientierter Profession stützen, die sich – wie jede Profession – auf Expertise und Handlungskompetenz gründet: auf *Fachwissen,* operatives *Prozeßwissen* und orientierendes *Kontextwissen* einerseits, auf *berufliches Können* und die Fähigkeit, das *Wissen im Handlungskontext angemessen anzuwenden,* andererseits.

Auch die Beteiligung an der funktionsentsprechenden *Forschung* dient einer solchen Identifikation. Deshalb sollen Lehramtsstudenten im Studium die Fähigkeit zu wissenschaftlicher Beobachtung und Analyse in ihrem Berufsfeld erwerben und dementsprechend ihre wissenschaftliche Abschlußarbeit auch in Erziehungswissenschaft bzw. Psychologie schreiben können. Damit können sie unmittelbar in Forschungsaufgaben einbezogen werden, und gleichzeitig kann der Aufbau einer professionsrelevanten Forschung in den erziehungs- und kognitionswissenschaftlichen Forschungsfeldern an der Universität Potsdam systematisch gefördert werden.

Die Qualität der erziehungswissenschaftlichen Komponenten muß über die *Forschungsintensität* der einzelnen Bereiche stabilisiert werden. Die Beteiligung der Studierenden an den Projekten der Professoren könnte Potsdam zu einem Zentrum der erziehungswissenschaftlichen, insbesondere der unterrichtswissenschaftlichen empirischen Forschung machen und der Universität damit eine hervorgehobene Stellung nicht nur in der berlin-brandenburgischen Hochschullandschaft verleihen.

Der gemeinsame Kern des Studiums aller Lehrerstudenten kann, wie bereits erwähnt, in unterschiedlicher Weise ergänzt werden, so daß die stufenspezifischen und stufenübergreifenden Profile der einzelnen Lehrämter und funktionalen Spezialisierungen entstehen. Für unterschiedliche Berufsziele und Stufenabschlüsse, für Haupt- und Nebenfach sowie für individuelle Neigungen und Spezialisierungsabsichten müssen die Komponentenanteile mit Hilfe einer studienbegleitenden Beratung individuell bestimmt werden.

Beim derzeitigen Stand der Neuordnung der Lehrämter durch das Ministerium nimmt die Strukturkommission Lehrerbildung der Universität Potsdam keine Stellung zu den vorgelegten Entwürfen und ihren Varianten, obwohl sie bedauert, daß im Entwurf der Lehramtsprüfungsordnung vom Prinzip einer einheitlichen Ausbildung insofern abgewichen wird, als für den Studiengang der Primarstufenlehrer abweichend von anderen Lehramtsstudiengängen statt eines Regelstudiums von 8 Semestern mit 160 SWS nur 7 Semester mit 140 SWS vorgesehen sind. Die Strukturkommission bedauert dies nachdrücklich, nimmt jedoch zustimmend Bezug auf die im Entwurf in der Lehramtsprüfungsordnung vorgenommene Festlegung eines gemeinsamen Kerns des Studiums für alle Lehrämter.[5] Hier sind entscheidende Vorgaben für ihre eigenen Strukturvorschläge formuliert.

5 Gemeint ist die Lehrbefähigung für die Sekundarstufe I als Kern, die sowohl zur Primarstufe hin als auch zur Sekundarstufe II ausbau- und anschlußfähig sein soll.

2. Organisation des Studienaufbaus

Im Blick auf die obengenannten Ziele – *Zugänge eröffnen, Fragestellungen entwickeln, Problembewußtsein anbahnen, Orientierung fördern, Problemlösungen erproben* – empfiehlt sich für das erziehungswissenschaftliche Studium aller Lehrer folgende idealtypische Struktur, die die Komponenten des Modells in Grundzüge eines Studienverlaufs in den Grundlagenfächern des Professionsstudiums umsetzt. Die wesentlichen Züge dieses Verlaufsmodells des erziehungs- und sozialwissenschaftlichen Lehrerstudiums bestehen bei einem zur Verfügung stehenden zeitlichen Umfang von 30 bis 32 SWS einerseits in einer systematischen Arbeitsteilung zwischen den Disziplinen Psychologie, Pädagogik und Sozialwissenschaft/Soziologie, die für die Ausbildung verantwortlich sind, und andererseits in einer funktional bestimmten zeitlichen Abfolge von Praktika und akademischen Angeboten. Dabei sollen die Schulpraktischen Studien stets den Praxisbezug des Professionsstudiums einleitend sichern, während die akademischen Veranstaltungen in der Folge die im Praktikum erworbenen Erfahrungen aufnehmen, vertiefen und weiterführen sollen.

Die in Abbildung 1 dargestellte idealtypische Struktur repräsentiert die Empfehlungen der Strukturkommission für den Aufbau des erziehungswissenschaftlichen, sozialwissenschaftlichen und psychologischen Studiums, wobei für die angegebenen Elemente unterschiedliche Varianten angeboten werden:

1. Semester[6]	Einführung in Schulpädagogik zur Vorbereitung des Hospitationspraktikums und (parallel) Einführung in die Persönlichkeits- und Differentielle Psychologie Schultheoretische, curriculare, didaktische sowie psychologische Fragestellungen, Sensibilisierung und methodische Vorbereitung des Praktikums Hospitationspraktikum (von Pädagogen und Psychologen betreut): Protokollieren von Unterrichtsverläufen, Einzelbeobachtung von Schülern
2. Semester	Vertieftes Studium der Persönlichkeits- und Differentiellen Psychologie: analytische Zugänge zu soziologischen Fragen der Lehrer- und Schüler-Beziehungen in der Schule, begrifflich-konstruktive Vertiefungen
3./4. Semester	Entwicklungspsychologie des Kindes- und Jugendalters und lernpsychologische, soziale und organisationspsychologische Grundlagen parallel zum Grundkurs Allgemeine Didaktik Einführung in Aspekte der Sozialisation und Erziehung in der Schule

6 Auch die Semester sind in bestimmtem Rahmen variierbar. Jeweils notwendige Vorleistungen werden in der Studienordnung ausgewiesen.

	mehrwöchige Exkursionen in pädagogische Praxisfelder (Schule, Beratungseinrichtungen) Im Grundstudium sind professionsbezogene Studien in Soziologie (und Politikwissenschaft) zu belegen. Das Angebot soll insbesondere Soziologie der Schule, soziologische Sozialisationstheorie bzw. die soziale Struktur der Schulklasse berücksichtigen.
5. Semester	Vertiefung der didaktischen Fragestellungen: Curriculum, Unterricht, spezielle Methoden, Lehr- und Lernstrategien in Abhängigkeit von Ziel und Inhalt sowie Entwicklungsstand der Schüler Lern- und Verhaltensstörungen, Einblick in psychische Fehlentwicklungen
6.-8. Semester	Übungen zur Psychodiagnostik (von Psychologen betreut) als Voraussetzung für die Realisierung des Diagnostischen Praktikums Psychologisches bzw. pädagogisches Lehrertraining (Gestaltung von Kommunikationssituationen, Gesprächsführung, Gestaltung von Rollen- und Planspielen, Konfliktbearbeitung, Supervision) Struktur des Schulwesens und Organisation der Schule in historischer und vergleichender Betrachtung; Bildungsreform und Bildungspolitik wahlweise: Schule, Unterricht und Lehrer in ihren internationalen und interkulturellen Dimensionen (Vergleichende Pädagogik) oder Schule, Unterricht, Lehrer in historischer Perspektive (ideen- oder institutionengeschichtliche Betrachtung), Professionsgeschichte des Lehrers[7] Parallel ist im 5. bis 7. Semester ein vertiefender Kurs in den Sozialwissenschaften (professionsbezogen) zu belegen. Bevorzugt sollen soziale und sozialpsychologische Prozesse im Unterricht analysiert werden.

7 Die Kritik einiger Repräsentanten der Deutschen Gesellschaft für Erziehungswissenschaft bestand vor allem darin, daß sich in diesen thematischen Vorgaben die übliche Disziplinstruktur der universitären Erziehungswissenschaft nicht abbildet. Das war aus den angegebenen Gründen auch so *gewollt*, es *mußte* gewollt werden, wenn angesichts des schmalen Zeitfensters für die erziehungswissenschaftlichen, fachdidaktischen und Schulpraktischen Studien ein Berufs- und Praxisbezug installiert werden sollte. Das mußte bedeuten, die „klassischen" Themen der Bildungsphilosophie, der Allgemeinen und Historischen Pädagogik und der Schulpädagogik in die Themen und Inhalte des *Lehramtsstudiums* einzubauen. Zur Allgemeinen Didaktik gehört dann auch die bildungsphilosophische Dimension, zu Unterricht die Geschichte der Reformpädagogik und Reformschulen, zur Soziologie der Schule die Sozialgeschichte der Bildung und Erziehung seit Humboldt, zur Sozialisationstheorie die Historische Sozialisationsforschung, zur Professionsgeschichte des Lehrers die Geschichte seiner Berufswissenschaft. Für alle diese Bereiche wurden Lehrstühle eingerichtet und auch besetzt. Deren Engagement in der Lehrerbildung ist eine *Personal*- und keine Strukturfrage.

Abb. 1: Strukturmodell der erziehungswissenschaftlichen Ausbildung im Regelstudienablauf

<table>
<tr><th>Sem.</th><th>Pädagogik (ca. 12 SWS) evtl. plus Lehrertraining</th><th>Schulpraktische Studien*</th><th>Psychologie (ca. 12 SWS) evtl. plus Lehrertraining</th><th>Sozialwissenschaft (ca. 6 SWS)</th></tr>
<tr><td>1.</td><td>Einführung in die Schulpädagogik I (2)</td><td rowspan="2">Professionsbezogenes Projekt, Hospitationspraktikum, Exkursionen in päd.-psycholog. Handlungsfelder</td><td>Einführung in die Persönlichkeits- und Differentielle Psychologie I (2)</td><td rowspan="4">professionsbezogene sozialwissenschaftliche Studien: Komponenten aus Politikwissenschaft und Soziologie (Soziologie und Sozialpsychologie der Schule und der Schulklasse; soziologische Sozialisationstheorie) sowie ggfs. Philosophie, Ökonomie (4)</td></tr>
<tr><td>2.</td><td>Einführung in die Schulpädagogik II (2)</td><td>Einführung in die Persönlichkeits- und Differentielle Psychologie II (2)</td></tr>
<tr><td>3.</td><td>Sozialisation und Erziehung (2)</td><td rowspan="2">Mehrwöchige Exkursionen in päd.-psycholog. Handlungsfelder (semesterbegleitend oder im Block)</td><td>Entwicklungspsychologie des Kindes- und Jugendalters (2)</td></tr>
<tr><td>4.</td><td>Grundkurs Allgemeine Didaktik (2)</td><td>lern-, sozial- und org.-psychologische Grundlagen (2)</td></tr>
<tr><td colspan="5">Zwischenprüfung</td></tr>
<tr><td>5.</td><td>Allgemeine Didaktik, Forts. (2): Spezialseminare und Übungen als Wahlpflichtveranstaltungen, u.a. zur individuellen Motivations- und Leistungsförderung</td><td>Diagnostisches Praktikum (mehrwöchig)</td><td>Lern-und Verhaltensstörungen, psychische Fehlentwicklungen (2)</td><td>Vertiefung der professionsbezogenen sozialwissenschaftlichen Studien (2)</td></tr>
</table>

6.-8.	Strukturprobleme in- und ausländischer Bildungssysteme, Bildungsreform und Bildungspolitik (2) oder: Schule, Unterricht und Lehrer in historischer u. vergleichender Sicht (2) oder: Schule, Unterricht und Lehrer in internationalen und interkulturellen Dimensionen (2)	Projektpraktikum in ausgewählten Handlungsfeldern	Psychodiagnostische Übungen(3)	
		Pädagogisch-psychologisches Lehrertraining		
Erste Staatsprüfung für Lehrämter				

* Der Umfang der in die vorlesungsfreie Zeit fallenden Praktika muß noch festgelegt werden. Er bleibt beim Ansatz von 32 SWS für die erziehungswissenschaftliche Ausbildung aller Lehrer unberücksichtigt.

Erstes und zweites Semester bilden ein zusammenhängendes, weitgehend interdisziplinär gestaltetes Studienjahr. Die zeitlich parallel durchgeführten Einführungsveranstaltungen in die Schulpädagogik I und II, Persönlichkeits- und differentielle Psychologie I und II sowie die professionsbezogenen Sozialwissenschaften werden durch schulpraktische Studien als professionsbezogene Studienelemente in Erfahrungs- und Handlungsfeldern begleitet. Diese lassen sich am günstigsten in Form von Projektveranstaltungen unter Beteiligung von Fachvertretern der Pädagogik, Psychologie sowie – nach Möglichkeit – auch der Sozialwissenschaften organisieren in einem wissenschaftlich begleiteten mehrwöchigen Hospitationspraktikum (zwischen dem l. und 2. Semester) sowie in semesterbegleitenden Exkursionen in pädagogisch-psychologischen Erfahrungs- und Handlungsfeldern.

Die Schulpraktischen Studien werden durch die entsprechenden Einführungsveranstaltungen der Pädagogik, der Psychologie sowie des gewählten sozialwissenschaftlichen Schwerpunktfachs intensiv vorbereitet und ausgewertet sowie interdisziplinär betreut. Dieses Grundprinzip gilt auch für die wissenschaftliche Betreuung, Vorbereitung und Auswertung der weiterführenden Praktika im 3./4. und vom 5-8. Semester.

Die curricularen Schwerpunktsetzungen erfolgen im Rahmen der Studienordnungen für die erziehungswissenschaftliche Ausbildung in jedem Studienabschnitt in wechselseitiger Abstimmung zwischen den beteiligten Lehrenden; hierzu dienen neu einzurichtende „Querstrukturen“ der Universität, insbesondere das *Interdisziplinäre Zentrum für Pädagogische Forschung und Lehrerbildung*. Hier sollen die Kommissionen für die Koordination des erziehungswissenschaftlichen Studiums aller Lehrämter und für die Pädagogische Berufspraxis/Schulpraktische Studien angesiedelt werden.

Weitere wichtige Innovationen sieht das „Potsdamer Modell“ der Lehrerbildung in der Durchführung folgender Lehrveranstaltungen im Hauptstudium vor, die wiederum schwerpunktmäßig von Pädagogen und Psychologen gemeinsam gestaltet werden sollen:

- Ein mehrwöchiges *diagnostisches Praktikum,* das durch spezifische Übungen zur Psychodiagnostik von psychologischer Seite und durch spezifische Übungen zur individuellen Motivations- und Leistungsförderung von pädagogischer Seite vorbereitet und gemeinsam gestaltet wird;
- ein Projektpraktikum *in ausgewählten Handlungsfeldern,* das sich nach Wahl der Studierenden entweder auf Schule, Unterricht und Lehrer in internationalen und interkulturellen Dimensionen (Interkulturelle und Vergleichende Pädagogik) oder auf Schule, Unterricht und Lehrer in historischer Sicht (als ideen-, Institutionen- und professionsgeschichtliche Studien) bezieht. Die Form des *Projektstudiums* wird hierfür empfohlen, um die Wechselwirkungen zwischen kultur- und sozialgeschichtlichen, ökonomischen und politischen Entwicklungen in Vergangenheit und Gegenwart einsichtig werden zu lassen und die entsprechenden Veränderungen der Schule und ihres Bildungsauftrags, der Lehrplan- und Unterrichtsgestaltung sowie des Status und der Professionalität der Lehrer den Lehramtsstudenten in selbst gewählten Lernprozessen und Forschungszusammenhängen nahe zu bringen. – In diesem Projektpraktikum ist eine enge Zusammenarbeit zwischen den am Lehramtsstudium beteiligten Sozialwissenschaftlern und Pädagogen nötig.

Das studienbegleitende bis studienabschließende *pädagogisch-psychologische Lehrertraining* dient der Selbsterfahrung der Lehramtsstudenten in professionellen Situationen und damit auch der Sensibilisierung für prosoziales Verhalten gegenüber den verschiedenen schulischen Bezugsgruppen [und für den Umgang *mit* diesen *Gruppen:* Schüler, Eltern, Kollegen]. Die hierbei angestrebte Aneignung von differenziert anwendbaren Handlungskompetenzen im Berufsfeld der Lehrer erscheint angesichts der Bewältigung von immer komplexer werdenden Kommunikationssituationen in den Schulen – insbesondere im Kontext der europäischen Einigungsbemühungen – als unverzichtbarer Bestandteil künftiger Lehrerbildung.

Die gemäß KMK-Vereinbarung verpflichtenden Lehrinhalte des *interkulturellen Lernens* werden vor allem in den Veranstaltungen zur schulischen Sozialisation, aber auch in anderen Veranstaltungen zur Geltung gebracht. Dazu gehören vor allem Veranstaltungen, die sich

- mit allgemein-pädagogischen Fragen der Lehrer- und Schülerbeziehungen befassen;
- ferner sollen sie im Rahmen didaktischer Modelle für interkulturelles Lernen sowie im Rahmen sozialer Fragen der Lehrer- und Schülerbeziehungen in der Schule und im Wohnumfeld behandelt werden;
- schließlich soll interkulturelles Lernen der leitende Gesichtspunkt bei der Behandlung vor Strukturproblemen in- und ausländischer Bildungssysteme im Vergleich und von Folgeproblemen der Migration sein. Dabei sollen insbesondere die Veränderung kultureller und sozialer Normen sowie ethischer und moralischer Werte Schwerpunkte sein.

Aspekte der in der Politik des Ministeriums für Bildung, Jugend und Sport stark betonten Integrationspädagogik sollen einerseits in den Studiengängen der Primarstufenlehrer prägend sein, andererseits in den schulpädagogischen Veranstaltungen über das gesamte Studium insbesondere auch in den Schulpraktika zur Geltung gebracht werden.

Das erziehungswissenschaftliche Grundstudium im Bereich der *Sozialwissenschaften* sollte vor allem einen Akzent in den berufsbezogenen Bereichen der Soziologie und Sozialpsychologie von Schule, Schulklasse und Unterricht setzen. In der Vertiefungsphase korrespondieren insbesondere mikrosoziologische Analysen des Unterrichts hilfreich mit den didaktischen Fragestellungen der Pädagogik und den differentiellen und diagnostischen Schwerpunkten der Psychologie. Alternative Akzente können in den politikwissenschaftlichen Bereichen der Politischen Bildung und der Analyse des politischen Systems gesetzt werden und bildungspolitische Vertiefungen anbieten.

Abschließend sei auf eine Reihe wesentlicher *Desiderata* aufmerksam gemacht. Wie bereits ausgeführt, stellt das Angebot der Sozialwissenschaften im erziehungswissenschaftlichen Grundstudium eine durch das verfügbare Zeitbudget erzwungene Minimallösung dar. In dieser Option wurde dem für professionelles Lehrerhandeln funktionalen und operativen Wissen, das insbesondere einer informierten Handlungssteuerung im Unterricht dient, der Vorzug vor dem bedingungsanalytischen Kontext- und Orientierungswissen der Sozialwissenschaften gegeben. Die hier formulierten Präferenzen ergänzen folgerichtig die operativen Schwerpunktbereiche der erziehungswissenschaftlichen Angebote, lassen indessen wohlbegründete Wünsche offen: die Sozialstrukturanalyse und die politikwissenschaftliche Analyse des Sozial- und Institutionensystems kommen eindeutig zur kurz. Die Strukturkommission setzt ihre Hoffnung darauf, daß die Sozialwissenschaften, vielleicht stärker als die fachwissenschaftlichen und didaktischen Studienelemente, motivierende Kraft entfalten, die die Studierenden veranlaßt, über die Pflichtanteile hinaus Angebote wahrzunehmen, die ihnen zureichendes Wissen über den sozialstrukturellen Hintergrund, die Sozialgeschichte und die politisch-institutionelle Strukturdynamik des Bildungssystems vermitteln. Dies scheint um so wichtiger, als beim Aufbau einer politischen Kultur im Lande, welche die Vergangenheit des DDR-Systems nicht bloß verdrängt, sondern aus ihr lernt, sozialwissenschaftlich aufgeklärte Lehrer eine zentrale Rolle zu spielen haben. Den komplexen sozialen Lernprozeß, der hier vonnöten ist, kann das erziehungswissenschaftliche und sozialwissenschaftliche Grundstudium der Lehrer vielleicht anregen, doch gewiß nicht allein bewältigen. Universitätsweite Überlegungen sind hierfür nötig, die eine institutionelle Kooperation zwischen Sozial- und Erziehungswissenschaft einschließen.

Eine Anzahl weiterer Studienbereiche hat bisher nicht einmal Erwähnung gefunden, die gleichwohl als optionale Angebote in die Ausbildung der Lehrer Eingang finden müssen. Dazu gehören Philosophie und Ethik, Ökonomie und Jurisprudenz. Insbesondere ethische Fragen müßten für den verantwortungsbewußten Lehrer wie für das Bildungssystem insgesamt eine zentrale Rolle spielen. Die Entwicklung professioneller Ethiken in vergleichbaren Berufen liefert hierzu einschlägige Stichworte: Pädagogische Ethik, professionelle Verantwortung, verantwortliches Lehrerhandeln usw. Fragen der Zurechenbarkeit, der Chancengerechtigkeit, der Opportunitätskosten und der professionellen Verantwortung des Lehrers selbst müßten in einer Professionsethik des Lehrerberufs eine Antwort finden oder doch wenigstens methodisch bearbeitet werden können. Auch bildungsökonomische und juristische Probleme haben, neben dem positiven Beitrag zur Funktionsbeschreibung des Bildungssystems, eine Affinität zu den soeben genannten ethischen Fragestellungen. Sie alle können nur in einer noch zu entwickelnden Struktur optionaler Angebote im Rahmen des Grundstudiums aller Lehrer ihren Platz finden.

Die hier vorgeschlagene Grundstruktur (Abb. 1) bildet folglich die *Basis* i.S. eines Ausbildungs*minimums* im Bereich Erziehungs- und Sozialwissenschaft sowie Psychologie für alle Lehrer. Das Lehrangebot in diesen Fächern wird umfangreicher und differenzierter sein müssen, um auch Anforderungen für die Haupt- und Nebenfachabschlüsse [in Pädagogik (Magister) und Psychologie (Diplom) sowie für die Promotion] sicherzustellen. Daraus ergibt sich für die Studierenden des Lehramts ein Vertiefungs- und Differenzierungsangebot im Bereich der Erziehungswissenschaft und der Psychologie. Insbesondere die sozialwissenschaftlichen Studienangebote sollen zusätzliche Vertiefungsmöglichkeiten bereitstellen, die den Erwerb von Zusatzqualifikationen ermöglichen.

Die Strukturkommission hat Pflichtveranstaltungen über die hier vorgeschlagenen hinaus nicht vorgesehen, um der Eigeninitiative der Studierenden bei der Wahrnehmung ihrer Interessen unter Inanspruchnahme einer leistungsfähigen Studienberatung Raum zu geben. Außerdem ist daran zu erinnern, daß eine Fortsetzung der pädagogisch-psychologischen Ausbildung in der 2. Phase während des Referendariats erfolgt. Dabei muß sichergestellt werden, daß die erarbeiteten Kenntnisse in den Studienseminaren aufgegriffen und weiter vertieft werden, jedoch ein „Neueinstieg“ in dem Sinne, daß die Ausbildung nun erneut oder gar im Ernst erst jetzt beginnt, unter allen Umständen vermieden wird.

3. Bausteine als Grundelemente der Studiengänge für die einzelnen Lehrämter (Das Modulkonzept)

Auf der Grundlage des oben beschriebenen Komponentenmodells wird das „Potsdamer Modell“ universitärer Lehrerbildung als ein modular strukturiertes Studium konzipiert: Die Studierenden bauen – entsprechend den Anforderungen der Studienordnungen in den einzelnen Prüfungsfächern innerhalb der rechtlichen Rahmenbedingungen der Lehramtsprüfungsordnung – selbstverantwortlich ihr Lehramtsstudium aus einzelnen Modulen auf:

- ESW-Modul: Erziehungswissenschaft, Psychologie und Sozialwissenschaften (mindestens 30 SWS)
- Fach-1-Modul: Fachwissenschaft und -didaktik eines Unterrichtsfachs der Sekundarstufe I (mindestens 50 SWS)
  Entsprechend dem angestrebten Lehramt (Primarstufe, Sekundarstufe I oder Sekundarstufe II) werden dazu gewählt:
- im Lehramt für die *Primarstufe*: das Primarstufen-Modul. Es enthält differenzierende Schulpädagogik und Didaktik der Primarstufe, das Fachstudium, gewählte Lernbereiche sowie Angebote zur Förderdiagnostik (mindestens 60 SWS)
  im Lehramt für die *Sekundarstufe I*: ein zweites Fach-1-Modul, dazu das Sekundarstufen I-Modul als stufenspezifische Profilierung im Bereich sozialpsychologischer und -pädagogischer Studien (mindestens 10 SWS)
  im Lehramt für die *Sekundarstufe II*: ein zweites Fach-Modul; dazu ein fachwissenschaftliches Aufbau-Modul eines Faches der Sekundarstufe II (30 SWS); das Studium dieses zweiten Faches muß insgesamt mindestens 70 SWS umfassen
  im Lehramt für die Sekundarstufe II – *berufliche Fachrichtungen*: das Studium einer beruflichen Fachrichtung (Modul – berufliche Fachrichtung) an der Universität Potsdam; z.Zt. Elektrotechnik, Maschinentechnik als Aufbaustudiengänge (80 SWS). – Eine berufliche Fachrichtung ist kombinierbar mit einem allgemeinbildenden Fach oder einer speziellen beruflichen Fachrichtung innerhalb der gewählten Studienrichtung.

Zu diesen grundlegenden Studienangeboten können weitere Module sowohl grundständig (innerhalb des Erststudiums) wie auch als Erweiterungs- oder Aufbaustudium (als Fort- oder Weiterbildungsstudium an der Universität) gewählt werden, die entweder in Form einer stufenübergreifenden Lehrbefähigung im Rahmen der Lehramtsprüfungsordnung oder mit einem hochschuleigenen Zertifikat abgeschlossen werden können:

- Für den Erwerb des stufenübergreifenden Lehramts Sekundarstufe II/Primarstufe: Aufbau-Modul Primarstufe (30 SWS); dieses Modul umfaßt u.a. Studien zum Anfangsunterricht und differenzierende Primarstufenpädagogik.
  Für den Erwerb des stufenübergreifenden Lehramts Sekundarstufe II/Sekun-

darstufe I: Aufbau-Modul Sekundarstufe (30 SWS); in diesem Modul werden die besonderen sozialisations-, entwicklungs- und lernpsychologischen Bedingungen des Unterrichts mit Jugendlichen studiert.
- Spezielle (Weiter-)Qualifizierungsangebote: z.B. Integrationspädagogik[8], Beratung, Schulmanagement. Das Angebot in diesem Bereich wird entsprechend dem Bedarf und den Angebotsmöglichkeiten der Universität weiterentwickelt.
- Zusatzqualifikation ESW: (10-30 SWS): dieses Modul soll nach Art und Kombination forschungsbezogen differenziert werden und einen obligatorischen forschungsmethodischen Kern enthalten.

Die Binnenstruktur der Module ist so gestaltet, daß Pflicht- und Wahlpflichtangebote bereitgestellt werden; innerhalb des Wahlpflichtangebotes soll eine Profilbildung möglich sein.

4. Verbindung der 1. und der 2. Ausbildungsphase

Versuche einer einphasigen Lehrerbildung in den alten Bundesländern sind abgebrochen worden, und die Tradition der praxisbezogen-einphasigen Lehrerbildung in der ehemaligen DDR ist wegen der politischen Funktion dieser Ausbildung diskreditiert. Gleichwohl sind im Rahmen dieser Organisationsform Erfahrungen gesammelt worden, die einer zweiphasigen Lehrerbildung nicht verloren gehen sollten. Dazu gehören der *Praxisbezug der Lehrerbildung* – das Prinzip, zukünftigen Lehrern durch studienbegleitende Praktika Berufsfelderfahrungen zu erschließen, die eine zentrale Funktion für das Studium gewinnen – und die *Berufsorientierung des Studiums*, d.h. die Gestaltung des Studiums im Blick auf die spätere Profession.

Im „Potsdamer Modell der Lehrerbildung" sollen also die Praktika eine sowohl berufsfelderschließende als auch studienorganisierende Funktion besitzen. Die Praxisorientierung im Sinne der früheren Ausbildung wurde begründet zugunsten eines professionsorientierten Modells wissenschaftlicher Vorbereitung auf den Lehrerberuf aufgegeben. Die herkömmliche Form der Trennung zwischen wissenschaftlichen Fachstudien an der Universität und fachzentrierten praktischen Studien während des Vorbereitungsdienstes soll tunlichst *aufgehoben* werden. Die Studienseminare sollten mit der Universität in einer auf Kontinuität angelegten Lehrerbildung zusammenwirken. Die Idealvorstellung ist, daß die psychologische und sozialwissenschaftliche Grundausbildung der Universität in den Studienseminaren praxisnäher fortgeführt wird, die Studienseminare an der Schulforschung beteiligt wer-

8 Gemeint ist nicht die Integration von Ausländerkindern, sondern die schulisch-unterrichtliche Integration von behinderten und nicht-behinderten Schülern. Das war für die Verhältnisse in Brandenburg deshalb von Bedeutung, weil in der ganz überwiegenden ländlichen Siedlungs- und damit auch Schulstruktur Sonderschulen in erreichbarer Wohnortnähe zu DDR-Zeiten und danach nicht zur Verfügung standen. Die Lehrerschaft war zu DDR-Zeiten auf die besonderen Aufgaben einer Sonder- bzw. Integrationspädagogik nicht vorbereitet worden!

den und diese über die Studienseminare die Schulen erreicht. Mitarbeiter der Studienseminare könnten mit Lehraufträgen an der universitären Lehre, mit Tutorenaufgaben an den Praktika und mit ihrer speziellen Expertise an der universitären Forschung beteiligt werden; Mitarbeiter der Universität könnten ggf. am Lehrprogramm der Seminare teilnehmen. Die institutionellen „Querstrukturen" der Lehrerbildung sollen so aufgebaut werden, daß sie Kooperation, Koordination und wechselweise Partizipation an Forschung und Lehre in beiden Institutionen systematisch begünstigen. In beiden Phasen soll die Einbindung von Studierenden in die berufsfeldbezogene Forschung möglich sein.

5. Forschung

Die Lehrerausbildung an der Universität Potsdam soll ihrem Anspruch nach modellbildend sein. Dies gilt in besonderem Maße für die Einheit und Wechselwirkung von Lehre, Studium und Forschung. Eine innovativ orientierte, wissenschaftlich fundierte, professionsbezogene Lehre bedarf ständiger Befruchtung und Anreicherung durch die Forschung – sowohl in der Problemsicht als auch hinsichtlich der Ergebnisse. Für die Studierenden ist die Mitwirkung an den Forschungsprozessen eine privilegierte Form aktiven Eindringens in die theoretischen, methodologischen und empirischen Grundlagen der zu studierenden Wissenschaften. Dadurch wird die Bereitschaft geweckt und entwickelt, wissenschaftliche Erkenntnisse und Problemstellungen im Handlungsfeld des Berufs zu verfolgen und zu nutzen.

Hieraus ergeben sich Konsequenzen und Potenzen auch für die Fort- und Weiterbildung. Für die Forschung ihrerseits ergibt sich aus dem dargestellten Modell der Lehrerbildung die Notwendigkeit, Probleme zu stellen und zu bearbeiten, die neue Perspektiven für Schulpraxis und Lehrerbildung eröffnen und die Wissenschaftsentwicklung auf den entsprechenden Gebieten voranbringen.

Um dies zu leisten, muß das Forschungspotential der lehrerbildenden Fächer entwickelt werden. Dies muß über die Berufungspolitik der Universität ebenso geschehen wie über den Aufbau einer forschungsförderlichen institutionellen Infrastruktur. Angesichts der Komplexität pädagogischer Prozesse und Tätigkeiten gewinnt die Interdisziplinarität der Forschung besondere Bedeutung, die freilich erfolgversprechend nur entwickelt werden kann, wenn die daran beteiligten Disziplinen ihre gegenstandsspezifischen Sichten und Methodiken einbringen, die Wechselbeziehungen der Aspekte explizit zum Gegenstand machen und Kooperationsbereitschaft und -kompetenz entwickeln.

Die Institutionalisierung muß deshalb auf mehreren Ebenen geschehen und diese miteinander abstimmen: Forschungsprojekte der einzelnen Disziplinen (innerhalb von Lehrstühlen und Instituten), Zusammenarbeit in interdisziplinären Forschungsprojekten innerhalb der Fakultät, fakultätsübergreifende Forschungsprojekte (gemeinsam mit den an der Lehrerbildung beteiligten Fachwissenschaften, mit den Sozialwissenschaften usw.). Die Universität ist gefordert, für eine solche mit der Lehre eng verbundene Forschung im Bereich von Schule, Ausbildung und Erziehung Bedingungen und Organisationsformen zu schaffen, die ihr einen besonderen Platz in der Forschungslandschaft sichern und die Forschung für Lehrende und Studierende attraktiv machen.

Der dafür notwendigerweise erforderliche Aufwand in personeller, materieller und organisatorischer Hinsicht wird sich mehrfach auszahlen:

- in der Qualität und Attraktivität der Lehre und des Studiums sowie der Fort- und Weiterbildung;
- in der Bildung des wissenschaftlichen Nachwuchses und der Qualität von Magister-, Promotions- und Habilitationsarbeiten;
- in der Relevanz und Wirksamkeit der universitären Wissenschaft für die pädagogische Praxis und ihrer Anerkennung durch Lehre und Öffentlichkeit;
- in der Rolle, die die Forschung auf diesem Gebiet an der Universität Potsdam und darüber hinaus in der überregionalen Wissenschaftslandschaft spielen kann;
- in den Möglichkeiten der Einwerbung von Drittmitteln.

Das Engagement an Forschung im Bereich der lehrerbildenden Fächer ist gerade in der ersten Phase der Realisierung des „Potsdamer Modells der Lehrerbildung" besonders dringlich, weil dann den Anfangsschwierigkeiten und der Gefahr zu begegnen ist, daß die Forschung in den Hintergrund gedrängt wird. Das Forschungsengagement sollte zunächst auf den Auf- und Ausbau einiger profilbildender Spezialbereiche gerichtet werden, die für das „Potsdamer Modell" bestimmend sind.

Die Forschung sollte von vornherein interdisziplinär angelegt werden, so daß sie förderlich auf die beteiligten Disziplinen und Bereiche zurückwirken kann. Es kann nicht die Funktion dieser Denkschrift sein, ein Forschungsprogramm für die Universität Potsdam zu entwerfen. Hier soll nur beispielhaft auf ein Programm hingewiesen werden, das für Potsdam typisch sein könnte: Es handelt sich um die Analyse der Lern- und Entwicklungseffekte fachspezifischer und/oder fachübergreifender Lehrstrategien in psychologisch unterschiedlichen Gruppen von Lernenden („Psychologische, insbesondere entwicklungs- und kognitionspsychologische Didaktik").

Eine schnelle Entwicklung insbesondere der unterrichtswissenschaftlichen empirischen (Lehr- und Lern-)Forschung ist schon deshalb geboten, weil nur so qualifizierter wissenschaftlicher Nachwuchs hervorgebracht werden kann. Schon jetzt ist die Rekrutierungsbasis für *in der Forschung ausgewiesene* Schulpädagogen und Didaktiker recht schmal. Da in den vergangenen 15 Jahren infolge von Stellenstreichungen im Bereich der universitären Lehrerbildung in der Bundesrepublik der wissenschaftliche Nachwuchs abwanderte bzw. ausblieb, in den kommenden Jahren aber gleichzeitig der Ersatzbedarf infolge von Pensionierungen steigen wird, muß sich die Lage drastisch verschlechtern und damit die Qualität der Lehrerbildung im ganzen in Frage stellen. Infolgedessen ist für eine angemessene Infrastruktur für Schule und Unterrichtsforschung in der Grundausstattung der Universität Potsdam vorausschauend Sorge zu tragen. Günstig könnte sich hierfür die Einrichtung eines

Schwerpunktprogramms mit Hilfe der Deutschen Forschungsgemeinschaft auswirken, das insbesondere einer kognitionswissenschaftlichen Lern- und Lehrforschung in Potsdam den dringend erwünschten Schub geben könnte.

Der Aufbau einer forschungsintensiven Institutionenstruktur in der Lehrerbildung wird auch diese selbst an die Information rückbinden, die Forschung erzeugt. Im Blick darauf sollte die Universität Potsdam ein Austauschprogramm mit international anerkannten Zentren einer konzeptuell progressiven und innovativ organisierten Lehrerbildung (einschließlich Fort- und Weiterbildung) aufbauen, in denen insbesondere die Kooperation mit der Psychologie selbstverständlich und stilbildend ist – wie es im übrigen auch der Strukturentwurf für die Psychologie in Potsdam vorsieht.

Gelänge es der Universität Potsdam, ein solches Programm zu realisieren, wäre sie die erste Universität in Deutschland, die die Lehrerbildung in einem interdisziplinären Graduiertenkolleg in der Art einer *Graduate School of Education* systematisch anlegt, die Grundlagenfächer, professionsbezogenen Nebenfächer und kontexterhellenden Wissenschaftsdisziplinen im Blick auf professionelle Expertise im Erziehungsfeld forschungsintensiv gestaltet und in einer einheitlichen und gleichwohl differenzierten Institution organisiert. Damit könnte die oben erwähnte traditionelle Fragmentierung der Lehrerbildung zwischen Pädagogischer Hochschule für Primarlehrer und wissenschaftlicher Fachausbildung für Sekundarlehrer überwunden und die Erziehungswissenschaft an einem Ort auf ein Niveau gebracht werden, das auf andere Orte und auf diese Wissenschaft im Ganzen ausstrahlt.

Das „Potsdamer Modell“ nach zehn Jahren

Ein persönlicher Erfahrungsbericht[1]

Von Wolfgang Thiem

1. Ein Modell und die erweckten Ansprüche und Hoffnungen

1.1 Ausgangspunkt

Das vorangehend dargestellte „Potsdamer Modell der Lehrerbildung“ wurde in der Strukturkommission für Lehrerbildung des Gründungssenats der Universität Potsdam seit Juli 1991 entwickelt (Edelstein/Herrmann 1992). Ausgangspunkt und personeller Kern war dabei die aus der Pädagogischen Hochschule „Karl Liebknecht“ 1990 wiederbegründete Brandenburgische Landeshochschule. Bereits 1948 gegründet, wurde sie 1951 in die Pädagogische Hochschule umgewandelt und erhielt 1971 den Namen Karl Liebknechts.

Entscheidende Aufgabe der Hochschule in den historischen Räumen der Communs am Neuen Palais und weiterer Gebäude am Rande des Parks von Sanssouci war die Lehrerbildung. Aber mit dem Recht auf Promotion und Habilitation (zu DDR-Zeiten Dr. sc.) wurde im Unterschied zu den Pädagogischen Hochschulen der alten Bundesrepublik auch der Forschung auf dem Gebiet der Abiturstufe und der Lehrerbildung sowie in den an der Hochschule vertretenen Disziplinen große Aufmerksamkeit gewidmet.

Mit dem Studienjahr 1981/82 wurde für dic Ausbildung von Lehrern für die allgemeinbildende polytechnische Schule eine fünfjährige Ausbildung in zwei Fächern in für jede Hochschule festgelegten Kombinationen realisiert, die zum „Diplomlehrer“ für die Klassen 5 bis 12 führte (Edelstein/Herrmann 1992, S. 11ff., Grafik S. 12). Neben der Ausbildung in beiden Fächern waren Pädagogik und Psychologie obligatorische Bestandteile (ca. 16–20 Semesterwochenstunden), wenn auch durch Lehrprogramme stark reglementiert, wissenschaftstheoretisch wenig pluralistisch ausgerichtet und durch die obligatorischen Bestandteile im Marxismus-Leninismus ideologisch befrachtet. Bedeutsam war die Ausrichtung auf eine durch-

1 Dieser Versuch einer Bilanz der Umsetzung des im vorherigen Abschnitt wiedergegebenen Modells stützt sich zum einen auf 10jährige persönliche Beteiligung an der Konzipierung und Realisierung, bezieht aber zum andern auch Bewertungen anderer Beteiligter sowie offizielle Wertungen – z.B. durch den Wissenschaftsrat – ein. Der Beitrag wurde für diesen Band verfaßt.

gängige Verbindung von Theorie und Praxis bei enger Kooperation von Pädagogen und Psychologen in den Praktika. Realisiert wurden Ferienlagerpraktika, betreute schulpraktische Übungen in der Verantwortung und Betreuung der Pädagogik bzw. der Psychologie (theoretische Einführung, 10 Vormittage an einer Schule – Hospitation und Auswertung zu 10 Fragestellungen, wobei es zur engen Zusammenarbeit und dem Ausbau sozialer Beziehungen zwischen Professoren und Mitarbeitern, Lehrern und Studierenden kam), diagnostisches Praktikum, Schulpraktische Studien im Bereich der Fachmethodik und im 5. Studienjahr ein großes Schulpraktikum (27 Wochen) unter Betreuung erfahrener (von der Hochschule angeleiteter) Mentoren und Fachdidaktiker.

Das Studium war in festen Seminargruppen organisiert und durch Studienablaufpläne stark verregelt. Das sicherte zwar einen planmäßigen Studienablauf und die Einhaltung der Regelstudienzeit, trug aber auch zur Verschulung des Studiums bei.

Bereits in den letzten Jahren der DDR wurden Reformbestrebungen wirksam. So wurde im Bereich der Pädagogikausbildung versucht, die in den Lehrprogrammen starren Vorgaben und die Trennung der Teildisziplinen Grundlagen der Erziehung, Geschichte der Erziehung, Erziehungstheorie/-methodik und Allgemeine Didaktik – mit jeweils genauen inhaltlichen Vorschriften bis hin zu einzelnen Seminaren – aufzubrechen und mit einer „Systematischen Pädagogik“ innere Bindungen hervorzuheben und das inhaltliche Angebot pluralistischer zu gestalten.

1987 wurde als erstes der Institute für Lehrerbildung (IfL, für Primarstufe und Pionierleiter) das Potsdamer als Institut für Unterstufenmethodik in die Pädagogische Hochschule eingegliedert, um das bisherige, auch in der DDR selber und insbesondere international stark kritisierte Fachschulstudium für Lehrer unterer Klassen (LuK) in vier Jahren nach der 10. Klasse an eine akademische Ausbildung heranzuführen. Das (Ost-)Berliner Institut hatte diesen Schritt ebenfalls vorbereitet, doch das Ende der DDR kam dem zuvor (Schulz/Thiem 1994).

1.2 Entwicklungsprozesse nach 1990 im Bereich der Lehrerbildung

Die Entwicklung an der Brandenburgischen Landeshochschule nach 1990 im Bereich der Lehrerbildung und der Weg zur Gründung der Universität waren insbesondere durch drei parallele und miteinander verwobene Prozesse charakterisiert, in die vorhandene Mitarbeiter der Hochschule und beratende Wissenschaftler von außen in unterschiedlichem Maße involviert waren.

(1) Lehrerbildung war nach wie vor ein wesentliches Aufgabengebiet der Hochschule. Im Wintersemester 1990/91 waren von den 2.582 Studierenden 2.378 Lehramtsstudierende im Vollzeitstudium (Angaben in der Potsdamer Universitätszeitung PUTZ 1/2001, S. 12).

Die Ausgangslage in Potsdam (Edelstein/Herrmann 1992, S. 13ff.) im „Potsdamer Modell“ verdeutlicht die mit der Wende eingeleiteten Veränderungen im Bereich der Erziehungswissenschaften, die sich insbesondere bezogen

- auf eine *Verbreiterung und Pluralisierung* des Lehrangebots – auch mit Hilfe von Dozenten anderer Hochschulen Berlins bzw. der alten Bundesländer (Gastvorträge, Ringvorlesungen);
- auf das *Angebot von Aufbau- und Weiterbildungsstudiengängen* in den Erziehungswissenschaften (beispielsweise Beratungslehrer, Sonderpädagogen und seit 1993 Studiengänge für das Lehramt in Psychologie und Pädagogik in der Sekundarstufe II sowie *neuer grundständiger erziehungswissenschaftlicher Studiengänge* (Diplom in Psychologie und Pädagogik, Magisterstudien);
- auf ein breit gefächertes *Fort- und Weiterbildungsangebot in Lernbereichen der Grundschulpädagogik* sowie in *einzelnen Fächern der Sekundarstufen;* dies wurde insbesondere von Lehrern unterer Klassen (LuK) genutzt, einerseits aus Statusfragen, damit ihre Fachschulausbildung künftig anerkannt würde, andererseits aber auch aus der Verlängerung der Primarstufe auf 6 Jahre in Brandenburg und neuen objektiven Anforderungen, den Fachunterricht in Klasse 5 und 6 qualitativ zu sichern; für Diplomlehrer entstanden Bedürfnisse nach Weiterbildung einerseits aus „weggebrochenen Fächern“ (Staatsbürgerkunde, Russisch wurde in den Schulen im Lande Brandenburg kaum noch als erste Fremdsprache gewählt), aber andererseits wiederum aus Statusproblemen, um beispielsweise mit ihrem neuen Abschluß für die Sekundarstufe II eine Anstellung in der gymnasialen Oberstufe zu erlangen;
- insbesondere auch auf die *Erarbeitung neuer Inhalte und einer entsprechenden Struktur* der erziehungswissenschaftlichen Ausbildung der Lehramtsstudien zur Anpassung an die Ausbildungsanforderungen und auf die *Sicherung des entsprechenden Lehrangebots*.

Dabei wurde die Ausbildung überwiegend vom „Mittelbau getragen, dessen Angehörige sich im breiten Umfang weiterbilden und in neue Themengebiete einarbeiten mußten. Die Lehre im Bereich der erziehungswissenschaftlichen Ausbildung ist somit in der Hauptsache in den Händen von Mitarbeitern und Mitarbeiterinnen, die selbst eine Lehrerausbildung durchlaufen haben und in der Schulpraxis tätig waren.“ (Edelstein/Herrmann 1992, S. 14)

(2) Insbesondere die letzte Aufgabe der Veränderungen wurde verstärkt und beschleunigt durch die Vorgaben des Brandenburgischen Schulreformgesetzes in seiner Fassung vom Juni 1991, das einerseits eine rechtliche Voraussetzung für das „Potsdamer Modell“ wurde (ebd., S. 6), das aber andererseits unmittelbar zu Veränderungen in der Ausbildung führen mußte, um die Studierenden auf eine mögliche Erste Staatsprüfung ab 1992/93 vorzubereiten.

Wesentliche *Charakteristika* der Ausbildung in den Lehrämtern für Primarstufe, Sekundarstufe I und Sekundarstufe II sowie in den stufenübergreifenden Lehrämtern Sekundarstufe I/Primarstufe sowie Sekundarstufe II/I waren:

- fachwissenschaftliche Ausbildung in zwei Fächern bzw. Lernbereichen der Primarstufe nach unterschiedlichem Umfang; fachdidaktische Ausbildung im Rahmen des Fachstudiums mit Umfang von ca. 10 SWS je Fach;
- Studium der psychologischen, pädagogischen und sozialwissenschaftlichen Grundlagenfächer im Umfang von 30 SWS;
- Schulpraktische Studien (studienbegleitend und Blockpraktika in den Semesterferien in Koordination zu erziehungswissenschaftlichen und fachdidaktischen Studien).

Im Rahmen einer ersten vorläufigen Studienordnung (vom 8.10.1991 – in präzisierter Fassung vom 21.5.1993) waren Studien in *fünf Teilbereichen vorgesehen*, wobei Strukturen der Ausbildung alter Bundesländer sichtbar werden, die allerdings als durchaus mit Elementen des parallel entstehenden „Potsdamer Modells" kompatibel erschienen (vgl. ebd., S. 14):

A. *Erziehung und Bildung*
Konzepte und Methoden der Erziehungswissenschaft; Erziehungs- und Bildungstheorien – historisch, vergleichend; philosophische und anthropologische Grundlagen

B. *Entwicklung und Bildung*
Persönlichkeits- und entwicklungspsychologische Voraussetzungen für Erziehung und Unterricht; Lern- und Verhaltensstörungen; Lernpsychologie; Begabung und Intelligenz; Diagnose und Beurteilung. – Angebot durch den Fachbereich Psychologie.

C. *Gesellschaftliche Voraussetzungen der Erziehung*
Kulturelle Wertorientierung und interkulturelle Erziehung; Sozialer Wandel des Erziehungswesens; Sozialisationstheorien; Massenmedien, Kommunikationsprozesse.

D. *Institutionen und Organisationsformen des Bildungswesens*
Geschichte des Bildungswesens; Bildungswesen und Bildungspolitik in der Bundesrepublik; Organisation einzelner Bildungs- und Erziehungseinrichtungen.

E. *Unterricht und Allgemeine Didaktik*
Didaktik und Curriculum; Unterrichtsplanung und -organisation; Integrationspädagogische Grundlagen; Lernprozeßanalysen.

Nach der Studienordnung von 1991 trug die Psychologie mit 8 SWS zum Bereich B bei, Sozialwissenschaften boten professionsbezogene Kurse im Umfang von 6 SWS an. Die Pädagogik leistete für die Bereiche A, C, D und E 14 SWS, wobei ein Seminar zur Interkulturellen Erziehung integriert war; zusätzlich war ein medienpädagogischer Grundkurs zu belegen.

In der Studienordnung 1993 waren 12 SWS Pädagogik, 12 SWS Psychologie (eingeschlossen ein sozialpsychologisches Verhaltenstraining, was auch von Pädagogen angeboten wurde) und 6 SWS Sozialwissenschaften vorgesehen. Zusätzlich mußte die Pflichtbelegung von je 2 SWS Interkulturelle Erziehung und Gemeinsame Erziehung von Behinderten und Nichtbehinderten erbracht werden. Der medienpädagogische Grundkurs war nicht mehr im Rahmen der erziehungswissenschaftlichen Ausbildung gefordert.

(3) Parallel dazu liefen im Jahre 1991 die Arbeiten zur Konzipierung eines Modells einer professionsorientierten Lehrerbildung an, das sowohl positive Erfahrungen der grundlegenden Strukturänderung der Lehrerbildung in der DDR als auch inzwischen meist verschütteter Impulse in den alten Bundesländern einer erziehungswissenschaftlich, psychologisch und sozialwissenschaftlich fundierten Lehrerbildung aufgreifen sollte[2], wobei allerdings viele Veränderungsvorschläge für die Lehrerbildung, insbesondere auch für Gymnasiallehrer, insbesondere aus finanzpolitischen Überlegungen bald fallengelassen werden mußten (Arbeitsgruppe Erziehungswissenschaftliche Ausbildung der Brandenburgischen Landeshochschule Potsdam, Projektgruppe „Integrierte Lehrerausbildung“ unter Vorsitz von Uwe Wyschkon, in: Edelstein/Herrmann 1992, Anlage 1).

Wichtige Elemente des „Strukturplans“ des Deutschen Bildungsrats von 1970 (Dauer der Grundschule) sollten in Brandenburg erhalten werden.

Wolfgang Edelstein formulierte „Thesen zur Begründung einer Fakultät für Erziehungs- und Unterrichtswissenschaften (Lehrerbildung) an der Universität Potsdam“ (Juli 1991, Edelstein/Herrmann 1992, Anlage 3; im Gründungssenat diskutiert, gefolgt von „Ersten Überlegungen zu Aufgaben und Struktur der Erziehungswissenschaft an der Universität Potsdam“ von Edelstein und Herrmann, ebd. Anlage 4), die die Grundgedanken einer neuen Lehrerausbildung charakterisierten und im Herbst 1991 vom Gründungssenat als Grundlagen der weiteren Planungen gutgeheißen wurden.[3]

2 Sie wurden durch Wolfgang Edelstein in die Diskussion eingebracht, Fritz Oser (Fribourg) wirkte im Hintergrund. Wer sich für die Inhalte dieser Überlegungen interessiert, studiere die Schriften von Walter Schäfer und Wolfgang Edelstein (Leiter bzw. Studienleiter der Odenwaldschule) sowie die Schriftenreihen der OSO aus den 60er Jahren.

3 Hier ist nicht zu erörtern, warum es nicht zur Gründung einer Fakultät für Lehrerbildung kam. Ein wichtiger Faktor war die unterschwellig spürbare Aversion gegen die Pädagogik als Vermittler der politischen Ideologie des DDR-Sozialismus, die Furcht vor einer fachlichen Ghettoisierung (wie zuvor die IfL) und wohl auch die Erinnerung an die ehemaligen Arbeiter- und Bauern-Fakultäten (ABF). Unmittelbar nach der Wende konnte an der Universität Potsdam im Zuge der Um- und Neugründungen bei laufendem Betrieb mit dann rasch steigenden Studentenzahlen *und* abnehmenden finanziellen Möglichkeiten nicht *zugleich* eine berufs- und pra-

Die drei Entwicklungsprozesse verliefen – heute zurückblickend – teilweise recht isoliert parallel nebeneinander, konnten nur durch einzelne Beteiligte an allen drei Prozessen behutsam beeinflußt werden, wobei zumindest eine gegenseitige Information gesichert wurde. Zumindest aus dem Gründungssenat waren aber in dieser Zeit durchaus auch Stimmen zu vernehmen, als sollte eine Universität auf der „grünen Wiese" gegründet werden, die aber bereits von einer zunehmenden Studierendenzahl besiedelt war (1991/92 immerhin bereits 6.202 Studierende, wovon 2.452 Lehrerstudenten waren; 1992/93 bereits 7.266, davon aber nur noch 2.049 Lehrerstudenten).

1.3 Konzipierung eines „offenen Modells" der Lehrerbildung als Entwurf einer professionsorientierten Lehrerbildung

Zur Umsetzung der vom Gründungssenat angenommenen Thesen wurde eine Strukturkommission Lehrerbildung unter Leitung von Wolfgang Edelstein und Ulrich Herrmann gebildet, der zwei weitere auswärtige Wissenschaftler der Erziehungswissenschaft und Psychologie (Oser, Fribourg; Lompscher, Berlin) sowie zwei Professoren (Bärbel Kirsch, Wolfgang Thiem), ein Mitarbeiter (Dr. Pecher) und eine Aspirantin (Frau Erbach) der Pädagogik bzw. Psychologie der Universität Potsdam angehörten. Daneben fanden Expertengespräche sowie Absprachen mit den zuständigen Ministerien statt. Besonders hervorzuheben ist die konstruktive Arbeit von Walter Thomann im Wissenschaftsministerium, der bis zu seinem Rückgang an die Universität Wuppertal viele Probleme unkonventionell lösen half. Es erfolgte eine regelmäßige Rückkopplung der Entwicklungsabsichten mit dem Gründungssenat.

Die skizzierte Zusammensetzung und damit die diskutierten Problemkreise sollten sich später auf die „Annahme" des Modells seitens der Hochschulöffentlichkeit auswirken – bis auf punktuelle Gespräche waren Fachwissenschaftler und Fachdidaktiker zu wenig in die Konzipierung des Lehrerbildungsmodells einbezogen worden.[4]

xisbezogene Lehrerbildung *und* eine Fakultät für Lehrerbildung installiert werden. – Im übrigen ist eine solche Berufsfakultät auch problematisch, vgl. dazu unten S. 251ff.

4 Anmerkung von Ulrich Herrmann: Das galt im übrigen in gleicher Weise für die Arbeit des Gründungssenats in die Universitätsöffentlichkeit hinein. Das wurde schon damals als Mangel empfunden, besonders seitens der auswärtigen Mitglieder des Gründungssenats, die sich bezüglich der Meinungsbildung in der Potsdamer Kollegenschaft wenig informiert fühlten. Im Rückblick ist zu bedenken, daß zwischen den Potsdamern und den Auswärtigen eine offene, kontroverse Diskussionskultur erst gelernt werden mußte. Für die Strukturkommission Lehrerbildung ist in dieser Hinsicht der Potsdamer Kollegin Bärbel Kirsch sehr zu danken. Es ist außerdem zu bedenken, daß Gründungssenat und Strukturkommission nur etwa alle 2–3 Wochen tagen konnten und für den Gründungsprozeß der Universität Potsdam höchste Eile geboten war, um die damals verfügbaren Sondermittel des Bundes für den Aufbau der Universität Potsdam nutzen zu können. Wolfgang Edelstein und Ulrich Herrmann, die Vorsitzenden der Strukturkommission Lehrerbildung, haben nach dem Senatsbeschluß über die personelle Aus-

In angestrengter individueller Arbeit der Beteiligten und in kooperativen und produktiven, immer gegenseitiges Verständnis suchenden Gesprächen in der Strukturkommission selbst entstand ein Konzept *professionsorientierter Lehrerbildung*, das Ulrich Herrmann aus heutiger Sicht mit folgenden Worten charakterisiert: „Im letzten Jahrzehnt ist lediglich bei der Neuordnung der Lehrerbildung für das Land Brandenburg an der Universität Potsdam der ernsthafte (inzwischen zum Teil gelungene) Versuch gemacht, die Lehrerausbildung anders zu strukturieren und den Studierenden ein anderes Selbstverständnis zu vermitteln.“ (vgl. unten S. 226)

Im weiteren wird der Frage des Gelungenen und bisher Mißglückten nachzugehen sein. Über die Prinzipien und Strukturierung des „Potsdamer Modells der Lehrerbildung“ kann sich jeder Leser im vorhergehenden Kapitel ein eigenes Bild machen. Ich möchte nur die mir persönlich bedeutsamen Kerngedanken der Gründungsdenkschrift hervorheben und daran im weiteren die Realisierung des Modells messen:

- *gleichwertige* erziehungswissenschaftliche Ausbildung (in der Einheit von pädagogischen, psychologischen und sozialwissenschaftlichen Anteilen) in modularem Aufbau in allen Lehrämtern mit dem Vorschlag einer inhaltlichen Strukturierung – mit der Notwendigkeit zunehmender Koordination zwischen den einzelnen Anteilen;
- *funktionale Verflechtung* und *gleichmäßige Gewichtung* aller Studienkomponenten bei zunehmender direkter Kooperation, wobei die Fachdidaktik eine bedeutsame „verbindende Funktion“ zwischen erziehungswissenschaftlichem Studium und Fachstudium erhalten müßte;
- *Integration von Theorie und Praxis* im gesamten Studienverlauf – Organisation und Betreuung der Praktika (integriertes Eingangssemester-[IEP] oder Hospitationspraktikum; Praktikum in pädagogisch-psychologischen Handlungsfeldern; Diagnostisches Praktikum, semesterbegleitende Schulpraktische Studien und Fachpraktika in beiden Fächern) als *studienleitende* Elemente;

stattung der Erziehungswissenschaft mit Professorenstellen alle Kollegen aus den Fachdidaktiken zu einem gemeinsamen Informationsgespräch eingeladen, damit diese sich auf die allfälligen Anforderungen bei den Umsetzungen einrichten konnten. Bei diesem Treffen ging es zunächst „hoch her“, verständlicherweise: Die Kollegenschaft sah sich Strukturbeschlüssen der eigenen Hochschule gegenüber, auf die ihnen der Gründungsrektor bzw. der Gründungssenat keinen Einfluß eingeräumt hatte. Mehr noch: Die Herunterstufung der Lehrstuhlinhaber in den Fachdidaktiken in die Besoldungsgruppe C3 innerhalb der künftigen Struktur mußte kränkend wirken, zumal der Hintergrund für diese Entscheidung nicht bekannt gewesen war. Die Übernahme nach C3 würde nach neuem Recht als Ernennung (Übernahme) ohne vorherige Selbstbewerbung auf die als vakant definierte Stelle erfolgen können, während C4-Stellen nur in einem offenen bundesweiten Ausschreibungsverfahren besetzt werden durften. Die Rückstufung nach C3 war also eine Stützungs- und Überlebenssicherungsmaßnahme für die Potsdamer Kollegen, die man ihnen freilich früher hätte erläutern sollen ...

- eine zunehmende enge *Zusammenarbeit zwischen 1. und 2. Phase* der Lehrerausbildung sowie mit der Fort- und Weiterbildung;
- eine zunehmende Einbeziehung von Lehramtsstudenten in *Forschungsaufgaben*, auch im Bereich der Erziehungswissenschaft;
- zur notwendigen Kooperation und Koordination zwischen einzelnen Bereichen und Disziplinen der Lehrerausbildung sollten *Interdisziplinäre Zentren* geschaffen werden.

Die Denkschrift „Potsdamer Modell der Lehrerbildung" der Strukturkommission Lehrerbildung wurde vom Gründungssenat auf seiner Sitzung am 20. August 1992 verabschiedet. Bestandteil waren auch personelle Überlegungen für die einzelnen Bereiche, die die weitere Entwicklung charakterisieren sollten.

2. Zwischen Hoffen und Realität – zwischen Anspruch und Wirklichkeit

Im folgenden ist die Realisierung bis zum heutigen Tag darzustellen und einzuschätzen, in welchem Maße sich *Erwartungen und Ansprüche erfüllt* haben und wo der *weitere Bedarf erhöhter Anspannung* einerseits und des notwendigen *Standhaltens am Konzept* (beispielsweise gegenüber finanzpolitischen Überlegungen) andererseits liegt.

2.1 Zur Schaffung der personellen Voraussetzungen

Parallel zu den inhaltlichen Überlegungen zu einer professionsbezogenen Lehrerbildung wurden sehr früh im Gründungssenat Vorstellungen zur personellen Ausstattung der Erziehungswissenschaften vorgelegt (Edelstein/Herrmann 1992, Anlagen 4, 10). Daraus entstand ein vorläufiges *Stellenprofil* für die Pädagogik bzw. Lehrerbildung an der Universität Potsdam, das für die Pädagogik 8 C4-Stellen und 3 C3-Stellen vorsah. Für die Psychologie waren es 6 C4-Stellen und 3 C3-Stellen. Für die Fachdidaktiken war grundsätzlich – nach einer Übergangsphase mit den schon vorhandenen Kollegen auf C3-Stellen – eine Ausstattung mit C4-Professuren vorgesehen.

Im Bereich des Instituts für Pädagogik konnte das auf die inhaltlichen Aufgaben abgestimmte vorgesehene Personalprofil nicht erreicht werden, weil bereits im Aufbauprozeß eine systematische Kürzung der für die Universität vorgesehenen Professorenstellen von ursprünglich 263 über 230 auf 190 im Jahr 2001 erfolgte. In der Pädagogik sind folgende Professuren besetzt worden: je eine für

- Allgemeine Pädagogik, Systematische Pädagogik, Pädagogische Anthropologie;
- Allgemeine Pädagogik, Erziehungs- und Sozialisationstheorien;

- Historische Pädagogik – Geschichte der Pädagogik, Historische Bildungsforschung, Schulgeschichte;
- Historische Pädagogik – Historische Sozialisationsforschung;
- Schulpädagogik – Theorie der Schule und des Lehrplans;
- Schulpädagogik – Unterrichtstheorie, Allgemeine Didaktik (Stelle wurde bereits zum zweiten Male besetzt, wobei eine Profilierung auf Empirische Unterrichtsforschung erfolgte);
- Schulpädagogik – Psychologische Didaktik, Lern- und Lehrforschung (Stelle war besetzt, inzwischen gestrichen);
- Schulpädagogik – Didaktik des Unterrichtsfaches Pädagogik, Didaktik der Sekundarstufen.

Im Prozeß der Ausschreibung waren zwei C3-Stellen in eine C4-Stelle Pädagogische Soziologie verwandelt worden, die dann allerdings nicht besetzt werden konnte. Eine Professur zur Vergleichenden Pädagogik wurde zeitweise vertreten, aber nicht ausgeschrieben. Das bedeutet im Endergebnis, daß von den vorgesehenen 8 C4- und 3 C3-Professuren 7 C4-Professuren sowie eine C3-Professur besetzt wurden. Davon lief aber eine bereits nach wenigen Jahren aus und wurde für eine Neubesetzung zurückgestellt (obwohl mit Psychologischer Didaktik eine innovative lehrerbildende Stelle!), eine zweite (Erziehungs- und Sozialisationstheorien) konnte inzwischen neu ausgeschrieben werden, und zur Zeit erfolgt das Auswahlverfahren.

Es folgte ein Prozeß der Ausschreibung und Berufungen, der inhaltlich am „Potsdamer Modell“ orientiert war – eine zentrale Fragestellung in den Vorstellungsrunden war der vom Bewerber gesehene Beitrag seiner Professur zum „Potsdamer Modell“.

Parallel erfolgte eine Evaluation der verbliebenen – in der Regel unbefristeten – wissenschaftlichen Mitarbeiter der Brandenburgischen Landeshochschule. Mehrere Mitarbeiter im Bereich der Pädagogik/Psychologie schieden in den vorzeitigen Ruhestand aus. Die Verbliebenen wurden in einem *mehr*stufigen und mehrjährigen Prozeß auf persönliche Integrität sowie auf fachliches Vermögen und Eignung geprüft und schließlich – nach Verhandlungen mit den neuberufenen Professorinnen und Professoren – einzelnen Professuren zugeordnet. In anderen Bereichen – beispielsweise in der Grundschulpädagogik – mußten in diesem Prozeß allerdings weitere Mitarbeiter ausscheiden.

Rückblickend ist festzustellen, daß dieser sicher notwendige Evaluationsprozeß in seiner Gestaltung beinahe zwingend auch eine Atmosphäre der Unsicherheit unter den Mitarbeitern schuf, die sich keineswegs fördernd auf die Prozesse der notwendigen Innovation auswirkte und die Aktivitäten der Mitarbeiter eher hemmte.[5]

5 An dieser Stelle ist eine ergänzende Bemerkung von Ulrich Herrmann nützlich, der im Zusammenhang mit dieser Frage im politischen Dissens mit dem damaligen Leiter der Hochschulabteilung des Brandenburgischen Wissenschaftsministeriums stand, was schließlich zu

2.2 Die gesetzlichen Rahmenbedingungen

Den auch dem „Potsdamer Modell" zugrunde gelegten Vorstellungen des Schulreformgesetzes von 1991 folgte leider erst 1994 die Lehramtsprüfungsordnung. „Die – nach mühevollen Verhandlungen zwischen Vertretern des Bildungs- (MBJS) und des Wissenschaftsmisteriums (MWFK) sowie der Universität am 7. Juli 1994 verkündete – Lehramtsprüfungsordnung (LPO) greift bedauerlicherweise die Grundsatzempfehlungen für die im Potsdamer Modell vorgelegten Strukturmerkmale nur zu einem geringen Teil auf." (Bayer/Wildt 1994, S. 142) Der ursprünglich vorgesehene gleiche Stundenumfang aller Lehrämter fiel Vereinbarungen der zentralen Laufbahnordnung zum Opfer. Die Regelstudienzeiten für die Lehrämter wurden differenziert festgelegt:

- LA Primarstufe – Fach I 50 SWS, primarstufenspezifischer Bereich 60 SWS;
- LA Sek. I und LA Sek I/Primarstufe: Fach I 60 SWS, Fach II 50 SWS;
- LA Sek II und LA Sek II/I: Fach I 80 SWS, Fach II 60 SWS:

Die im „Potsdamer Modell" vorgesehenen 32 Semesterwochenstunden der Erziehungswissenschaftlichen Ausbildung werden auf 30 Semesterwochenstunden festgelegt, der Anteil der Fachdidaktik auf 10% (statt 10 Semesterwochenstunden) des Fachumfangs begrenzt.

Die vorgesehene Einbeziehung der Lehrerstudenten in die Forschung wurde dadurch erschwert, daß nur bei den Lehrämtern Primarstufe und Sekundarstufe I so-

seinem Rücktritt mit Protest aus dem Gründungssenat führte; die Arbeit in der Strukturkommission Lehrerbildung führte er mit Wolfgang Edelstein jedoch weiter. Herrmann mahnte bei jeder Sitzung des Gründungssenats und bei Besprechungen im Ministerium an, daß für den Potsdamer Lehrkörper nicht nur Rechtssicherheit zu schaffen sei, sondern daß es nicht die Aufgabe eines *Gründungs*senats sei, als *Abwicklungs*senat zu arbeiten: dies könne nur die Arbeitsatmosphäre vergiften. Herrmann vertrat die Auffassung, daß 1. die Weiterbeschäftigung der Bediensteten der Brandenburgischen Landeshochschule in Kettenverträgen angesichts der Wahrnehmung von *Funktions*stellen rechtswidrig sei; 2. im Falle von Kündigungen besonders für die Praktika/Schulpraktischen Studien – den „studienleitenden Kern" des „Potsdamer Modells" – Personalersatz nicht zu gewinnen sein würde; 3. eine Evaluierung mit „West"-Standards in den allermeisten Fällen zu grob ungerechten Beurteilungen würde führen müssen; 4. ein personeller Kahlschlag die Realisierung des „Potsdamer Modells" von vornherein torpedieren würde; 5. *politischen* Bedenken Rechnung getragen werden könnte durch die *allgemein* übliche rechtliche Vorgehensweise, persönliche Erklärungen abgeben zu lassen in Verbindung mit der generellen Klausel, daß die Entfernung aus dem öffentlichen Dienst betrieben werden würde, wenn Sachverhalte bekannt würden, die, wären sie zum Zeitpunkt des neuen Vertragsabschlusses bekannt gewesen, zum Nichtabschluß geführt hätten. Außerdem riet Herrmann zur individuellen rechtsanwaltlichen Absicherung für den Fall arbeitsgerichtlicher Auseinandersetzungen. – Die Atmosphäre in der Strukturkommission und ihrem kollegialen Umfeld war entspannt-konstruktiv.

wie Sekundarstufe I/Primarstufe die schriftliche Hausarbeit in Pädagogik, Psychologie oder den Sozialwissenschaften abgelegt werden kann.

1999 wurde ein Lehrerbildungsgesetz in Kraft gesetzt, die notwendigen Ausführungsbestimmungen im Rahmen einer Lehramtsprüfungsordnung wurden erst 2001 veröffentlicht. Damit werden an der Universität Potsdam nur noch zwei Lehrämter angeboten:

- Lehramt für die Bildungsgänge der Sekundarstufe I und der Primarstufe an allgemeinbildenden Schulen – 58 SWS Fach I; 50 SWS Fach II, 18 SWS primarstufenspezifischer Bereich (Schwerpunktbildung in der Primarstufe ist beim zweiten Fach möglich);
- Lehramt an Gymnasien – 78 SWS Fach I; 58 SWS Fach II.

Die nach dem Gesetz vorgesehene Ausbildung zum Lehramt an beruflichen Schulen soll im Rahmen einer Ländervereinbarung in den Hochschulen Berlins erfolgen.

Für die erziehungswissenschaftliche Ausbildung wurde eine Verkürzung des Umfangs auf 28 Semesterwochenstunden vorgenommen, wobei verbindlich auch Lehrveranstaltungen in Schulrecht, Schulverwaltung zu belegen sind. Auch Sonderpädagogisches Orientierungswissen soll im Rahmen der erziehungswissenschaftlichen Ausbildung vermittelt werden.

2.3 Studienordnung als reale Gestaltungsgrundlage eines professionsbezogenen Lehrstudiums

In einem langfristigen Diskussionsprozeß entstanden in interdisziplinärer Zusammenarbeit seit 1994 die Studienordnungen, die einen verläßlichen Rahmen schaffen, um die gewollten Standards durchzusetzen. Tosch stellte 1997 fest: „In der Senatsunterkommission Lehrerbildung (also einer speziellen Unterkommission der Kommission für Lehre und Studium) wurde in den vergangenen zwei Jahren das gigantische Problem der Beratung von Studienordnungen nahezu aller an der Universität vertretenen Lehrämter im Sinne des Modells in Angriff genommen, manch Lehr- und Leerstelle entdeckt, manches Mißverständnis bereinigt.“ „Die im Sommersemester 1994 von einer interdisziplinären Arbeitsgruppe der Universität vorgelegte modulare ‚Studienordnung für das erziehungswissenschaftliche Studium für alle Lehrämter’ (veröffentlicht 1996) setzt die im ‚Potsdamer Modell’ entwickelten Strukturmerkmale und Prinzipien ... konkret um.“ (Bayer/Wildt 1994, S. 142)

Einschränkend ist allerdings zu sagen, daß die vorgesehene inhaltliche Strukturierung im Sinne eines Kerncurriculums insbesondere im Bereich der Pädagogik geöffnet wurde, um größere Wahlfreiräume für die Studierenden zu schaffen. Aber für alle Lehrämter ist vorgesehen, daß *von Anfang an* fachliche und erziehungswissenschaftliche Ausbildung parallel laufen und der Bezug zur pädagogischen Praxis hergestellt wird. Gerade diese Orientierung wird allerdings nach wie vor insbesondere von Fachwissenschaftlern sehr kritisch aufgenommen.

Im ursprünglichen Modell war für alle Lehramtsstudierenden verpflichtend ein Kommunikations- bzw. Gesprächsführungstraining vorgesehen – es konnte in der Studienordnung wegen Personal- und Finanzmangel nicht verankert werden. Gegenwärtig ist es aber gelungen, im Rahmen eines Coachingprogramms zusätzliche Angebote für die Aneignung von Kenntnissen in Kommunikation, für Konfliktlösung und Stressbewältigung zu sichern.

Im Modul 1 – *professionsbezogene Einführung* – ist eine Einführung in die Schulpädagogik (2 SWS) in Vorbereitung des betreuten Hospitationspraktikums in der vorlesungsfreien Zeit bzw. für Studierende des Lehramts Primarstufe (aktuell Lehramt für die Bildungsgänge der Sekundarstufe I und der Primarstufe an allgemeinbildenden Schulen mit Schwerpunktbildung Primarstufe) für ein Integriertes Eingangspraktikum vorgesehen, bei dem studienbegleitend theoretische Einführung und praktische Erkundung verbunden sind. In Psychologie werden in einer Ringvorlesung „Psychologische Grundlagen des Lehrens und Lernens“ (3 SWS) aus mehreren Teildisziplinen vermittelt.

Im Modul 2 – *erziehungswissenschaftliche Fundierung* – ist ein Pflichtseminar in Didaktik (2 SWS) und ein Seminar (2 SWS) in freier Wahl aus den Wahlpflichtbereichen (Bildungstheorien und Pädagogische Anthropologie; Erziehung, Sozialisation, Gesellschaft; Schulpädagogik, Theorie der Schule und des Lehrplans; Historische Pädagogik, Geschichte des Erziehungs- und Bildungswesens; Pädagogische Institutionen und Bildungssysteme im Vergleich)[6] zu belegen. In Psychologie sind Vertiefungsseminare vorgesehen (insgesamt 3 SWS), die die Möglichkeit geben, eigenen Interessen noch besser nachzugehen. In Sozialwissenschaften wird mit einer Lehrveranstaltung (2 SWS) eine der vorgesehenen Wahlpflichtvarianten begonnen.

Im Modul 3 – *erziehungswissenschaftliche Kompetenzerweiterung sowie forschungs- und professionsbezogene Profilierung* – sind in Pädagogik vertiefende Lehrveranstaltungen (6 SWS) zur eigenen Schwerpunktsetzung aus allen Wahlpflichtbereichen bzw. der Didaktik zu belegen. In Psychologie sind neben der Grundvorlesung Psychodiagnostik Vertiefungsseminare (insgesamt 3 SWS) in den angewandten Disziplinen auszuwählen, beispielsweise Diagnostik, Lern- und Verhaltensstörungen sowie Arbeitspsychologie. In Sozialwissenschaften werden mit 4 SWS die Wahlvarianten fortgesetzt.

Ein vorgesehenes *Modul 4* – professions- bzw. forschungsbezogene Spezialisierung – soll zu Zusatzqualifikationen und -kompetenzen führen (beispielsweise Beratungslehrer, Qualifikationen im Bereich der Umweltbildung u.a.m.). Es ist allerdings bisher nicht mit konkreten Angeboten angegangen worden.

6 Die Wahlpflichtbereiche und Didaktik als Teilgebiet 4 sind zugleich Teilgebiete für den Pädagogikanteil in der Ersten Staatsprüfung, wobei für die mündliche Prüfung in Abhängigkeit vom gewählten Bereich der Arbeit unter Aufsicht (Klausur) insgesamt *vier* Teilgebiete aus Pädagogik, Psychologie und Sozialwissenschaften vorzuschlagen sind.

In den Modulen 1 bis 3 sind die oben gekennzeichneten Praktika als studienleitende Elemente verankert, die allerdings in unterschiedlichem Maße mit dem Prozeß der theoretischen Auseinandersetzung verbunden sind (insbesondere das Praktikum in psychologisch-pädagogischen Handlungsfeldern ist weitgehend unabhängig).

Mit den *Festlegungen der Studienordnung* liegt eine praktikable Basis für die Realisierung der oben genannten Kerngedanken des „Potsdamer Modells“ vor. Aber Bärbel Kirsch, mehrjährige Prorektorin für Lehre und Studium, bemerkt in einer Bilanz in der Potsdamer Universitätszeitung: „Die Durchsetzung des Anliegens des ‚Potsdamer Modells' steht und fällt mit dem Willen aller, die Lehramtsausbildung als wichtiges Anliegen der universitären Ausbildung zu betrachten.“ (Potsdamer Universitätszeitung PUTZ 2001, 1/2, S. 11)

Inzwischen wurde eine Studienordnung beschlossen, die notwendige Modifikationen durch das Lehrerbildungsgesetz berücksichtigt.

2.4 *„Querstrukturen“ als mögliche Garanten der Kooperation zwischen Fächern, Fachdidaktiken und Erziehungswissenschaft/Psychologie*

Zur Durchsetzung des Anliegens des „Potsdamer Modells“ waren zur Sicherung der notwendigen Funktionen der Kooperation und Koordination der gemeinsamen professionsbezogenen Lehrerbildung und Forschung *Interdisziplinäre Zentren* vorgesehen. Besonders bedeutsam für das Anliegen des „Potsdamer Modells“ war die Gründung der Zentren für pädagogische Forschung und Lehrerbildung sowie für Lern- und Lehrforschung, in denen insbesondere Pädagogen, Psychologen, Sozialwissenschaftler und Fachdidaktiker eine institutionelle Basis der gemeinsamen Arbeit fanden. Daneben wurde das Zentrum für Jugend- und Sozialisationsforschung gegründet.

Das *Zentrum für Lern- und Lehrforschung* richtete seine Aufmerksamkeit insbesondere auf die gemeinsame Konzipierung entsprechender Untersuchungen. In Kolloquien und Werkstattgesprächen wurden theoretische Positionen und praktische Untersuchungsergebnisse diskutiert, Forschungsprojekte entwickelt.

Das *Zentrum für pädagogische Forschung und Lehrerbildung* widmete sich in Arbeitsgruppen in interdisziplinärer Zusammensetzung insbesondere Kernfragen des „Potsdamer Modells“: Gestaltung der Praktika (am Zentrum war auch das Praktikumsbüro angesiedelt, das wichtige Aufgaben der Organisation der Praktika ausfüllte), Gestaltung einzelner Kernelemente des Modells (z.B. Einführung in die Schulpädagogik, Zusammenwirken von Pädagogen, Psychologen und Sozialwissenschaftlern in den Praktika), Verbindung zwischen 1. und 2. Phase der Lehrerbildung.

Gegenstand der Arbeit des Zentrums waren beispielsweise gemeinsame Kolloquien, in denen die Ausbildung in Fachdidaktik im Verhältnis zum Fach diskutiert wurde. Es wurden Begegnungen und inhaltliche Diskussionen mit Hauptseminar-

und Fachseminarleitern unterschiedlicher Studienseminare (beispielsweise Potsdam und Bernau) sowie Hospitationen bei Unterrichtsbesuchen in der 2. Phase organisiert. Zur Diskussion wichtiger Fragen der Potsdamer Lehrerbildung, auch mit Lehrern in der Praxis, entstand die Zeitschrift „Kentron“, die wichtige Probleme der Lehrerbildung „aufspießen“ wollte. Ihr Erscheinen mußte mit Auflösung des Zentrums eingestellt werden, die Zeitschrift ist jetzt aber wiederbelebt worden.

Zugleich wurden eine Reihe von Forschungsprojekten (mit Schulen in der Region und international) realisiert, wie sie insbesondere von außen angeboten bzw. gezielt angeworben wurden.

Trotz großer persönlicher Initiativen und Anstrengungen der in beiden Zentren Tätigen hielten die vorgelegten Ergebnisse einem Evaluierungsprozess – der allerdings vorrangig aus der Sicht von Ressourcen geführt wurde – nicht stand, und beide Zentren wurden mit Senatsbeschluß zum 1.5.1999 aufgelöst. Gegründet wurde dafür eine *Zentralstelle für Lehrerbildung,* bei der jetzt auch das Praktikumsbüro als wichtige Anlaufstelle für alle Lehramtsstudierenden der Universität Potsdam angesiedelt ist. Seit Januar 2000 existiert eine *Lehrerbildungskommission,* die als Beratungsgremium des jeweiligen Vizepräsidenten für Lehre und Studium dient und dem Rektorat direkt unterstellt ist. Ihre Schwerpunktaufgaben sind:

- Erarbeitung von Beschlußempfehlungen zu Lehramtsstudienordnungen, Koordinierung und Evaluation des Lehrangebots;
- Erarbeitung von Beschlußvorgaben für die Sicherung des Lehrangebots;
- qualifizierte Mitwirkung bei der Ausschreibung und der Besetzung von den der Lehrerbildung gewidmeten Professuren;
- Verzahnung mit den Studienseminaren und dem Staatlichen Prüfungsamt.

Gegenwärtig ist in der Diskussion eine *erneute* Gründung eines *Zentrums für Lehrerbildung*, wozu es aber in einzelnen Gremien noch sehr unterschiedliche Profilierungsanliegen gibt. Zwei entscheidende Fragen müssen zufriedenstellend geregelt werden. Erstens die Kompetenzfrage: Wird das Zentrum Angebote des Lehramtsstudiums lediglich koordinieren oder darüber hinaus auch das Lehramtsstudium als *Studiengang* aktiv gestalten können? Zweitens die Forschungsfrage: Das „Potsdamer Modell“ legt großen Wert auf die Profilierung der Forschung besonders im berufsbezogenen Bereich der Ausbildung in allen drei Phasen, so daß in einem solchen Zentrum die entsprechende Ausstattung mit Personal- und Sachmitteln vorgesehen sein muß.

2.5 Zwischen Anspruch und Wirklichkeit – Vom Auf und Ab in der Didaktikausbildung

Mit diesen Worten überschreibt Bernd Meier seinen bilanzierenden Beitrag in der PUTZ[7]. Er konstatiert einen vielversprechenden Anfang, bei dem für alle Fachdidaktiken eine C4-Professur vorgesehen war: „Nicht nur mit der Absenkung der Professorenstellen auf 190 [der Gesamtuniversität] geriet dieser Prozeß ins Stocken. Die Ursachen hierfür sind gewiß vielfältig und tragen sowohl objektiven als auch subjektiven Charakter“ (S. 12). Als einen Grund erwägt er den Rückgang der Lehrerstudierenden im Vollzeitstudium an der Universität bei steigenden Gesamtzahlen der Studierenden (1991/92: 2.452 von insgesamt 6.202 Studierenden; 1997/98: 1.256 von 11.015 als bisher unterste Anzahl und danach wieder ansteigend 2001/02: 1.989 von 13.254 Studierenden).

Gleichwohl betrachtet Meier die Zustimmung der Bewerber auf Professuren zum „Potsdamer Modell“ der Lehrerbildung doch eher als ein Lippenbekenntnis und kritisiert die fehlende Unterstützung seitens der Landesregierung (Kultus- und Wissenschaftsministerium), denn von dort kamen auch Vorschläge, auf die Didaktikprofessuren grundsätzlich zu verzichten.

In der aktuellen Diskussion beim Stand der Professorenausstattung von 190 sind sowohl in der Naturwissenschaft als auch in den Fremdsprachen Überlegungen zu disziplinübergreifenden Didaktikprofessuren im Gange bzw. bereits im Auswahlprozess. Denkbare Synergien in der Gestaltung von gemeinsamen, aber teilweise doch recht divergenten Lernfeldern müssen sich allerdings erst bestätigen.

Bernd Meier schätzt bilanzierend ein: „So litten die Fachdidaktiken unter dem Problem der vakanten Stellen und konnten die Fachwissenschaften kaum an gemeinsame Projekte binden und eine führende Rolle in der hochschuldidaktischen Gestaltung der akademischen Lehre übernehmen“ (ebd.). Er relativiert: „Diese düstere Bilanz kann insofern aufgehellt werden, daß die Lehrevaluationen die Professionsorientierung der Fachdidaktiken bestätigen und den fachdidaktischen Praktika eine herausragende Stellung bescheinigen“ (ebd.).

1997 wurde an der Universität der *Arbeitskreis Fachdidaktiken* gegründet, der u.a. jährlich mit einem „Tag der Fachdidaktik“ hervortritt, wobei Ergebnisse von

7 Allein die Tatsache, daß in der Universitätszeitung ein Viertel des Umfangs des Heftes 1/2-2001 der Lehrerbildung gewidmet wird, ließ hoffen, daß Lehrerbildung als wichtiger Profilbereich der Universität ernst genommen werden würde. So geschah es dann in den folgenden Beschlüssen des Senats der Universität Potsdam, nicht zuletzt aufgrund eines positiven Votums nach einer Evaluierung der Potsdamer Lehrerbildung durch den Wissenschaftsrat (vgl. unten Abschnitt 3). 2002 ist ein weiteres Heft der Universitätszeitung (vgl. PORTAL 3-4/02) unter dem Motto: „Nach PISA: Reformbedarf auch für die Lehrerbildung“ erschienen, in dem Reformversuche dargestellt sind und Kritiken an der zurückgehenden Entwicklung der Fachdidaktiken geäußert werden. Aber es werden eben auch einseitige Forderungen der Fachwissenschaften laut, diese auf Kosten der Erziehungswissenschaftlichen Ausbildung zu erweitern.

durch das Bildungsministerium geförderten empirischen Untersuchungen bzw. die Ergebnisse der gemeinsamen Anstrengungen der Fachdidaktiker in der Evaluation und Weiterentwicklung der brandenburgischen Rahmenpläne der Sekundarstufe I im Pädagogischen Landesinstitut Brandenburg (PLIB) diskutiert werden.

2.6. Lehrerstudium aus der Sicht der Studierenden

Am 12. Dezember 1996 wurde vom Senat der Universität ein „Potsdamer Modell der Lehrevaluation“ bestätigt und seitdem kontinuierlich realisiert. Allerdings sind die Ergebnisse in bisherigen Darstellungen fakultätsbezogen ausgewiesen, so daß keine spezifischen Aussagen zur Lehrerbildung möglich werden.

Im Studienjahr 2000 hat deshalb eine Arbeitsgruppe beim Dekan der Humanwissenschaftlichen Fakultät zur Reorganisation des Erziehungswissenschaftlichen Studiums eine beständige Evaluierung der Lehrveranstaltungen des Erziehungswissenschaftlichen Studiums institutionalisiert. Das Instrumentarium – eine Befragung der Studierenden – wird gegenwärtig durch Begleitevaluationen weiter qualifiziert. Bisher zeigen die Einschätzungen in den einzelnen Lehrveranstaltungen in der Regel eine breite Streuung.

Parallel dazu hat Roswitha Lohwaßer im Rahmen der *Zentralstelle für Lehrerbildung* im Auftrag der Lehrerbildungskommission eine Befragung von Studierenden in Lehramtsstudiengängen organisiert[8], wobei insbesondere die Vorbereitung, Betreuung und Nachbereitung der Praktika sowie die Wirkung der Praktika beim einzelnen Studierenden eingeschätzt wurde. Diese Voruntersuchung befindet sich im Stadium der Auswertung – einige Aspekte seien hier nur angedeutet:

Befragt wurde eine Auswahl von Studierenden, dabei waren 132 zum Hospitationspraktikum und 85 zum zweiten Praktikum (Praktikum in pädagogisch-psychologischen Handlungsfeldern) beteiligt. Ergänzt wurde diese Analyse durch Einzelbefragungen.

- Faßt man die beiden positiven Werte einer 5stufigen Skala von 0 (gar nicht) bis 4 (in besonderem Maße) zusammen, so bewerten 90 von 132 die Vorbereitung des Hospitationspraktikums *bzw. des Integrierten Eingangspraktikums* positiv. Ebenfalls positiv bewertet werden Betreuung und Auswertung, wobei sich die gemeinsame Arbeit in kleinen Gruppen zur theoretischen Vorbereitung und bei der Hospitation an der Schule auszahlt, weil sich auch die Professorinnen und Professoren bewußt regelmäßig in dieses Ausbildungselement einschalten. Es wird allerdings in Einzelgesprächen auch die unterschiedliche Vorgehensweise

8 Voruntersuchung zu den Theorie-Praxis-Beziehungen im Lehramtsstudium 2000/2001. Arbeitsgruppe der Lehrerbildungskommission (J.C. Brunstein, B. Meier, B. Muszynski, A. Land, R. Lohwaßer). Erster Entwurf, Potsdam 2001.

und Schwerpunktsetzung der einzelnen Seminarleiter (was durchaus nicht negativ sein muß!) sichtbar. Aus der konkreten Zusammenarbeit in überschaubaren Gruppen bilden sich durchaus auch persönliche Beziehungen, die im weiteren Studium aufgegriffen werden. Mit steigender Zahl der zu betreuenden Studierenden ist diese Vorbereitung und Betreuung in Kleingruppen aber immer schwerer kapazitär abzudecken.
Die Studierenden schätzen besonders die in den Hospitationswochen und der Auswertungswoche durchgeführten Diskussionen (Einzel- und Gruppenkonsultationen), um ihre Beobachtungsergebnisse einzuordnen und zu werten. Gefordert ist ein Praktikumsbericht, den die Studierenden als eine erste Bewährungssituation in ihrem Studium sehen. Am konkreten Beispiel werden ihnen Grundzüge wissenschaftlichen Arbeitens klar. In den Pflichtveranstaltungen zur Didaktik wird bewußt von diesen Praktikumserfahrungen ausgegangen, was allerdings teilweise dadurch erschwert wird, daß nicht wenige Studierende diese Veranstaltung erst geraume Zeit nach dem Praktikum belegen.

- Für das Praktikum in pädagogisch-psychologischen Handlungsfeldern *ist* eine gesonderte vorbereitende Lehrveranstaltung nicht vorgesehen, Absprachen zur Vorbereitung und Betreuung finden individuell statt. Nur 17 von 85 Befragten fühlen sich ordentlich vorbereitet. Recht kritisch wird auch die Betreuung und Nachbereitung im zweiten Praktikum eingeschätzt. Positiv dagegen sind die Einschätzungen zur Wirkung der Praktika: 111 von 132 Befragten im Hospitationspraktikum; 81 von 85 im 2. Praktikum bestätigen Freude beim Umgang mit Kindern und Jugendlichen; 93 von 132 bzw. 61 von 85 fühlen sich in ihrer Motivation bestätigt, Lehrer zu werden; 76 von 132 bzw. 56 von 85 geben an, für das Studium unverzichtbare Erfahrungen gesammelt zu haben.
- Regelmäßig erfolgt auch eine gemeinsame Auswertung des Integrierten Eingangspraktikums im Bereich der Grundschulpädagogik, bei der die Studierenden die motivierende und zugleich selbstüberprüfende Funktion dieser Praxisbeziehung hervorheben. Durch teilweise mögliche Selbsterprobung in lehrenden Funktionen werden durchaus auch Entscheidungen der Studierenden über ihre Eignung für den Umgang mit jüngeren Schülern möglich. Das Lehrerbildungsgesetz (1999) läßt eine solche integrative Eingangsphase in allen Lehrämtern zu, deren Realisierung allerdings auf deutliche Grenzen seitens der Einsicht der Fachwissenschaftler, aber insbesondere der personellen Kapazität stößt.

Betrachtet man Aussagen von Studierenden bzw. Lehramtsanwärtern in der schon erwähnten PUTZ (2001, 1/2, S. 13–16), so gehen sie teilweise mit der Ausbildung hart ins Gericht, werden aber mit ihren Vorstellungen einer akademischen professionsbezogenen Lehrerbildung nicht immer gerecht. Sie vermissen bei allen vorgesehenen Praktika einen noch stärkeren Praxisbezug, insbesondere im eigenen Unterrichten (so in einer Zukunftswerkstatt mit Rosemarie Neumann, S. 15). Die angestrebte Koordination der Teilbereiche des Lehrerstudiums wird von ihnen teilweise im starkem Maße vermißt. – „Es war Stückwerk“ formuliert André Falk (S. 16).

Frederik Ahlgrimm glaubt: „Ein Großteil der theoretischen Beiträge kann problemlos ersetzt werden durch Rollenspiele, Kommunikationstraining und unterrichtspraktische Übungen“ (S. 13). Mathias Iffert, Lehrer an einer Potsdamer Schule, hebt den notwendigen Bezug zwischen den beiden Phasen der Lehrerbildung hervor: „Deshalb müßten die Didaktiken viel enger mit den jeweiligen Fachseminaren zusammenarbeiten. Das wäre Voraussetzung, daß an der Universität Unterrichtsplanungen, Unterrichtskonzepte, vor allem Unterrichtsmethodik vorbereitet werden können. Nur so seien die Studierenden schon im Studium gezwungen, ihre eigene Lernmethodik zu reflektieren und zu professionalisieren.“ (S. 14)

3. Lehrerbildung im Prozeß der Struktur- und Entwicklungsplanung der Universität

Im Januar 2000 legte der Wissenschaftsrat eine Stellungnahme zu den geistes- und sozialwissenschaftlichen Fakultäten der Universität Potsdam vor: „Der Wissenschaftsrat bewertet das Potsdamer Modell der Lehrerbildung mit seiner starken erziehungswissenschaftlichen Komponente und dem Bemühen, Praxiselemente in das Studium einzubauen, als höchst anspruchsvoll und positiv. Es erweist sich als attraktiv für Studieninteressenten.“ (S. 74) Es wird empfohlen, Prioritäten zu setzen, um nicht durch Stellenmangel die Diskrepanz zwischen Anspruch und Realisierung weiter zu vergrößern. Dazu sollen die Ausbildung im berufsbildenden Lehramt und im Aufbaustudium Sonderpädagogik eingestellt werden und im Fachangebot der Lehrerbildung Abstimmungen mit den Berliner Universitäten erfolgen.

Auf der Grundlage solcher Einschätzungen und unter dem Zwang der oben gekennzeichneten Stelleneinschränkungen findet seit Februar 2000 ein intensiver Diskussionsprozeß zur Strukturentwicklung der Universität statt, der zur Konzentration und Bündelung von Ressourcen in *Profilbereichen* führen soll. In diesem Prozeß ist nunmehr unbestritten, daß Lehrerbildung auch weiterhin eine der zentralen Aufgaben der Universität sein wird.

Im Rahmen dieses Diskussionsprozesses arbeitete beim Dekan der im Jahre 2000 aus der Philosophischen Fakultät II gegründeten Humanwissenschaftlichen Fakultät die oben schon erwähnte Arbeitsgruppe zur Reorganisation des erziehungswissenschaftlichen Studiums, zog u.a. erste Schlußfolgerungen für die bessere Kooperation und Koordination aller beteiligten Bereiche sowie für die Gestaltung der Staatsprüfungen. Ein konkretes Ergebnis dieser Bemühungen war auch das im Wintersemester 2000/01 erstmals vorgelegte gemeinsame kommentierte Lehrveranstaltungsverzeichnis aller an der erziehungswissenschaftlichen Ausbildung beteiligten Bereiche. Es erfolgte auch die Anpassung der Studienordnung an die neuen Festlegungen des Lehrerbildungsgesetzes von 1999.

Erziehungswissenschaft/Lehrerbildung ist nach jetzigem Diskussionsstand neben Kognitionswissenschaften *tragender Profilbereich* in der Humanwissenschaftlichen Fakultät, in dem weitere Fakultäten mitwirken werden. Die Fakultät erhält somit die Aufgabe, die Lehrerbildung an der Universität zu koordinieren. In diesem Prozeß soll es auch zu einer Ausweitung und Systematisierung der Zusammenarbeit mit der Berliner Lehrerbildung kommen. „Dabei geht es u.a. um die Modularisierung (auch) der fachdidaktischen Ausbildung, die engere lehrkonzeptionelle Verzahnung erziehungswissenschaftlicher und fachdidaktischer Studien sowie um mögliche Synergien durch die Gestaltung von Lernfelddidaktiken.“ (Meier in PUTZ 2001) Das wird weiterführende konzeptionelle Überlegungen zur inhaltlichen und organisatorischen Gestaltung dieser Prozesse in der Humanwissenschaftlichen Fakultät erfordern. Eine notwendige Gründung eines „Zentrums für Lehrerbildung“ mit akzentuierten Aufgabenstellungen ist in der Diskussion.

Der weitere Profilierungsprozeß der Universität muß zweifellos in der gesamten Universität zu einem Aufschwung der *inhaltlichen* Diskussion zur weiteren Ausgestaltung der im „Potsdamer Modell“ angelegten positiven Ansätze einer professionsbezogenen Lehrerbildung führen. Sicher sind dabei auch die Positionen des „Potsdamer Modells“ mit den aktuell starken Trends der Konstruktion von Bachelor- und Master-Studiengängen zu konfrontieren. Den Ideen des „Potsdamer Modells“ wird damit eine erneute Bewährungsprobe bevorstehen. Der Erfolg wird in starkem Maße einerseits von der allgemeinen Einsicht aller Hochschulangehörigen in die Bedeutung einer berufsbezogenen Lehrerbildung abhängen, andererseits aber insbesondere vom Engagement und der persönlichen Initiative jeder einzelnen in der Lehrerbildung mitwirkenden Lehrkraft.

Reflektierte Berufserfahrung und subjektiver Qualifikationsbedarf

Eine Interview-Pilotstudie mit Lehrerinnen und Lehrern an Schulen in Ulm. Fragestellungen – Vorgehensweise – Ergebnisse[1]

Zusammen mit Herbert Hertramph

1. Fragestellungen

Die hier berichtete Untersuchung, gefördert von der Deutschen Forschungsgemeinschaft, ging der Frage des Zusammenhangs von reflektierter Berufserfahrung und subjektivem Qualifikationsbedarf bei Lehrern nach. Vereinfacht kann die Fragestellung der Studie so formuliert werden: Wo, wann und wie lernt ein Lehrer eigentlich das, was er „für den Beruf braucht"? Welches waren die Lerngeschichten, die Lernanlässe, die Lernszenarien? Das Vorhaben versuchte, durch Interviews Lerngeschichten aus Lernsituationen zu rekonstruieren, Einflußfaktoren festzustellen und charakteristische Elemente der kognitiven Struktur von Lernergebnissen herauszuarbeiten.

Damit sollte eine – wenn nicht *die* entscheidende – Voraussetzung erarbeitet werden für das, was – im Anschluß an die heute akuten Herausforderungen der Schulen – als „schulinterne Schulreform" bezeichnet wird. Mit der hier begonnenen Untersuchung der *subjektiven Voraussetzungen* von „schulinterner Schulreform" sind enge Berührungspunkte zur „schulinternen Lehrerfortbildung SCHILF" gegeben (Miller 1992, Greber 1993). Es gibt aber auch einen charakteristischen Unterschied: Bei SCHILF handelt es sich um ein Konzept der Lehrerfortbildung aus der Praxis für die Praxis (mit einer gewissen Reichweite in die Organisationsentwicklung einer Schule), ausgehend von konkreten Problemfeldern und Konfliktfällen im Schulalltag eines Kollegiums. Unser Forschungsvorhaben bezog sich jedoch auf eine der subjektiven *Voraussetzungen* dieser Fortbildung auf Seiten des Lehrpersonals: die Rekonstruktion des Zusammenhangs von reflektierter Berufserfahrung und subjektivem Qualifikationsbedarf, ohne dessen Kenntnis das Potential für die erforderlichen Transformationsprozesse in Schule und Unterricht nicht kreativ aufgenommen und ausgeschöpft werden kann.

Mit dem Thema „Berufserfahrung und Qualifikationsbedarf" soll zum Ausdruck gebracht werden, daß die gängige Behauptung in Frage gestellt wurde, mit Hilfe der

1 In verkürzter Form zuerst erschienen in: Buchen, S., u.a. (Hrsg.): Jahrbuch für Lehrerforschung. Bd. 1, Weinheim/München 1997, S. 139–163.

Ermittlung von Qualifikationsprofilen und -anforderungen für Lehrerhandeln ließe sich eine Ausbildung konzipieren und durchführen, die eine berufsalltags-orientierte Berufsvorbereitung bzw. -einführung sicherstellen könnte. Alle neueren Untersuchungen – besonders in der Schweiz[2] – zeigen, daß eine solche Vorstellung irrig ist. Der Grund liegt auf der Hand: Es gibt keine Möglichkeit, eine Berufstätigkeit *vor* oder *unabhängig von* den Kontextbedingungen und Handlungsvollzügen ihrer *Ausübung* zu lernen. Gewiß, es gibt Vorbereitungsmöglichkeiten, aber diese sind – wie jedermann weiß – nur von sehr begrenzter Reichweite und wahrscheinlich von entsprechend begrenztem Nutzen. Und vergleicht man zum Beispiel die diagnostisch-therapeutische Arbeit eines Arztes oder Therapeuten mit nur *einem* Patienten und die Komplexität des Geschehens im Klassenzimmer – richtiger: in vielen Klassenzimmern im 45-Minuten-Takt – mit *vielen* Schülern, auf die ein Lehrer ununterbrochen reagieren muß (können sollte), bezogen auf die Differenz der Ausbildungsdauer eines Facharztes und eines Fachlehrers, dann wird deutlich, wie unvorbereitet ein Lehrer in seinen Berufsalltag geschickt wird und welche Herausforderung Lehrerhandeln tatsächlich darstellt.

Die mangelhafte Vorbereitung des Lehrers bezieht sich ganz besonders auch auf den Umstand, daß er als Einzelner es immer mit *Gruppen* zu tun hat. Weil Lehrer *darauf* nicht vorbereitet werden, nehmen sie die Schüler auch nicht als Gruppe(n) wahr und organisieren in der Regel keine *Gruppenarbeit* als Lern- und Arbeitsform. Es bleibt nur eine „Rettung“: der fragend-entwickelnde Frontalunterricht mit Tafelanschrieb. Dieser Berufsalltag erzeugt einen eigenen Qualifikationsbedarf, den der Lehrer in der Regel dadurch deckt, daß er an der erfolgreichen Pragmatik seines *eigenen* Alltagshandelns lernt. Eine andere Lernmöglichkeit steht ihm empirisch übrigens auch gar nicht zu Verfügung. Es sollte deshalb herausgefunden werden, wie diese Lerngeschichten verlaufen sind, was sie charakterisiert und welcher Qualifikationsbedarf von daher sich zeigen läßt, sowohl für die Berufsvorbereitung (1. und 2. Phase)[3] als auch in Sonderheit für die Fort- und Weiterbildung.

Die Untersuchung konnte nicht das gesamte Geflecht von externen (gesellschaftlichen, bildungspolitischen, arbeitsmarktrelevanten) und internen (pädagogischen, klientelbezogenen) Anforderungen an die Schulen und die Lehrer- sowie Schülerschaft untersuchen, sondern beschränkte sich auf ein sinnvoll isolierbares Handlungspotential: die „kognitiven Muster“, die – implizit oder explizit – das Pro-

2 Oft rezipiert sind die Ergebnisse von Huberman (1991, 1993), die sich auf den *ganzen* beruflichen Zeitraum beziehen. Auch die Studie von Hirsch (1990), die eine *Typenbildung* der Lehreridentität versucht, findet zunehmend Beachtung. Weniger bekannt, aber ebenfalls in unseren Zusammenhängen sehr interessant ist die Dissertation von Bräm (1994), eine Befragung zum Studium und zur ersten Berufspraxis.

3 Die Vorbereitung auf das Lehramt weist in Baden-Württemberg noch eine Besonderheit auf: Während das Studium an Pädagogischen Hochschulen mehrere Schulpraktika einschließt, erfolgte die universitäre Ausbildung zum gymnasialen Lehramt bis 2001 ohne jeden Praxisanteil. Jetzt ist ein Praxissemester (auch in zwei Blöcken während der vorlesungsfreien Zeit) vorgeschrieben.

fessionsbewußtsein von Lehrerinnen und Lehrern modellieren und ihr alltägliches berufliches Handeln steuern. Im Zentrum des Interesses standen also *nicht* die dokumentierbaren manifesten Handlungsvollzüge von Lehrerinnen und Lehrern, *nicht* die Fragen nach „gutem“ oder „schlechtem“ Unterricht, *nicht* die fachlichen Qualifikationen, *nicht* Belastungsfaktoren, *nicht* Kausalzuschreibungen von Ausbildungseffekten und Qualität des Lehrerhandelns, sondern die Genese der Tiefenstrukturen ihrer „Einstellungen“ und Handlungs-„Muster“, die das manifeste Handeln und Verhalten beeinflussen oder steuern, vielfach durchaus „unbewußt“. Anders ausgedrückt: Diese kognitiven Muster bilden *individuelle* Alltagstheorien, deren Regeln das Lehrer-Handeln bestimmen. Auf der Grundlage dieser Deutungsmuster wird das Alltagsgeschehen interpretiert und bewertet.

Unser Untersuchungsziel war es, diese „kognitiven Muster“ herauszufinden. Dabei wird die Genese der Alltagstheorien nicht als festgelegter Verlauf, sondern als kontingenter Prozeß gesehen, der je nach Ausgangspunkt, Werdegang, Persönlichkeit und Rahmenumständen sehr unterschiedlich sein muß. Grundlegende strukturelle Faktoren – z.B. Art der Ausbildung, zeitgeschichtliche Umstände, Generationszugehörigkeit, Schulform – kamen bei der Erhebung von selber zur Sprache und mußten bei der Analyse berücksichtigt werden.

Eine wichtige Aufgabe der Biographie-Forschung ist für Terhart (1994, S. 13) der Vergleich mit anderen Berufen (z.B. Ingenieure, Verwaltungsbeamte, Sozialarbeiter). *Vergleichende* Untersuchungen bieten den Vorteil, daß sich mit ihrer Hilfe die Spezifika des jeweiligen Untersuchungsgegenstandes präziser herausarbeiten lassen. Sie führen den Nachteil (das Problem) mit sich, daß ein *tertium comparationis* konstruiert werden muß, das einen Vergleich allererst erlaubt. Die Konstruktion der Vergleichsmöglichkeiten muß forschungslogisch unausweichlich sehr viele charakteristische Aspekte eines Untersuchungsgegenstandes sozusagen einebnen, woran am Beginn einer Pilotstudie nicht gelegen sein konnte. Deswegen wurden z.B. auch nicht die schweizerischen Studien repliziert. Wohl aber suchen wir Vergleichsmöglichkeiten *innerhalb* der Lehrerschaft (Schultypen und -stufen; männlich/weiblich; Teilzeit/Vollzeit; Fächer bzw- Fachkombinationen; allgemeinbildende/berufliche Schulen usw.).

Die Pilotstudie konnte nicht der *Überprüfung* von Hypothesen, sondern mußte der *Ermittlung* von Daten (i. S. der Fragestellung) und der *Konstruktion* von berufsbiographisch-genetischen Mustern von Lerngeschichten dienen (ähnlich das Konzept der *grounded theory* von Glaser/Strauss 1989). Im Vordergrund standen daher die Dokumentation und Auswertung von Lehrer-Lerngeschichten, zum einen im Hinblick auf die Ermittlung von *Schlüssel-Szenarien*, die Lernprozesse eingeleitet haben, zum anderen im Hinblick auf die Rekonstruktion der *kategorialen Verarbeitung* dieser Erfahrungsprozesse, deren Ergebnis die „kognitiven Muster“ als Steuerungspotentiale im Alltagshandeln sind.[4] Weitere Charakteristika dieser Pilotstudie waren, daß

- die Untersuchungsfragen noch nicht fest umrissen sein konnten, sondern *offen* sein mußten;
- das Ziel damit verbunden war, auf *neue* Fragestellungen zu stoßen;
- an deren Ende *präzisierte* Fragestellungen stehen sollten, die durch vertiefend angelegte Untersuchungen zu überprüfen waren.

Das Hauptaugenmerk lag daher auf der *Entdeckung* von möglichst interessanten, gegensätzlichen und typischen Einzelfällen. Nur: Was „typisch" ist, konnte nicht vorab bestimmt werden, es ergab sich erst im Untersuchungsverlauf. Außerdem: Die Konstruktion einer Stichprobe im statistisch „sauberen" Sinn war aussichtslos, weil die Bereitschaft zu einem Interview freiwillig ist und diese Freiwilligkeit immer schon nur einen bestimmten Ausschnitt der möglichen Interviewpartner erfaßt.[5]

Auf der Grundlage der bisherigen Forschung und unserer eigenen theoretischen Vorüberlegungen konnten zwar Fragestellungen umrissen werden, die für unsere Untersuchung von Interesse waren, aber erst *während* der Pilotstudie mußte sich zeigen, ob Erwartungen und Annahmen zutreffend waren.

4 Eine solche Untersuchung wurde in anderem Zusammenhang schon einmal konzipiert und erfolgreich durchgeführt. Es handelt sich um die DFG-geförderte Studie über „Kindheit und Jugend in einem württembergischen Dorf vor dem Ersten Weltkrieg", deren Ergebnisse in zwei Büchern mitgeteilt wurden: Susanne Mutschler: Ländliche Kindheit in Lebenserinnerungen. (Untersuchungen des Ludwig-Uhland-Instituts der Universität Tübingen, Bd. 64.) Tübingen 1985, S. 108ff. und S. 134ff.: Verarbeitungskategorien bzw. Verarbeitungsform der Kindheitserfahrungen. – Andreas Gestrich: Traditionelle Jugendkultur und Industrialisierung. (Kritische Studien zur Geschichtswissenschaft, Bd. 69.) Göttingen 1986, bes. S. 172ff.

5 Daran kann man Statistikprobleme abarbeiten, wenn es um Generalisierungen geht. Das hermeneutische Interesse jedoch richtet sich in diesem Zusammenhang auf das Typische, d.h. auf den bedeutungsvollen Einzelfall, der erst verständlich macht, was als das Generelle gelten könnte. Das muß die Folgerungen nicht von vornherein *der Sache nach* relativieren, sondern zeigt nur die unvermeidlichen forschungs*praktischen* Grenzen solcher Vorhaben. Intensive Interviews, in deren Verlauf zudem sehr persönliche Aspekte und Erlebnisse zur Sprache kommen, können nur auf freiwilliger Basis durchgeführt werden. Zwar standen dank der Zustimmungen des Ministeriums für Kultus und Sport in Stuttgart, des Oberschulamts Tübingen und des Staatlichen Schulamts Ulm keine „formalen Barrieren" der Durchführung entgegen, dennoch konnten wir sicherlich keinen „repräsentativen" Querschnitt erhalten, an dem uns aus den genannten Gründen auch gar nicht gelgen sein *kann*. Wer seine Berufsbiographie als „gescheitert" ansieht, wer resigniert, wer sich zurückgezogen hat, der wird sich in der Regel nicht für ein solches Interview zur Verfügung stellen (es sei denn, um sich einmal „auszusprechen"). Dies ist nicht zu vermeiden, aber hinnehmbar unter dem Blickwinkel, daß das Anliegen unserer Untersuchung nicht die prozentuale Aufschlüsselung von Lehrergruppen, sondern vielmehr das Ermitteln des oben beschriebenen Aspekts der *Authentizität* ist.

2. Vorgehensweise

Um „kognitive Muster" zu ermitteln, mußten Berufsbiographien *als Lerngeschichten* rekonstruiert werden. Dies geschah durch Einzel- und Gruppeninterviews. Die Interviews konzentrierten sich *nicht* auf die üblichen Fragenkomplexe der aktuellen Lehrerforschung (Berufsbelastung und -zufriedenheit, Selbsteinschätzung und deren Veränderungen über die Zeit, Bewertung der Ausbildungsinhalte und -phasen usw.). Vielmehr standen im Zentrum von Interviews und Berichten *jene Szenarien*, die es dem Interviewten nahelegten und erlaubten, seine eigenen Erfolge und Mißerfolge beruflichen Handelns aus *seiner Sicht* als Lernprozesse zu rekonstruieren. Auf diese Weise wurde die Dimension des *subjektiven* Qualifikationsbedarfs sichtbar: denn der einzelne Lehrer, die einzelne Gruppe und ein Kollegium messen sich alltäglich ja *nicht* an *formalisierten* Qualifikationskatalogen und -profilen, sondern – individuell oder kollektiv – an *ihrer eigenen* Lerngeschichte, an *ihren situativen* Arbeitsbedingungen, an *ihrer* Schülerschaft, an *ihrem* spezifischen pädagogischen Auftrag usw.

Das Interview verzichtete auf zuvor ausformulierte Fragen und regte den Gesprächspartner an, *selber* seine Erinnerungsarbeit auf die für *seine* Lerngeschichte wichtigen Szenarien und Erfahrungen zu richten und das für *ihn* charakteristische Selbstbild zu resümieren. Der Befragte sollte *selbst* zu Worte kommen, sollte *selbst* die Schwerpunkte des Gesprächsverlaufs bestimmen. Dies ist für die spätere Analyse grundlegend, weil es um die Erfassung bzw. Rekonstruktion von „kognitiven Mustern" im *Bewußtsein* des Interviewten geht. Allerdings waren die Interviewer bemüht, diejenigen Themenfelder (Szenarios) anzusprechen, die für die Fragestellung der Untersuchung von Bedeutung waren, damit nachher auch Struktur- und Vergleichsdaten zur Verfügung standen. Wir orientierten uns daher am Ansatz des „problemzentrierten Interviews" (Witzel 1982).

Die Einschränkungen, denen qualitativ generiertes Datenmaterial unterliegt, sind andernorts ausführlich diskutiert worden (König/Zedler 1995). Neben den subjektbezogenen Interpretationen von Geschehnissen unterliegt die Erinnerung selbst verschiedenen Filtern, die manches „glätten", umdeuten oder ausblenden. Unser Ansinnen erstreckte sich ja auch nicht auf die Rekonstruktion „objektiver" Geschehnisse. Die *heutigen*, augenblicklichen Interpretationen waren Gegenstand der Analyse. Nicht *wie* etwas ursprünglich erlebt wurde, sondern wie es *heute* im reflektierten Rückblick artikuliert und interpretiert wird, war die Frage dieser Untersuchung.

Je nach Umständen (Gesprächsbereitschaft, Zeit für Erinnerungsarbeit und Selbstkorrektur) war es erforderlich, weitere Interviews zu führen, um Einzelfragen vertiefend zu behandeln. Dies ist aus mindestens zwei Gründen unabdingbar: zum einen zur *Präzisierung* von Informationen und Deutungen, zum anderen zu deren *Selbstevaluierung* durch den Interviewpartner. Auf diese Weise sollte ein Höchstmaß zwar nicht an „Objektivität", wohl aber an *Authentizität* der erhobenen Befunde sichergestellt werden.

3. Bilanz der ersten Interviews

Einerseits diente das explorative Vorgehen in der Pilotphase nicht der Überprüfung von *Hypothesen*, sondern sollte diese erst generieren. Andererseits konnte *ohne* eigenes Vorverständnis ein solches Projekt nicht begonnen werden. Ob nun geprägt durch eigene Berufserfahrungen, durch Fachliteratur oder einfach durch Annahmen des *common sense:* bestimmte Interviewinhalte, Schilderungen, Erfahrungen wurden erwartet, andere erzeugten überraschende und unerwartete Aspekte.

Es wurden 64 Interviews von jeweils zwei bis drei Stunden Dauer geführt, überwiegend mit Lehrern aus dem gymnasialen und dem berufsbildenden Bereich. Die Mehrzahl der Befragten verfügte über eine Berufserfahrung von über 15 Jahren. Die Tonbandaufzeichnungen wurden verschriftlicht. Diesen Transkripten wurden die Zitate im nachfolgenden Text entnommen.

3.1 Das Studium

Bei Studienbeginn stand – zumindest bei den späteren Gymnasiallehrern – das inhaltliche Interesse für die gewählten Studienfächer im Vordergrund. Bei manchen Befragten ergab sich die Entscheidung für den Lehrerberuf erst während oder am Ende des Studiums. Sofern es sich um universitäre Studiengänge handelte, wurde unterstrichen, daß von den fachbezogenen Studienanteilen „wenig" im Unterricht direkt verwendet werden konnte: „... da ging man jetzt natürlich ganz ins Detail. Da hat man jetzt zwei Semester lang die Karolinger in allen Ausführungen gemacht, und in der Schule macht man das halt grad mal vier Stunden" [lacht] (w G)[6]. Zum Teil wurde diese „berufsferne" Detailaneignung damit entschuldigt, daß es auch um die Schaffung von Hintergrundwissen gegangen sei und ein Lehrer natürlich mehr zu wissen habe, als nur das, was im Lehrbuch steht.[7] Kritischer wurden die Pädagogikanteile – soweit überhaupt vorhanden – der 1. bzw. 2. Phase beurteilt. Diese

6 Die Codierung setzt sich aus Geschlechtszugehörigkeit (w = weiblich, m = männlich) und Schultyp zusammen. Als Abkürzungen für die Schultypen wurden gewählt: G = Gymnasium, RS = Realschule, GH = Grund-/Hauptschule. Um die Lesbarkeit der Interviewzitate zu erhöhen, wurde gelegentlich eine Transposition ins Hochdeutsche vorgenommen, um nicht durch zu große Dialektfärbungen das Verständnis zu erschweren. – In dieser ersten Studie und Auswertung werden diese Codierungen angegeben, um durch die Streubreite die *strukturelle* Bedeutung der Aussagen anzudeuten, die für „die" allgemeinbildenden Schulen Geltung beanspruchen kann. Später erfolgte eine Zuspitzung auf Gymnasium, weil die Studien- und Ausbildungsproblematik sich in pädagogischer und beruflicher Hinsicht besonders defizitär darstellt.

7 Nur in Ausnahmefällen wurde von unseren Befragten das in der Literatur öfters erwähnte Selbstverständnis vom Gymnasiallehrer als „Wissenschaftler" direkt angesprochen: „Weil: der Lehrerberuf ermöglicht gerade in den philologischen Fächern, vor allen diesen speziell, daß ich, wie soll ich sagen, nebenzu den Kontakt zu den Wissenschaften, das klingt jetzt ein bißchen stark, nicht verliere." (m G)

waren oft entweder ungenügend (gemessen an den Anforderungen der späteren Berufspraxis), langweilig oder verfehlt: „Denn wir haben da so, ich weiß noch, den Erikson haben wir gemacht, Kleinkind und so. Das mag ja recht interessant sein. Aber wenn man dann nachher mit 10- bis 18jährigen zu tun hat, bringt einem das relativ wenig.“ (w G)

Der Umstand, daß die im universitären Bereich fehlenden Schulpraktika während der Studienzeit wenig vermißt wurden[8], ist zum einen auf das große fachspezifische Interesse zurückzuführen, aus dem heraus die jeweilige Studienrichtung gewählt wurde, und auf anderweitige berufliche Optionen, die mit dem Studienabschluß offenstanden. Zum anderen war der Gedanke an den künftigen Lehrberuf nicht, um es zugespitzt zu formulieren, „angstbesetzt“. Sofern schon während des Studiums das Lehramt angestrebt wurde, geschah dies mit einer positiven Einstellung. Befürchtungen, späteren Anforderungen des Schulalltags nicht genügen zu können, kamen weniger zur Sprache und hatten eher die Form einer diffusen „Unsicherheit“. Anders[9] bei den Absolventen einer Pädagogischen Hochschule. Für sie nahmen die Schulpraktika meist von Anfang an eine herausragende Stellung ein:

> „Unter den Studenten gab’s immer so ein geflügeltes Wort: ‚In den Praktika lernst am meisten.’“ (m GH)
>
> „Das Schulpraktikum war das einzige, was ich als sinnvoll angesehen hab’. ... [Über die Vorlesungen:] Und deswegen hatte ich eigentlich während des gesamten Studiums nie den Eindruck, das könnte ich irgendwie mal verwenden, und das würde mir helfen.“ (m RS)
>
> Der Interviewte schildert, wie er während der Studienzeit bereits Sportunterricht an einer Schule geben durfte: „Da hab’ ich eigentlich viel gelernt, eigentlich am meisten während der Studienzeit.“ (m RS)

Anders als bei der Studienaufnahme an einer Universität hatte man sich beim Studienantritt an der PH bereits auf den konkreten Beruf festgelegt. Die Studieninhalte wurden, zum größten Teil jedenfalls, an der „Verwertbarkeit“ für diesen Beruf gemessen.

Gelegentlich wurden die mit einem Studium im allgemeinen einhergehenden „Sekundärtugenden“, wie etwa die Verbesserung von Lern- oder Darstellungsstrategien, angesprochen: „Was ich im Studium gelernt habe, war, wie man sich relativ schnell in irgendein Gebiet einarbeitet, diese Arbeitstechniken.“ (w G)

8 Mit Beginn des Referendariats änderte sich das allerdings: „Im Nachhinein. Während des Studiums eigentlich nicht. ... Ich hab’ das auch erlebt, daß Leute erst im Referndariat gemerkt haben, daß der Beruf überhaupt nichts für sie ist.“ (w G)

9 Ergebnisse früherer Untersuchungen zur „schulartspezifischen Bewertungen“ der Praktika werden in einem Aufsatz von Ulich (1996) zusammengefaßt.

Oft entwickelte sich das Zutrauen zur eigenen „Vermittlungsfähigkeit" durch positive Lehrerfahrungen vor oder neben dem Studium: Jugendarbeit, Vereinstätigkeit, Tutorien. Es wird ein Prozeß beschrieben: Man begann zögerlich, erhielt positive Rückmeldungen (über die man gelegentlich selbst überrascht ist), die verstärkend wirken, machte die nächsten Versuche usw.:

> „Und erst nach und nach während des Referendariats habe ich dann gemerkt, daß meine Art bei den jungen Leuten gar nicht so schlecht ankam. Das hat mich dann mehr und mehr gereizt." (m G)

> „Das war für mich ein ganz wichtiges Erlebnis, das ich durch die Schul-Praktika erhalten habe, diese Erfahrung: Du kannst auf Menschen wirken." (m GH)

3.2 *Das Referendariat*

Kritischer als die Studienzeit wurde das Referendariat beurteilt. Viele Gesprächsteilnehmer empfanden Lehrproben, sogenannte „Show-Stunden", als Belastung und als Konzept, das nicht wirklich zur Beurteilung der für den Lehrberuf nötigen Fähigkeiten taugt. Diese „künstlichen" Unterrichtsstunden verschlangen unnötig viel Energie und Zeit. Die anschließende Diskussion einer solchen Lehrprobe wurde als wenig hilfreich empfunden, eher als „Erbsenzählerei" (w G) wegen kleinlicher Kritik: „Wenn 'ne Stunde gehalten wurde, war weniger die gehaltene Stunde [Gegenstand der anschließenden Aussprache] ... sondern es ging häufig in die Richtung: Was hätte man alternativ *noch* machen können? Daß derjenige, der den Unterricht gehalten hat, stets so ein Stück das Gefühl hatte: ... Es war zwar gut, aber vielleicht doch nicht so gut, oder man hätt's auch anders machen können." (m RS)

Angesichts der „Deputatssprünge" – z.B. von 11 Stunden während des Referendariats auf 23 Stunden direkt danach – und der damit verbundenen notwendigen Einarbeitung in den Stoff wären wohl eher Anleitungen zum Zeitmanagement wünschenswert gewesen:

> „Was mich sehr gestört hat, war diese unheimliche Ausarbeitung der einzelnen Stunden." (w G)

> „Ich kam also wirklich nicht mehr zur Besinnung, bis ich das alles im Griff hatte, diese ganzen Klassen vorzubereiten und zu unterrichten und die ganzen Arbeiten korrigieren, von 8 auf 23 Stunden. Das finde ich heute noch als eins der schwierigsten Probleme, das man als Referendar überhaupt haben kann." (m G)

> Der Mentor sagte, „jetzt geht erst die Zeit los, in der man eigentlich wirklich so über die *Ochsentour* das lernt." (m G)

Vereinzelt konnte zwar auf das Unterrichtsmaterial von anderen Referendaren oder älteren Kollegen zurückgegriffen werden, meist war man aber auf sich allein gestellt: „Da hab' ich halt geschaut, was steht im Buch, ... mit welchen Quellen kannst du arbeiten, was kannst du einsetzen. War also dann immer so zwei, drei Seiten weiter als die Schüler." (w G)

Zwei grundsätzliche Faktoren haben ganz wesentlich darüber mitentschieden, ob das Referendariat und der eigentliche Berufseinstieg positiv zum „Lernen einer Profession" beigetragen hat: das Vorhandensein von „Vorbildern" und der Kontakt zu Kollegen.

Die Funktion von „Vorbildern" erfüllten oft bestimmte Ausbildungslehrer, Mentoren oder Fachleiter im Studienseminar, deren Unterricht man beobachten konnte. Diese hatten entweder eine besonders einfühlsame Art, auf Schüler einzugehen, oder sie zeichneten sich durch fachliche Kompetenz bzw. Originalität der Stoffvermittlung aus. Wo ein solches beispielgebendes Gegenüber nicht vorhanden war, hatte man sich verstärkt Unterstützung durch Angebote mit pädagogisch-praktischen oder psychologisch-therapeutischen Inhalten von Seiten der Seminarschulen gewünscht – wurde in diesem Punkt aber meist enttäuscht. Entweder fehlten solche Angebote gänzlich (so bei Berufsbeginn in den 60er Jahren), oder sie waren nicht konkret genug (z.B. nur die Abhandlung von Entwicklungsstufen bei Piaget).

Die Eigenschaften der Personen, die die Vorbildfunktion erfüllten, wurden sehr differenziert wahrgenommen. So berichtete z.B. ein Gesprächspartner von einem Mentor, den er nicht nur fachlich für außerordentlich kompetent hielt, sondern der auch durch sein „festes Auftreten" von den Schülern akzeptiert wurde. Dennoch registrierte der Befragte bereits zur damaligen Zeit, daß dieser Mentor nicht für alle Jahrgangsstufen die geeignete Umgangsweise fand:

> „Aber ... bei den Kleinen, da wär' der nix gewesen. Das hab' ich an einem Beispiel gemerkt: ... Da hab' ich denen mal so Hausaufgabe geben, und hat einfach einer in der mathematischen Zeichnung ... mit Farbstift Kringel reingemacht, um es zu verzieren. ... Ich bin dann hin und hab' gesagt: Des ist ja schön, was du da gemacht hast, aber gell, bei einer mathematischen Zeichnung lassen mir so was lieber bleiben, das ist zu unübersichtlich. ... Dann ist der [Mentor] aufgesprungen ... dann hat der des Büble fertiggmacht. ... Wissens, und des ist jetzt auch ein bißle, des ist ein guter Lehrer gewesen in der 11. Klass', aber ich hab' g'sehn: für solche Kleine, da darf man so was nicht machen ..." (m G)

> „... also ich kann sagen: für die Referendarsausbildung waren eigentlich zwei Persönlichkeiten für mich wichtig: das war einer von den Fachleitern in Geschichte, ... also von dem hab' ich sehr viel gelernt. Und dann ein Mentor an der Schule, der sich meiner in einer vorbildlichen Weise angenommen hat ... Von diesen beiden hab' ich eine ganze Menge gelernt, und das konnte man dann übernehmen – eine Menge von Ideen. ... Das versuch' ich jetzt, das zu machen. Also von methodischen Ideen, also einfach zu der Art, wie man mit Schülern

umgeht, wie man Texte präsentiert, also eigentlich die ganze Bandbreite – Didaktik und Handwerkszeug.“ (m G)

„Da hatte ich zwei Fixpunkte von meiner ersten Referendarschule: in Deutsch einen und in Geschichte einen. Bei dem in Geschichte, da war ich fasziniert von seiner Kreativität. Wie er spielerisch Geschichte an die Schüler heranbrachte und auch von seiner sehr ruhigen Art. Völlig ohne Geschrei und Drohungen. Und beim zweiten war ich fasziniert von seiner ungeheuren Leistungskraft. Wie dieser Mann sich hervorragend minuziös vorbereitet hat – ein Arbeitstier war das. Gleichwohl auch unheimlich kreativ und sehr beliebt.“ (m G)

„Glück gehabt habe ich mit den Mentoren, mit den Lehrern. Ich hab auch fast jedes Mal den Eindruck gehabt: Ich hab einen Mentor bekommen, der gut mit Kindern umgehen kann. Und bei dem ich recht viel lernen kann und wo auch das Klima in der Klasse ausgesprochen gut war, angenehm war und ich mir immer vorstellen konnte: bei denen da kannst du dir auch Fehler erlauben ... Wenn du auch nicht viel Stärken in dem Bereich hast, dann ist es nicht so schlimm. Und die Kinder werden dort mitmachen. Also das hab ich positiv in Erinnerung, also nur als Gefühl noch. So einzelne Unterrichtsinhalte könnte ich keine mehr [nennen].“ (m RS)

Der Kontakt zu Kollegen und Kolleginnen wurde gesucht, aber nicht immer hatte die Suche Erfolg. Mag zunächst eine gewisse allgemeine Unsicherheit das Motiv für die Suche gewesen sein, so wuchs schon bald das Bedürfnis, sich über Probleme in einer Klasse auszutauschen. Ebenfalls wichtig war in dieser Anfangszeit: das Einsehen oder Verwenden von Unterrichtsmaterial erfahrener Kollegen. Hier wurde von Schwierigkeiten berichtet: Da das Gestalten und Sammeln solcher individueller Unterrichtsmaterialien sehr viel Arbeit macht, wird es nur ungern anderen Kollegen zugänglich gemacht („Ich hab’ mich da einarbeiten müssen, das müssen Sie eben auch.“)

Wenn die erwähnten positiven Einstiegshilfen gegeben gewesen sind, wurde von einer zufriedenstellenden Referendariatszeit berichtet. Aber auch in den anderen Fällen war keine tiefgehende Unzufriedenheit und erst recht kein „Praxisschock“ mit dem Charakter einer ernsthaften Krise festzustellen. Dann wurde eben der Ablauf der 2. Phase „in Kauf genommen“. Mängel waren erträglich, da sie als schul- oder situationsabhängig interpretiert wurden. Sie wurden nicht oder nur wenig dem Beruf „an sich“ angelastet. Es herrschte in diesen Fällen die Zuversicht vor, daß sich mit der neuen Schule in der Dritten Phase – dem Eintritt in die selbständige, selbstverantwortliche Unterrichtstätigkeit – neue Chancen ergeben würden.

3.3 *„Selbständige“ Berufstätigkeit*

(a) Lehrer als „Einzelkämpfer“

Die Bemühungen um einen Austausch mit Kollegen, der über das bloße „Zwischen-dem-Pausenklingeln-Geplaudere“ hinausgeht, wurden in der 3. Phase fortgesetzt, zunächst meist mit anderen Berufsanfängern, da diese auf Grund ähnlicher Probleme und Unsicherheiten ebenfalls den Kontakt wünschten. Zwar wurde im allgemeinen von einer wohlwollenden Aufnahme des „Neuen“ im Kollegium berichtet, aber meist hatte man sich einen intensiveren Kontakt gewünscht. In einigen Fällen wurden die Anstrengungen schließlich aufgegeben, da das Echo aus dem Kollegium zu gering war.

Immer wieder tauchte in den Interviews in diesem Zusammenhang der Begriff des „Einzelkämpfertums“ als Selbstbeschreibung für viele Kollegen auf:

> „Wir [eine kleine Gruppe von Lehrern innerhalb eines Kollegiums] hatten ... alle das Bedürfnis: wir müssen uns austauschen, wir dürfen keine Einzelkämpfer werden.“ (m RS)

> „Ich hab' den Eindruck, wir Lehrer sind vielleicht Personen, die sich so eher als Einzelkämpfer verstehen, die meinen, sie müßten ihre Probleme selber lösen. Sie kriegen auch mit: Der andere hat ja auch so seine Belastungen. Kann ich es wagen ...?“ (m RS)

> „Also, die Gefahr ist, daß man zum Einzelkämpfer verkümmert. ... Was ich beobachten kann ist, daß die Lehrer deswegen zu solchen Individualisten werden und auch so eifersüchtig wachen über ihre pädagogische Freiheit, weil das auch genau ihrer alltäglichen Arbeit entspricht. Sie allein mit der Klasse, mit dem Stoff, bestimmten Zielen, bestimmten Vorgaben und Zeitdruck im Nacken usw. Und die Möglichkeit des Austauschs zwischen Kollegen ist relativ dünn.“ (m G)

Die Arbeitssituation des Lehrers wird als hochgradig isoliert angesehen. Bei Problemen – oder allgemein ausgedrückt: bei „nicht-fachlichen“ Aufgaben – fehlt Feedback, der Dialog. Auch dort, wo der Zusammenhalt im Kollegium als „sehr gut“ bezeichnet wird, stellte sich heraus, daß ein intensiverer Austausch mit höchstens 10% der Kollegen erfolgte. Lehrerinnen beschrieben in diesem Punkt ihre männlichen Kollegen als besonders distanziert und unzugänglich.

> „Ich habe sie alle [Vorschläge für mehr Kooperation im Kollegium], einen nach dem andern, versucht in meiner Schule vorzustellen, durchzuführen, einzuführen oder Interesse dafür zu wecken, durchaus nicht immer im Alleingang, stets, fanden sich freundliche MitstreiterInnen – aber es zerschellte unser guter Wille und unser Einsatz am ehernen Felsen des Schul-Establishments. Auch mit oder ge-

gen den Widerstand desselben durchgeführte, durchaus erfolgreiche und lehrreiche Pädagogische Tage zeigten wenig dauerhafte Wirkung bei den Kollegen, die sich über die Jahre hin wunderten, wie jemand so hartnäckig seine Freizeit und seine Nerven zu Markte tragen könne, wo jeder auch nur halbwegs vernünftige Mensch doch längst wußte, daß sich solcher Einsatz nicht lohnen würde, im Gegenteil: oft Mißstimmung und noch Schlimmeres hervorrief...
Ein Mitarbeiter von Herrn Klippert ..., dem Kollegium bestens bekannt von einem ausgezeichneten Pädagogischen Tag her, den wir kostenfrei an der Akademie Calw durchgeführt hatten und von dem wir alle hoch begeistert waren, hätte Zeit gefunden, uns ein weiteres Mal in Methoden der Gruppenarbeit usw. zu unterweisen – doch scheiterte dieses Vorhaben an den 10 DM, die wir als Unkostenbeitrag hätten entrichten müssen, da die im Kollegium vertretenen Funktionäre der beiden Lehrerverbände ihr Veto dagegen einlegten: Fortbildung muß kostenfrei sein!
Nicht, daß das Schulamt uns nicht zur Seite gestanden hätte – im Gegenteil. Doch eben dies führte zu *erhöhtem* Streß, da offenbar Machtbereiche sich überschnitten, und das darf ebenfalls nicht sein.
So bin ich mehr oder weniger zu dem geworden, was man als ‚Einzelkämpferin' bezeichnet – wobei man das ‚kämpfen' in der Zwischenzeit mit Fug und Recht weglassen kann." (w RS)

(b) Lehrerfortbildung

Angebote der regionalen bzw. überregionalen Lehrerfortbildung wurden zwar positiv beurteilt, wenn es um fachspezifische Inhalte geht; konkrete Hilfen für die eigene Unterrichtspraxis haben die Befragten wesentlich seltener erfahren. In der Lehrerschaft wird offensichtlich die Ansicht über Fortbildungsveranstaltungen vertreten, daß diese „Pädagogik im luftleeren Raum" vermitteln oder daß man dort „geimpft" wird, nur um irgendein „neues Modell" in den Unterricht einzubringen. Fortbildungsveranstaltungen wurden nach dem Nutzen für den eigenen Schulalltag beurteilt. Als „gute" Angebote wurden u.a. jene bezeichnet, die an Fallbeispielen orientiert waren oder möglichst direkt im Unterricht eingesetzt werden konnten: „Und wir sind da immer mit sehr vielen ganz konkreten und praktischen Anregungen – ‚Das probieren wir morgen im Unterricht aus!' – zurückgekommen."

Von Befragten, die nach einigen Berufsjahren das Stadium der ersten Routine erreicht hatten, wurde ein weiteres Bedürfnis geäußert: Nachdem die schwierigsten Jahre überwunden waren, in denen man sich im Beruf zurechtgefunden hatte, würde man sich gern wieder Inhalten zuwenden, die z.B. schon während der Studienzeit im Pädagogik- oder Psychologiebereich angeschnitten worden waren, denen man aber damals zu wenig Beachtung schenkte. Heute, gerade auch auf der Folie *eigener* Berufserfahrungen, könnten diese Inhalte ganz anders aufgenommen und verstanden werden.

Die von uns erhofften Antworten auf den „subjektiven Qualifiaktionsbedarf“ blieben merkwürdig unscharf, verständlich jetzt durch den Umstand, daß Fortbildung gar nicht als Weiter*qualifikation* oder Zuwachschance an professioneller *Kompetenz* wahrgenommen wird (mit Ausnahme in Sport und Musik). Das verweist auch darauf, daß das „professionelle Selbst“ (Osswald 1995a, dazu jetzt auch Herzog 2001) der Interviewten eigenartig unkonturiert bzw. – wie zu erwarten – an die subjektiven Erfahrungen zurückgebunden blieb. Und dann ist es nicht verwunderlich, daß für beruflichen Erfolg und Berufszufriedenheit der Faktor „Persönlichkeit“ ins Feld geführt wird).

(c) Perspektivenwechsel: eigene Kinder

Daß eigene Kinder das Verhalten des Lehrers gegenüber seinen Schülern – positiv – beeinflussen, wurde von vielen Befragten erwähnt: „Das Wort ‚Niemand kann eigentlich richtig Lehrer sein, wenn er nicht selber Kinder hat' – davon war ich überzeugt, nachdem ich die Kinder selber hatte.“ (m GH).[10] Die Erfahrungsberichte der eigenen Kinder halfen, das Geschehen im Klassenzimmer besser zu verstehen, zum Beispiel Verständnis für Unkonzentriertheiten aufzubringen oder daß die Kinder „mit ihren Gedanken gerade woanders sind“. Aber auch die Auffassung davon, was Kindern etwa ihm Rahmen von Hausaufgaben an Pensum wirklich zumutbar ist, wurde verändert. Eine Gymnasiallehrerin erzählte von den Schwierigkeiten ihrer Tochter, sich im Anfangsunterricht in Englisch nur ganz wenige Vokabeln merken zu können:

> „Was die für Schwierigkeiten hatte, am Anfang so 10 Wörtchen zu lernen! Und das tut einem als Lehrer sehr gut. Denn man gibt halt den Kindern jetzt auf, also: ‚Auf morgen lernt ihr die und die Seite!' Man weiß gar nicht, wie sich manche zu Hause schwertun. Und das ist eigentlich diese Rückkoppelung ... Das relativiert doch auch die eigene Sichtweise ein bißchen ...“ (w G)

Die „Rückkoppelung“ bezog sich aber nicht nur auf Unterrichtsinhalte, sondern insbesondere auch auf das (Selbst-)Bild von Kollegen – meist anderer Schulen -, über die von den eigenen Kindern berichtet wurde: „Und die paar ‚Pflaumen', das ist halt – würd' ich sagen – bei uns dann, in unserem Berufsstand, die dieses Bild prägen. Und die Schüler kriegen des Bild mit. Als Schüler leidet man unter so jemand, und als Vater oder als Mutter krieg ich ja kein anderes Bild mit. Meine Kinder bringen ja dieselben Bilder, die meine bestätigen, nach Hause.“ (m RS) Solche – nicht immer gerade positiv gehaltenen – Schilderungen führten zur Reflexion über

10 Bei der Nachfrage, ob nicht auch ohne eigene Kinder guter Unterricht gemacht werden könne, wurden die Aussagen verständlicherweise relativiert: „Ich hab' eine Kollegin, die ist nicht verheiratet, hat keine Kinder, macht guten Unterricht, für die gilt das Wort nicht. Also, die hat absolut volles Verständnis.“ (m GH)

das eigene Lehrerverhalten: ob am Ende die Schüler der eigenen Klassen ähnlich zu Hause berichten würden? So sehr an vielen Stellen betont wurde, daß man um das Verstehen der Schüler-Standpunkte bemüht ist: von dem eben erwähnten *Perspektivenwechsel* wird jedoch nur im Zusammenhang mit eigenen familiären Erfahrungen berichtet.

(d) Die nachhaltige Motivation: Das Interesse am Beruf „an sich"

Bei fast allen Befragten kam zum Ausdruck, daß sie nur in geringem Umfang auf früher erarbeitetes Unterrichtsmaterial zurückgegriffen haben: „Ich gehöre auch nicht zu denen, die jetzt so ordnerweise Material anlegen und dann immer altes Material aus der Schublade ziehen und Unterricht genauso machen. ... Also, ich finde das auch richtig so, daß die Schüler das Gefühl haben: das ist *frisch*! Und man kommt nicht und zieht irgendwas Altes aus der Schublade und also gerade Zeitungsberichte, die fünf Jahre alt sind, Karikaturen usw.; ich finde, das geht nicht." (m G)

Am Ende der „Ochsentour" der ersten Jahre stand eine „entlastende" Routine. Diese Routine sorgte für einen gewissen „Freiraum", nach den ersten Berufsjahren – vielleicht erstmals wieder – mit neuen Unterrichtsmethoden zu „experimentieren":

> „Konversation oder Englisch usw. fällt mir sowieso nicht schwer, und das sind Stunden, für die muß ich wenig bis gar nichts tun zur Vorbereitung. Und das schafft einen Freiraum, um dann in Gemeinschaftskunde diese Arbeit zu machen und da auch wirklich neue Dinge anzulesen und auszuprobieren." (m G)

> „Weil ich halt auch so ein bißchen neue Ideen brachte in den Unterricht. Experimente und ein bißchen Bewegung. Zwar nicht gleich so wie Robin Williams im ‚Club der toten Dichter', aber schon bißchen *Action* – was die Schüler vorher nicht so gewohnt waren." (m G)

Bei jüngeren Interviewten war das Motiv, Neues auszuprobieren – z.B. Projektunterricht – eng verbunden mit pädagogischen oder didaktisch-methodischen Erwägungen. Bei Befragten mit einigen Jahrzehnten Berufserfahrung ging es weniger um die Umsetzung eines bestimmten Modells. Das „Neue", etwa die Einbeziehung des Konzepts „Schule und Zeitung", sollte vor *eigener* Langeweile schützen [!], (Unterrichts-)Wiederholungen reduzieren, einen Reiz auf den Lehrer *selbst* ausüben und war eng verbunden mit *eigenen* – fachbezogenen – Interessen. Selbst beim Engagement in außerschulischen Bereichen – regionalgeschichtliche Arbeitskreise, Verbandsarbeit usw. – wurde auf die „Verwertbarkeit" der dort gemachten Erfahrungen für den eigenen Unterricht geachtet.

Generell zeigte sich eine hohe Sensibilität für das, was bei Schülern „ankommt", was begeistert, was die Aufmerksamkeit erhöht. Bemerkenswert war, daß diese

Sensibilität für attraktive Inhalte stets gekoppelt war an ein Verständnis für – aus Schülersicht – „unattraktive" Inhalte. Die Befragten konnten, trotz der Vorliebe für das eigene Fach, Schüler sehr gut verstehen, wenn diese Unterrichtsphasen als langweilig empfanden. Dies gehört zu einem „Echtheitszertifikat", das für viele der Befragten ein wesentliches Muster erfolgreichen Unterrichts war. Sie brachten sich mit *ihrer Person* ein, nicht nur mit einem Fachwissen.

In diesen Zusammenhang gehört auch der Weg, den eine dritte Gruppe einschlug. Nach den ersten Berufsjahren entschieden sich diese Interviewpartner für das Erlernen und systematische Umsetzen von neuen Unterrichtsmethoden, etwa die der Suggestopädie, die sowohl (Selbst-)Erfahrungskomponenten enthielt als auch auf das direkte Unterrichtsgeschehen ausgerichtet waren.

Neben der gezielten Suche nach neuen Unterrichtsinhalten oder -methoden standen vielfach grundlegenden Entscheidungen Zufälle, überraschende Ereignisse am Beginn von Lernprozessen gegenüber: Man hörte etwa ein Stichwort bei einem Pädagogischen Tag, das man dann weiter verfolgte; man „stolperte" über ein Buch oder hatte eine „Augenblickseingebung" während des Unterrichts:

> „Und da hab' ich so 'ne Erfahrung gemacht, wie diese Schülerzentrierung dann mal tatsächlich läuft, wenn sie in Gang kommt. Also, das war ... so aus 'ner *Augenblickseingebung* so eine Tabelle, die im Buch war, in der dokumentiert war ‚Lese- und Fernsehgewohnheiten von Jugendlichen', zur Grundlage gemacht für 'ne Kurzumfrage in der Klasse selber. Dann konnte man mit dem Buch vergleichen, was in der Klasse an Antworten 'rauskommt. Und da kam halt in der Klasse 'raus, daß da große Unterschiede sind geschlechtsspezifischer Weise: daß Mädchen sich sehr viel weniger für Politik und Wirtschaft interessieren als Jungen, und dann haben wir das problematisiert, daß das also nicht repräsentativ ist, und dann hab' ich die Schüler gefragt: Ja, wie könnte man denn das überprüfen, wie kann man jetzt 'rauskriegen, ob es jetzt doch stimmt oder nicht? Und da haben sie gesagt: Man muß halt andere Jugendliche fragen. *Dann war die Idee geboren:* man macht eine Straßenumfrage. Das haben die mittlerweile gemacht, so in Gruppen 150 Jugendliche befragt. Ein Schüler hat das am PC ausgearbeitet, graphisch aufbereitet, der Befund hat sich bestätigt. Also: Mädchen interessieren sich weniger für Politik und Wirtschaft. *Dann kam die weitere Idee:* ... ich hab' dann nur so den Vorschlag gemacht, das ist doch so interessant, das muß man doch in irgendeiner Weise veröffentlichen. Und ein Schüler hatte Verbindungen zu einem Rundfunksender. Mittlerweile sind die Schüler, ist die Klasse so weit, daß sie eine einstündige Sendung mit Musik bestreiten wird, um die Ergebnisse dieser Umfrage zu verbreiten." (m G)

In einem anderen Fall erlebte eine Lehrerin ihr *Schlüsselerlebnis* beim zufälligen Treffen mit schwierigen Schülern in einem Freizeitbad. Bisher hatte das ganze Repertoire an disziplinarischen Maßnahmen im Unterricht wenig genutzt. Die Lehrerin sprach zum ersten Mal mit den Jungen über außerschulische Dinge: „Und ab der

Zeit lief das prima im Unterricht. Die haben mir so aus der Hand gefressen." (w G) Die Gesprächspartnerin zog aus diesem Erlebnis die Schlußfolgerung, daß sie generell persönlicher mit ihren Schülern umgehen müsse, weil dies zu einer konstanten Verhaltensänderung führe.

Die Kennzeichen von „lernfördernden" Schlüsselerlebnissen in unserem Sinne umfassen also das Überraschungsmoment, das Moment der Reflexion und schließlich das Moment der dauerhaften Verhaltensänderung auf Seiten des Lehrers.

(e) Entscheidend: Der Freiraum

Von einigen Ausnahmen abgesehen betonten die Befragten den Freiraum, den sie in ihrem beruflichen Umfeld wahrnahmen. Strukturelle Einengungen, etwa durch Lehrplanvorgaben oder Verwaltungsvorschriften, wurden eher marginal bzw. erst auf Nachfrage erwähnt.[11] Im Unterschied zu den eigenen Aufgaben wurden die des Schulleiters im Verwaltungsbereich darin gesehen, daß der Schulbetrieb ohne allzu große Störungen funktioniert und daß er den Kolleginnen und Kollegen „den Rükken freihält".

> „... wenn jetzt also zwischen sechs und acht Klassenarbeiten im Jahr vorgeschrieben sind, das muß man einfach machen. Sehen Sie, ich kann dann nicht bloß fünf schreiben, ... obwohl man mit fünf Klassenarbeiten genauso Noten geben kann. Aber das sind so Kleinigkeiten, so Formalien, und ich hab' die Erfahrung gemacht, wenn man die erfüllt, dann kann einem eigentlich nix passieren. ... da kann es schon sein, daß ich Teile vom Lehrplan, wo ich denke: ‚Ha, des ist nicht so saumäßig wichtig', daß ich die eher etwas zurückstelle." (m G)

> Man ist „sich vielleicht, wenn man sich zum Lehrer entscheidet, ... gar nicht bewußt, daß der Beruf sehr frei ist. Denn ich hab' zwar einen Chef, aber der kann mir eigentlich nicht viel tun, also den seh' ich nicht. Der kann mir einen schlechten Stundenplan geben. Kann er aber schlecht, denn gibt er anderen einen guten, dann kriegt er irgendwann mal Ärger. ... Was will er sonst machen? Wenn ich die Türe hinter mir zumache, ist's aus." (m G)

> „Die Struktur in der Schule empfinde ich als nicht so engmaschig, wie sie häufig dargestellt wird. Der Lehrplan ist da, da steht ein Thema drin. ... Aber was ich mache, wie ich es gestalte, da ist ein großer Freiraum da. ... Das kostet natürlich mehr Arbeit und Einsatz." (m RS)

Das Ausmachen des Freiraums schuf die Grundlage zur flexiblen Unterrichtsgestaltung, für „Experimente", aber auch für das Wohlfühlen im Beruf ganz allgemein. Zugleich wurde aber auch erkannt, daß der größere Teil des Kollegiums dies *anders*

11 Das gilt nicht für die wenigen Befragten, die sich *unzufrieden* über ihren Beruf äußerten.

sah, sich *anders* verhielt und die Schulleitung oder organisatorische Strukturen als einengend empfand.

Man versuchte zwar, Ermutigungen weiterzugeben („Sei doch nicht so ängstlich!"), scheiterte aber doch meist an deren Bedenken. Effizienter als der bloße Appell im Lehrerzimmer konnten erfolgreich durchgeführte Neuerungen wirken, z.B. ein gelungener Projektunterricht. Die Kollegen wurden als zurückhaltend und abwartend beschrieben. Erst wenn ihnen z.B. durch Schüler von positiven Erfahrungen berichtet wurde, öffneten sie sich langsam:

> „Das geht auf diesem Umweg über die Schüler, geht es an die Kollegen ran, und das merk' ich auch. Wenn wir denen Projekte anbieten und mit denen in Projekten arbeiten, oder wenn wir denen Entspannungen anbieten, wenn wir denen Lernkonzert anbieten, dann kommen die auf die anderen zu: Können wir das nicht auch mal machen?" (m RS)

> „Wenn die Kollegen entdecken würden, daß ihr Engagement sich lohnt und daß ihre Befindlichkeit ... an der Schule und ihre persönliche Befindlichkeit, steigt, dann würden sie's vielleicht auch als lohnend empfinden." (m RS)

4. Folgerungen

Die dargestellten Momentaufnahmen verdeutlichen die Komplexität des Lerngeschehens im Lehrerberuf. Einflußfaktoren auf dieses Geschehen sind:

- *vor- und außerberufliche Erfahrungen und Einstellungen:*
  eigene Kindheits- und Schulerfahrungen[12], Normalitätserwartungen an den Lehrerberuf, Umgang mit eigenen Kindern, Freizeitinteressen;
- *das nähere berufliche Umfeld:*
  Kontakte innerhalb des Kollegiums, Sensibilität des Schulleiters bei der Zuweisung „problematischer" Klassen; Besuch von Fortbildungsveranstaltungen, die direkte Umsetzungsmöglichkeiten in der eigenen Unterrichtspraxis bieten;
- *die Berufstätigkeit selbst:*
  die Organisation von Unterricht auf Grund der Variationsbreite von Arbeits- und Lernformen; die Bearbeitung von Kommunikations- und Interaktionssituationen im Schulalltag; die bisherigen Interpretationsmuster der aktuellen Erfahrungen, die auf Abweichungen aufmerksam machen und dadurch entweder Umlernen initiieren oder zur Stabilisierung des Selbstbildes beitragen. Daß dieses Faktorenbündel von Seiten der Forschung noch kaum systematisch entwirrt wurde, merkt auch Dick an: „Die Lehrerforschung hat noch zu wenig fundierte Kenntnisse

12 Der Aspekt, daß Lehrer es nicht nur mit dem Schüler „vor sich", sondern auch mit dem Kind „in sich" zu tun haben, wie Bernfeld (1925/1967) schreibt, sei im Vorübergehen erwähnt und bedürfte einer eigenen Erörterung.

darüber, wie Lehrerstudierende bezüglich der eigenen Lehrerwerdung, Berufsauffassung und Professionsmoral *lernen.*" (1996, S. 6)

Diese selbstreflexiven Prozesse sind in ein und demselben Kollegium hochgradig individualisiert: Obwohl die gleichen Rahmenbedingungen des Arbeits- und Schulalltags vorliegen, bewirken diese Faktoren bei der einen Lehrergruppe Verunsicherung, während eine andere daraus genügend Freiraum für experimentelles Unterrichtshandeln ableitet.

Die Wahrnehmung eines Freiraums ist gekoppelt an das Selbstbild der *Lehrerpersönlichkeit.* Positive (Lern-)Erlebnisse und gelungenes Unterrichtsgeschehen werden in der Regel nicht einer bestimmten *Methode* oder fachlichen *Expertise* zugeschrieben, sondern ergeben sich aus dem Faktor „Persönlichkeit", der wiederum die Grundlage für den „pädagogischen Bezug" ist, also die affektiv positive Besetzung der Kommunikation zwischen Lehrer und Schüler; denn diese erzeugt allererst Aufmerksamkeit und Lernbereitschaft auf Seiten der Schüler. Ob man selbst eine solche Persönlichkeit darstellt, wird aus dem Echo aus dem Schüler- und Kollegenkreis erschlossen, man muß sich also als Lehrerpersönlichkeit *sichtbar* machen. Außerdem konnte eine Gruppe unserer Befragten auf der Persönlichkeitsebene bereits vor Studienbeginn Erfahrungen sammeln, z.B. im Rahmen von Jugendarbeit. Es existiert also nicht nur eine Lern-, sondern auch eine *Lehr*geschichte.

Eine andere Gruppe – die größere Gruppe der Berufsanfänger – organisierte unter dem Zwang der Umstände den Beginn der eigenen *Lern*geschichte als *Kopieren* des Ergebnisses der *Lehr*geschichte ihrer Vorbilder, d.h. ihrer Mentoren im Praktikum oder Referendariat. Die Mentoren wurden nicht nur fachlich für sehr kompetent gehalten, sie konnten auch besonders gut mit Schülern „umgehen", konnten gut „vermitteln", gestalteten den Unterricht „interessant", ihr Lehrerhandeln wurde „ganzheitlich" wahrgenommen.

Die Kehrseite eines Vorbild- oder Modell-Lernens liegt auf der Hand: Der Referendar ist beim Berufseinstieg der Zufälligkeit ausgeliefert, ob er einem „passenden" Mentor begegnet. Während bei dem Ausbildungsweg über die Pädagogischen Hochschulen durch die Schulpraktika zumindest zum Teil ein solches *Erleben* von Vorbildern oder eigenem Unterrichten ermöglicht wird, fehlt dies bei der universitären Ausbildung in Baden-Württemberg weitgehend. Hier können, neben den fachlichen Inhalten, lediglich didaktische „Modelle" und formalisierte Handlungsstrategien vermittelt werden, die schnell wieder vergessen werden, wenn es beim Berufseinstieg ums „Überleben" (Huberman) geht. Dabei liegt die Schwäche der Modelle *nicht* in ihren Inhalten, sondern sie ergibt sich aus dem *Zeitpunkt*, zu dem sie vermittelt werden. Wenn eine Debatte über den „Praxisschock" oder „das Theorie-Praxis-Problem" geführt wird, so wird die Einbeziehung der Zeitdimension meist übersehen. Viele der Befragten sind, obwohl oder gerade weil sie „mitten" in der Praxis stehen, immer noch sehr interessiert an (psychologisch/pädagogischen) Einzelfallanalysen oder eben jetzt an Forschungsergebnissen: denn es interessiert sie eine *Kontrollmöglichkeit der eigenen Erfahrungen* und/oder eine *theoriegeleitete*

Analyse der Mikroprozesse ihres Handelns bzw. *der Effekte dieses Handelns*. Sie betonen aber, daß sie „erst jetzt“, *nachdem* die Studienzeit und der Berufseinstieg vorüber sind, die nötige Erfahrung – und die nötige „Ruhe“ – haben, um sich mit diesen Inhalten zu befassen.

Anders gewendet: Es ist das Problem zu lösen, wie man das Aufmerksamwerden für Regelhaftigkeit und die Theoriefähigkeit des eigenen Tuns anbahnt und die Theoriefähigkeit der eigenen Praxis (definiert *als* Regelhaftigkeit) erkennbar macht. Die angesprochenen Fragestellungen gehören in den Bereich des „subjektiven Qualifikationsbedarfs“, der aus reflektierten Berufserfahrungen resultiert. Aus zumindest zwei Gründen spielte der Qualifikations*bedarf* – verstanden als subjektive Bedürfniskategorie und gemessen an der Reflexionsintensität bei den Befragten – in etlichen der geführten Interviews eine eher untergeordnete Rolle:

- In einem Zeitraum von mehr als zwei Jahrzehnten Berufserfahrung, über den viele der Gesprächspartner verfügten, sind eine Reihe von Problemen bereits „gelöst“ worden. Entweder wurde ein großer Teil des Berufshandelns routinisiert oder es wurden bereits in der Vergangenheit für drängende Fragen Lösungen gesucht und gefunden (z.B. durch gelungene Fortbildung oder Umstellung des Unterrichtkonzeptes).
- Wie bereits erwähnt handelte es sich bei vielen der bisher Befragten um Gymnasiallehrer. Die mit Grund-/Hauptschullehrern geführten Gespräche zeigen, daß die Frage des Qualifikationsbedarfs bei ihnen ein größeres Gewicht erhält, also abhängig von den Problemstellungen des jeweiligen Schultyps ist.

Die hier berichtete Studie bringt ein deprimierendes Ergebnis zum Vorschein: Lehrerinnen und Lehrer, die sich selbst als im Beruf engagiert, erfolgreich und zufrieden verstehen, können dies in der Regel weder auf ihre Ausbildung noch auf eine Fort- und Weiterbildung zurückführen: ihr Studium war keine Berufsausbildung, das Referendariat war es nur ausnahmsweise, die Fort- und Weiterbildung hilft ihnen bei dem berufsalltäglichen Problemen und Herausforderungen nicht weiter. Schlimmer noch: Diese Lehrer und Lehrerinnen können mit guten Gründen von einer erfolgreichen Berufstätigkeit berichten, verfügen aber – zu ihrem eigenen Mißbehagen – häufig über kein Kriterium für die Beurteilung der Qualität ihrer Arbeit und auch über keine Ansätze für innovative Weiterentwicklung. Demzufolge bleibt ihr „professionelles Selbst“ ohne wirklich reflektierte Kontrollüberzeugungen, ihre Selbstwirksamkeitsüberzeugung bleibt latent bedroht, ihr persönliches und professionelles Potential bleibt unausgeschöpft. *Zugleich* hinderte sie das Betriebssystem Schule an einer nachhaltigen Veränderung dieser Situation, so daß sie eingeklemmt sind zwischen Engagement und (verhaltener) Resignation.

III. Lehrer lernen ihren Beruf

Vorbemerkung

Die Beiträge dieses Kapitels handeln *nicht* – das muß vorweg ausdrücklich festgehalten werden, um keine falschen Erwartungen zu wecken – von der berufspraktischen Ausbildung von angehenden Lehrern im Referendariat bzw. in den ersten Jahren ihrer Berufstätigkeit. Die fachlichen Anforderungen an Lehrer liegen viel zu weit auseinander, als daß in *dieser* Hinsicht in einem allgemeinen oder generalisierenden Sinne das Thema „Lehrer lernen ihren Beruf" abgehandelt werden könnte: Musik und Mathematik, Sport und Sprachen, Religion und Rechtschreibung, Homepage und Hauswirtschaft bilden jeweils sehr unterschiedliche Herausforderungen an Lehren und Lernen, Projekte und Prüfungen. Darauf wird in der Lehreraus- und -fortbildung ja auch Rücksicht genommen. Jedoch: Von Lehrern wird hinsichtlich der Erwartungen an die Schüler darauf weniger Rücksicht genommen, u.zw. nicht nur wegen der generellen Lehrplan- und Prüfungsvorgaben, sondern weil im Grundgedanken der *fachlichen* Expertise die Dimension der *Schülerindividualität* eigentlich keinen Ort hat. Man stößt hier (im Gymnasialbereich) auf einen verständlichen, aber doch auch für viele betroffene Schüler desaströsen Sachverhalt: Lehrer-*Lehr*arbeit ist individuell profiliert, weil sie qualitätvoll anders gar nicht zu machen ist, aber der Schüler-*Lern*arbeit wird dies nur sehr eingeschränkt zugestanden, obwohl sie auf ihre Weise ebenso qualitätvoll sein soll. Auf diese Weise wird ständig *fachliche* Lehrer-*Überlegenheit* produziert, selbst wo sie gar nicht erforderlich, gerechtfertigt oder erst recht nicht pädagogisch nützlich ist.

Aber nicht nur deshalb sollte sich das berufliche Selbstverständnis hier nicht festmachen: es wäre nämlich hochgradig absturzgefährdet. Denn was passiert, wenn Schüler die Begeisterung des Lehrers „für sein Fach" schlicht nicht teilen? Wenn „das Fach" randständig ist oder auf wenig Akzeptanz rechnen kann? Daß ein Lehrer für seine fachlichen Aufgaben Fachmann sein muß, versteht sich. Aber ein Fachmann ist noch kein *Lehrer*. In diesen muß er sich erst verwandeln und muß *als Lehrer* wieder Fachmann für Vermitteln und Aneignen werden, *didacticus*. Im Rahmen unserer aktuellen Debatte heißt es dazu sehr richtig: Lehrer müssen neben ihrem soliden Fachwissen „Erschließungswissen in ihrem Fachbereich erwerben." Lehrer müssen in ihren eigentlichen „Berufswissenschaften" sattelfest sein: „Die Erziehungswissenschaft und die Fachdidaktik bieten die Voraussetzung, auf der fachwissenschaftliche Kenntnisse zum Tragen kommen." Und weiter: „Hervorstechende fachwissenschaftliche Kenntnisse und Fertigkeiten sind noch keine Gewähr dafür, daß die Lehrkraft in der Schule erfolgreich wirken kann. Beispielsweise ist nicht jeder gute Pianist auch ein guter Musiklehrer. Entsprechende erziehungswissenschaftliche und fachdidaktische Kenntnisse und Fertigkeiten müssen hinzukommen." Wo das steht? An unvermutetem Ort: „Reform der Lehrerbildung in Bayern“ – Entschließung der CSU-Landtagsfraktion vom September 2000 (vgl. unten S. 253).

Die fachlich-didaktische Expertise, über die man im Lehrerberuf verfügen muß, ist nur *eine* Seite. Eine *andere* ist die Dimension der Persönlichkeitsentwicklung, auf die aber nur am Rande eingegangen werden kann, weil es dazu keine systematischen Erhebungen, Befunde und Erfahrungen für den Lehrerberuf gibt. Auch hier gilt die Feststellung von Jürgen Oelkers, daß die Lehrer(aus)bildung als „Entwicklungsaufgabe“ noch kaum in Angriff genommen worden ist. Es gibt eine *instrumentelle* und eine *berufliche* Seite der Persönlichkeitsentwicklung von Lehrern. Zum einen müssen sie auf viele unterschiedliche und sich erst entwickelnde Charaktere förderlich eingehen können, weshalb angehende Lehrer streng genommen eine Lehranalyse machen müßten; zum andern müssen sie für viele unterschiedliche und auch problematische Kinder und Jugendliche „anschlußfähig“ sein: als Vorbild und „Führer“. Ihre pädagogisch-psychologische Kompetenz ist daher das eine, ihr Verständnis von der stellvertretenden Verantwortung und „Parteilichkeit“ (Erich Weniger) für die ihnen anvertrauten Kinder und Jugendlichen ist das andere.

Eine *weitere* Dimension des Berufslernen ist das berufliche *Selbstverständnis*, und *darum* soll es in den folgenden Abschnitten vor allem gehen. Denn es wird bei den Debatten und Projekten zur Lehrer(aus)bildung allzu häufig übersehen, daß nicht vorrangig die fachliche Expertise das Selbstverständnis eines Berufsstandes prägen sollte, sondern sein Selbstverständnis in einem weiteren Sinne, das vor allem auch seine öffentliche Wahrnehmung und Wertschätzung prägt. Auf die hier angesiedelte Problematik des rapiden Ansehensverfalls der „Studienräte“ in der Öffentlichkeit ist im Vorwort schon hingewiesen worden.

Die nachfolgenden Texte bilden 3 Gruppen. Zunächst wird ausgeführt, daß und wie das Lehrerwerden einen Lernprozeß darstellt, der bereits in der 1. Phase zweckmäßig eingeleitet werden kann. Die Pragmatik von Praktika, d.h. die Art und Weise der Erfahrungserschließung und -reflexion, muß in Schritten und mit bestimmten *begrenzten* Fragestellungen erfolgen, wenn Kompetenzen für bestimmte Problemlösungen bzw. angemessene Einleitungen von Alltagsroutinen möglich werden sollen. Diesem Ziel dient auch die Erkundung von alternativen Schul- und Unterrichtskulturen auf Exkursionen: das Initiieren von Reflexion durch die Erzeugung von kognitiven Dissonanzen. Sodann geht es um den Berufseinstieg, der nicht „blind“ und zufällig erfolgen darf, weil dann die Gefahr besteht – wie die empirische Forschung nachweist (Haas 1998) –, daß das bisher erworbene Handlungspotential unter dem neuen Handlungsdruck „gelöscht“ wird. – Schließlich geht es beim Berufslernen auch um den Erwerb von *Strategien* des Kompetenzerwerbs. Ihre Konvergenzpunkte sind zum einen Selbstwirksamkeitsüberzeugung, zum anderen ko-konstruktive realitätsgerechte Selbstdefinition. Auf diese Weise besteht eine Aussicht, daß Anfänger ihren *Beruf* im Sinne sozial-kognitiver handlungsleitender Einstellungen und Modelle und nicht nur als Vollzug jener Tätigkeiten, die sich vornehmlich auf sachgerechten und erfolgreichen Unterricht beziehen.

Lehrer-werden – ein Drahtseilakt?

Von der Selbstdefinition zur Ko-Konstruktion beruflichen Handelns[1]

Von Herbert Hertramph

Die Frage, was „die" Qualität der Lehrerausbildung ausmacht, läßt sich auf verschiedene Weise stellen und unterschiedlich beantworten:

- Eine Ausbildung kann qualitativ gut sein – unabhängig vom Erfolg einer späteren Berufsausübung –, z.B. weil sie sich auf die Sensibilisierung für berufliche Probleme konzentriert, ohne die Problem*erfahrungen* vorwegnehmen zu können.
- Bei einer mehrphasigen Ausbildung, wie dies in der Lehrerausbildung gegeben ist, kann Qualität an der Bewältigung von *Einmündungs- und Übergangsproblemen* gemessen werden, etwa durch die Entwicklung von Problemlösungsstrategien.
- Die Qualität einer Ausbildung kann über die Thematisierung und pragmatische Bewältigung *typischer* Einstiegsprobleme definiert werden (Zeit- und Stoffplanung, Bearbeitung von Disziplinproblemen usw.).

Ob und inwieweit die beschriebenen Ziele in der Ausbildung oder beim Berufsbeginn erreicht worden sind, wird in der Regel aber an Tätigkeits- und Ausübungsmerkmalen „fertiger" Lehrer gemessen, was bei den Berufsanfängern zur Wiederholung gängiger Unterrichtspraktiken und zur Übernahme vorhandener Aufgabendefinitionen führt. Eigentlich müßte Qualität der Ausbildung bedeuten, daß die Bedingungen *eigenen* beruflichen Erfolgs erkannt und (Selbst-)Lernprozesse initiiert werden. Ein Blick in die Praxis der Lehrerausbildung zeigt aber, daß weniger Trainingsprogramme als vielmehr Imitationsprogramme im Vordergrund stehen. Eine solche Praxis hinterläßt sowohl bei Anleitern als auch bei den Berufsausübenden durchaus den Eindruck, „guten Unterricht" zu machen und Ausbildungsziele erreicht zu haben. Doch – mit einem Augenzwinkern – ist zu fragen, ob man es bei dieser Bewertung nicht mit einem hohen Anteil von Selbstillusionierung zu tun hat, die schon fast an eine Eulenspiegelei grenzt.

Ziel der folgenden Darstellung ist es, Aspekte der Lehrerausbildung, des Berufseinstiegs und des Verlaufs der ersten Jahre aus der Sicht berufserfahrener Lehrer zu analysieren und empfehlende Schlußfolgerungen für eine moderne Lehrerbildung

1 Zuerst erschienen in: Sieland, B./Rißland, B. (Hrsg.): Qualitätssicherung in der Lehrerbildung. Lehrerarbeit: Bedingungsfaktoren und Qualitätskriterien. Hamburg 2000, S. 191–214.

zu ziehen. Die Folgerungen, die sich aus den berufsbiographischen Schilderungen und Deutungen für die Lehrerausbildung ergeben, sind weitreichend und können zur Korrektur und Modifikation gängiger Ausbildungspraxis beitragen.

1. Lehrer-werden: Selbstlernprozeß mit Hindernissen

Kommen wir zunächst kurz auf die eben angesprochene „Eulenspiegelei" zurück. Eine bekannte Geschichte von Till Eulenspiegel verdeutlicht sehr gut in einigen Punkten den Zustand der aktuellen Lehrerausbildung:

> Till Eulenspiegel spaziert in aller Ruhe über ein Seil, verspricht der gaffenden Menge ein zusätzliches Kunststück, sammelt die linken Schuhe ein, läßt das gesammelte Schuhwerk zu einem verworrenen Stoß herunterpurzeln und hat seinen Spaß an den tobenden Zuschauern, die verzweifelt versuchen, die eigenen Schuhe aus diesem Haufen wieder herauszufinden. Soweit ist die Geschichte vielleicht vielen Lesern noch in Erinnerung. Vorangegangen war allerdings eine Hinterlist von Seiten seiner Mutter: Anläßlich seiner ersten Gehversuche auf dem Seil, das von Dachboden zu Dachboden gespannt war, durchschnitt sie es kurzerhand und Eulenspiegel war dem Gespött der Leute ausgeliefert. Doch Eulenspiegel gab nicht auf, sondern übte weiter den Seiltanz.

Der Prozeß des Lehrer-werdens kann durchaus als Drahtseilakt gesehen werden, der Vergleiche zuläßt:

Till Eulenspiegel hat sich die für das Balancieren notwendigen Kenntnisse *alleine* beigebracht, er war sein eigener Lehrmeister. Natürlich hatte er Gaukler und Fahrendes Volk zum Vorbild, die auf Märkten ähnliche Kunststücke vollbrachten. Es darf auch vermutet werden, daß Eulenspiegel ein ausgezeichneter *Imitator* war, denn all die unterschiedlichen Berufe – Bäcker, Glaser, Schmied, Bierbrauer, ja, sogar Gelehrter –, die er später immer für einige Tage oder Wochen „ausübte", beherrschte er bis zu einem Grad, der Berufserfahrene (Meister) täuschen konnte.

In vielen Bereichen des Berufserlernens und -ausübens muß auch der Lehrer/die Lehrerin die Beherrschung von „Drahtseilakten" selbst erarbeiten. Vernachlässigt man einmal die Erfahrungen der eigenen Schulzeit, die ja aus einer anderen Perspektive wahrgenommen wurde, so sind es eigentlich nur „kurze Stücke", in denen ein Lehrer während seiner Berufszeit innerhalb von *Praxiszusammenhängen* angeleitet wird: Schulpraktika und Teile des Referendariats. Mit Glück entwickelt er in diesen Phasen Strategien und Überlebenstechniken, die ihm später helfen, z.B. durch die Beobachtung gelungenen Unterrichts von Mentoren/Fachleitern oder durch die fachgerechte Beurteilung eigenen Unterrichts durch diese Personen. „Mit Glück" eben, denn an welchen Mentor der Berufsanfänger gerät, inwieweit dessen Unterrichtshabitus mit eigenen (Persönlichkeits-)Präferenzen deckungsgleich ist, ist zufallsabhängig. Viele der eigentlichen „Drahtseilakte" – neue schwierige Klassen, problematische Schüler, ausgewogene Bewertungsmaßstäbe, Selbstmotivation – sind jedoch in einer Situation zu absolvieren, in der er völlig auf sich allein gestellt ist, in der ganz alltäglichen Berufssituation vor der Klasse.

Das Balancieren ist eine höchst gefährliche Angelegenheit. Im Falle Till Eulenspiegels gab es eine rabiate Mutter, die für den Sturz sorgte. Aber auch ohne Mutter gibt es „natürliche" Feinde des Seiltänzers: Wind, Wetter und das Schwindelgefühl. Offensichtlich hat auch jeder Lehrer eine erkleckliche Menge solcher „natürlichen Feinde". Diesen Eindruck gewinnt man jedenfalls, wenn man sich die fast schon unüberschaubare Literatur ansieht, die sich mit den Gefahren des Lehrerberufs beschäftigt: „Praxisschock" (Müller-Fohrbrodt/Cloetta/Dann 1978), „Survival-Stage" (Fuller/Bown 1975), „Burnout" (Barth 1997), „Handeln unter Druck" (Wahl 1991); psychische Belastungen bis hin zum Sanatoriumsaufenthalt, verbale und tätliche Attacken von Seiten der Schüler; Korsetts, die durch Lehrplan, Kollegium, Schulleitung und Schulverwaltung gebildet werden, von der Frühpensionierung ganz zu schweigen (Rudow 1994)[2]. Viele „fallen vom Seil", in schweren Fällen bleiben sie liegen, bei leichteren Stürzen hängen sie das Seil vielleicht etwas tiefer oder verbreitern das Tau.

Gelungene Seilakrobatie scheint eher die Ausnahme zu sein und wohl auch nur jenen vergönnt, die, wie Till Eulenspiegel, sich nicht durch einen Sturz entmutigen lassen, sondern bereit sind, das Seil wieder zu erklimmen und ihre Kunst zu verbessern. Doch wo dem fähigen Künstler des Seiltanzes der Applaus der Menge sicher ist, ist das motivierende Lob, das ein engagierter Lehrer einheimsen kann, eher karg bemessen. Gewiß, auch er hat sein Publikum, doch dieses ist nur in seltenen Fällen, etwa in einem Leistungskurs, wegen seiner gekonnten Berufsausübung da und schon gar nicht, um ihn zu bewundern. Und das, was man „Öffentlichkeit" nennen könnte, ist eine Öffentlichkeit aus zweiter Hand, die seine Arbeit durch die Filter der Erzählungen eigener Kinder wahrnimmt oder, noch schlimmer, durch pauschalierende Darstellungen in Medien und an Stammtischen. Derartige Sachverhalte sind wahrlich nicht motivierend.

Verlassen wir nun das Eulenspiegel-Gleichnis mit der abschließenden Feststellung, daß es doch sehr viele Lehrer gibt, denen jener Seiltanz ausgezeichnet gelingt. Nimmt man die Selbstzeugnisse über „Berufszufriedenheit" als Maßstab, so ist dieser Anteil auch gar nicht gering – die Mehrheit der Lehrer übt, nach verschiedenen Untersuchungen, ihren Beruf gern aus (Rolff 1995, Ulich 1996). Soll untersucht werden, welche Umstände ein „Gelingen" der Berufsausübung fördern, so liegt es nahe, sich dieser Zufriedenen-Gruppe zuzuwenden.

Es ging bei den rund 150 offenen mehrstündigen Interviews um die Erfahrungen, Sichtweisen, Wahrnehmungen und Deutungen der Lehrenden. Zu diesen sehr

2 Das „veröffentlichte" Bild des Lehrerberufs in den Medien stützt sich in den letzten Jahren hauptsächlich auf die genannten Aspekte; jüngstes Beispiel: „Verbrannte Seelen. Unter Lehrern grassiert das Burnout-Syndrom. Doch was ist das?" von Jörg Blech. In: DIE ZEIT, Nr. 49 v. 2. 12. 1999, S. 43.

persönlichen Interviews waren, wie nicht anders zu vermuten, in erster Linie jene bereit, die ein (Selbst-)Bild des engagierten berufszufriedenen Lehrers hatten. Wer frustriert, müde oder resigniert war, konnte wohl eine solche Befragung nicht als hilfreich ansehen. Die Erinnerungen wurden entlang der Berufsbiographie nachgezeichnet: Wie kam es zur Berufswahlentscheidung? Wie wurde das Studium aus der Perspektive der späteren Berufsausübung beurteilt? Was waren „typische“ Berufs-Einstiegsprobleme? Welche *Lernanlässe* und *Lerneffekte* gab es im Berufsverlauf? Durch die Schilderungen entstanden Interpretations- und Deutungsmuster, deren Verknüpfung zu schlüssigen „kognitiven Landkarten“ führten.

Es ist müßig zu erwähnen, daß es nicht „den Lehrer“ bzw. „die Lehrerin“ gibt. Unterschiedliche Persönlichkeitsmerkmale, unterschiedliche Vorgeschichten, unterschiedliche Berufseingänge, unterschiedliche Wertmaßstäbe, unterschiedliche Klassen, Schulen und Kollegien müssen zu unterschiedlichen Wahrnehmungen führen. So ging es bei den Studien nicht um Entwicklung von „repräsentativen“ Typologien (z.B. entlang an Schularten), sondern vielmehr um authentische Schilderungen und die Entdeckung der *Argumentationslogiken*, die die Form der Beschreibungen entstehen ließ.

2. Die Phasen des Lernprozesses

Aufbau und Ablauf der Lehreraus- und -weiterbildung vermitteln den Eindruck von Kontinuität: Die Berufs- und Studienwahlentscheidung „Lehrer“ bildet den Anfang; es folgt ein (Fach-)Studium, das Grundlagen vermittelt; eine „zweite Phase“ übt die Anwendung des Gelernten in der Praxis ein; danach geschieht der Berufseinstieg, der das Eingeübte verbessert; schließlich der Berufsverlauf, der durch ein reichhaltiges Fortbildungsangebot zu weiteren Verfeinerungen führt.

Dieses Bild ist falsch! Richtig ist, daß sich die Berufsbiographie des Lehrers in Phasen unterteilen läßt, die einen je eigenen Charakter haben. Jeder Abschnitt unterliegt spezifischen Bedingungen, die das Lerngeschehen bestimmten Gesetzmäßigkeiten bzw. Veränderungen unterwerfen. Der Lernprozeß nimmt dabei keineswegs den linearen Verlauf, den die Gestalter der Lehrerausbildung so gern voraussetzen[3], günstigstenfalls kann von Wellenbewegungen, weit eher noch von „Zick-Zack-Kurven“ oder „Rückschleifen“ gesprochen werden. Solche Lern-Diskontinuitäten sind der Regelfall im Prozeß des Lehrerwerdens.

Aus den Interviews konnten verschiedene Phasen der Lehrerbiographie rekonstruiert werden, die hier unter dem Blickwinkel des Lerngeschehens dargestellt werden.

3 Auch hier gilt das, was Oelkers als Crux deutscher Lehrerausbildung generell bezeichnet, nämlich daß diese nicht Praxis, sondern Idealvorstellungen vermittelt (nach Etzold 1999).

2.1 Der Beginn vor dem Beginn: Vorerfahrungen und Studium

Erfahrungen im Umgang mit Kindern/Jugendlichen, die z.B. im Rahmen von kirchlicher oder (sport-)vereinsmäßiger Jugendarbeit gesammelt wurden, erleichterten wesentlich die Entscheidung für ein Lehramtsstudium. Vor allem bildeten sie die Ausgangsbasis für ein „Grundvertrauen", später mit Schülern zurechtkommen zu können. Prinzipiell können positive Erfahrungen im Umgang mit Jugendlichen zwar auch in Praktika erlebt werden (sofern das Studium dies vorsieht), doch die frühen Erfahrungen sind in der Regel nachhaltiger. Sie tragen den Charakter der Freiwilligkeit: Man konnte sich „aussuchen", was man in welchem Rahmen tun wollte. Jugendarbeit vermittelte oft auch einen *umfassenderen* Eindruck: Begegnungen fanden in der Freizeit statt; auf Zeltlagern, Fahrten usw. erfuhr man Persönliches über die Probleme der Jugendlichen; die Altersdistanz war gering; Fragen/Probleme konnten gut nachvollzogen werden usw. Besonders wichtig war die Erfahrung, daß man mit Kindern/Jugendlichen „umgehen" konnte; daß diese bereit waren, getroffene Entscheidungen zu respektieren[4]. Damit waren wesentliche Bedenken genommen, die Berufsanfänger sonst bei ihrem Einstieg haben (beispielsweise Sorgen um Disziplinprobleme):

> *„Praxisschock hat's für mich eigentlich nicht gegeben*, weil ich davor schon im Verein Gruppen, zumindest zeitweise, angeleitet habe. Ich hab' dann auch auf Turngauebene ... Lehrgänge gemacht, aktiv, als ich noch Sport studiert hab', und da war ich es eigentlich schon gewohnt, vor einer Gruppe zu stehen, denen was beizubringen. Ich glaube, das Entscheidende ist einfach das Erfolgserlebnis, wenn ein anderer was kann, was er vorher nicht konnte, durch meine Mithilfe. Das motiviert mich auch heute noch ganz enorm."

Die Chance, während des Studiums praktische Erfahrungen zu sammeln, war für die meisten unserer Gesprächspartner nicht gegeben[5], da das Lehramtsstudium für den Gymnasialbereich in Baden-Württemberg erst seit 1998 (!) mehrwöchige Praktika vorsieht (seit 2002 ein Praxissemester).

Das Fachstudium wurde positiv beurteilt, da das Hauptmotiv für die Aufnahme eines Studiums meist das Interesse am Fach war. Während der Studienzeit gab es auch keinen Anlaß, die Studieninhalte aus der Perspektive des späteren Berufs zu hinterfragen: Es fehlte die *Ankerfunktion* des Praktikums, die das eigentliche Berufsziel im Studienverlauf in Erinnerung gerufen hätte.

4 Eine andere Frage ist, ob *heutige* Lehramtsanwärter und *heutige* Jugendliche noch solche geregelten Gruppenerfahrungen teilen können. Angesichts der Berichte aus manchen Hauptschulen ist zu vermuten, daß eher eine Vorerfahrung als Streetworker angemessen wäre.

5 Einige der Befragten hatten in der ersten Hälfte der 60er Jahre studiert. Zu dieser Zeit war noch ein mehrwöchiges Praktikum in Volksschule bzw. Gymnasium zu absolvieren, das als sehr hilfreich angesehen wurde, was die Erfahrung im Umgang mit Schülern betraf.

> [Mit Bezug auf das Geschichtsstudium:] „Irgendwo im Mittelalter ... und [man] hat sich da gar nicht so Gedanken darüber gemacht, ob das später brauchbar ist oder ob das etwas ist, was man in der Schule überhaupt will. Das war dann gar nicht so interessant, ich wollte das einfach studieren und gründlichst machen.“

Anders, nämlich ausdrücklich negativ, wird das sogenannte Pädagogische Begleitstudium beurteilt: Dies hätte aus der Sicht der Befragten für den späteren Beruf vorbereiten oder zumindest „Verwertbares“, d.h. umsetzbares Wissen für die spätere Praxis vermittelen sollen und können, tat dies aber nicht, sondern gab nur zusammenhanglose Bruchstücke (schul-)pädagogischer „Theorien“ weiter (meist wird die Unzufriedenheit mit Begriffen wie „theorielastig“, „nur theoretische Modelle“ usw. skizziert).

Unter dem Aspekt des Kompetenzzuwachses wird dem Studium allenfalls zugebilligt, daß es Hintergrundwissen und einige Sekundär-Qualifikationen vermittelt habe[6], jedoch keine Vorbereitung auf den Beruf.

2.2 *Referendariat: „Erfahrungsschock“, „Praxisschock“ und „Arbeitsschock“*

Man könnte von einem „dreifachen Schockerlebnis“ sprechen, wenn man sich die Situation des Referendars näher ansieht. Der „Erfahrungsschock“ bedeutet, daß er sich Problemen gegenübersieht, die eigentlich nur mit einem Erfahrungshintergrund zu lösen wären – genau diese Erfahrungen wurden ihm aber *vor* dem Referendariat nicht vermittelt. Das Schockierende des „Praxisschocks“ besteht in der Erfahrung, daß sich nun bestätigt, was man immer schon in der Studienzeit gefühlt und befürchtet hatte: die *Prinzipien* der Pädagogik und Didaktik helfen im Alltag nicht weiter (das können Prinzipien bekanntlich auch gar nicht), und zusätzlich waren handhabbare Regeln infolge eines „Rezepte“-Verdikts vorenthalten worden. Zwar werden dem Referendar durch Studienseminar, Fachleiter und Mentor Handlungs*empfehlungen* gegeben, nicht aber die *situativ* bedeutsamen Logiken dieser Ratschläge und Anweisungen. Es unterbleibt die *regelgeleitete* Praxisbefähigung. Damit fehlt zugleich die Kenntnis von *Erfolgsbedingungen*, die unabdingbar ist, wenn eine Einstellung auf ganz unterschiedliche Unterrichtssituationen und die Bewältigung neuer überraschender Probleme gefordert ist. Ebenso fehlt Aussage- und Prognose-Sicherheit über eigenes berufliches Handeln. Der „Arbeitsschock“ blockiert die (Selbst-)Evaluation der Praxiserfahrungen. Reflexion und korrigierende Schlußfolgerungen, die für weitere Handlungsverläufe wichtig wären, können so nicht ge-

6 „... ich habe einfach die Fähigkeit gelernt, mich in Themen schnell einzuarbeiten, eine Struktur zu entwickeln, und die Fähigkeit habe ich dann genutzt. Ich wußte, ich hatte jetzt dieses Thema, ich hatte auch Materialien, das mußte ich halt dann 'runtertransponieren auf schülergerechte Materialien ...“

schehen. Um auf das eingangs erwähnte Bild zurückzukommen: Das Referendariat gleicht eher einem mühsamen Bodenturnen als dem Beginn eines angeleiteten Trainings des Drahtseilakts.

Dominantes Merkmal des Referendariats war bei den Interviewten die enorme Arbeitsbelastung, die man als Berufsanfänger zu bewältigen hatte; zusätzlich verschärft dadurch, daß das, was im Berufsalltag „gebraucht“ wurde, nun selbst erarbeitet werden mußte. Es konnte auch erst zu diesem Zeitpunkt erarbeitet werden. Die Erarbeitung und Aufbereitung unterrichtsgerechter Inhalte nötigte zu einem 12-Stunden-Tag. Die Belastung wurde durch folgende Sachverhalte verstärkt:

- Fehlende Unterrichtsvorarbeiten und -planung: Auf Vorarbeiten konnte nicht zurückgegriffen werden. Das Studium lieferte allenfalls Hintergrundwissen, nicht aber das (Fach-)Material, das im Unterricht benötigt wurde. Typisch sind Aussagen wie „den Schülern ein bis zwei Seiten im Lehrbuch voraus sein.“ Nur in Ausnahmefällen konnte auf Unterrichtsmaterial von erfahrenen Kollegen zurückgegriffen werden, denn dieses war entweder so speziell auf deren eigenen Unterricht zugeschnitten, daß es nicht übertragbar war, oder der Referendar stieß auf die Auffassung: „Ich habe mir das auch mühsam erarbeiten müssen, warum soll ich das hergeben?“
- Fachleiter/Mentoren/Kollegen: In günstigen Fällen waren Fachleiter, Mentoren oder ältere Kollegen da, die Verständnis für Probleme hatten, Freiraum für einen eigenen Unterrichtsstil schufen oder selbst einen Unterricht durchführten, von dem man „etwas lernen“ konnte. Es gab aber auch ungünstige Fälle: Fachleiter/Mentoren, die nur einen ganz bestimmten Stil akzeptierten, verschlossene Kollegen, fehlender Austausch mit (Mit-)Referendaren usw.
- Psychische Belastung: Wer in den 60er/70er Jahren den Lehrer-Beruf ergriff, konnte mit einer festen Anstellung rechnen – einige Jahre später sah dies ganz anders aus. Man war auf „gute Noten“ angewiesen, wollte man eine Chance zur Übernahme haben. Und „gute Noten“ bedeuteten oft, daß man sich an die von Fachleitern/Mentoren gesetzten Bedingungen genau halten mußte, auch, wenn man selbst unzufrieden damit war.
- Schwierige Klassen/Schüler: Manchmal mußten „schwierige“ Klassen/Schüler unterrichtet werden, (Disziplin-)Probleme waren zu bewältigen. Während des Studiums wurden praktisch keine Kompetenzen erworben, die bei der Handhabung solcher Situationen hilfreich gewesen wären. Wer positive Vorerfahrungen hatte (Jugendarbeit, Praktika, Tutorentätigkeit) wurde oft *bestärkt*, in manchen (Glücks-)Fällen wurde hier zum ersten Mal überhaupt entdeckt, daß man trotz eigener Bedenken mit Kindern umgehen konnte.
- Als Hauptproblem in den Anfangsjahren wird die Balance-Findung zwischen „Schülern Freiraum geben“ und „konsequent sein“ empfunden. Entlang den durch Studium, Seminar und Selbstansprüchen vermittelten (Ideal-)Vorstellungen begann man meist mit einem weniger direktiven Unterrichtsstil, mußte aber nach einiger Zeit erkennen, daß Unterrichtsstörungen, Disziplinprobleme

usw. durch dieses Verhalten eher zunahmen. Die Interview-Partner beobachten dies auch heute noch als zentrales Problem von Berufsanfängern.

Der letzte Punkt verweist auf ein grundsätzliches Problem der Lehrerausbildung: das Fehlen der Wechselbeziehungen von Ausbildungsinhalten und Praxiserfahrungen. Die (Eigen-)Diagnose der Lehrer, daß ein „lascher" Unterrichtsstil zu „problematischem" Schülerverhalten führt, ist sicher nicht falsch, wenn als wesentliches Ziel die Abarbeitung eines durch den Lehrplan vorgegebenen Stoffpensums gesehen wird. Und die Alternative des „strengeren Unterrichts" ist auch verständlich, wenn das Wissen/die Erfahrung um weitere Alternativen fehlt. Denkbar wäre es ja, daß z.B. eine Veränderung in der Unterrichtsform ebenfalls positive Effekte initiiert hätte. Die Beschreibungen der Studien- und Seminar-Inhalte zeigen, daß solche Modelle nicht oder kaum vermittelt wurden. Doch selbst wenn sich dies beim heutigen Lehramtstudium verbessert haben sollte, genügt ein „Wissen um" die Modelle nicht. Es genügt nicht, ein Modell wie Offenen Unterricht, Gruppenunterricht, fächerübergreifenden Unterricht usw. mal kurz „auszuprobieren" (etwa durch Rollenspiele). Es muß zunächst über ein *diagnostisch-selektives* Instrumentarium verfügt werden (was ist wann unter welchen Bedingungen aus dem Repertoire des Möglichen sinnvoll), sodann über die *Erfahrung,* was auf welche Art umsetzbar ist und schließlich über *analytisch-reflexive* Korrektur-Momente, die Fehlzuschreibungen verhindern (an wem oder was lag das Scheitern eines Modells: an der Durchführung, den Schülern, den schulischen Rahmenbedingen oder an dem Durchführenden). Momentan finden wir eher folgende Abfolge in der Lehreraus- und -fortbildung vor: „ungerichtete" Wissensvermittlung (Studium), „ungerichtete" Praxis (Referendariat) und „ungerichtete" Folge-Praxis (Berufsverlauf). Es müßte hingegen eine Verzahnung eingeführt werden, die wie folgt aussieht: (pädagogische/psychologische) Wissensvermittlung *auf* die Praxis hin, *Erprobung* in der Praxis, *Evaluation* der Praxiserfahrungen, Wissensergänzungen, erneute Erprobung, erneute Reflexion usw.

Die Erprobung alternativer Modelle wird aber – im Referendariat – noch durch einen weiteren Punkt erschwert: Mentoren und Fachleiter praktizieren selbst nur ein schmales Segment aus dem Fundus von Unterrichtsmodellen, jenes Segment eben, mit dem sie selbst über Jahre und Jahrzehnte hin „gut gefahren" sind. Damit soll nicht unterstellt werden, daß Fachleiter und Mentoren nicht offen für andere Modelle wären bzw. die Durchführung auf Seiten der Referendare nicht gestatten würden. Doch ist die *Bewertung* dessen, was der Referendar praktiziert, wiederum der Zufälligkeit unterworfen. In dem einen Fall wird eine lobende Rückmeldung gegeben („Da habe ich selbst etwas gelernt!"), in dem anderen Fall wird Kritik geübt („Das geht so nicht."). In den Interviews wird oft angesprochen, daß Mentoren „unruhig" wurden, wenn eine neue Unterrichtsform den „Zeitplan" durcheinander brachte. Dies ist nicht verwunderlich, da Mentoren/Fachleiter ja selbst auch nicht eine „verzahnte" Ausbildung erfahren haben und entsprechend mit einem eher „eindimensionalen" Focus die Unterrichtsversuche ihrer Schützlinge beurteilen. Damit wäre die Frage nach der „Ausbildung der Ausbilder“ zu stellen, was aber hier nicht das Thema ist.

Zusammenfassend: Erfahrungsschock, Praxisschock und Arbeitsschock bewirken, daß das Referendariat als Imitationsphase den experimentell-reflexiven Zugang zu den *eigenen* Arbeitsformen eher verhindert als begünstigt; daß es den Berufsanfänger zur Orientierung am „schnellen Erfolg“ nötigt; daß es die Bewertung des Erfolgs zu vollführender „Drahtseilakte“ einer beträchtlichen subjektiven Beliebigkeit überläßt. Das Referendariat entspricht in Form und Verfahren eher einem Initiationsritus und nicht einem professionsbezogenen Trainingsprogramm, das den weiteren Berufserfolg nachhaltig grundlegt und fördert. Die nicht-regelgeleiteten Handlungsanweisungen führen zu einem Beginn, der die Bewältigung von – späteren – Berufsproblemen in hohem Maße Zufälligkeiten überläßt: Selbstmotivation, Selbstengagement, Austauschbereitschaft usw. sind entweder vorhanden oder nicht vorhanden, können in der einen Schule verwirklicht werden, in der anderen nicht, stoßen in der einen Klasse auf günstige Bedingungen, in der anderen nicht.

2.3 Berufseinstieg und „It-works-Routinisierung“

Die ersten Berufsjahre hatten in der Regel, was die Belastung betrifft, noch recht viele Ähnlichkeiten mit dem Referendariat: Man kam an eine neue Schule, hatte sich mit neuen Klassen, Schülern, Jahrgangsstufen, Kollegen und Unterrichtsinhalten auseinanderzusetzen. Es begann allerdings ein *Routinisierungsprozeß*, der *maßgeblich* das künftige Lehrerhandeln bestimmte. Folgende Merkmale sind kennzeichnend für diesen Routinisierungsprozeß:

- Zielvorgabe *it works*: Berufliche Handlungsvorgaben sind gar nicht oder nur schwach definiert. Es ist „Unterricht zu halten“, was an Gymnasien hauptsächlich bedeutet, die vom Lehrplan definierten Stoffabfolgen darzubieten und Lern-Erfolge zu kontrollieren, die nicht unbedingt *Lehr*-Erfolge sind. Kriterien für „guten Unterricht“ finden sich zwar in Hülle und Fülle in der Literatur, treten vielleicht auch als ausgesprochener oder unausgesprochener Appell an den Lehrer heran, werden aber nicht auf eine *überprüfbare* Weise gefordert. In der Praxis genügt es, wenn das Unterrichten auf eine „unauffällige“ Weise geschieht: wenn weder Schüler noch Eltern sich beschweren, die Notengebung einer Normalverteilung entspricht, man freundlich mit Schulleitung und Kollegen umgeht. Dieser Level von „Professionalität“ ist meist nach einiger Zeit erreicht.
- Auch *innerhalb* der Unterrichtssituation ist *„Lehrer-Zufriedenheit“* relativ leicht herzustellen: (a) Bewältigung von Disziplinproblemen zumindest bis zu dem Stadium, daß ein großer Teil der Klasse sich auf den Unterricht konzentriert und in dieser Konzentration nicht vom kleineren Teil gestört wird (wobei meist Illusionen darüber vorherrschen, wie groß der Teil ist, der wirklich zuhört – ältere Lehrer sind da übrigens oft erstaunlich realistisch). (b) Ein gewisses Aktivitäts-

niveau wird erreicht, so daß nicht das Gefühl entsteht, gegen eine Wand zu reden (Video-Aufzeichnungen belegen, daß diese Zufriedenheit oft schon als hergestellt gilt, wenn sich einige wenige und immer dieselben beteiligen.). (c) Der Stoffteil, den man sich vorgenommen hat, muß abgehandelt sein. Sind diese Faktoren gegeben, so kommt die *Selbstevaluierung* eigener pädagogischer Zielsetzungen zu einem positiven Ergebnis: Man macht „guten Unterricht".

Engagierter Unterricht, der über das Maß dieses *it works* hinausgeht, kann nur erfolgen, wenn die *eigenen* Zielsetzungen auf ein „Mehr" ausgerichtet sind bzw. Selbstbild oder Berufsverständnis dieses Mehr einfordern. Nun trägt aber gerade die Vor-Phase, das Referendariat, durch seine Struktur entscheidend dazu bei, daß derartige Zielsetzungen „gestutzt" werden. Was bleibt, könnte man eher als „Resterinnerungen" z.B. an methodisch/didaktische Modelle bezeichnen. Dennoch könnten derartige Einstellungen reaktiviert bzw. verstärkt werden, wenn die entsprechenden Voraussetzungen gegeben wären. Unsere Gespräche mit den jüngeren Kollegen zeigen deutlich, daß diese an Team-Teaching, fächerübergreifendem Unterricht oder Projektzusammenarbeit interessiert sind. Doch diese Interessen stoßen auf Rahmenbedingungen, die eher demotivierend sind:

- Viele Kollegen, die um Zusammenarbeit gebeten werden, reagieren distanziert. Aus ihrer Sicht läßt die Fülle der durch die Lehrplan-Richtlinien vorgegebenen Inhalte es nicht zu, Stunden „abzugeben".
- Der starre 45-Minuten-Takt mit ständig wechselnden Fächern/Lehrern läßt kaum Spielraum für Unterrichtsformen zu, die eine andere zeitliche Struktur erfordern (beispielsweise naturwissenschaftlicher Unterricht mit Schülerexperimenten).
- Vor allem fehlt aber der Austausch mit „Gleichgesinnten". Die Einstellungssituation der letzten Jahre führte dazu, daß ein Kollegium „gemeinsam gealtert ist" (80% der deutschen Gymnasiallehrer sind über 40 Jahre alt, das Durchschnittsalter liegt bei Anfang/Mitte 50). Junge Kollegen im gleichen Kollegium, die den gleichen Hintergrund, die gleichen Probleme, die gleichen Erwartungen teilen würden, waren und sind die Ausnahme.

Zusammenfassend: Es bleibt im weiteren Berufsverlauf in der Regel bei der Form des „Einzelunterrichts". Informationen über den Unterricht, den Kollegen halten, sind kaum vorhanden. Pausengespräche und Konferenzen drehen sich primär um organisatorisch-institutionelle Abläufe, Notengebung, haben *small-talk*-Charakter. Das Muster, daß der Lehrer sich als „Einzelkämpfer" sieht, taucht in fast allen Interviews auf.

Damit fehlen aber für die Selbstevaluation unabdingbare Regulativa. *Was* im beruflichen Handeln erreicht werden soll, *wie* es erreicht wird und *ob* es erreicht wurde – das alles bleibt dem Definitionsspielraum des einzelnen Lehrers überlassen. *Er* definiert Zielvorstellungen, Strategien, Umsetzungen und Erfolgsbewertung *selbst* entlang an „Resterinnerungen" aus eigener Schulzeit und Referendariat.

2.4 Routine als Chance zur Kooperation mit Schülern

Untersuchungen zu berufsbiographischen Verläufen (Huberman 1991, 1993; Hirsch 1990) zeigen, daß es im weiteren Berufsverlauf zu sehr unterschiedlichen Entwicklungen kommt. Meist wirkt sich der beschriebene Routinisierungsprozeß entlastend aus: Die (Stoff-)Transferarbeit der ersten Jahre ist geleistet und muß in den meisten Fächern nur noch punktuell wiederholt werden, Schülerfragen und -probleme wiederholen sich, der Berufsalltag wird beherrscht, was zur Berufszufriedenheit beiträgt (Ulich 1996). In anderen Fällen tritt Müdigkeit, Resignation oder Desengagement ein, in schlimmeren Fällen ist der weitere Weg durch Dauerbelastung, Burnout-Syndrom oder Krisen gekennzeichnet. Und nach wie vor zeigt ein durchschnittliches Pensionierungsalter von 56 oder 58 Jahren, daß ein hoher Anteil von Lehrern an seinen Berufsproblemen verzweifelt.

Daß es in einem anspruchsvollen Beruf immer wieder Herausforderungen, Probleme oder gar Krisen gibt, ist nicht an sich bemerkenswert. Wichtig und interessant ist vielmehr, wie die Berufsinhaber diese Herausforderungen und Probleme bewältigen[7]. In erster Linie hatten sich ja für unsere Untersuchung Lehrer zur Verfügung gestellt, denen ein positiver Umgang mit ihrem Beruf gelungen war. Ein wesentliches Merkmal ihres beruflichen Denkens und Handelns war, daß sie den beschriebenen rückmeldearmen Raum, in dem Selbst- und Aufgabendefinition des Lehrers entsteht, nicht hinnahmen. In den Gesprächen wurden *Korrekturfaktoren* deutlich, die bei den Befragten zur Modifikation eigener Theorien und eigenen Handelns beitrugen.

Zum einen waren es Faktoren, die zwar nicht direkt in beruflichen Zusammenhängen standen aber einen indirekten Einfluß ausübten, etwa Therapien, die auf Grund von privaten Krisen (z.B. Partnerschaftskrisen) wahrgenommen worden waren. Diese erhöhten das Reflexionspotential ganz allgemein: Routine wurde in Frage gestellt, Lebensentwürfe und -ziele wurden neu überdacht, die Bereitschaft zu Veränderungen nahm zu. Ebenfalls bewirkte das Beobachten des Aufwachsens eigener Kinder deutliche Veränderungen im Verständnis für Schüler:

> „Ich glaube, wenn ich keine eigenen Kinder gehabt hätte, hätte ich wahrscheinlich die Schüler ganz anders angeschaut, ihre Probleme gar nicht so erkannt. Man bringt schon mehr Verständnis mit. Und ich staune auch manchmal, die eigenen Kinder sind ja auch wirklich nicht die Besten."

> „Was die [Tochter] am Anfang für Schwierigkeiten hatte, 10 Wörtchen zu lernen. Das tut einem als Lehrer sehr gut. Man sagt halt den Kindern: „Bis morgen

7 Natürlich gibt es Umstände, die auch bei bestem Willen und Vorbereitung des einzelnen Lösungen erschweren oder gar verhindern: Klassen mit 30 und mehr Schülern, verkrustete Kollegien, Jugendliche, die auf Grund ihrer sozialen Lage keinen Sinn in einem Schulabschluß sehen usw.

> lernt ihr die und die Seite." Man weiß gar nicht, wie sich manche da zu Hause schwertun und das ist so diese Rückkoppelung."

Noch entscheidender für die Selbstevaluation war aber das *Herbeiführen* von Umständen, die dem Austausch über eigenes berufliches Handeln galten. So taten sich einzelne mit Kollegen zusammen, um an Supervisionen teilzunehmen. In anderen Fällen versuchten Lehrerinnen ihre Kollegen dazu zu bringen, sich außerhalb der Schule zum Austausch zu treffen (was sich allerdings als schwierig erwies):

> „Und dann gibt es sechs oder sieben Lehrerinnen an der Schule, von 170, und wir machen manchmal so eine Art Frauengruppe und versuchen, das ist auch interessant, unsere Probleme und unseren Alltag, den ganz privaten Alltag, den Hobbyalltag, den Interessenalltag, aber auch den Schulalltag, dann mehr aus einer weiblichen Perspektive zu sehen."

Außenstehende muß es erstaunen, daß Lehrer ihre Berufstätigkeit als rückmeldearm beschreiben, da diese ja doch fünf bis sechs Stunden täglich unter ständiger Beobachtung von 20 bis 30 Augenpaaren ausgeübt wird. Doch Schüler geben keine deutlichen Rückmeldungen über die Arbeit eines Lehrers – jedenfalls nicht dem betroffenen Lehrer. Dies ist nicht weiter erstaunlich, da sie sich ja in einer Abhängigkeitssituation befinden und denjenigen, der über die Noten entscheidet, nicht verstimmen möchten. Dies trägt aber dazu bei, daß Lehrer ausgesprochen unsicher sind in der Beurteilung, wie ihr Unterricht von Schülern aufgenommen wird, was das oft zur Sprache gekommene Muster des „früheren Schülers" zeigt: Den hohen Stellenwert, den zufällige Begegnungen mit früheren Schülern haben, kann man nicht nur daran ablesen, daß sie in der Erinnerung der Lehrer manifest sind. Sie werden durchgängig mit Begriffen wie „Erfolgserlebnis" oder „Bestätigung" verknüpft:

> „Man kriegt ja von den Schülern oft spontan keine Rückmeldung, wie sie jetzt den Unterricht finden, oder wie sie was empfanden: eine negative Rückmeldung kriegt man meistens relativ schnell, aber eine positive nicht. Und dann so ein, zwei Jahre später, beim Treffen von manchen Schülerinnen, so in der Stadt, auf der Straße, kommt man ins Gespräch und kriegt dann auch 'ne positive Rückmeldung. Das ist dann natürlich schon auch eine Bestätigung für einen selbst, und das empfindet man dann auch positiv, daß das, was man macht, daß das auch ankommt."

Viele Aktivitäten unserer Interviewpartner zielten darauf ab, verstärkt Rückmeldungen von Schülern zu erhalten: Gespräche in den Pausen/nach einer Stunde, Einladungen ins Café am Nachmittag, Durchführung von „Phantasiereisen" im Rahmen suggestopädischer Bemühungen, Ausgabe von (Evaluations-)Fragebögen am Ende eines Schuljahres bis hin zur Vergabe von Aufsatzthemen, wie guter Unterricht aussehen sollte. Grundsätzlich ging es darum, mehr von dem Schüler zu erfahren, als nur sein Verhalten im Unterricht. Daher beteiligte man sich gerne an Klassenfahrten oder Landschulheim-Aufenthalten, da hier Gelegenheit zu ausführlichen Gesprächen gegeben war[8].

Auffallend ist, daß der Unterricht der befragten Lehrer deutlich *experimentelle* Züge aufweist: Der „Griff in die Schublade" wird abgelehnt, Routine wird als *Rahmenbedingung* für die Verwirklichung von Unterrichtsformen angesehen, die Rückmeldung ermöglichen. Diese positive Wendung von Routine wird von den Gesprächspartnern mit der Definition von „Freiraum" wiedergegeben. Um dies an einem trivialen Vergleich zu verdeutlichen: Routine beim Autofahren kann in einem Fall zu Unaufmerksamkeit, Eintönigkeit oder „Sekundenschlaf" führen. Im anderen Fall entsteht die Chance, auf unvorhergesehene Sachverhalte (Baustellen), rasch zu reagieren, neue Routen zu entdecken usw. Die Entlastung, die Befreiung von dem Druck der Anfangsjahre, wird positiv begriffen, was man auch – in Anspielung auf die bekannte Publikation von Wahl (1991) – als „Handeln unter Unter-Druck" bezeichnen könnte.

Bevorzugt wird auf die Eigenheiten der jeweiligen Unterrichtssituation eingegangen, Äußerungen von Schülern werden aufgenommen und der Unterrichtsablauf entlang dieser Äußerungen korrigiert. Das *situative Handlungspotential* erfährt eine Intensivierung. Beispielsweise wurde die (Schüler-)Diskussion, ob es geschlechtsspezifische Unterschiede beim Umgang mit naturwissenschaftlichen Unterrichtsinhalten gäbe, spontan zum Anlaß genommen, eine Straßenumfrage von der Klasse durchführen zu lassen, deren Ergebnisse schließlich in einen Rundfunkbeitrag eingebracht wurden. In anderen Fällen wurden außerschulische Kooperationspartner (Zeitungsverlage) gesucht oder an Wettbewerben teilgenommen.

Zusammenfassend: Es ging hier nicht um die Frage, ob die genannten Aktivitäten besonders spektakulär oder außergewöhnlich sind – an vielen Schulen gibt es viele Lehrer, die Vergleichbares unternehmen –, sondern um *Konzentration* und *Funktion* der Aktivitäten. Engagement und (Selbst-)Motivation findet sich bei jenen Lehrern, die erstens die „Vorstufen" – also den Einstieg in den Beruf – positiv abgeschlossen haben und zweitens Refelexionsbereitschaft im weiteren Berufsverlauf zeigen. Anders gewendet: Je mehr die Lehrerausbildung und -fortbildung von Zufälligkeiten entbunden wird, je mehr Reflexions- und Korrekturmomente in den Berufsverlauf – verpflichtend – eingebunden werden (z.B. Austausch- und Supervisionsangebote), desto wahrscheinlicher ist es, daß bei immer mehr Lehrern die Bereitschaft zum Engagement auch im weiteren Berufsverlauf erhalten bleibt.

8 Musik- und Sportlehrer beschreiben diese Gesprächsgelegenheiten, die sich im Rahmen von Reisen, Aufführungen usw. ergeben, ebenfalls als wesentliches positives Merkmal ihrer Fachkultur.

3. Berufliche Selbstdefinition durch Ko-Konstruktion

Durch die Erhöhung des Rückmelde- und Reflexionspotentials gelang unseren Interviewpartnern *in „Zusammenarbeit"* mit den Schülern eine realistischere Selbstdefinition und Handlungsinterpretation. Die isolierte Selbstinterpretation des „Einzelkämpfers" wurde damit zur ko-konstruierten Selbst- und Aufgabendefinition, die sich an einem *positiven* Schülerbild orientierte. Dabei sahen sich die Gesprächspartner keineswegs als „ideale Lehrer". Eher waren sie der Ansicht, einen „idealen Weg" der Berufsausübung gefunden zu haben. Es entstand eine *Distanz* zur eigenen Lehrerrolle, zu der Zuschreibung, immer mehr wissen zu müssen, als die Schüler:

> „Ich sage das in der nächsten Stunde. Ich sage: „Da habe ich mich geirrt, entschuldigt bitte, ich habe einen Fehler gemacht, verbessert das." Und das ist mir am Anfang sehr schwer gefallen, so eigene Fehler einzugestehen, und mittlerweile merke ich, das kommt bei den Schülern viel besser an, als wenn man sich so auf dieses Niveau stellt: Ich kann alles, ich weiß alles, ihr seid die kleinen Dummerle, denen ich das alles beibringen muß."

Weiterhin führte das Bemühen um den Austausch mit Schülern zu der Fähigkeit des *Perspektivenwechsels*: Das Verständnis für die Sichtweisen der Schüler ist vorhanden, ein „Sich-hineinversetzen-können" wird möglich:

> „Was merken sich die Schüler alles? Wenn die sich alles merken würden, was wir sagen, das wäre ja unmenschlich!"

> „Das ist das: Wo einfach eine schwätzende, mehr oder weniger gelangweilte Gruppe von Schülern einem gegenübersitzt und es einem überhaupt nicht gelingt, irgendwo das zu vermitteln, was ich eigentlich will. *Wo ich sogar dann oft ein Stück weit verstehe*, ich find's ja auch nicht so furchtbar spannend, was ich manchmal von ihnen will."

Der eigene Unterricht nimmt einen zentralen Stellenwert im Lehrer-Denken ein (vgl. Carle 1995), es wird aber nicht vorausgesetzt, daß die Schüler dem Unterricht das gleiche Interesse entgegenbringen müssen. Mit dieser Einstellung kann akzeptiert werden, wenn ein Schüler z.B. seine Stärken in anderen Fächern hat, in der sechsten Stunde müde ist oder „abschaltet". Damit wird auch die unrealistische Zielsetzung vermieden, *alle* Schüler begeistern zu müssen. Anders geredet: Berufszufriedene Lehrer nutzen den Definitionsfreiraum, um die eigenen Aufgaben möglichst realistisch zu definieren. Das Ergebnis ist eine *positiv-optimistische Interpretationsstruktur* beruflichen Alltagsgeschehens.

Dem engagierten berufszufriedenen Lehrer ist auf der Interpretations- und Selbstdefinitionsebene folgendes gelungen:

- Das Reflexionspotential wurde – im Rahmen des Möglichen – erhöht. Rückmeldungsverursachende Ereignisse und Verfahren wurden bewußt herbeigeführt, in den beruflichen Alltag integriert.
- Berufliche Vorgaben und eigene Berufsrolle wurden so definiert, daß ein Freiraum wahrgenommen wurde. Zwar werden Begrenzungen und Einengungen, die durch strukturelle Vorgaben bedingt sind, realistisch gesehen: 45-Minuten-Takt, umfangreicher Lehrplan, Zentralabitur. Aber diese Einengungen spielen keine *dominierende* Rolle im alltäglichen Denken. Weitaus mehr wird das Augenmerk auf die positiven Seiten der Berufsstruktur gerichtet.

In der Interpretationsstruktur ist der Balanceakt zwischen *externalen* und *internalen* Zuschreibungen gelungen. Eine Distanz wurde entwickelt, die hilft, negative Ereignisse *external* zuzuschreiben: An Müdigkeit oder Unaufmerksamkeit der Schüler ist nicht unbedingt man selbst schuld, sondern es gibt äußere Faktoren, die dieses Verhalten bedingen. Positive Rückmeldungen (Fragen der Schüler, Lernerfolge der Schüler, Aufmerksamkeit, gelungene Veranstaltungen) werden dem eigenen Handeln zugeschrieben. Kennzeichnend für die Interpretationsmuster der Befragten ist, daß Handlungsspielräume entlang von Veränderungsmöglichkeiten wahrgenommen werden. Die Rahmenbedingungen, die Gewünschtes blockieren (z.B. ausführlicheren Austausch mit Schülern kontra 5-Minuten-Pause), verlieren dabei an Gewicht. In den Vordergrund rücken Erfahrungen des „Machbaren". In der eigenen Berufsbiographie wurde *erlebt*, daß der Berufsalltag Spielraum („Freiraum") für die Umsetzung eigener Vorstellungen ermöglicht. Diese kumulierten Erfahrungen führen zu einem *positiven Schülerbild* und zu einem positiven Bild über die Wirkungen eigenen Handelns (vgl. Bandura 1997).

Eine der größten Herausforderungen künftiger Lehrerausbildung wird sein, jene Elemente und Berufsverläufe, die sich bei unseren Befragten auf Grund „günstiger" Umstände, Zufälligkeiten oder persönlichen Bestrebens eingestellt haben, systematisch in Aus- und Fortbildung zu integrieren (Terhart 2000). Die Kette von Vorbereitung, Praxis, Reflexion, Wiederholung, Evaluation muß zu einem durchgängigen Bestandteil des Lehrer-Lern-Prozesses werden. Dabei sind die *Zeitfenster* zu beachten, in denen Ausbildungs- und Fortbildungsmaßnahmen sinnvoll sind. Kompetenztrainings während des Studiums sind löblich, werden aber erst effektiv, wenn auch die tatsächlichen (Berufs-)Probleme vorhanden sind. Praxiserfahrungen sind wichtig, gewinnen ihren eigentlichen Wert aber erst in der Vor- und Nachbereitung. Fortbildungsmaßnahmen zur Veränderung von Routinen sind zu begrüßen, müssen aber zu einem Zeitpunkt einsetzen, an dem Veränderungen noch möglich sind – und müssen auch für jene verpflichtend sein, die sich diesen Veränderungen nicht aussetzen möchten.

In den erfaßten Berufserfahrungen wird ein Aspekt besonders deutlich: Die Gesprächspartner definieren ihren Berufserfolg nicht oder zumindest nicht vorrangig über das Gelingen von (Unterrichts-)Kunststücken. Der Drahtseilakt des Lehrerseins ist für sie nicht Selbstzweck, Ziel ist nicht Show oder Bewunderung. Das hohe

Ausmaß an Sensibilisierung für Bedürfnisse der Schüler verweist darauf, daß sie dann den Balanceakt als gelungen empfinden, wenn sie, um im Bild zu bleiben, die Schüler mit auf das Seil nehmen können und diesen statt „Zuseh-Effekten" Selbstlern-Effekte vermitteln können. Im Grunde ist den Lehrern etwas gelungen, wofür sie eigentlich gar nicht ausgebildet wurden: Sie haben den Sprung vom Monolog zum Dialog, von der Kultur des „Beybringens" zur Kultur der „Kooperation", des gemeinsamen Arbeitens geschafft. Da sie selbst der Überzeugung sind, durch ihr Handeln etwas bewirken zu können, Umstände verändern zu können, Freiraum schaffen zu können, trauen sie dies auch ihren Schülern zu.

Richtig wäre es also, wenn Qualität der Lehrerausbildung nicht mehr an der Spiegelung bekannten Lehrerverhaltens, an der Wiederholung bestimmter Unterrichts-Effekte definiert wird (weshalb Unterrichtsbeobachtungen ja oft mit dem Begriff der „Show-Stunde" belegt werden). In den Vordergrund bei der Beurteilung von Ausbildung muß die Frage rücken, inwieweit die Grundlagen für ein schülerorientiertes kooperatives Berufshandeln gelegt wurden. Es geht nicht mehr vorrangig um die Zielsetzung, wie ein „störungsfreies", „stundenziel-erreichendes" Lehrerhandeln zu verwirklichen ist, sondern um die Frage der kooperativen Herbeiführung von Schüler-Selbstlern-Prozessen. Dies führt, wie die Berichte unserer Gesprächspartner deutlich zeigen, weg von der ins Belieben des einzelnen gestellten Selbst- und Aufgabendefinition hin zu einer Ko-Konstruktion beruflichen Handelns, die im Dialog mit den Schülern entsteht.

Ein neues Berufsbild: gelernter Lehrer

Vom Lehrer zum Lerner: ein Paradigmenwechsel für die Qualifizierung und Professionalität von Lehrern[1]

Zusammen mit Herbert Hertramph

> *Nicht, daß unsere ... Schulen an sich schlecht gewesen wären. Im Gegenteil, der sogenannte „Lehrplan" war nach hundertjähriger Erfahrung sorgsam ausgearbeitet und hätte, wenn anregend übermittelt, eine fruchtbare und ziemlich universale Bildung fundieren können. Aber eben durch die akkurate Planhaftigkeit und ihre trockene Schematisierung wurden unsere Schulstunden grauenhaft dürr und unlebendig, ein kalter Lernapparat, der sich nie an dem Individuum regulierte... kein Lehrer fragte ein einziges Mal in acht Jahren, was wir persönlich zu lernen begehrten, und just jener fördernde Aufschwung, nach dem jeder junge Mensch sich doch heimlich sehnt, blieb vollkommen aus.*
>
> *Stefan Zweig: Die Welt von gestern (1941)*

Eine notwendige Vorbemerkung: Das folgende Plädoyer beruht auf ausführlichen Gesprächen mit Gymnasiallehrern im Rahmen der in diesem Band referierten Studien und formuliert unter Hinzuziehung einschlägiger Literatur einige Schlußfolgerungen, die uns für grundlegende Veränderungen in der Lehrerausbildung und -berufspraxis unabweisbar erscheinen, wenn eine wirksame und nachhaltige Veränderung des Schul- und Unterrichtsalltags herbeigeführt werden soll.

Wir fokussieren im vorliegenden Text den Aspekt der Personalrekrutierung und -entwicklung und müssen – schon aus Umfangsgründen – die derzeitigen institutionellen und organisatorischen Rahmenbedingungen des Lehrer-Arbeitsalltags ausblenden. Dies erscheint uns statthaft unter der Vorgabe, daß Änderungen in diesen Bereichen nur sinnvoll sind, wenn vorab geklärt ist, welches veränderte Selbst- und Berufsbild des Lehrpersonals welche konkreten Änderungen ihrer Arbeitsbedingungen und Arbeitsmöglichkeiten im Hinblick auf ihre Selbstentwicklung und ihre Selbstwirksamkeit *und diejenigen der Schüler* wünschenswert und unabweisbar macht. – „Den" Lehrer gibt es nicht, auch nicht „die" Schule. Sprachliche Generali-

1 Als frühere Veröffentlichungen vgl. Der Lehrer als Lerner. Ein Paradigmenwechsel für die Qualifizierung und Professionalität von Lehrern. In: Pädagogik 52 (2000), Heft 6. S. 38–41; Der Berufsanfang des Lehrers – der Anfang von welchem Ende? In: Die Deutsche Schule 92 (2000), S. 54–65.

sierungen sind zur *Verständigung* unvermeidlich, aber sie meinen hier keine Verallgemeinerung „des Lehrers/der Schule“. Wir unterstreichen dies vor allem mit Respekt und aus Dank gegenüber unseren Gesprächspartnern.

1. Blitzlichter zum Thema („Selbsterlebtes“)

Für eine Lehrerfortbildungstagung zum Thema „Schulentwicklung“ in einer Evangelischen Akademie hatte der Studienleiter die richtige Idee, jemanden einzuladen, der aufgrund seiner beruflichen Alltagspraxis berichten konnte, wie man das macht: Personal ausbilden und Personal weiterbilden, wenn das Betriebsergebnis der Firma bzw. eines Teilbereichs unbefriedigend ist. Es war ein Bankdirektor, Chef einer Niederlassung in einer mittelgroßen Stadt im Großraum Stuttgart. Er hatte zwei Botschaften. Die erste: „Die *Auszubildenden* müssen in die Lage versetzt und bereit gemacht werden, an eigenen Erfolgen und Mißerfolgen *produktive Problembewältigungen* zu lernen bzw. lernen zu können, und sie müssen die Erfahrung machen, welche Herausforderung es bedeutet zu lernen, wie man neue Aufgaben erfolgreich bewältigt (z.B. „junge Märkte“ zu erschließen). Deshalb *darf* man ihnen den Zwang zum Lernen nicht ersparen, sie dürfen aber nur vor *solche* Aufgaben gestellt werden, die sie auch *tatsächlich* erfolgreich bewältigen können, weil sie sonst gar nichts lernen: weder produktive Lösungen noch Lern- und Leistungsmotivation.“ Die zweite Botschaft lautete: „Eine Verbesserung des Betriebsergebnisses ist nur mit dem *vorhandenen* Personal möglich, anderes ist nicht verfügbar, und *neues* Personal müßte *selber auch* erst lernen, was die vorhandenen Mitarbeiter lernen sollen; Personalauswechslung würde also keinen Vorteil mit sich bringen, sondern nur Kosten verursachen und kostbare Zeit verstreichen lassen. Rasch weiterzukommen ist also *nur* möglich über *innerbetriebliche* Maßnahmen der Personal*entwicklung,* da der Erfolg des Unternehmens an das erfolgreiche Handeln des Personals gebunden ist, und das bedeutet, daß dieses Personal die neue Orientierung und die daraus resultierende *corporate culture* als eine *eigene* Erfolgsorientierung verstehen und in der alltäglichen Arbeit umsetzen können muß.“

DIDACTA in Stuttgart. Hochkarätiges Podium zu der Frage, warum die Neuen Medien keinen Einzug in die Schulen halten. Etwa 200 Zuhörerinnen und Zuhörer, Lehrerinnen und Lehrer, von wenigen Ausnahmen abgesehen. Lahme Debatte mit allerlei Ausflüchten. Ein junger Mann geht ans Saalmikro, stellt sich kurz vor: 17 Jahre, Schüler am Soundso-Gymnasium in Dingsda, Betreiber einer Software-Vertriebsfirma. Seine Begründung zu dem in Rede stehenden Sachverhalt: „In der Schule *lernen* wir ja gar nicht. Die Lehrer setzen uns die Sachen bloß vor, aneignen müssen wir sie uns selber. Daher wissen Lehrer nicht, wie Schüler lernen. Und weil sie nicht wissen, wie man lernt, können sie auch selber nichts lernen. Deshalb ist es nicht zu erwarten, daß Lehrer lernen, wie man mit Neuen Medien lernt.“ Knappe Verbeugung, ab. Betretenes Schweigen in der Runde. Kein Widerspruch.

„Junglehrertagung". An einem Samstag. Rege Teilnahme, alle Achtung. Arbeitsgruppe zu Fragen moderner Lehrerbildung. Entrüstetes Statement eines Teilnehmers: „Ich finde es skandalös, daß der Staat mir keine Fortbildung anbietet, die es dahin bringt, daß ich am PC und im Internet so fit bin wie meine Schüler." Der Hinweis, er könne sich das doch nachmittags von seinen Schülern „beibringen" lassen, überrascht und erstaunt unseren – „Junglehrer".

Schlußfolgerungen? Der letzte Fall ist selbsterklärend: Dieser Lehrer tut schlicht das nicht, was er von seinen Schülern erwartet: daß sie freiwillig und aus eigenem Antrieb Neues lernen. Er ist offensichtlich auch außerstande, *bei sich selbst* Neugier und Lernbereitschaft hervorzurufen. Wie macht der das eigentlich im Unterricht, bei seinen Schülern?

Der zweite Fall ist nicht minder traurig; denn allerlei Ausflüchte seitens der Lehrerinnen und Lehrer zeigten nur zu deutlich: Trotz ihres auskömmlichen Einkommens investieren sie *auf eigene Kosten* nichts oder nur verschwindend wenig in Fachliteratur, in neue Lehr- und Lernmaterialien und in berufsständisch *selbstorganisierte* Fortbildung. Was nur zeigt, daß auch *insoweit* der Lehrerberuf mehr oder weniger unprofessionell ausgeübt wird.

Der Bericht des Bankdirektors zeigt, wie in Institutionen, die überleben wollen, gelernt wird, wie Lernen institutionalisiert wird und wie die Entwicklung einer Institution und ihres Personals *als Lernprozeß* organisiert werden muß, wenn die Institution und ihr Personal am Markt erfolgreich sein wollen. Wo das nicht geschafft wird, kennt der Markt hinsichtlich der Überlebenschancen – von Erfolgen gar nicht mehr zu reden! – keine Gnade: Verweigerung des Weiterlernens steht unter der Strafe des Untergangs. Von diesen Einsichten ist in Schule und Lehrer-Fort- und -Weiterbildung davon nur ausnahmsweise etwas angekommen. Deshalb können auch einige „Betriebsergebnisse" der nicht-lernenden Institution Gymnasium bei ihrer „Kundschaft" nicht verwundern: Desinteresse, Langeweile, innere Kündigung, weil u.a. für die staatlichen Schulen die Perspektive der Personal*verwaltung* vorherrscht anstelle der erforderlichen Personal*entwicklung*; weil *Noten* anstelle von *outcome*-Evaluierung als Maßstäbe für Lehrerfolge gewertet werden, was nun wirklich absurd ist; weil *Abschlüsse* anstelle von Kompetenzen von *Anschlußfähigkeiten* zertifiziert werden; weil „der Firma" die externe (und interne) Effektivitätskontrolle erspart wird (vgl. Oelkers 1999a,b). Und schließlich gibt es noch ein paar Schelme, die wünschen sich „andere" Schüler. Eine neue Version von Sloterdijks „Neuen Regeln für den Menschenpark" Schule? Diese Firma ist ein trauriger Fall hochgradiger Selbstillusionierung. Kann man sie deshalb so gut für „Visionen" (miß-)brauchen?

2. Von der Vision zur Wirklichkeit: Die Schule der Zukunft muß von den Lehrern der Gegenwart gemacht werden

„Bildung 2000“ (Klemm/Rolff/Tillmann 1986) oder „Schule 2000“ (Oettinger 1993) ist nicht mehr attraktiv: Das Jahr 2000 ist da – und was hat sich geändert? Jetzt sollen „Visionen“[2] weiterhelfen für die „Schule der Zukunft“ (z.B. Bildungskommission Nordrhein-Westfalen 1996; Struck 1997; Schavan 1998), der „Lehrer der Zukunft“ (Struck/Würtl 1999) wird entworfen, der Lehrerbildung werden „Perspektiven“ anempfohlen (Terhart 2000). Vom „Haus des Lernens“ ist die Rede, von Lernwerkstätten, von Teamarbeit und Coaching, von Profilentwicklung und von „Schule als Sinneserfahrungsraum, als Abenteuerlernplatz und als Ort des umfassenden Zusammenlebens zwischen Lehrern und Schülern“ (Struck/Würtl 1999, S. 97). Wer möchte nicht gern eine Schule sehen, in der Lehrer z.B. im Team unterrichten, Schüler ihr Lernen selbst organisieren und das Kollegium sich zur gemeinsamen TZI-Sitzung zusammenfindet? Gewiß, für all das lassen sich Beispiele finden, und Struck schreibt ganz richtig: „Im Grunde ist alles, was es in der Pädagogik zu sagen gibt, schon gesagt worden.“ (1999, S. 14)[3]

Aber schaut man sich „normale“ Gymnasien an, ist von all diesen erfreulichen Gedanken in der Praxis recht wenig festzustellen. Die Inhaltsübersicht über ein Seminar „Schulreformen nach 1945“ kommentierte ein Student der Naturwissenschaften trocken: „Wird da all das erzählt, woraus nichts geworden ist?“ Hätte die schnörkellose Pragmatik des gesunden Menschenverstandes besser unter Beweis gestellt werden können? Ganze Regalmeter Literatur lösen sich so in Luft auf. Unser eingangs zitierter Bankdirektor würde vermutlich fragen, wer und was *warum* für die nicht erfolgte Umsetzung verantwortlich zu machen ist. Er würde *mit Sicherheit* aber auch danach fragen, was mit dem Personal los ist, das das alles hingenommen hat und hinnimmt; denn alle *Zukunfts*entwürfe müssen *hier und heute* auf den Weg gebracht werden. Er würde sich deshalb auch nicht vertrösten lassen mit Redensarten von Schulen und Lehrern „der Zukunft“, nicht nur, weil das eine fruchtlose Henne-Ei-Thematik ist, sondern weil ganz praktisch und real die „Schule der Zukunft“ aus der Schule *von heute* hervorgeht, denn sie ersetzt sie nicht[4]; der „Lehrer der Zukunft“ als Teil der Kollegien von heute ist mitbedingt durch das Be-

2 Wo man doch früher dachte, daß wer Visionen habe, doch lieber zum Arzt gehen solle ... Man muß bei der Übersetzung von *vision* schon genau hinschauen, was gemeint ist: Weitblick, Fantasie, Vorstellungsvermögen, Traumbild, Wunschbild, Halluzination.

3 Natürlich läßt der Autor eine Ergänzung folgen: „Sinnvoll sind weitere Bücher zu pädagogischen Fragen nur, wenn darin neue Sichtweisen alter Fragestellungen zu anderen Antworten als den schon bekannten führen“ – sonst würde ja auch das eigene Buch keinen Sinn machen.

4 Das war der Ansatz der radikalen Schulkritiker und Gründer der Landerziehungsheime und Freien Schulgemeinden um 1900. Sie waren selber Lehrer gewesen und hatten verstanden, daß Schule unter herkömmlichen Systembedingungen *nicht* als *wirkliche* Lern- und Bildungsform, eben als *pädagogisch inspirierte und verantwortbare Lebensform* realisiert werden kann. Der Herausgeber Rudolf Lassahn gab daher seiner Ausgabe der Lietz'schen Schriften den treffend-trefflichen Titel „Schulreform *durch Neugründung*“ (Lietz 1970).

rufsverständnis und die Berufspraxis der Lehrer *von heute*, denn er modifiziert sie, aber er ersetzt sie nicht.

Die „Schule der Zukunft" kann nicht mit Lehrern, die es noch gar nicht gibt, sondern muß mit den Lehrern *von heute* auf den Weg gebracht werden; mit Studierenden, die *jetzt* ihre Ausbildung absolvieren; mit Referendaren, die *derzeit* in der Ausbildung sind. Zukunft ist die zeitliche Erstreckung des *Heute*, der *Gegenwart* nach vorn. Und diese Zukunft ist knapp bemessen: Bis etwa 2010 ist aus Pensionierungsgründen das Lehrercorps fast komplett ausgewechselt, und die dann tätigen Lehrkräfte sind, je nach Ausbildung und professionellem Selbstverständnis, die Zukunft der Schule oder eben auch ihre Vergangenheit, die nicht vergehen will.

3. Paradigmenwechsel: der Lehrer als Lerner

Der Anspruch der vorliegenden Überlegungen geht *nicht* dahin, einmal mehr eine neue Perspektive zu empfehlen oder eine illusionäre „Schule vom Schüler aus" zu propagieren. Die Sache ist ernster: Es wird nicht mehr und nicht weniger eingefordert als ein *grundsätzliches*, in seinen *Voraussetzungen* geändertes Selbstverständnis des (Gymnasial-)Lehrers: nicht vornehmlich Fachmann zu sein für Unterricht, sondern für Lernen, weil Unterricht eine Veranstaltung zu *anderen* Zwecken ist als denjenigen der Lehrplanerfüllung: für die organisierte systematische Optimierung von (Selbst-)Lernprozessen in optimierten Lernarrangements unter Anleitung von Instruktoren und Trainern, die sich als gelernte Lernberater verstehen. Insofern geht es wirklich um einen Paradigmenwechsel[5], der anscheinend in Vergessenheit geraten ist (vgl. Haller/Kayser 1980 im Anschluß an Flechsig 1978): vom *Lehrer* zum *Lerner*; von „Stoff"-Vermittlung zum Eingehen-Können auf *wechselnde Anforderungen* seitens der Schüler; von Lehr- zu *Lern*gängen. Damit kein Mißverständnis aufkommt: Lernzuwächse und Verstehen kommen nicht auf okkulte Weise zustande, sondern sind unter schulischen Bedingungen an förderliche Lehre und Anleitung gebunden, die zugleich Lern- und Leistungsmotivation fördern, eben dadurch, daß es gelingt, „die Schüler zu aktivieren, zu eigenen Denkanstrengungen zu ermutigen, sie bei der produktiven Überwindung von Schwierigkeiten und Fehlern zu unterstützen, ihnen beim Aufbau einer wohlorganisierten Wissensbasis behilflich zu sein und ihnen notwendige remediale Unterstützung zukommen zu lassen" (Helmke/Weinert 1997, S. 130f.).

Die Frage ist zu stellen und *pragmatisch* zu beantworten, inwieweit es möglich ist, einen *Paradigmenwechsel* im Berufs- und Selbstverständnis des Lehrers zu bewirken, der die so oft schon geforderte Grundlage bilden kann für erstmals *tatsächliche* Professionalisierung des Lehrers als eines Fachmannes für das Organisieren von *Lernen* und als eines Fachberaters bei Lern*schwierigkeiten* (vgl. den ausge-

5 Es handelt sich hier um einen *anderen* Paradigmenwechsel als bei denjenigen, die Bromme 1997 (Kap. 3) diskutiert.

zeichneten Übersichtsartikel von Bromme 1997; gegen die üblichen oberflächlichen „Professionalitäts"-Behauptungen vgl. oben S. 36ff.); für die Etablierung der Schulkultur als einer tatsächlichen Lernkultur; für die Etablierung der Schul(profil)entwicklung als eines Lernprozesses. Heute werden, wie in den vergangenen Jahrzehnten, immer neue „Reformen" verkündet, die, wie frühere auch, aufs Ganze gesehen wirkungslos bleiben werden, weil die alles entscheidende Veränderung, die wirklich Reform im Sinne des Begriffs wäre, vermieden wird: aus Lehrern *Lerner* zu machen, ihnen für die Umsetzung des Gelernten den Handlungsrahmen zu geben und ihnen eine variantenreiche Umsetzung zu gestatten, sie dann aber aus einer Rechenschaftslegung nicht zu entlassen und sie für die Folgen ihres Tuns (mit-)verantwortlich zu machen. Andernfalls lassen auch in Zukunft Sisyphos und sein Halbbruder Don Quijote grüßen. Es lassen aber auch umgekehrt all jene Schulgründer, Schulen und Kollegien grüßen, die sich auf den Weg des systemischen und individuellen, des institutionellen und kollektiven Lernens gemacht haben: die Gründer (vor 100 Jahren!) und die heutigen Betreiber der Landerziehungsheime und der Freien Schulgemeinden; die Gründer und Betreiber der Freien Schulen heute; die Protagonisten von Veränderungen im staatlichen Schulwesen „vor Ort", die ihre kleinen Siege nicht an die große Glocke hängen dürfen, weil sie befürchten müssen – zu recht oder zu unrecht – zurückgepfiffen zu werden.

Lehrer als *Lerner* müssen nicht erfunden werden, es gibt sie, nicht nur hier und da, sondern an jeder Schule. Leider müssen sie sich meist in ein Berufsleben schikken, das am besten mit Karl Valentin charakterisiert wird: „Wollen hätten wir schon mögen, aber traun haben wir uns nicht dürfen ..." Sie arbeiten nach dem Motto *make the best of it.* „Es" ist ihre Berufszufriedenheit, deren Grundlage die Vermittlung von Selbstwirksamkeitsüberzeugungen an ihre Schüler und deren Rückmeldung ist. Man muß diese Lehrer nur suchen und von *ihnen* lernen, wenn man Ausbildungs- und Unterrichts- und Schulbetriebsveränderungen auf den Weg bringen will, denn *sie* sind die wenigen „gelernten Lehrer", auf die das Verdikt des oben zitierten Schülers auf der DIDACTA nicht zutreffen würde, und sie sind die Lehrer *von heute* für die Schule *von morgen.* – Übrigens: Es sollten auch die Schüler als die „berufsmäßigen" Lerner in eine solche Enquête einbezogen werden; denn sie sind neben den Lehrern die andere Expertengruppe für Lernen (und Nicht-Lernen!) unter schulisch-unterrichtlichen *und außer*-schulisch-unterrichtlichen Bedingungen (vgl. Müller 1996).

Im Folgenden kommen – insofern leider! – nur Lehrerinnen und Lehrer zu Wort. Wir analysieren anhand von Interviews *Faktoren* in berufsbiographischen Erfahrungen und Verläufen, die eine „Lerner"-Einstellung fördern – oder eben auch behindern – können. Dabei geht es uns um möglichst *pragmatische* Überlegungen; Überlegungen, die orientiert sind an der *aktuellen* Situation der Lehrer, wie wir sie in unseren Studien zur „Lehrer-Lern-Biographie" erfaßt haben, und die orientiert sind sowohl an einer pragmatischen Umsetzung für die Ausbildung angehender Lehrer (hier: für das Gymnasium) als auch an der Begleitung im Berufsalltag.

4. Der Beginn: Lerneinstieg statt Berufseinstieg

Es ist ohne jeden Unterhaltungswert, die Literatur der Lehrerbildungsprogramme auch nur der letzten 50 Jahre oder die Abfolge der „unumstößlich richtigen" Grundsätze bzw. der nur gut gemeinten Ratschläge, auf die man sich dummerweise nicht einigen kann, zu rekapitulieren. Wenn diese insgesamt oder in Teilen etwas bewirkt hätten, wären die neuesten KMK-Beschlüsse (Terhart 2000) ja wohl nicht nötig gewesen. – Nicht anders ist es um die Kompetenzen-Kataloge des „perfekten" Lehrers bestellt (z.B. Lehrerbildung in Baden-Württemberg 1993, S. 47ff.), die zur sofortigen Seligsprechung führen müßten. – Neue Impulse konnten unter obwaltenden Umständen nur begrenzt umgesetzt werden (vgl. oben S. 58ff.: Das „Potsdamer Modell", dazu Thiem S.75ff.). Modellversuche leiden ohnehin immer unter der Vorgabe, daß das „Modell" nicht der Normalfall ist, manchmal nicht sein *kann* oder meistens nicht sein *soll*. – Es ist ohne nennenswerten Erkenntnisgewinn und ohne nennenswerte Argumentationskraft, die Literatur der Erfahrungsberichte zu rekapitulieren, denn Erfahrungen sind immer relativ zu *spezifischen* Kontexten und Personenkonstellationen, und ihre Bedeutung ist in der Regel nicht auf andere Problem- und Personenkonstellationen übertragbar.

Aufschlußreicher ist es hingegen, sich in den realen Ausbildungsverfahren einiger anderer akademischer Berufe umzusehen – Ärzte, Juristen, Architekten, Ingenieure (vgl. Lundgreen 1999, Heidenreich 1999) –, weil dabei *eines* sofort deutlich wird: hier gibt es in der Regel einen geordneten Zusammenhang von wissenschaftlich-theoretischem und berufs-praktischem Wissen, von berufsbezogenem Grundlagen- und Anwendungswissen, von empirisch kontrolliertem generalisiertem Handlungswissen (das Handeln *lege artis* zugleich legitimiert *und* steuert *und* limitiert) und situativ begründeter Einzelerfahrung, deren Wiederholungsfall nicht ausgeschlossen werden kann. Jeder Beipackzettel eines nicht-risikolosen bzw. nicht-nebenfolgenfreien Medikaments enthält diese Textsorten, ebenso jeder Vertragstext über den Einschluß oder Ausschluß von Gewährleistungen oder Regreßmöglichkeiten. *Demzufolge* enthalten die Vorschriften über die Zulassung zu diesen Berufen und über die Ausübung dieser Berufe Bestimmungen, die als „Pflichtenhefte" dienen – nicht anders als bei der Zulassung von technischem Gerät für den allgemeinen gefahrlosen und regelgerechten Gebrauch – und die in ihrer Aufeinanderfolge im Rahmen der Aus-, Fort- und Weiterbildung vor allem *eines* sicherstellen sollen: *gestuften* Kompetenz*erwerb* und *nachhaltigen* Kompetenz*erhalt*. Von den Kontrollen durch (Prüfungs-)Kommissionen und Kammern abgesehen, haben sie vor allem *einen* Sinn: demjenigen, der den betreffenden Beruf anstrebt bzw. ihn ausübt, klarzumachen, daß er ein *Lerner* ist und *zu bleiben hat*, um auch unter sich ändernden Bedingungen *lege artis* praktizieren zu können, bei Strafe des Entzugs der Zulassung oder der Approbation oder von Regreß. Das ist bei Ärzten und Juristen nicht anders als bei Busfahrern und Piloten.

Nicht so bei den Lehrern, speziell den Gymnasiallehrern, die wir hier im Blick haben. Für das gymnasiale Lehramtsstudium gilt prinzipiell noch immer, daß es eigentlich gar kein *Lehramts*studium ist; denn die Erfordernisse und Herausforderungen, die Chancen und Probleme der künftigen Tätigkeit kommen gar nicht oder nur randständig in den Blick. Immer neue Denkschriften debattieren und immer neue Ausbildungsordnungen regeln die Inhalte und die Anteile von Fachwissenschaft, Erziehungswissenschaft, Fachdidaktik und Praktika. Immer neue Inhalts- und Kompetenzenkataloge, die ja eigentlich nur für die Rechtsförmigkeit von Prüfungen dienlich sind, normieren immer neue Anforderungen und Erwartungen, deren Erfüllung für den anschließenden Einstieg in die praktischen Tätigkeiten in Unterricht und Schulbetrieb und für die erfolgreiche Bewältigung aller ersten und *elementaren* Herausforderungen notorisch *nebensächlich* sind (vgl. Bräm 1994). Die einschlägigen Klassiker der Reformpädagogik sind unbekannt, die Psychologische Didaktik von Aebli und Oser ebenso, „didaktische Analyse" wird mit Stoff- und Zeiteinteilung verwechselt, „Methodenwechsel" ist nicht angebunden an differente Effekte von Arbeits- als Lernformen, gelingende Übergänge vom Wissenschafts- in Schulwissen und weiter in Arbeits- und Lernanregungen sind eher zufällig. Die Höhere Schule als Unterrichts- und Lehr-Lern-System dokumentiert und publiziert nicht von sich aus erfolgreiche Lehr- und Lerngänge und kann deshalb weder ihre eigenen Standards noch deren Erreichung beschreiben (Oelkers 1999b). Der Berufseinsteiger und -anfänger erfährt nicht oder nur zufällig, *was* er eigentlich *lernen* soll, was er *eigentlich* lernen soll, was er *können* soll, *woran* er sich messen lassen muß, und er erfährt vor allem nicht, *wie er sein Berufslernen für eine erfolgreiche Berufsbiographie organisieren soll*, d.h. er erfährt nicht, woran er *sich* füglich als Berufsanfänger messen sollte.

Fazit: Wie soll jemand nach 9 Jahren „traditionellen" Schulunterrichts im Gymnasium, nach 5 Jahren „traditionellen" Studiums und schließlich nach 2 weiteren Jahren „traditionellen" Referendariats – zwischenzeitlich geht er/sie auf die 30 zu! – am Beginn seines Berufseinstiegs mit völlig anderen Einstellungen, Auffassungen und Vorgehensweisen Unterricht und Lernen gestalten können als denjenigen, die ihm „vertraut" sind und die ihn als Lehrer definieren und nicht als *Lerner*? Als „Stoff"-Vermittler und nicht als *Lernberater?* Zwangsläufig wird er *wiederholen*, was er 18 bis 20 Jahre hindurch kennengelernt hat. Zwar wird er sein Repertoire *erweitern*, wo Vorbilder, Erfolge und Gelegenheiten es nahelegen und erlauben, vor allem aber wird er, *muß* er dasjenige *imitieren*, was gute Beurteilungen sicherstellt. Das Resultat ist ein zufälliges *muddling through*, gelernt ist das eigene Überleben. Aber ein *gelernter Lehrer* wird man so mit Sicherheit nicht, weil man in der Regel keine offenen, experimentellen Erfahrungs- als Erprobungssituationen zugestanden bekommen hat für *das Lernen des Lehrens als Mitlernen des Schülerlernens* (Beck/Borner/Aebli 1986). Sicher, in vielen Fällen wird er ein „besserer" Lehrer werden, im Vergleich zu seiner eigenen Schulzeit, aber nur selten ein „anderer" Lehrer. Auf dieser Grundlage, so würde unser zitierter Bankdirektor trocken konstatieren, ist „Schule der Zukunft" *durchaus* eine „Vision" – aber leider als Illusion. Und er würde sagen: Wundern eigentlich jemanden die TIMSS-Ergebnisse?

Die Alternative liegt auf der Hand: „Lehrer können ihren Schülern [dann] aufregende und produktive Lernerfahrungen vermitteln, wenn sie selbst aufregende und produktive Lernerfahrungen machen.“ (Fullan 1999, S. 187) Das ist nur möglich, wenn sie sich nicht als „Beybringer“, sondern als Lerner und Lernberater begreifen, und wenn sie verstehen, was in den Köpfen der Schüler vor sich geht (wenn die Schüler z.B. nicht verstehen, *warum* sie etwas nicht verstehen, dann sollte der Lehrer imstande sein zu verstehen, warum das so ist).

Wie aber kann ein Praktikant, Referendar, Berufseinsteiger die „aufregenden und produktiven Lernerfahrungen“ machen? Nur dadurch, daß er im Kontext handwerklich guten Unterrichts *und* freier, selbstbestimmter Lernarbeit selber auch nicht-schulalltägliche Lehr- und Lern-Formen ausprobiert, um so seine *eigenen* Arbeitsweisen herauszufinden, weil für seinen „Stil“ und für seine „Lehrer-Persönlichkeit“ – und beides ist ja *erst noch zu entwickeln*! – nur diese Erfahrungen lerneffektiv sind. Ohne solche Lernerfahrungen und ohne die Freiräume dafür kann nicht wirklich gelernt, sondern nur imitiert werden. Nur so kann *aufgrund von reflektierter Erfahrung* die Erkenntnis im Berufsanfänger sich einstellen, daß es keineswegs zwingend ist, „erfolgreichen“ oder „guten“ Unterricht auf immer gleiche Weise zu machen, sondern daß es auch „anders geht“ und daß die Meßlatte des zugeschriebenen *Lehr*erfolgs in der optimierten *Lern*arbeit *aller* Lernenden zu sehen ist, zu denen er sich auch *selber* rechnet.[6] Es muß ihm ein sanktionsfreier Raum gegeben werden, in dem er diese Erfahrungen sammelt, *um sich selber zu verändern und zu finden* – und auch Fehler machen darf und *muß*, um sich *lernend zu verändern*. Das mag den „normalen“ Unterrichtsablauf stören, wird aber ganz andere Formen von „Störungen“ bewirken: daß nämlich die Schüler Gefallen an diesen Unterrichtsformen finden, weil sie sich als selbstbestimmte Lerner ernstgenommen fühlen, weil sie ihre Lernerfolge sich selber zuschreiben können, und weil sie ihren „Lehrer“ als Lernberater *deswegen* akzeptieren, weil er sich mit ihnen *gemeinsam* auf neue Lernwege begeben hat. Diese Lernkultur – dafür gibt es praktische Beispiele – wird auf diese Weise attraktiv, gängige Unterrichtsformen geraten unter Legitimationszwang.

Zugleich gilt: Kennzeichen des „Unbekannten“, des „anderen“ ist es nun gerade, daß Verlauf und Ausgang ungewiß sind. Es gibt keinen Automatismus, der zu einer grundsätzlich positiven Verarbeitung und praktischen Umsetzung gemachter Erfah-

6 Ein Trick, zu dieser Einsicht zu verhelfen, so wurde uns berichtet, besteht darin, in einem verantwortbaren Rahmen *fachfremden* Unterricht geben zu lassen. Das ist für Lehrer an Grund- und Hauptschulen ohnehin Alltag. Lehrer an beruflichen Schulen werden im Rahmen des dualen Systems ständig gezwungen, sich auf einem Qualifikationsniveau zu halten, das dem Leistungs-Erwartungsniveau an die Azubis entspricht. Nur weil das Gymnasium sich von den Eingangserwartungen der Universitäten an die Erstsemester, die wenige Wochen zuvor noch Abiturienten waren, *abgekoppelt* hat, kann es sich das gymnasiale Lehrpersonal großenteils ungestraft leisten, nicht Mitlerner seiner Absolventen zu sein, so daß diese z.B. in Mathematik und Naturwissenschaften mehrheitlich im ersten Studiensemester scheitern – soweit sie diese Studienfächer überhaupt noch wählen (vgl. Zwick in: Herrmann 2002).

rungen führt. Es geht auch nicht darum, „irgendwelche“ Erfahrungen zu machen, sondern es geht um *reflektierte* Erfahrungen. Selbstverantworteter, selbstgestalteter Unterricht heißt nicht, „alleingelassenen“ Unterricht praktizieren zu dürfen. Praktika ohne Vorbereitung sind „Blindflug“; schon Goethe wußte: Man sieht nur, was man kennt! Es muß eine Begleitung und Aufarbeitung der Erfahrungen geben, da sonst die Interpretation und damit der *Gewinn* gesammelter Erfahrungen der Beliebigkeit überlassen bleibt. Wie soll der Berufseinsteiger dann noch entscheiden können, ob ein Scheitern seines Versuchs an ihm selbst lag, an den Schülern oder an der Schulsituation? Wie soll er denn bewerten und wissen können, ob er die Probleme, die er hat, nur alleine hat, oder ob es anderen ebenso geht? Wie soll er Kritik akzeptieren und an seiner Selbstentwicklung arbeiten lernen, wenn unklar ist, ob er sich die Kritik überhaupt zurechnen muß? Dem Praktikanten bzw. dem Einsteiger einen Mentor, also einen berufserfahrenen Kollegen, zur Seite zu stellen, ist immer schon Praxis. Wichtig in unserem Zusammenhang ist aber, daß diese Mentoren einen *eigenen* Perspektivenwechsel vollzogen haben, pointiert gesagt: vom Zensor zum Mentor.[7]

Es kann beim Praktikum und beim Eintritt ins Referendariat nicht darum gehen, von gravierenden bzw. „eindeutigen“ Fällen einmal abgesehen, zu beurteilen, ob der Bewerber für den Beruf „geeignet“ ist. Dafür fehlen alle Daten. Außerdem könnte *diese* Frage effizienter und effektiver gelöst werden: durch ein Assessment Center, das die richtigen Talente und Motive aufspürt, und ein Trainingsprogramm, das die Entwicklungs- und Lernpotentiale zutage fördert.[8] Es geht zunächst, schon aus Gründen der Fairness, um Beratung und Förderung, die es ermöglichen, daß der Bewerber zu einer realistischen Einschätzung *seiner selbst* kommt; denn nur die wird er akzeptieren, und nur sie wird *ihn selber* zu Selbstkorrekturen, Selberlernen und Selbstentwicklung führen, wenn nicht zwingen. Aus der Nötigung zur *eigenen* Einsicht, als Lehrer *nur als Lerner* geeignet zu sein, darf sich kein Bewerber herummogeln dürfen. Dafür gibt es einen einfachen Weg, der gar keine Kosten erzeugt und keine neuen Funktionen erfordert: Unser Bankdirektor würde darauf verweisen, daß die Azubis ihre Tages-, Wochen- und Monatsberichte abzuliefern haben und daß es *ihre Bringschuld* ist darzulegen, was sie (glauben), gelernt und verstanden zu haben. Warum soll das für Kandidaten des Lehramts anders sein? (Vgl. Reusser 1999, Reusser/Stebler 1999) Dieser Weg der Selbstpräsentation wäre nicht nur für

7 Untersuchungen von Mentorenkursen zeigen, daß bei den Teilnehmern insbesondere Kenntnisse über Lernkonzepte von *Erwachsenen* und die Fähigkeiten zum nachdenklichen Gespräch und zur Beobachtung fehlen (Fullan 1999, S. 206).

8 Vgl. Bircher 1999, Müller/Rüedi 1999. – Man wäre übrigens aus fast allen Schwierigkeiten der heutigen Lehrerausbildung heraus, wenn man sich auf diejenigen Bewerber konzentrieren würde, die das Auswahl- und Förderungsverfahren erfolgreich absolviert haben. Man könnte zum ersten Mal den Ersatzbedarf und das Personal für neue Aufgaben nicht über einen ungeregelten Zustrom in die Universität und einen ebenso ungeregelten Abstrom ins Referendariat rekrutieren, sondern aufgrund von Persönlichkeits- und Qualitätsmerkmalen. – Welche Art von „Vision“ ist das?

die Bewerber fair und „objektiv“, er wäre zugleich für Mentoren, Ausbildungslehrer und Fachleiter dornig: sie müßten über sich selber, ihre Leistungen und Anforderungen *in gleicher Weise* Auskunft geben. Aber so vor allem würde „die Firma“ endlich tun, was sie bisher ängstlich vermeidet: *lernen*.

Oft sind *Unterrichts*beobachtungen in Wirklichkeit *Lehrer*beobachtungen, und das ist falsch. Warum sitzt der Mentor „hinten“? Er könnte doch auch seinen Stuhl nach vorne stellen (hier einmal Perspektivenwechsel als Stuhlwechsel verstanden), den Praktikanten unbeobachtet lassen und statt dessen die Schüler beobachten. Oder, vielleicht noch besser: Er könnte sich beteiligen. Am besten: eine Video-Aufzeichnung läuft mit. Wenn schon – angeblich oder wirklich – zum *teamteaching* das Personal fehlt: hier hat man doch ohnehin *zwei* Leute im Unterrichts- als gemeinsamem Erfahrungsraum. Das Auswertungsgespräch erhielte durch die Dokumentation des Geschehens sofort eine andere Wendung, weil es nicht mehr um (diffuse) Eindrücke geht, sondern weil die Mikrostruktur des Geschehens im mehrfachen *replay* analysiert werden kann. Dies ist eine *erfolgreiche* Lernsituation, weswegen sie fester Bestandteil aller effektiven Trainings-, Lern- und Übungsprogramme ist, von Manager-Kursen bis zum Fußball. Und ausgerechnet Lehrer, die ein hochkomplexes Mehr-Ebenen-Geschehen zu gestalten und zu kontrollieren haben, läßt man in der Regel ohne diese Lern- und Trainingsmöglichkeit den Einstieg in ihre Berufstätigkeit bewältigen. Versagensängste und falsche Routinisierungen sind die Folge. Umgekehrt käme ein enormer Gewinn heraus: *selbst vermittelte* Selbstwahrnehmung, *selbstreflexive* Zuwendung zur Frage von Selbstwirksamkeitsüberzeugungen und *selbstkritische* Prüfung der Berufsentscheidung und -eignung.

Der Paradigmenwechsel vom Lehrer zum Lerner hat *prozessualen* Charakter; er vollzieht sich nicht oder nur selten abrupt, sondern in Rückschleifen der rekonstruierenden Reflexion, die durch kritische, überraschende oder unerklärliche Ereignisse und Erlebnisse ausgelöst wurden. In der emotionalen Aufgeschlossenheit und in der intellektuell-analytischen Fähigkeit zur rekonstruierenden Reflexion ihres Handelns und Verhaltens sahen die Teilnehmer unserer Untersuchungen über Lehrer-Lern-Biographien ein wesentliches Element ihrer beruflichen Kompetenz und ein entscheidendes Charakteristikum ihrer *pädagogischen* Professionalität. Sie hatten gelernt, sich selbst beim Beobachten zu beobachten, sich aus Schülerperspektive wahrzunehmen, und sie hatten gelernt, daß *sie selber* in dem Moment ein entscheidendes Medium für die Genese der Lern- und Leistungsmotive ihrer Schüler sind, wo sie selber als *Mitlerner* wahrgenommen werden. Dies gelingt ihnen, indem sie die herkömmliche „Stoff“-Orientierung verlassen zugunsten einer Fokussierung auf strukturell offene bzw. variable Arbeitsvorhaben, bei denen sie selber auch etwas lernen wollen; indem sie das nervtötende Ratespiel, das „fragend-entwickelnder Unterricht“ genannt wird, aufgeben zugunsten selbstorganisierter Einzel- und Gruppenarbeit, bei der sie als Berater fungieren; indem sie – prinzipiell gesehen – die Lehrer-Perspektive aufgeben zugunsten der Schüler-Lerner-Perspektive; denn sie haben verstanden, daß sie zwar *Anreger* und *Moderatoren* von Lernen im und durch Unterricht sein müssen, aber daß die *Lernerfolge* vor allem Selbstwirksamkeitseffekte der Schüler sind und am allerwenigsten Lehr-Effekte (vgl. dazu Bromme 1997, S. 186ff.[9]). Diese Lehrerinnen und Lehrer praktizieren – ohne daß sie es in der Regel wissen, weil es in ihrer Ausbildung „vergessen" wurde – schülerorientierte Arbeits- und Lernkultur in der besten Tradition der internationalen Schul- und Unterrichtsreform der Reformpädagogik seit dem Beginn des letzten Jahrhunderts. Sie bezeichnen sich als zufrieden und erfolgreich, sie haben ein positives Schülerbild, ihre Berufstätigkeit ist ihnen nicht zur Last, sondern zu einer Ressource für produktive Selbstentwicklung geworden, und sie haben den entscheidenden Perspektivenwechsel vorgenommen: Wie macht man Schüler selbstwirksam?

Praktika, Referendariat und Berufseinstiegszeiten bieten für die Aufgabe, die Perspektive „Lehrer als Lerner" zu etablieren, gute Rahmenbedingungen: Unbekanntes und Neues, Situationen, für deren Bearbeitung noch keine Konzepte und auch keine Rezepte bereitstehen *können*, sind der Alltag. Dieser Sachverhalt, der oft das beklemmende Gefühl der Hilflosigkeit auslöst, wird mit Begriffen wie „Praxis*schock*" oder „Erfahrungs*schock*" belegt (vgl. S. 119ff.). Das ist in der Lehrer-Perspektive zwar verständlich, aber angesichts der mißlichen Folgen – vor allem: Vermeidungsstrategien, falsche Attribuierungen, falsche Routinisierungen, Analyse-Blockade mit der Folge von Lern- und Selbstentwicklungsblockade – nicht akzeptabel. Denn in den ersten Jahren entsteht ein kausalstrukturierter Interpretationskubus (vgl. S. 212), der die Einordnung von Problemen und Lösungen schematisiert: *Wenn* Schüler keine Fragen haben, *dann* muß ich ihnen Fragen stellen; *wenn* Schüler unruhig sind, *dann* liegt es an der bevorstehenden Klassenarbeit usw. Im Konzept des Lerners kann diese Hilflosigkeit positiv genutzt werden, wenn der Berufsanfänger lernt, wie Lernprozesse im Kopf des Schülers oder in Gruppenprozessen ablaufen und über welche Medien man sie beeinflussen kann.

Diesen Lernprozeß haben unsere Gesprächspartner erfolgreich *selber* initiiert und fortgeführt. In der Rückschau war der Hinweis auf das Fehlen dieser entscheidenden Grundlage für eine erfolgreiche Lehrer-Berufsbiographie innerhalb der Aus- und Weiterbildung die grundlegende und auch die schärfste Kritik an den bestehenden Ausbildungs- und Unterrichtsbetriebsverhältnissen.

5. Die Fortführung: Lernerfahrungen im Berufsalltag

Wenn der Berufseinstieg den Anstoß gegeben hat, daß sich der Lehrer als Lerner versteht, ist die Gefahr, daß er sich in den Anfangsjahren eine „it-works-Routine" aus Standard-Lösungen aufbaut, sicherlich geringer. Dennoch ist für *Nachhaltigkeit* der erworbenen Erfahrungen und Einstellungen zu sorgen. Wenn daher im weiteren Berufsverlauf keine Komponenten eingebaut werden, die neue Lernerfahrungen

9 In den einschlägigen Artikeln der 4 Bände „Pädagogische Psychologie" im Rahmen der Enzyklopädie der Psychologie ist im einzelnen die Forschung referiert und die Literatur zusammengetragen, auf die hier nur verwiesen werden kann.

vermitteln, ist aufgrund struktureller Bedingungen nur zu wahrscheinlich, daß aus dem „Anfangs-Lerner“ ein „Spät-Lehrer“ wird; denn die Unterrichtstätigkeit eines Gymnasiallehrers am allgemeinbildenden Gymnasium ist ja üblicherweise durch lehrplanmäßige *Wiederholungen* gekennzeichnet und nicht durch *Variation* oder *Innovation*. Es wird mit Thema X begonnen, nach Lehrplan in den Klassen A, B und C behandelt und einige Jahre später muß das Thema X wieder vermittelt werden, diesmal mit den Klassen A_1, B_1 und C_1 und so fort. Die neuen Schüler der Klasse 5 sind ähnlich wie die Schüler, die im letzten Jahr die Klasse 5 absolvierten, haben ähnliche Fragen, ähnliche Probleme. Und so hinauf bis in die Leistungskurse und die Pflicht-Themen fürs Zentralabitur. Das führt zu dem aberwitzigen Sachverhalt, daß die Bildungspläne für die allgemeinbildenden Gymnasien in Baden-Württemberg auf fast 1000 Seiten A4 angeschwollen sind, was ja nur signalisiert, daß man gar nicht wissen will, was Schüler sich im Rahmen gewisser Vorgaben *selber* erarbeitet haben, und daß man dem Lehrpersonal gar nicht zutraut – trotz vieljähriger Aus- und Vorbildung! –, schulische Lern- und Bildungsprozesse im Rahmen gewisser Zielerwartungen *selbständig* zu gestalten, weshalb man ihnen vorschreibt, was „durchgenommen“ werden *muß*.[10]

Die Herausforderung, als Gymnasiallehrer etwas Neues lernen zu müssen, stellt sich nur selten ein, wenn überhaupt. Völlig anders sieht das bei Berufsschullehrern oder bei Lehrern an Technischen und Wirtschafts-Gymnasien aus. Durch die Koppelung des schulischen Unterrichts an betriebliche Anforderungen sind die Schulen genötigt, sich in raschen zeitlichen Zyklen mit neuen Fragestellungen auseinanderzusetzen. Unsere Interviews mit dieser Lehrergruppe haben gezeigt, daß die Herausforderungen positiv aufgenommen werden, daß man sich weniger als „Lehrer“, sondern eher als „Meister“ oder „Kollege“ definiert. Wenn deren Schüler neue Ideen einbringen, die sie im betrieblichen Umfeld kennengelernt haben, entwickeln viele berufliche Lehrer den Ehrgeiz, „Schritt zu halten“ und setzen ihre Freizeit ein, um sich fortzubilden. In den allgemeinbildenden Gymnasien trat hingegen das erste Mal vor einigen Jahren der Fall ein, daß Schüler ihren Lehrern „überlegen“ waren: im Computer- und Internet-Bereich. Verwirrung und Unsicherheitsgefühle stellten sich bei Lehrern ein, für die diese Situation völlig ungewohnt war. Sie mußten nämlich zum ersten Mal die Realerfahrung machen – die allerdings z.B. für Sprachen-, Musik-, Kunst- und Sportlehrer immer schon eintreten konnte –, daß Schülerlernen und -kompetenzen auf der einen und Lehrerlehre und -qualifikationen auf der anderen Seite definitiv *entkoppelt* sein können bzw. sind. Diese Erfahrungen werden in allernächster Zeit durch kommerziell angebotene *learning software* rasant zunehmen. Wie kann ein „Rückfall“ in alte Lehrerbilder vermieden werden?

10 Dieser Mißstand soll jetzt behoben werden. Für die gymnasiale Oberstufe („Kursstufe des Gymnasiums“) wird es künftig nur Themen und Stundenkontingente geben, die sich an „Bildungsstandards“ zu orientieren haben. Das gibt in der Tat Freiräume der Gestaltung. Nur: Wo sind die erfahrenen Lehrer, die das auch praktizieren können? Größtenteils im Ruhestand ...

5.1 Von der Fortbildung zur Fortentwicklung

Die herkömmliche Aus- und Fortbildung orientiert sich am Fach und nicht am Menschen. Sie spiegelt das Mißverständnis des Gymnasiallehrers, er unterrichte ein Fach, wo er doch in Wahrheit Schüler unterrichtet. Noch angemessener wäre zu sagen: Er soll Schülern gute Lerngelegenheiten schaffen und dadurch mithelfen, daß sie gern lernen und gute Lernergebnisse erzielen auf der Grundlage richtiger, d.h. wirksamer Selbstkonzepte (Pekrun/Schiefele 1996, S. 160) im Medium *selbst*gesteuerten Lernens (Beck u.a. 1991; Schiefele/Pekrun 1996; Hofer 1997). Aus diesem Grund muß sich die Fortbildung in eine Gelegenheit zur Fort*entwicklung* verändern. Das erfordert neue Inhalte, neue Verfahren, neue zeitliche Umfänge, Verbindlichkeit der Teilnahme und dies alles nach Möglichkeit kollegiumsintern (Schönig 1990; Miller 1992, 1995; Osswald 1995).

Fortbildungen als Fort*entwicklungen* müssen am individuellen *berufsbiographischen* Verlauf orientiert werden: Knotenpunkte des Berufseinstiegs, Beginn des Routineprozesses, Aufbrechen von Routinen, Bewältigungen von Krisen oder Berufsmüdigkeit, Interesse an zusätzlichen Qualifikationen (erweiterte oder zusätzliche Lehrberechtigungen), neue Funktionen (Beratungslehrer, Mitarbeit in der Erziehungs- und Schullaufbahnberatung, in der Schulsozialarbeit). Es liegt auf der Hand, daß Fortentwicklungsprogramme nur als *nachfrageorientierte* effektiv sind. Deshalb müssen Lehrer lernen, die richtige Nachfrage erfragen, herbeiführen und nutzen zu können. Das heißt aber auch, daß sie lernen müssen zu identifizieren, welchen *Anforderungen* sie überhaupt gerecht zu werden haben (Bromme 1997, S. 180f.).

Individuelle Fortentwicklungen fördern und stützen zugleich das Lernen der Institution bei Fortentwicklung der innerschulischen Verhältnisse („Schulkultur"), des kollegialen Umgangs- und Kooperationsstils (*corporate culture*) und bei der Gestaltung der Außenbeziehungen (zu den Eltern bzw. Erziehungsberechtigten, zum lokalen sozial-kulturellen und wirtschaftlichen Umfeld, zur Gemeinde usw.). Kollegien müssen rasch lernen, bei Konsens und Dissens handlungsfähig zu werden, wenn es um die Mitwirkung bei der Personalrekrutierung geht, bei der Verwendung des Globalbudgets, bei der Realisierung von Schulprofilen, bei der Wahrnehmung von Selbstverwaltungsrechten und Selbstgestaltungspflichten. Fullans umfangreiche Betrachtung der Schule als „lernendes Unternehmen" hat zum Ausgangspunkt, daß Systeme sich dann verändern, „wenn genügend Gleichgesinnte die gleiche Veränderungsrichtung einschlagen" (Fullan 1999, S. 229). Wie das geht, worauf man achten muß, welche Fehler man vermeiden kann usw. – das alles kann und muß *gelernt* werden (Osswald 1995a). – Hier ist besonders deutlich, daß die Lehrer von heute die Macher der Schule von morgen sind.

5.2 Vom Lehrplan zum Lernplan

Lehrpläne sind Konfigurationen von zu erreichenden *Zielen* anhand entsprechender *Inhalte*, über die Jahre verteilt in Unterrichts*einheiten*, verbunden mit dem lebhaften Ausdruck der Hoffnung, daß durch geschicktes Lehrerhandeln diese Inhalte nun auf geheimnisvolle Weise in die Schülerköpfe wandern. Das tun sie in gewissem Umfang für gewisse Zeit auch, werden aber im „Arbeitsspeicher" binnen kurzem wieder gelöscht (vor allem wenn der kurzfristig „reingezogene" „Stoff" bei der nächsten Klassenarbeit wieder ausgeschieden worden war), und auf der „Festplatte" landet das wenigste. Das ist auch nicht verwunderlich (dazu als Lehrer-Pflichtlektüre: Spitzer 1996); denn Inhalte fragen nicht danach, ob sich jemand für sie interessiert; Unterrichtseinheiten nehmen keine Rücksicht auf individuelle Arbeitsgeschwindigkeiten; Ziele fragen nicht danach, ob die jungen Leute eigentlich neugierig auf sie sind und ob sie vielleicht nicht noch ganz andere Ziele und Interessen haben. Zwei Desiderata seien hervorgehoben:

Erstens. Die erste Aufgabe besteht in der (Rück-)Gewinnung von Attraktivität der Arbeits- und Lernangebote im Gymnasium in Konkurrenz zu den außerschulischen Angeboten. Das Lehrpersonal muß von den Kompetenzen und von den Ressourcen her instand gesetzt werden, diese Angebote zu entwickeln und zu realisieren. *Lernen* kann man dies bei den Freien Schulen. Die Realisierung kostet sehr sehr viel Geld und Geduld; mit den bisherigen Etats der Schulträger, mit den bisherigen Grundsätzen der Schulverwaltung, mit der bisherigen Organisation des Schulalltags und mit den bisherigen Verfahren der Personalrekrutierung ist dieses Ziel allerdings mit Sicherheit *nicht* zu erreichen.[11] (Auch hier wieder „Selbsterlebtes": die Beurlaubung von Schulorchestern zu 3 statt 2 Probentagen verstieß gegen einen Erlaß; die Beschäftigung eines freiberuflichen Sportlehrers für den Unterricht in einer bestimmten Disziplin wurde untersagt; geringer werdende Nachfrage nach altsprachlichem Unterricht führt zu dessen gänzlichem Wegfall.)

Zweitens. Es fehlen *Lernpläne*. Diese Lernpläne setzen eine enorme didaktisch-methodische Kompetenz der Lehrer voraus; denn *zum einen* lassen sich Lernpläne nicht durch eine einfache Umsetzung von Lerntheorien auf Lehrinhalte ableiten, weil sich aus allgemeinen Lernprinzipien nur allgemein plausible Prinzipien von Instruktionsmodellen herleiten lassen (Weinert 1996, S. 39ff.), und *zum andern* müssen Lernpläne auf *pädagogisch* konzipierten Lernmodellen beruhen (Weinert mit Bezug auf Bereiter 1990, ebd.), die Sinn und Form des Lernens reflektieren und vermitteln. Das Gesamtergebnis der umfangreichen schulbezogenen internationalen Lehr-Lern-Forschung hat insoweit nur sehr begrenzten unmittelbaren Nutzen, woraus sich die einschlägigen Anforderungen an die genau *hier* einzufordernde *päd-*

11 Das bestätigt eindrucksvoll die Schulreform in den schweizer Kantonen Basel-Stadt und Zürich. – Auf die einschlägige Literatur zum Thema Schulentwicklung (u.a. zuletzt Buhren/Rolff 1996, Dubs 1994 und 1998, Altrichter/Schley/Schratz 1998, Schratz/Steiner-Löffler 1999) kann hier nur verwiesen werden.

agogische Professionalität des Lehrer ergeben (vgl. auch Weinert 1994). Erinnert sei an Stufenkonferenzen und „didaktische Konferenzen", an die gemeinsame Entwicklung von Arbeitsmaterialien, an kooperativen Unterricht und Tandems u.a.m.

Unsere Gesprächspartner, die zu den „Engagierten" zu zählen sind, die es verstehen, „mit originellen Ideen, Experimenten und Geschichten immer wieder zu begeistern" (Barz/Singer 1999, S. 443), operieren mit impliziten Lernplänen: sie gestalten ihren Unterricht sozusagen *experimentell,* d.h. sie wählen Lehr- und Arbeitsformen, die offene Ergebnisse zulassen. Damit konnten sie zum einen der Langeweile ewiger Wiederholung „entfliehen", zum anderen erhöhten sie damit den Rückmeldefaktor von Seiten der Schüler für eigenes berufliches Handeln, was zu einer erhöhten Berufszufriedenheit führte. Für sie sind Formen des offenen Unterrichts nicht „anstrengend", sie müssen sich nicht dazu „zwingen", weil sie *und die Schüler* die Vorteile dieses Vorgehens im Alltag positiv erleben: durch ihre Mitgestaltungsmöglichkeiten an ihrer eigenen Lernarbeit werden die Schüler herausgefordert und motiviert, eine Mitverantwortung für das Gelingen dieser Lernarbeit – und auch ihrer Bewertung und *Beurteilung* – mit zu übernehmen. Wem das gelingt, nämlich durch Wahrnehmung seines vielbeschworenen und noch mehr mißverstandenen Erziehungsauftrags, ist *gelernter Lehrer*, weder „Einzelkämpfer" noch „Dompteur" und auch kein „Entertainer" (Scarbath 1999), sondern Profi in Sachen (Selbst-)Lernorganisation.

6. Reform durch Personalentwicklung, Lernen anstelle von „Visionen"

Wir haben begründet, warum anstelle der großen „Visionen" und der überzogenen Kompetenzen-Kataloge für künftige (!) Lehrer für die jetzt laufenden bzw. beabsichtigten Veränderungen der Lehrerausbildung und der Unterrichtsgestaltung sowie für die Fort- und Weiterbildung unter dem Gesichtspunkt der Realisierbarkeit *mit Hilfe des vorhandenen Personals* ein Paradigmenwechsel im Selbst- und Berufsverständnis des Gymnasiallehrers angestrebt werden sollte, der Lernen und Selbstentwicklung in der Lehrerschaft und der Schule der Gegenwart etabliert und so die Grundlagen schafft für die „Schule der Zukunft": eine Schule, die imstande ist, wechselnden Anforderungen des Schulpublikums (Eltern und Schüler) gerecht zu werden. Wieweit ein Umdenken und eine Änderung der Praxis – vom Lehrer zum Lerner – bei Betroffenen und Verantwortlichen angebahnt und realisiert werden kann, halten wir für die *entscheidende* Aufgabe im Zusammenhang von Lehrerbildung und Schulentwicklung. Die erfolgreiche Bewältigung dieser Aufgabe ist zugleich – das zeigen die Beispiele in den Kantonen Basel und Zürich – von hohen Investitionen abhängig.

Unsere Untersuchungen haben gezeigt, daß es bereits *jetzt* Lehrer und Lehrerinnen gibt, die diesen Weg des Umdenkens gegangen sind und in ihrem Berufshandeln praktizieren. Bislang lag es in der Eigenverantwortung der Berufseinsteiger und Berufsinhaber, die entsprechenden Schritte zu gehen. Wir plädieren dafür, das Lernen von Selbstentwicklung und Selbstmanagement in die Lehreraus- und –fortbildung *verbindlich* zu übernehmen und für die *Kontinuität* dieses Lernens als *Prozeßlernen* von Einstellungs-/Handlungs-Änderungen zu sorgen. Eine nachhaltige Veränderung der Schul- als Lernkultur wird darüber hinaus nur zu erreichen sein, wenn die *Schülerschaft* an diesen Lernprozessen beteiligt wird.

Von Reformen ist in den vergangenen Jahrzehnten viel geredet worden, viel ist versucht worden, die strategisch wichtigsten Prozesse der Personalrekrutierung und Personalentwicklung wurden in der Regel ausgespart. Damit scheint es nun vorbei sein zu sollen (Terhart 2000), und der Philologenverband muß beträchtliche Anstrengungen unternehmen, um „bewährte Positionen" nicht gefährden zu lassen (Deutscher Philologenverband 1999). Denn nun scheint es „ans Eingemachte" zu gehen: nicht mehr nur um Besoldung und Deputate, neue Lehrpläne oder Ganztagsbetrieb, sondern um eine Personalpolitik, die die *gelernten Lehrer* ins Gymnasium bringen will, was der größere Teil der dort tätigen „Fach-Fachleute", die sich ja auch so definieren, als bedrohlich empfinden *muß*. Sie reden sich auf eine „Professionalität" hinaus, die – von wenigen Lernbereichen abgesehen wie z.B. Musik, Kunst und Sport – in Wahrheit gar nicht oder nur ansatzweise besteht, und vermeiden vor allem eines: *sich selber in Frage zu stellen*. Nach den Erfahrungen in der Unternehmensberatung wäre es hilfreich, durch *externe* Berater die vorhandenen *Qualitäten* des Personals herausarbeiten zu lassen und dann erst an die (bei beamteten Lehrern) heikle Aufgabe der Personalentwicklung heranzugehen. Die geplanten Praktika bzw. das Praxissemester sollten sich daher auch weniger auf Unterricht konzentrieren, wenn sie *in diesem Sinne* innovative Effekte haben sollen, sondern auf Selbstwahrnehmung und Selbstmanagement, Selbstentwicklung und Selbstwirksamkeit.

Die von uns durchgeführten Interviews haben ein Bild von dem *Potential* aufgedeckt, das „in" und mit Lehrern bereits vorhanden ist. Verblüffend war, daß fast alle Gesprächspartner, die ihren Beruf zum Teil schon seit Jahrzehnten ausüben, anmerkten, daß sie in ihrem gesamten bisherigen Berufsleben *noch nie* ausführlich zu ihren Erfahrungen befragt worden seien. Vielleicht ist das Scheitern so mancher Reformbemühungen darin zu suchen, daß zu sehr *über* Lehrer statt *mit* ihnen gesprochen wurde.

In der dieses Buch abschließenden Zusammenfassung wird auf die Personalentwicklungskonzeption von Storch und Krause (2002) verwiesen. Lehrer sollen erfolgreich lernen, Annäherungsziele und nicht Vermeidungsziele zu formulieren und anzustreben und auf diese Weise einen nachhaltigen Selbstlernprozeß in Gang zu halten. Ebendies ist mit der Formulierung „gelernter Lehrer" auch gemeint: Er hat nicht nur das Lehren und Unterrichten gelernt, sondern *sich selbst* als „sein eigenes Werkzeug" in seinem berufsbiographischen Werdegang zu verstehen.

Praktika als Wege zur Berufspraxis?

Zur Pragmatik von Praxiserfahrung und zur Praxiserkundung als Lernprozess im Rahmen des Studiums und der Ausbildung künftiger Gymnasiallehrer[1]

Zusammen mit Michaela Horstendahl

In der Diskussion über die Ausbildung der Gymnasiallehrer in Deutschland ist die Klage über das sogenannte „Praxis"-Defizit notorisch. Studienreformmodelle wie derzeit in Baden-Württemberg gehen daher von einer Erhöhung des „Praxis"-Anteils aus (Einführung eines sog. Praxissemesters). Solche Vorhaben gründen in der Überzeugung, daß die Erkundung des Schul- und Unterrichtsalltags nicht nur Anstöße für die Überprüfung der Berufswahlentscheidung bewirkt, sondern daß aus solchen Erkundungen – verbunden mit ersten Versuchen eigener Unterrichtsgestaltung – die Studieninteressen in Richtung auf den späteren Lehrerberuf fokussieren und erste Schritte des Berufslernens i.e.S. getan werden können.

Wir möchten in den folgenden Überlegungen *erstens* noch einmal einen Schritt zurückgehen und fragen, ob die *strukturell-kognitiven* Probleme der universitären Ausbildung künftiger Gymnasiallehrer/innen nicht an ganz anderer Stelle zu suchen sind und ob die *Ergänzung* des Studiums durch Praktika bzw. ein Praxissemester einen Systemdefekt eher *verdeckt* als behebt; und *zweitens* möchten wir in konstruktiver Absicht und unter Berücksichtigung der derzeitigen institutionellen Rahmenvorgaben der zweiphasigen Gymnasiallehrerausbildung einen Vorschlag unterbreiten und begründen, der sich auf die *Pragmatik* der Praxiserkundung konzentriert, d.h. auf die Frage, *welche Praxis* sowohl den Zielsetzungen der Berufserkundung angemessen ist als auch dem Erfordernis genügen kann, bereits während des Universitätsstudiums einen Einstieg in spezifische Modi des Berufslernens zu leisten, die auch später im Beruf Gültigkeit behalten.

Die einleitenden Bemerkungen sind allgemeiner Art, nach unserer Auffassung aber als Hintergrund zum Verständnis der „Praxis"-Debatte des Lehramtsstudiums unabdingbar.

1. Wozu Praktika?

Daß Schul- und Unterrichtspraktika ein notwendiger Bestandteil der Lehrerausbildung sind, ist nie bestritten, aber hinsichtlich ihrer praktischen Durchführung selten

1 Zuerst in: Seminar 6 (2000), H.3, S. 121–137.

gut begründet worden. Daß Praktika berufsrelevante Einstellungen und Kompetenzen fördern sollen, leuchtet unmittelbar ein, ist aber in den *tatsächlichen* Effekten selten und systematisch *gar nicht* kontrolliert worden. Die Vielfalt der Organisationsformen solcher Praktika ist überraschend groß, was aber lediglich den Schluß zuläßt, daß die Gestaltung offensichtlich große politisch bzw. individuell abweichende Vorstellungen zuläßt und daß ein Vergleich der Erfahrungen in den verschiedenen Organisationsformen und der Ausbildungseffekte in den letzten 50 Jahren nicht stattgefunden hat.

Vermutlich gibt es nur wenige *effektive* Verfahren, ein (Hochschul- bzw. universitäres) Studium *und* berufsrelevante Lernprozesse für angehende Lehrer miteinander *so* zu verbinden, daß auch gewisse Nachhaltigkeitseffekte in die ersten Berufsjahre hinein zu erwarten sind. Diese Verfahren bzw. Organisationsformen zeichnen sich dadurch aus, daß sie nicht Praktika ins Studium einmontieren und so etwas wie die *sekundäre* Vermittlung von „Theorie“ und „Praxis“ versuchen, sondern das Studium *anwendungs-* bzw. *berufsorientiert* gestalten *mit Hilfe* der Erkundung des Berufsalltags als desjenigen Bereichs, der Theorieprobleme und Forschungsfragen aufwirft, die im Studium als Einstieg ins Berufslernen zu bearbeiten sind.

(1) Zuerst seien die Übungsklassen und Übungsschulen der Pädagogischen Seminare der Universitäten erwähnt (die bekanntesten waren diejenigen der Universitäten Jena und Tübingen), in denen *nicht* vornehmlich Unterrichtsgestaltung und Unterrichten geübt wurde, sondern wo aufgrund teilnehmender Beobachtung und eigener Unterrichtsbeteiligung Fragestellungen für das Studium der Pädagogik, Pädagogischen Psychologie, Jugendkunde, Didaktik und Methodik und Fachdidaktik ermittelt wurden. Kennzeichnend war, daß eine unterrichtstheoretische und -praktische Überfrachtung des Einstiegs in die Auseinandersetzung mit diesem Teil der Berufswelt der Lehrer explizit *vermieden* wurde. – Dieses Verfahren entspricht dem *bedside teaching* in der Mediziner-Ausbildung und der Ausbildung an Musik- und Kunst-(Gewerbe-)Hochschulen.

(2) In Zeiten der Universitätsreform vor 30 Jahren wurden Projektstudien und Studienprojekte favorisiert, bei denen forschendes Lernen und lernendes (experimentelles) Handeln miteinander verbunden werden. Die Effekte der Projektarbeit hingen ab von der Qualität der Vorbereitung, Durchführung und Auswertung z.B. einer Unterrichtseinheit und letzteres wiederum von der Qualität der Dokumentation des Lehrerhandelns, der Interaktionen und Kommunikationen im Unterricht u.a.m. Diese Lernform ist zeitlich und personell sehr aufwendig: die Semesterwochenstunden einer Studiengruppe von 6 bis 8 Studierenden erreichen leicht den zeitlichen Umfang naturwissenschaftlicher Großpraktika, das wissenschaftliche Ausbildungspersonal wird mit dem überwiegenden Umfang seiner Wochenarbeitszeit beansprucht. – Hier geht es also *nicht* um die besonders intensive Begleitung von *Praktikanten*, sondern um die Organisation der *Selbst*organisation von Lehramtsstudierenden in einer für ihr Studium als Berufslernen spezifischen Arbeits- und Lernform. Das Verfahren entspricht derjenigen des Architekturstudiums, der Ausbildung der Ingenieure (im Hauptstudium), der weiterqualifizierenden Berufsbil-

dung. Auch Kombinationsstudiengänge funktionieren so (Mechatronik, Materialwissenschaften). Im Bereich der Lehrerausbildung wird dies Verfahren besonders in Hamburg praktiziert.

(3) Nicht zuletzt erweist sich ein Wechsel von eher theorie-orientierten und eher berufs-orientierten Studienphasen als förderlich für Lern- und Kompetenzzuwächse, in denen aufeinander abgestimmte Themenfelder erarbeitet, Praxisbereiche erkundet und praktische Problemlösungen erarbeitet und erprobt werden. – Dies Verfahren ist charakteristisch für (a) Spezialhochschulen, die besondere Berufsfelder und -profile bedienen (z.B. die Export-FHS in Reutlingen); (b) das Fernstudium; (c) Aufbaustudien für den Erwerb von zusätzlichen oder höherwertigen Qualifikationen (z.B. bei Therapeuten); (d) hochschulförmig organisierte Weiterbildung (z.B. in Qualifizierungsmaßnahmen für Hochschulabsolventen mit einem ersten Abschluß); schließlich (e) insgesamt für Fachhochschulen, so daß es nicht verwundern kann, daß sie sich als Anbieter von Lehrerausbildung definieren, in durchaus *richtiger* Einschätzung ihrer effektiven Ausbildungsverfahren, aber in *deutlicher* Verkennung der fachlichen Anforderungen an Gymnasiallehrer in den Oberstufen.

Der Vergleich dieser Verfahren zeigt, daß sie sich nicht gleichermaßen für alle berufsrelevanten Lern- und Ausbildungsprozesse eignen; denn die jeweilige Akzentsetzung, die in der Organisationsform ihre Ausprägung findet, beruht jeweils auf bestimmten Voraussetzungen: bei (1) ist das Kompetenzprofil des Lehrers in den Bereichen Pädagogische Psychologie und Fachdidaktik und *nicht* in der Fachwissenschaft angesiedelt; bei (2) bildet das Absolvierthaben einer Grundausbildung bzw. das Verfügen über Vorkenntnisse die Grundlage für die Projektarbeit, die nur als *selbständige* auch effektiv ist; bei (3) die Entscheidung für den raschen Übergang in einen Beruf, bei dem in den ersten Jahren die regelmäßigen intensiven Fort- und Weiterbildungsmaßnahmen für die *trainees* als die entscheidende Grundlage für deren nachhaltigen Berufserfolg betrachtet werden.

Für eine Organisation der Gymnasiallehrerausbildung heute stehen offensichtlich diese drei Verfahren aus verschiedenen Gründen nicht zu Verfügung. Auch mit den jüngsten KMK-Empfehlungen ist für die (Gymnasial-)Lehrerausbildung eine Klärung nicht in Sicht, welche Lern- und Arbeitsformen für Studierende und Auszubildende (Referendare) *für* den Berufseinstieg und *im* Berufsalltag für gewünschte Einstellungen und Kompetenzen effektiv sind. Das war schon in der Vergangenheit so: Die einen beschwören die seminaristische Ausbildung, die anderen die „Bildnerhochschule" (die Spranger sich ausgedacht hatte; dies sind die Pädagogischen Akademien in Preußen vor 1933); die nächsten halten die Einphasigkeit für den Stein der Weisen (Oldenburger Modell), wieder andere plädieren für ein striktes Konsekutiv-Modell des Studiums von Fächern und anschließender Ausbildung zum Lehrer (mit präzisen Rekrutierungsvorgaben und -verfahren), im Gegenzug plädieren andere für das „duale" System der ins Studium eingelagerten Praktika.

Wahrscheinlich ist das hierzulande übliche Verfahren, ein wissenschaftliches *akademisches* Studium abzuschließen mit einem (ersten) *Staats*-Examen, die unzweckmäßigste Mischform *deswegen*, weil auf diese Weise das Lehrerstudium, das ja keinen Studiengang, sondern einen *Abschluß* darstellt, fachlich und fakultär keinen „Ort“ hat und damit weder Selbstverständnis *als Lehrerausbildung* noch akademisches Ansehen gewinnt (vgl. unten S. 255ff.).

Es sei angemerkt, daß in solchen Vorschlägen und Empfehlungen durchaus *sekundäre* Probleme debattiert wurden und werden: Zeit*budgets* für Studien- und Ausbildungsanteile und Zeit*punkte* für deren Plazierung, Anteile für Pädagogik und Didaktik in der Regel *ohne Profilierung* der Pädagogischen Psychologie und der Fachdidaktiken, Idealbilder vom Lehrerberuf anstelle der drängenden Probleme bei der Bewältigung des Berufs*einstiegs*, nebulöse fachliche Kompetenzen anstelle der vordringlichen *Selbstentwicklung*. Und es sei noch einmal darauf hingewiesen, daß es eine *empirische* Berufs*ausbildungs*forschung erst in Ansätzen gibt.

Schließlich ist auf einen Konsens in der *Organisations*frage nicht zu hoffen. *Dieser* Konsens ist aber auch nicht *wirklich* wichtig, weil es nicht um eine *Organisations*reform von den an der Lehrerausbildung beteiligten Institutionen geht, sondern um Lernprozesse beim Einstieg ins Berufslernen, für deren Erfolg nicht die Institution verantwortlich ist, sondern im Falle einer akademischen Ausbildung der Studierende/Auszubildende selber. Diese Selbstverantwortung kann er jedoch nur dann übernehmen, wenn die dafür erforderlichen Entscheidungsfähigkeiten *entwikkelt* worden sind, und diese Entwicklung muß sich vollziehen im Bereich der *Entwicklung der Selbstreflexivität* im Zuge berufsrelevanter Lernprozesse und weniger im Bereich der Qualifizierung der akademisch definierten Fachkompetenz.

Zwar muß man realistischerweise davon ausgehen, daß aufgrund der Gewichtung der fachwissenschaftlichen Studien der angehenden Gymnasiallehrer die Selbstentwicklung im Rahmen organisierter Berufskontakte *immer* randständig bleiben wird. Das Resultat dieses Sachverhalts wird gewöhnlich als das Auseinanderklaffen von Theorie und Praxis bezeichnet, was insofern irreführend ist, als die Studierenden ja weder mit der Theorie noch mit der Praxis ihres beruflichen Handelns bekannt gemacht werden. Es geht vielmehr um den Sachverhalt, daß das Fachstudium nicht die eigentliche *berufswissenschaftliche* Ausbildung der angehenden Gymnasiallehrer/innen darstellt und daß sie deshalb die verschiedenen Wissensformen – Wissenschaftswissen und Berufswissen – nicht ineinander „übersetzen“ können. Das Theorie-Praxis-Problem besteht nicht in der mangelhaften Vermittlung von Theorie und Praxis, sondern im Fehlen von Handlungswissen, das auf der einen Seite die praktische Bedeutung von Theorie und auf der anderen die Theoriebedürftigkeit von Praxis erweist.

Die vorliegende Abhandlung trägt einleitend zur Klärung der Differenz von Wissenschafts- und Berufswissen bei sowie zur Bedeutung und zu den Konsequenzen dieser Differenz (Kap. 2). Sodann wird ein Vorschlag gemacht, wie sich Studierende und Auszubildende (Referendare) *eigene* Inhalte und Formen operativ relevanten beruflichen *Handlungs*wissens aneignen können sollten (Kap. 3). Abschließend geben wir Hinweise auf die erforderlichen komplementären Kompetenzen bei den Ausbildern im Beruf (Mentoren, Ausbildungslehrer, Fachleiter) (Kap. 4).

2. Die Differenz von Wissenschaftswissen und Berufswissen

Daß ein Universitätsstudium in vielen Fächern und Fakultäten neben der Aneignung einer wissenschaftlichen Grundausbildung zugleich auch der Vorbereitung auf das Erlernen akademischer Berufe dienen muß, kann nicht in Abrede gestellt werden. Ob und wie sich beide Zielsetzungen *zugleich* realisieren lassen, ist in vielen Bereichen erfolgreich erprobt, in anderen strittig, in manchen zweifelhaft. Diese Differenzen ergeben sich vor allem aus den unterschiedlichen *Wissensformen*, die für Wissenschaft auf der einen und für Berufstätigkeit auf der anderen Seite spezifisch und damit spezifisch *different* sind. Übereinstimmungen resultieren aus *Gleichförmigkeiten* in den Begründungen und Verwendungsformen des Wissens. Im ersten Fall ist z.B. auf Denk- und Arbeitsweisen der Wissenschaft und Forschung zu verweisen, die in Berufstätigkeiten außerhalb der Wissenschaft nicht mehr dominant sind bzw. sein können – für Physiker und Chemiker im Anlagenbau, in der Projektentwicklung oder Kundenberatung, Mediziner in der praktischen ärztlichen Tätigkeit, Psychologen in der Personalentwicklung oder in therapeutischen Berufen, Germanisten als Lektoren und Redakteure. Im zweiten Fall handelt es sich um Berufe, in denen Wissenschaftswissen als Professionswissen (und vielfach auch umgekehrt) modelliert ist: Juristen als Richter (mit denselben Gesetzestexten und Kommentaren, gebunden an letztinstanzliche Entscheidungen), Ingenieure als Technologie-Entwickler, Kulturwissenschaftler als Ausstellungs-Kuratoren.

Mit anderen Worten: Wissenschaft und Berufstätigkeit stehen nicht *als solche* und *von sich aus* im vielbeschworenen Spannungsverhältnis von Theorie und Praxis, sondern es gibt (berufs-)praxisbezogene Theorieformen und theorie-basierte Praxisformen in unterschiedlichen Ausprägungen. Abgesehen davon gelten noch einige Grundsätze, die weder neu noch überraschend sind, die aber immer wieder in Vergessenheit geraten:

(1) Nichts ist praktischer als eine gute Theorie, denn ihr Gütekriterium ist die sinnvolle Ordnung praktischer Probleme und eine erfolgversprechende Problemlösung, mindestens -bearbeitung. Praxis ohne Theorie ist gar keine Praxis im eigentlichen Sinne des Begriffs (regelgeleitetes Handeln aus *Prinzipien*), sondern nur Herumprobieren oder bloßes „Herumtappen“ (Kant) nach mehr oder weniger zufälligen individuellen Erfahrungsregeln.

(2) Die Qualität einer guten Praxis weist sich aus durch die Übertragbarkeit auf analoge Fälle, wobei das Problem der Übertragung häufig darin besteht, daß ähnlich gelagerte Fälle noch längst nicht analoge sein müssen, und dies wiederum verweist darauf, daß gute Praxis in unterschiedlichen Problemsituationen nicht möglich ist ohne theoriegeleitete Reflexion über das *tertium comparationis*, das die Schlußfolgerung bzw. Übertragung auf den nächsten Fall plausibilisiert und legitimiert.

(3) Keine Theorie *als Theorie* kann vorwegnehmen, was erst die Erfahrung der Praxis vermitteln kann: daß das Befolgen einer Regel *auch* dazu führen kann, die Abweichung oder die Ausnahme von dieser Regel zu begründen und zu befolgen. (Das gilt für unser Rechtssystem, das in vielen wesentlichen Bereichen nicht *lege*

lata, nach gesetztem Recht, verfährt, sondern *de lege ferenda*, nach zu schaffendem Recht, d.h. nach Richterrecht, weil dies den Prinzipien der Gerechtigkeit und Billigkeit, des Rechtsfriedens und der Rechtsentwicklungsdynamik innerhalb unserer Rechts- als Wertegemeinschaft entspricht.)

Als ein extremer Fall der *Differenz* von Wissenschafts- und Berufswissen gilt mit Recht seit der „Erfindung" dieses Berufsstandes derjenige der Gymnasiallehrer. An der Wende vom 18. zum 19. Jahrhundert wandelte sich das Selbstverständnis dieses Berufsstandes vom „Schulmeister" zum „gelehrten Schulmann" – man könnte auch sagen: vom Fachmann für Lehren und Lernen, der über „Lehrgeschicklichkeit" verfügte, zum Repräsentanten schulischer Gelehrsamkeit –, denn das Universitätsstudium ihrer Fächer wurde im Unterschied zu früher die Grundlage ihrer Selbstdefinition als Profession. Mit dem Erfolg, daß diesem Berufsstand das (selbst-)kritische Bewußtsein von der Notwendigkeit einer didaktisch-unterrichtspraktischen Professionalität abhanden kam und daß mehr und mehr die Einsicht verschwand, daß die Inhalte der Wissenschaft und ihre Selbstbegründung als Wissenschaftswissen nicht übereinstimmen *können* mit den Themen der Schule und ihrer *didaktischen* Begründungsbedürftigkeit für die Weckung von Interesse und sachlichen Zugängen auf Seiten der Schüler. Verräterisch ist, wie immer, der Sprachgebrauch: wer von Lehrer*bildung* spricht, meint in der Regel (Persönlichkeits-)Bildung im Medium der Wissenschaft; wer von Lehrer*ausbildung* spricht, zielt auf den methodisch-didaktisch trainierten Instrukteur und Lernberater. Zwischen diesen beiden Polen oszillieren seit der Weimarer Zeit fast alle Vorschläge zur Gestaltung bzw. Reform der Berufsvorbereitung künftiger Lehrer.

Dem zwiespältigen Selbstverständnis des Berufsstandes liegt also ein Strukturproblem zugrunde – die kurzschlüssige Verbindung von Wissenschafts- und Schulwissen –, und erst wenn *dieses* Problem angemessen bearbeitet und verstanden wird, kann damit gerechnet werden, daß sich Kultur und Leistung unserer allgemeinbildenden Gymnasien allmählich erholen und verbessern. Auf der praktischen Seite aber kommt man keinen Schritt weiter, wenn man ins Studium und in die Ausbildung und in die Begleitung der ersten Berufsjahre der Gymnasiallehrer nicht mehr Pädagogik, Pädagogische Psychologie und Fachdidaktik einmontiert und zwar so, daß sie vor allem *hier* die Hintergründe und die Hintergrund*begründungen* ihrer beruflichen Wirksamkeit, ihres persönlichen Erfolgs, ihrer Berufszufriedenheit und der Selbstwirksamkeitsüberzeugungen ihrer Schüler sehen und verstehen lernen. Mit anderen Worten: daß sie *hier* die operativ wirksamen Kerne ihres Berufswissens sehen (und nicht im akademischen Fachwissen), und daß sie in ihrer Expertise zur fachdidaktischen Organisation von lehr- und lerngangsförmigen Lern- und Verstehensprozessen das Merkmal ihrer beruflichen Professionalität sehen.

Dieses aber ist ein (Selbst-)Lernprozeß des basalen Berufslernens, und deshalb muß *dieser* Prozeß im Vordergrund stehen bei allen Überlegungen, wie es gelingen kann, mit begründeter Aussicht auf das Erreichen der gewünschten Effekte solche (Selbst-)Lernprozesse anzustoßen und zu verstetigen. Dabei ist es naheliegend, den beruflichen (Selbst-)Lernprozeß in typische Phasen zu gliedern und deshalb für seinen Anfang danach zu fragen, welche Situationen und Handlungen, Herausforderungen und (Selbst-)Erfahrungen geeignet sind, diesen Anfang erfolgreich *so* zu gestalten, daß die herkömmlichen Routinisierungen, professionellen Defizite und Deformationen, die vorschnellen Rückzüge auf die angeblichen Vorgaben des Lehrplans und zementierten Zwänge des Alltags vermieden werden und der Novize auf dem Weg zum Experten vor allem eines lernt: zusammen mit anderen – Kollegen und Schülern – den gemeinsamen Schul- und Unterrichtsalltag ko-konstruktiv zu gestalten.

Deshalb müssen die Anfangserfahrungen einer Berufspraxis auf *Selbstreflexion* angelegt sein, sie müssen *tätigkeitsorientiert* sein, sie müssen Freiräume für neue *Selbst-* und *Situationsdefinitionen* und daraus resultierende neue Tätigkeitsformen enthalten; sie müssen auf Lernzuwächse (im Denken, Verhalten und Handeln) hin angelegt sein (durch die Beachtung von Mikrostrukturen des Handelns und durch übendes Wiederholen), und deshalb müssen sie *situativ angemessen* sein für eine erfolgreiche Problembearbeitung, die die Grundlage einer sich festigenden reflektierten Selbstwirksamkeitsüberzeugung ist. Die Fokussierung auf die Selbstreflexivität im Ausbildungsprozeß wird um so dringlicher, wenn die Befunde der Berner Untersuchungen (vgl. Oelkers/Oser 2000) zutreffen, daß Lehrerstudierende mit der herkömmlichen Beschäftigung von Pädagogik und Didaktik keinen Zugewinn an Professionswissen verbinden, ja daß sie sogar der herkömmlichen Pädagogik und Didaktik die Qualität von Professionswissen überhaupt absprechen. Dann ist es naheliegend, den Prozeß des Berufslernens bereits an seinem Anfang so zu gestalten, daß dieses Lernen an die Aktivität und Reflexivität des Lernenden in der Form erhöhter Selbstreflexivität gebunden wird. Die Lehrerstudierenden müssen demzufolge vorrangig nicht in Erfahrung bringen, was sie zu tun oder zu lassen haben, sondern wahrnehmen und analysieren lernen, welche Kompetenzdefizite sie haben. Oder gedacht in der eingangs konstatierten Problematik der „Übersetzung" von Wissenschafts- und Berufswissen: Sie müssen lernen, sich die Wissensform des *operativen* Wissens, eines *Handlungs*wissens anzueignen, das nicht durch Wissenschaftswissen oder kollegiale Erfahrung anderer, sondern aufgrund *eigener* kontrollierter Erprobung *selbst*legitimiert ist, weil es sich für die Effektivität der Lern- und Verstehensarbeit der *Schülerinnen und Schüler* bewährt hat.

Diese Ziele sind optimal zu erreichen, wenn der Ausbildungssituation nicht ein festgelegter Lehr-Lerngang zugrunde gelegt wird, sondern wenn der Studierende die Gestaltung der Ausbildungssituation mitbestimmen kann. Je größer der Freiraum ist, den man den Studierenden einräumt, desto wichtiger ist es, diejenigen Strukturen der Ausbildungssituation festzulegen, die als Orientierungsrahmen in der in vieler Hinsicht überkomplexen Erfahrungs- und Handlungssituation dienen sollen, damit sich das Lernen in diesen Strukturen und Situationen nicht beliebig und damit ohne Nachhaltigkeit erweist.

Dies sind – knapp skizziert – die Überlegungen, die dem nachfolgenden Vorschlag zugrunde liegen, wie den Studierenden des gymnasialen Lehramts (und wahrscheinlich nicht nur diesen) ein Einstieg ermöglicht werden kann, um Phänomene und Probleme des Schul- und Unterrichtsalltags, mit denen sie in Berührung kommen, reflektierend und handelnd zu bearbeiten. Dabei werden hier den Studierenden Anknüpfungspunkte zur Gestaltung ihrer Ausbildungssituation angeboten. Sie dürfen jedoch auf diesem noch recht allgemeinen Niveau der Situationsbeschreibung nicht allein gelassen werden. Eine weiterführende didaktische Differenzierung der aufgelisteten Aspekte muß von den Ausbildern gewährleistet werden, um die Studierenden bei der Formulierung situationsangemessener Arbeitsaufträge zu unterstützen. Die erforderlichen Differenzierungen sind aber nur *fachspezifisch* sinnvoll und müssen daher von den *Fachdidaktiken* geleistet werden.

3. Vorschläge zur Gestaltung von Schul- und Unterrichtspraktika im Rahmen der Ausbildung von Gymnasiallehrern

Unsere Vorschläge zur Gestaltung von Schul- und Unterrichtspraktika, ergeben sich in ihrer Anordnung aus folgenden Intentionen.

3.1 Intentionen

A. Aufgabenstellung
Initiierung und Reflexion von Schul- und Unterrichtserfahrungen

B. Zielsetzungen
Lernen durch Interaktion und Kooperation; Einordnung von Fachkompetenzen in Berufskompetenzen

C. Grundlagen der folgenden Vorschläge
Vorbereitung, Durchführung und Auswertung von Hospitationen und Unterrichtsversuchen von Studierenden der Universitäten Dortmund und Ulm; aktuelle Befragung von Studierenden über ihre Erwartungen an und Erfahrungen mit Praktika; Ulmer Lehrerstudie

D. Ordnung der Vorschläge
(Gruppen von Professionsstandards nach Oser 1997):

1. Lehrer-Schüler-Beziehungen; Selbstorganisationskompetenz der Lehrkraft
2. Schülerunterstützendes Handeln und Diagnose; Lernstrategien vermitteln,Lernprozesse begleiten; Allgemeindidaktische und fachdidaktische Kompetenzen
3. Bewältigung von Disziplinproblemen und problematischem Schülerverhalten; Aufbau und Förderung von sozialem Verhalten
4. Gestaltung und Methoden des Unterrichts; Medien
5. Leistungsmessung
6. Zusammenarbeit in der Schule
7. Schule und Öffentlichkeit

E. Ordnung der Vorschläge in drei Perspektiven

1. Praktikanten/Referendare sind bestimmten situativen *Herausforderungen und Anforderungen* eigenen Handelns ausgesetzt, auf die sie angemessen reagieren lernen müssen. Darin bestehen die *Risiken* des Berufs, mithin des Berufslernens von Lehrern.
2. Aus dieser Perspektive resultiert die Frage nach den *Kompetenzen und Handlungsfähigkeiten*, wiederum in allgemeinen Leitfragen gefaßt und nachfolgend detailliert. Die Absicht war, abstrakt-allgemeine Kompetenz-Kataloge, die in der Literatur weit verbreitet sind, durch diese Konkretionen zu vermeiden.
3. Darüber hinaus werden gleichzeitig Hinweise gegeben, wie in entsprechenden *Lern- und Ausbildungsverfahren* die Nutzung vorhandener Ressourcen und der Erwerb neuer Kompetenzen und Handlungsfähigkeiten ermöglicht werden kann.

3.2 Allgemeine Fragestellungen zu den Perspektiven

1. Herausforderungen, Anforderungen, Risiken – Leitfragen dazu:
   Was muß ich für meine spätere Arbeit in der Schule lernen?
   Was kann/sollte ich *jetzt* lernen?
   Worauf muß ich *jetzt* achten?

2. Kompetenzen, Handlungsfähigkeiten – Leitfragen dazu:
   Was muß ich beherrschen? Worauf muß ich zurückgreifen können?
   Was muß ich beachten?
   Wie entwickle und sichere ich ein realitätsgerechtes, erfolgreiches, meine Schüler und mich zufriedenstellendes berufliches Selbstverstehen?
   Welche Ressourcen erschließe ich dafür nachhaltig?

3. Lern- und Ausbildungsverfahren – Leitfragen dazu:
   Was soll ich tun? Wie gehe ich vor?
   Wer hilft mir? Bei/von wem kann ich lernen?
   Welche Arbeits- und Lernhilfen stehen zur Verfügung?
   Wie lerne ich, meinen Beruf zu lernen?
   Wann muß ich welche Intervention zu meiner Selbstentwicklung herbeiführen?
   Wie lerne ich, Zustimmung und Korrekturen zu erfahren?

Es folgt jetzt eine Detaillierung dieser allgemeinen Fragestellungen nach oben Ziff. D (Professionsstandards nach Oser):

1. Lehrer-Schüler-Beziehungen, Selbstorganisationskompetenz

1.1 Herausforderungen, Anforderungen, Risiken

- Wie nehmen Schüler mich wahr? Wie wirke ich auf die Schüler? Wie kann ich die Wirkung, die ich auf die Schüler habe, mit meinen Intentionen abstimmen? Wie wirken die Schüler auf mich? Wie kann ich die Wirkung der Schüler auf mich mit den Intentionen der Schüler abstimmen?
- Wie bewältige ich die ungewohnte Situation vor/in der Klasse? Wie vermeide ich Angst-/Fehl-/Vermeidungsreaktionen? Wie kontrolliere ich Atmung, Stimme, Körpersprache?
- Wie kontrolliere, dokumentiere, reflektiere und wie korrigiere ich meine Selbsterfahrungen? Wer hilft mir dabei, daraus praktische Schlüsse zu ziehen? Wie werden die praktischen Schlußfolgerungen und ihre erwünschten Effekte kontrolliert und dokumentiert? Welche Rolle spielen dabei Kollegen und Schüler?
- Wie vermeide ich falsche Routine?
- Wie erreiche ich realitätsgerechte Kontroll-/Selbstwirksamkeitsüberzeugungen?

1.2 Kompetenzen, Handlungsfähigkeiten

- Feedback- bzw. Kontrollverfahren bei den Interaktionen im sozialen Bereich
- Techniken und Analyseschemata zur Selbstreflexion
- Risikowahrnehmung und -bereitschaft; Coping- und Entspannungsstrategien
- Kommunikationstechniken zum Aufbau förderlicher Beziehungen
- Konzepte und Analysemethoden zu
- Kontrollüberzeugungen
- Selbstwirksamkeitserwartungen

1.3 Lern- und Ausbildungsbildungsverfahren

- Videodokumentationen und -auswertungen
- Selbstanalyse in Gruppengesprächen
- Schüler- und Elterngespräche
- Leiten eines Gespräches, das zum Abgleich der verschiedenen Wahrnehmungs- und Erlebensweisen führt (TZI)
- Entwicklung von Strategien zur Minimierung der Diskrepanzen zwischen Intention und Erleben der am Kommunikationsprozeß Beteiligten
- Supervisions- und Balint-Gruppen

2. Schülerunterstützendes Handeln und Diagnose
Lernstrategien vermitteln, Lernprozesse begleiten

2.1 Herausforderungen, Anforderungen, Risiken

- Wie erleben die Schüler den Unterricht? Welche Interessen haben die Schüler an den Arbeitsvorhaben bzw. an den damit verknüpften Problemen? Wie lasse ich

Schüler Anknüpfungspunkte ihres subjektiven Erfahrungsbereichs zum Unterrichtsgegenstand finden und formulieren?
- Wie kann aus dem Unterrichtsgegenstand ein Arbeitsvorhaben einer Lerngruppe werden? Wie können Arbeits- und Lernprozesse synchronisiert werden? Wie fördere ich Neugier, wie verstetige ich intrinsische Motivation?
- Wie erfasse ich das Niveau, auf dem einzelne Schüler arbeiten? Wie kann ich Unterrichts- und Arbeitsmaterial für verschiedene Niveaus erstellen und effektiv einsetzen (Innere Differenzierung)?
- Wie kann ich Lernschwierigkeiten diagnostizieren? Wie kann ich meinen Unterricht auf Schwierigkeiten der Schüler abstimmen? Über welche Lernstrategien müssen die Schüler verfügen, um sich auf welchem Niveau erfolgreich mit dem Unterrichtsgegenstand/Arbeitsvorhaben auseinandersetzen zu können?

2.2 Kompetenzen, Handlungsfähigkeiten
- Feedback- bzw. Kontrollverfahren bei Interaktionen im sachbezogenen Bereich
- Kenntnis der kognitions- motivationspsychologischen Forschung
- Fachdidaktische Rekonstruktion des Unterrichtsgegenstandes und der Arbeitsvorhaben
- Analyseschemata zur Gliederung des Unterrichtsgegenstands und der Arbeitsvorhaben in abgestufte Komplexitätsniveaus
- Analyseschemata zur Beobachtung und Diagnose von Schülerhandlungen bei ihrer Lernarbeit und deren Organisation

2.3 Lern- und Ausbildungsverfahren
- Vorstrukturierung eines ausgewählten Aspekts eines Themengebietes (Fachdidaktische Rekonstruktion)
- Identifizierung der verschiedenen Komplexitätsniveaus der Auseinandersetzung mit dem Unterrichtsgegenstand; Formulierung von Instruktionen auf verschiedenen Komplexitätsniveaus:
  (a) Analyse eines Unterrichts des Mentors
  (b) Umsetzung und Analyse einer Inneren Differenzierung des Unterrichts in Teamwork mit dem Mentor
  (c) Gestaltung, Durchführung, Analyse einer Unterrichtsstunde oder -sequenz vor dem Hintergrund des jeweiligen Komplexitätsschemas
- Planung, Durchführung und Analyse einer Einstiegsphase in ein neues Arbeitsvorhaben: Ermittlung der Schülervorkenntnisse und der Schülerinteressen durch verschiedene Methoden (Klassengespräch; Concept-Mapping; Brainstorming; Kollagen, Rollenspiele usw.)
- Aufbereitung der Schülerideen und Ansätze (Vorschläge) zur Weiterverarbeitung im nachfolgenden Unterricht

3. Disziplinprobleme und Schülerrisiken, Aufbau von sozialem Verhalten

3.1 Herausforderungen, Anforderungen, Risiken
- Wie gehe ich mit Disziplinschwierigkeiten um? Bin ich ihre Ursache? Ist es meine Unterrichtsgestaltung?
- Habe nur ich in dieser Klasse/Situation diese Schwierigkeiten?
- Wie kann ich zusammen mit anderen intervenieren? Welche Möglichkeiten der Selbstregulation der Klasse/Schülergruppe bestehen?
- Wie gehe ich mit ethnischen und kulturellen Disparitäten in der Schülerschaft einer Klasse um? Wie fördere ich das Aufeinanderzugehen?

3.2 Kompetenzen, Handlungsfähigkeiten
- Selbstwahrnehmung und Selbstkritik
- Analyse problematischer sozialer Verhaltensweisen und ihrer „Botschaften"
- Copingstrategien: Gestaltung förderlicher gruppendynamischer und selbstreflexiver Prozesse mit/ bei Schülern
- Interkulturelle Bildung
- Thematisierungen gemeinsam mit Schülern (nicht nur im Unterricht)

3.2 Lern- und Ausbildungsverfahren
- Sensibilisierung für selbst- und fremdinduzierte Schwierigkeiten
- Beobachtung und Analyse der Klassensituation sowie der Positionen und Gruppierungen in ihr
- Gespräche mit dem Mentor und mit anderen Lehrern der Klasse; mit Eltern; mit Beratungslehrern und mit der Bildungsberatungsstelle
- Gesprächskreis mit Jugend- und Sozialarbeitern; Kooperation mit den Trägern der Stadtteil- und lokalen Kulturarbeit

4. Gestaltung und Methoden des Unterrichts;Medien

4.1 Herausforderungen, Anforderungen, Risiken
- Wie kann ich Lehrplanvorgaben in Lerngangprozesse umsetzen?
- Wie kann ich die „Öffnung des Unterrichts" gestalten (Gruppenunterricht; Projektphasen; Freiarbeit usw.)?
- Wie kann ich die Eigentätigkeit der Schüler fördern? Wie kann ich die Schüler zu selbst-bestimmter Auseinandersetzung mit dem Unterrichtsgegenstand/Arbeitsvorhaben motivieren?
- Wie kann ich erkennen, welche Unterrichts-/Arbeitsmethoden für welchen Aspekt des Unterrichts-/Arbeitsvorhabens anregend/sinnvoll/motivierend sind?
- Wie kann ich den Unterrichtsgegenstand/das Arbeitsvorhaben mit außerschulischen Erfahrungen und Fragen verknüpfen?

4.2 Kompetenzen, Handlungsfähigkeiten

- Psychologische Didaktik (Aebli, Oser)
- Fachdidaktische Rekonstruktion („Didaktische Analyse")
- Strategien zur Öffnung des Unterrichts; Strategien zur Autonomieunterstützung der Schüler bei Lernhandlungen innerhalb und außerhalb des Unterrichts
- Kommunikationsstrategien zur Eruierung der Schülerinteressen und -motive
- Strategien zur Planung und Durchführung von Projekten
- Übersicht über Unterrichtsmaterialien der Print- und Nonprint-Medien; Strategien zur effektiven Unterrichtsvorbereitung und Erstellung von Arbeitsmaterialien

4.3 Lern- und Ausbildungsverfahren

- Voraussetzungen s. Ziffer 2; Ermöglichung des situierten und kumulierenden Lernens
- Analyse des Offenheitsgrades des Unterrichts des Mentors
- Analyse der vom Mentor eingesetzten Strategien zur Förderung (oder Schwächung) selbstbestimmter Lernhandlungen
- Analyse der Bewältigungsmöglichkeiten bzw. -strategien der Schüler bzgl. der Offenheit einer Unterrichtssituation und bzgl. der Anforderung an selbstbestimmte Handlungen
- Planung, Durchführung und Analyse einer Unterrichtsstunde, die das Niveau der vertrauten Offenheit und Selbstbestimmtheit der Schüler aufgreift und auf die nächst höhere Ebene überführen will
- Kontrolle des Gelingens

5. Leistungsmessung

5.1 Herausforderungen, Anforderungen, Risiken

- Welche Leistungen will ich herbeiführen und sichern? Welche sind vorgeschrieben, welche können ausgehandelt werden?
- Welche Formen (Instrumente) der Leistungsfeststellung und -messung gibt es und sollte ich einsetzen können?
- Welche Form der Leistungsmessung wird den Zielen meines Unterrichts gerecht?
- Wie kann ich diese Form der Leistungsmessung mit gängigen Standards abgleichen bzw. in ein komplementäres Verhältnis bringen?
- Wie beteilige ich die Schüler an der Leistungsdefinition, -feststellung und -bewertung? Wie fördere ich ihre Selbstwirksamkeitsüberzeugungen?

5.2 Kompetenzen, Handlungsfähigkeiten

- Kenntnis und Einsatz verschiedener Instrumente der Leistungsmessung
- Kenntnis ihrer Vor- und Nachteile
- Förderung der Leistungsmotivation, -bereitschaft und -fähigkeit durch geeignete Leistungsdefinitionen

5.3 Lern- und Ausbildungsverfahren
- Analyse der Leistungsfeststellung und -messung durch den Mentor: Wie finden sich die Ideen und Ansprüche bzgl. welcher Lehrinhalte der Mentoren in der Leistungsmessung wieder?
- Desgleichen durch die Schüler: Einübung in Selbstbewertung
- Auswertung einer Leistungsmessung im Unterricht des Mentors, unabhängige Auswertung und anschließender Vergleich der Ergebnisse (zusammen mit den Schülern)
- Entwurf (Durchführung und Auswertung) einer Lern- und Leistungskontrolle zum selbst gehaltenen Unterricht
- Einsatz unterschiedlicher Formen der Leistungsmessung im Unterricht des Mentors und Vergleich der Ergebnisse bzw. der Interpretationen durch den Mentor, die Schüler und durch mich

6. Zusammenarbeit in der Schule

6.1 Herausforderungen, Anforderungen, Risiken
- Welche Atmosphäre nehme ich im Lehrerkollegium wahr? Ist die Atmosphäre der Schule Gegenstand gemeinsamer Aufmerksamkeit und Anstrengungen?
- Wie spricht man über Schüler und das Verhältnis zu ihnen?
- Wie spricht man über berufsalltägliche Fragen und Probleme?
- Könnte ich im Kollegium einen Platz finden?
- Wie geht man auf mich zu?
- Wo und wie könnte ich mich in das Kollegium einordnen? Ist das Kollegium ein Kollegium oder eine zufällige Ansammlung von „Einzelkämpfern“?

6.2 Kompetenzen, Handlungsfähigkeiten
- Kenntnisse zur Analyse gruppendynamischer Prozesse
- Fähigkeit, auf sich aufmerksam zu machen, sich einbringen können, kritische Fragen vorbringen können
- Gruppenprozesse einleiten und moderieren können

6.3 Lern- und Ausbildungsverfahren
- Beschreibung der Atmosphäre im Kollegium
- beobachtende Teilnahme an Lehrerkonferenzen und Fachkonferenzen
- Interview des Schulleiters zur Einschätzung und Gestaltung der Situation des Kollegiums

7. Schule und Öffentlichkeit

1.1 Herausforderungen, Anforderungen, Risiken
- Wie kann ich die Stellung der Schule in der Öffentlichkeit in Erfahrung bringen?

- Hat „meine Schule“ eine Kontur, ein Profil? Wie kommt es zustande, wie wird es vermittelt? Kann ich mich daran beteiligen?
- Welche Kontakte herrschen zwischen der Schule und ihrem Umfeld?
- Wie werden Fragen und Probleme von Lehrern, Eltern, Schülern und Schulleitung gemeinsam angegangen und bearbeitet?
- Welche Möglichkeiten sehe ich für mich, an der Präsentation der Schule in der Öffentlichkeit mitzuarbeiten?

1.2 Kompetenzen, Handlungsfähigkeiten
- Kenntnisse (und ggf. Engagement in) der kommunalen und regionalen politischen und kulturellen Szenerie
- Kontakte zu anderen Kulturträgern der Stadt und der Region; ggf. ehrenamtliche Mitarbeit

1.3 Lern- und Ausbildungsverfahren
- Verfolgen der Darstellung schulischer Angelegenheiten in der Öffentlichkeit
- Analyse der Bereitstellung von Mitwirkungsfeldern für Eltern und Schüler durch die Schule
- Analyse der Wahrnehmung der Mitwirkungsmöglichkeiten im Schulgeschehen von Eltern und Schülern
- Beobachtende Teilnahme an Elternabenden und Elternsprechtagen
- Projekte mit Schülern und Lehrern: Erstellen einer Homepage; Sammeln und Umsetzen der Ideen der verschiedenen Interessengruppen

4. Anforderungen an die Kompetenzen von Mentoren und Fachleitern

Die neuen Anforderungen an die Auszubildenden können nicht ohne Auswirkungen auf die Anforderungen an die Kompetenzen der *Ausbilder* bleiben. In dem Maße, wie den Studierenden und Referendaren auf dem Hintergrund kritisch-konstruktiver Selbstreflexivität Pädagogik, Pädagogische Psychologie und Fachdidaktik in ihren operativ relevanten Wissensbeständen vermittelt werden sollen, und in dem Maße, wie sie ihre Kompetenzdefizite wahrnehmen und bearbeiten lernen sollen, müssen Mentoren und Fachleiter imstande sein, diese Wissensbestände für die aktuellen Erfahrungs- und Handlungssituationen ausweisen zu können. Dies ist erkennbar mehr und anderes als die Reflexion der eigenen Praxis und ihre Übersetzung in „Muster“-Empfehlungen und Standardlösungen; denn dies würde nur imitatives Verhalten in einer Ausbildungssituation bewirken, die mit Benotung verbunden ist, und dies führt nur zur Verhinderung des Findens *eigener* erfolgreicher Handlungsformen.

Aus den Punkten 2 und 3 – Lern- und Ausbildungsverfahren – ergeben sich einige wichtige Hinweise auf die erforderlichen Kompetenzen der Ausbilder, korrespondierend zu den gewünschten Lernzuwächsen auf seiten der Studierenden und der Referendare.

- Kenntnis der kognitions- und motivationspsychologischen Theorien und einschlägigen Forschungsergebnisse der Pädagogischen Psychologie
- Konzepte und Analysemethoden zu
  - Kontrollüberzeugungen
  - Selbstwirksamkeitsüberzeugungen
  - Interessen, Motivation und Neugierverhalten

  der eigenen Person, der Studierenden und der Schüler/innen
- Fachdidaktische Rekonstruktion des Unterrichtsgegenstandes und der Arbeitsvorhaben: Analyseschemata zur
  - Gliederung des Unterrichtsgegenstands/der Arbeitsvorhaben in abgestufte Komplexitätsniveaus
  - Beobachtung und Diagnose von Schülerhandlungen bei ihrer Lernarbeit und deren Organisation
  - Beobachtung und Diagnose von Lehrerhandlungen bei ihrer Lehr-Lernarbeit und deren Organisation
- Techniken und Analyseschemata zur Selbstreflexion; Techniken zur Förderung des Selbstmanagements der eigenen Person
- Bereitschaft, sich auf die Risiken der Ausbildungssituation einzulassen und Copingstrategien zu entwickeln
- Sensibilität gegenüber den Risiken der Studierenden in ihrer Ausbildungssituation und Vermittlung von Copingstrategien; Sensibilität gegenüber den Risiken der Schüler in Unterrichtssituationen
- Konzepte zur Gliederung des Ausbildungsvorhabens in Problembereiche und abgestufte Schwierigkeitsgrade, die dem Ausbildungsniveau und der Problemlage des Studierenden gerecht werden
- Kommunikationstechniken zu adäquaten Gesprächsanalysen und -führungstechniken in Unterrichts- und Schulsituationen: Unterrichtsgespräche, Beratungsgespräche mit Studierenden, Kollegen, Eltern usw.
- Kooperationsstrategien (Erfahrungen mit Planung, Durchführung und Auswertung von Projekten, Planung, Durchführung und Auswertung fächerübergreifender Arbeitsvorhaben, Organisation von Schulinitiativen (Schulgarten, internationaler Austausch, Stadtteilprojekte, international kooperative Schülerzeitungen, Kunst- und Kulturreisen, Schul- und Stadtteilfeste usw.)

Weinert hat nachdrücklich darauf aufmerksam gemacht, daß die bisherigen Ergebnisse der pädagogisch-psychologischen Forschung den Lehrern keine Regeln für „richtiges" Handeln bereitstellen. Deshalb ist Berufslernen in der Ausbildung wahrscheinlich um so effektiver für den Übergang in die eigene Berufstätigkeit, je deutlicher der Experimentalcharakter des Lehrerhandelns als konstitutiv für die Berufstätigkeit *auf Dauer* verstanden wird. Dieses Verständnis kann Lehrer davor bewahren, in falsche Routine und ineffektiven Schematismus zu verfallen.

Exkursionen – Wege zu alternativen Schul- und Unterrichtskulturen

Reisen bildet

Kurt Tucholsky hat empfohlen, gelegentlich von seinem Standpunkt herunterzutreten und denselben von der Seite zu betrachten. Der oblique Blick läßt die Dinge in neuem Licht erscheinen, und das Selbstverständliche ist – hoffentlich! – nicht mehr selbstverständlich das Selbstverständliche, sondern eine Version der Sache und – wer weiß? – vielleicht nicht einmal die beste? Wer der Erfahrung des Anderen, des Neuen, des Unerwarteten nicht ausgesetzt wird bzw. sich ihr nicht aussetzt, bleibt borniert, auf deutsch: beschränkt. Das muß den Studierenden des Höheren Lehramts nach Kräften erspart werden, denn sie sind künftig Entwicklungshelfer bei der geistigen Möblierung der ihnen anvertrauten Köpfe.

Aber was kann da herauskommen, wenn sie selber keine andere Möblierung als ihre eigene kennen? Wenn im Studium auf dem Weg in den Beruf die einzige Schule, die man kennt, nur die eigene ist? Wer sich orientieren will, muß sich bewegen. „Reisen bildet." Die lebendige Anschauung ist unter Umständen wichtiger als ein Text, jedenfalls hinterläßt sie einen nachhaltigeren Eindruck. Aber ein Eindruck bedeutet noch nicht, daß man etwas *verstanden* hat. Dazu wird dann doch wieder ein Text benötigt, am besten *vorher.* „Man sieht nur, was man kennt," wußte schon Goethe (und er hat auf seiner ersten Italien-Reise erstaunlich viel *nicht* gesehen!).

Mit den Lehramtsstudierenden der Universität Ulm wurden regelmäßig Exkursionen zu Schulen im deutschen Südwesten durchgeführt – u.a. zu den Salemer Schulen (Schloß Hohenfels: Unterstufe, Schloß Salem: Mittelstufe, Schloß Spetzgardt: Oberstufe, Salem College in Überlingen), zur Konstantin-Vanotti-Berufsschule in Überlingen, zum Birklehof bei Hinterzarten und zur Staudinger-Gesamtschule in Freiburg-Haslach, zum Internatsgymnasium Gaienhofen am Bodensee und zum Landheim Schondorf am Ammersee, zum Kloster Wald bei Sigmaringen, zur Franz-von-Sales-Realschule im Kloster Obermarchtal, zur Odenwaldschule bei Heppenheim/Bergstraße, und aus besonderen Gründen auch zur Schule FORMATIO in Vaduz FL. In jedem Studienjahr wurde ein einwöchiger Studienaufenthalt im Kerschensteiner Kolleg des Deutschen Museums durchgeführt.

Mit diesen Exkursionen wurden mehrere Absichten verfolgt (das Angenehme der ungezwungenen Geselligkeit ergab sich nebenher von selber): Kennen lernen sollten die Studierenden vor allem

- andere Schulkulturen und Beispiele dafür, was Schule alles *auch* sein oder ermöglichen kann: z.B. Probleme regeln, gemeinschaftsbildend wirken, den Schulalltag und das Schulgelände gestalten;
- den *anderen* Berufsalltag von Lehrern in Landerziehungsheimen, im Ganztagsbetrieb, in den Lebensgemeinschaften von Lehrern und Schülern; ihren angestrebten Beruf als Lebensform und nicht nur als *job* mit viel Freizeit und Ferien;
- alternative Unterrichtskulturen und Lern- bzw. Arbeitsformen der Schüler, aber auch des Kollegiums; ergänzende Lernfelder und Bildungsaufgaben;
- im Deutschen Museum sollten die Studierenden der Naturwissenschaften anhand der ausgestellten technischen Apparaturen, der museumspädagogischen Arrangements und der einführenden Vorträge einen historisch-sozialgeschichtlichen, einen theoretisch-technologisch anwendungsorientierten, einen ökonomisch-technischen verwendungsorientierten und einen wissenschaftsgeschichtlich-systematischen Zugang finden zu den Entdeckungen der Naturwissenschaften und Technik in der europäischen Neuzeit (Herrmann 2001a).

Auf allen Exkursionen waren die Aha-Effekte beträchtlich; denn man bekam Dinge zu sehen und zu hören, die man „nicht für möglich" gehalten hatte. Viele Exkursionsteilnehmer haben sich anschließend zum Examen gemeldet und das Studium rasch beendet. Sie taten dies *zum einen* aufgrund der deutlichen Gewißheit, die sie von unterwegs mitgenommen hatten, daß ein immer längeres Fachstudium mit Sicherheit *keine* Optimierung der fachlichen *Berufs*vorbereitung bieten, sondern sie eher von ihren *eigentlichen* beruflichen Herausforderungen und Problemen entfernen würde; *zum anderen* unter dem Eindruck, daß erfolgreicher Unterricht immer eingebettet ist in eine Schulkultur, an der gestaltend mitzuwirken ohnehin kein Staatsexamen und kein Referendariat befähigt, und daß Berufserfolg und -zufriedenheit ganz entscheidend durch kollegiumsinterne Lern- und Entwicklungsprozesse zustande kommen.

1. Andere Schulkulturen

Schüler nehmen ihre Schule aus *ihrer* Perspektive wahr: Klassenräume, die Flure, Aula und Musiksaal, Turnhalle und Pausenhof. Das Lehrerzimmer bleibt ihnen zwar nicht verborgen, sie erleben es aber nicht als einen Ort, wo z.B. Kollegiumsbesprechungen und Versammlungen mit dem Gesamtelternbeirat stattfinden, wo die Schulleitung Entscheidungen herbeiführt, wo Probleme auf den Tisch kommen, wo über die Zukunft der Schule debattiert wird. Ähnlich ist es mit dem Schulgelände, das eben so ist wie es ist und mehr oder (meist) weniger pfleglich behandelt wird. Auf Exkursionen konnte z.B. folgendes beobachtet werden:

- Eine Schule hat – ohne Rechtsgrundlage, aber deshalb ist es ja auch nicht *verboten* – eine Art „kollegialer Schulleitung" eingerichtet, als Fortführung aus

„längst vergangenen“ Reformzeiten, als das noch offiziell möglich war. Ein „Beirat“ aus Lehrern, Eltern und Schülern bespricht mit dem Schulleiter die anstehenden Fragen und Probleme, berät ihn, führt ein einvernehmliches Meinungsbild hinsichtlich einer wünschenswerten Regelung und Entscheidung herbei und fragt den „Chef“, ob er „damit leben könne“: wenn Ja, dann gehe man davon aus, er werde so verfahren; wenn Nein, erneutes Prüfen und Abwägen und neuer Vorschlag.

- Die Studierenden, die in Baden-Württemberg nach der Auflösung der Verfaßten Studentenschaften nur noch ausnahmsweise funktionierende Fachschaften kennen, meist ohne Zugang zu den zentralen Entscheidungsgremien, waren denn doch verblüfft zu sehen, wie „Basisdemokratie“ funktioniert, verbunden allerdings mit einem gewissen Zeitaufwand, mit Engagement und Kompromißbereitschaft, mit Argumentationsfähigkeit und Zuhören können. Der Effekt: Das Kollegium fühlt sich als „kollektiver Chef“ (ähnlich wie in den Waldorfschulen), der Schulleiter ist *primus inter pares;* wenn in der Schule etwas nicht funktioniert, weiß man, an wen man sich zu wenden hat: *an sich selber*.
- An einem Landerziehungsheim tauchen plötzlich Nazi-Schmierereien auf, an einem Wohnraumfenster von Schülern aus dem Ausland, ausgerechnet an einem LEH mit intensiven Auslandskontakten. Die Sache wird mit der Schülervertretung besprochen, die ihrerseits in der Schülerschaft über die Bedeutung des Vorgangs für Aufklärung sorgt. An dieser Schule wurde bei einer Abschiedsrede einmal sehr herbe Kritik geübt. Die Rede wurde im Jahresbericht gedruckt; denn man kann kein Vertrauensverhältnis von jungen Menschen erwarten, wenn man selber nicht gewillt ist, in den Spiegel zu schauen, der einem vorgehalten wird – auch wenn einem das Bild nicht immer gefällt, das man da zu sehen bekommt.
- Ein Schulleiter begrüßt jeden Schüler mit Handschlag, wenn sie mittags den Speisesaal betreten; Blickkontakt, manchmal auch ein kurzer Wortwechsel: „Wenigstens einmal am Tag muß jeder Schüler das Gefühl vermittelt bekommen, daß er *wahrgenommen* wird.“ Die Schüler reden den Schulleiter mit seinem Vornamen an.
- Wenn die Schulgemeinde zusammenkommt, herrscht – wie überall – in der Aula zunächst Getöse. Ein Schüler betritt die Bühne im Zentrum der ansteigenden Sitzreihen. Nach einer halben Minute herrscht Stille: ohne Trillerpfeife, ohne direktoriale Ansage, nicht mal ein Gong wurde benötigt. Es ging um eine internationale Veranstaltung, Vorbereitungen usw., aber zuerst bekam eine Lehrerin einen riesigen Blumenstrauß als Dank für ihr Engagement beim Auslandsaustausch.
- Schüler gestalten das Café mit Gips-Skulpturen. Noch nach Jahren war nichts beschädigt: Es waren *ihre* Skulpturen in *ihrem* Café. Der Festsaal war tiptop in Schuß: die Inneneinrichtung hatten die *Schüler* in den eigenen Werkstätten gebaut.
- Besucher auf dem Schulgelände werden begrüßt und gefragt, ob man weiterhelfen könne (falls die Schülergruppe, die die Besucher den Tag über betreuen soll,

nicht schon auf dem Parkplatz wartete). Die Studenten waren nicht selten verlegen: in der „alten Schule“ laufe man wort- und grußlos aneinander vorbei.

- Die Schule braucht ein Haus für Werkstätten und Ateliers. Eltern engagieren sich finanziell, Architekten regeln die planerischen und baurechtlichen Dinge kostenlos, die Schüler bauten selber. Das Haus gehört ins Guinness-Buch der Rekorde: Nur durch enorme Verputzschichten wurden die Wände eben... Aber es wurde „unser“ Haus.
- Eine Schülerfirma erwirtschaftet – unter der Trägerschaft eines Vereins – richtig Geld für die Firma, die Schule, für ihre Feste, Schüler betreiben in den Pausen einen „Saftladen“, auch dort kommt ordentlich was in die Schulkasse.

Den mitreisenden Studenten war das alles fremd, neu und überraschend. *So* hatten sie Schule noch nie gesehen: als ein Miteinander von Lehrer- und Schülerschaft, das ganz offensichtlich „Spaß machte“: die Beteiligten hatten Spaß am eigenen Gelingen; es machte ihnen Spaß, daß sie sich im Schulalltag wohlfühlen konnten; Spaß motiviert offensichtlich zu noch mehr Anstrengungen, die Schulkultur gemeinsam weiterzuentwickeln. Man kann in pädagogischen Zusammenhängen nicht oft genug betonen, daß Schulen „Spaßgesellschaften“ sein müssen: nicht in dem heute gebräuchlichen Sinne von *fun* und Zeitvertreib und Amüsement, sondern von motivierender Lust auf Mitgestaltung und Mitverantwortung, Selbstverwirklichung und Selbstentwicklung in einer engagierten Gemeinschaft. „Spaß“ brauchen Schüler *und Lehrer*. Das ist ja kein anderer Befund als auch sonst bei schulischen Lern- und betrieblichen Leistungserfolgen: ohne Motivation bleibt nur Desinteresse, wenn nicht gar Resignation. Entsprechend Grau-in-Grau wirken viele Gesichter, Wände und Schulhöfe ...

In den alternativen Schulkulturen der Landerziehungsheime und der Internatsschulen tritt die Schülerschaft als eine ganz eigenständige Größe hervor: Für sie wird Schulgeld bezahlt, also können sie etwas von der Schule und ihren Lehrern erwarten; oder sie bekommen ein Stipendium, also kann etwas *von ihnen* erwartet werden. Keine Nulltarif-Mentalität. In den staatlichen Regelschulen ist die Schülerschaft durch gewählte Vertreter zwar präsent, kann aber auf die zentralen Probleme des alltäglichen Schulbetriebs keinen nennenswerten Einfluß nehmen. Ganz anders in den Lebensgemeinschaftsschulen. Hier sollen und müssen sie sich einbringen, hier sollen und müssen sie Ämter und Verantwortung übernehmen, hier sind sie ein ausschlaggebender Faktor für die Erfolgsgeschichte der Schule als eines „Unternehmens“, das auf zahlende „Kundschaft“ angewiesen ist und dafür auch *werben* muß. Entsprechend groß ist ihr Gewicht bei Mitsprache und Mitgestaltung.

Schülerinnen und Schüler von Landerziehungsheimen haben jüngst ihre Vorstellungen von „ihrem“ künftigen LEH zusammengetragen (Vereinigung Deutscher Landerziehungsheime 2001). Dabei wird deutlich, welche Herausforderung die Schüler für die Lehrerschaft und die Schulleitung darstellen: Sie wünschen sich u.a. „strukturierten Informationsaustausch“ mit den Lehrern, gemeinsame Freizeit „zur Förderung der Gemeinschaft untereinander“, mehr „Unterstützung des Einzelnen in schwierigen Situationen", „mehr Motivation durch Selbstverantwortung", „Mitbestimmung bei der Lehrereinstellung" (was ohnehin an einigen LEH der Fall ist), mehr Freiheiten *und* Grenzen, ein „Gleichgewicht von Pflicht, Verantwortung und Freiheit", mehr „Mut und Vertrauen" in die „gestalterischen Freiräume in der Schulpolitik" für die Schüler; Ziel des Unterrichts soll der junge Mensch sein, der seine Möglichkeiten kennt, der flexibel seine Fähigkeiten einsetzen kann, um sich neuen Anforderungen zu stellen." Das geht nur auf der Grundlage einer fächerübergreifend vermittelten Allgemeinbildung, durch „interaktiven Unterricht", mehr Projektarbeit und „selbständige Gruppenarbeit auf unterschiedlichem Niveau" sowie durch „Persönlichkeitsstärkung durch schulische Erfolge, die das Individuum an seinen eigenen Möglichkeiten mißt und nicht am Klassendurchschnitt." Da muß man selber als Lehrer schon etwas darstellen, um diesen Erwartungen und Herausforderungen seitens der Schüler gewachsen zu sein, und man geht nicht fehl in der Annahme, daß die meisten Lehrkräfte an Staatsschulen sich nicht vorstellen können, wie eine solche Schule überhaupt funktionieren könnte – mit *ihnen* zum Beispiel. Gewiß, sie würde auch nicht mit jedweder Schülerschaft funktionieren können. Aber *hat* man Schüler bloß, wie ein Schicksal, oder *formt* man sie nicht auch?

2. Der *andere* Berufsalltag

Die überwiegende Mehrzahl der Gymnasiallehrer heute versteht sich als „Beybringer". In der Regel wird Arbeits- und Berufsleben streng getrennt. Sie müssen den Ablauf ihrer täglichen Schulstunden mit der Pünktlichkeit eines Busfahrers absolvieren, Variationen sind kaum möglich, und meist nur die Klassenlehrer kennen die Kinder und Heranwachsenden etwas näher. Lehrer zu sein an einer öffentlichen staatlichen Schule, heißt eine mehr oder weniger standardisierte Dienstleistung zu erbringen, weshalb diese Lehrer ja in der Regel auch große Schwierigkeiten haben – sonst wäre die immerwährende Diskussion darüber nicht verständlich –, ihren *Erziehungs*auftrag wahrzunehmen.

Lehrer zu sein an einem Landerziehungsheim bzw. in einer Internatsschule heißt, sein Alltagsleben mit den Kindern und jungen Leuten zu teilen, mit und unter ihnen zu leben. Ein Lehrer ist hier nicht nur – und oft sogar erst in zweiter Linie – „Beybringer", sondern zugleich Erzieher und Berater, Helfer und Mahner, Freund und Vertrauter. Er ist als *Person* gefordert, weil auch die Schüler mit ihrer ganzen Person und nicht nur in der Schüler„rolle" anwesend sind. Diese Situation bringt Herausforderungen mit sich, an die die angehenden Lehrer meist gar nicht gedacht haben – weil sie meinen, dies sei für den Lehrerberuf nicht so wichtig – und auf die sie sich nicht vorbereiten können, und sie bringt unerwartete Chancen mit sich, an die sie noch weniger gedacht haben. Die wesentliche Herausforderung besteht darin, daß die Einsicht in die Notwendigkeit der Bildung der eigenen Persönlichkeit und ihrer Weiterentwicklung nun unabweisbar wird. Denn ob in einem Landerziehungsheim, in einer Internatsschule oder auch in der Halbtags-Regelschule tätig:

jetzt *sehen* die Studierenden den Faktor „Lehrerpersönlichkeit“ in seiner Funktion und Wirksamkeit und erinnern sich häufig erst jetzt in positivem Sinne an eigene Lehrer. – Hinzu kommt eine gute Portion „Sozialarbeit“, die man bewältigen muß, weil man als Lehrer nicht in die nächste Klasse weiterhüpfen und dann nach Hause verschwinden kann, sondern den Schüler mit seinem Kummer und seinen Problemen beim Mittagessen, am Nachmittag, beim abendlichen Gespräch oder der letzten Tischtennisrunde wiedersieht. Die damit verbundene Chance ist, die jungen Leute wirklich kennenlernen zu können, ihre Schwächen und Stärken, Möglichkeiten und Grenzen. Das Auf und Ab von Schulleistungen verliert viel von seiner Problematik und Dramatik, wenn die Hintergründe so mancher Schwankungen bekannt sind. Es muß auch nicht alles in die Unterrichtsstunde gepackt werden: der Nachmittag und das Wochenende bieten viel Zeit für Ergänzungen und Übungen, Ermutigungen und Hilfen.

Diese zeitliche Entspannung eines Unterrichtsvormittags und gleichzeitige Intensivierung der zwischenmenschlichen Kontakte bewirkt auf Seiten der Lehrer zumeist eine beobachtbare Gelassenheit – wenn sie der Herausforderung ihrer Persönlichkeit bis ins ganz Private hinein aufgeschlossen und gewachsen sind und wenn sie ihr Leben mit den jungen Leuten wirklich teilen wollen. Entstehende Überforderung oder Rücksichtnahme auf die eigene Familie ist durch den Übergang in den Externen-Status korrigierbar. – Otto Seydel, damals Leiter der Salemer Unterstufe auf Schloß Hohenfels und danach Leiter von Salem College in Überlingen, hat in seinem lesens- und betrachtenswerten Buch viel von der Atmosphäre und den pädagogischen Hintergedanken dieser Lebensform festgehalten (Seydel 1995). Die ganze Spannbreite der Fragen und Herausforderungen der *Lebensform Lehrer und Erzieher* dokumentiert der Gedankenaustausch auf einer Mitarbeitertagung der Landerziehungsheime (Vereinigung Deutscher Landerziehungsheime 2001). Daß auf die Erfüllung der sich hier stellenden Aufgaben auch Zeiten verwendet werden müssen, in denen die Schüler Ferien haben, versteht sich. Ein norddeutsches Landerziehungsheim, das auf der Suche nach neuen Lehrern inserierte, formulierte denn auch ganz treffend: „Die Schülerferien sind auch für die Lehrkräfte größtenteils Urlaubszeit.“ Aber eben nur „größtenteils“!

3. Alternative Lern- und Arbeitsformen, ergänzende Lernfelder und Bildungsaufgaben

Besonders eindrücklich auf Exkursionen sind die Erfahrungen mit Arbeitsformen und ergänzenden Bildungsaufgaben, die die konventionelle Staatschule schon wegen der äußeren Gegebenheiten in der Regel nicht bieten kann. Landerziehungsheime und Internatsschulen sind meist Konglomerate von Gebäuden, die um einen Gebäudekern herum nach und nach entstanden sind. Sie enthalten demzufolge viele Räume, die ursprünglich keiner besonderen Funktion oder einer ganz anderen als der heutigen Nutzung dienten und demzufolge für Gruppenarbeit, kleine Konferenzen und Besprechungen, Stillarbeit usw. genutzt werden können. In den Werbeprospekten dieser Schulen sieht man sie allenthalben: die Bibliothekszimmer und Alkoven für ungestörte Lektüre, Arbeitsräume mit flexibler Verwendung, die breiten Flure mit Ausstellungsflächen, Gärten und Parks, Werkstätten und Ateliers, die Tennis- und Golfplätze, Bootshäuser und Tierhaltungen. Das sieht nach Luxus aus (was es auch ist), bedeutet aber *in praxi* eine andere pädagogische Kultur, in der der herkömmliche Unterricht nur *eine* Arbeits- und Lernform darstellt. Es ist kein Zufall, daß die Oberstufenreform der 60er Jahre an einem solchen didaktischen Laboratorium entwickelt und erprobt wurde: an der Odenwaldschule. Und es ist kein Zufall, daß sehr viele Absolventen dieser Lebensgemeinschaftsschulen, die in Führungsetagen angekommen sind, gerade diese pädagogische Kultur für sich als so förderlich empfunden haben.

Hinsichtlich des Unterrichts im engeren Sinne sind als alternative Erfahrungen besonders hervorzuheben die Tutorensysteme (die älteren Schüler helfen den Jüngeren) und das selbständige Arbeiten und Lernen nach dem Marchtaler Plan (Diözese Rottenburg/Stuttgart 1987, Weber 1992, Hochdorfer 1993; dieser Plan wird inzwischen auch in anderen Diözesen praktiziert). Die Erfahrung einer Freien Stillarbeit – der Eifer der Kinder, ihr konzentriertes Tätigkeitsein, d.h. *Lernen*, ihre konzentrierte Kooperation, die entspannte Gegenwart des Lehrers, der um Rat gefragt werden kann – und die Betrachtung der Schülerarbeiten im Vernetzten Unterricht hatten die Studierenden fürs *Höhere* Lehramt sich nicht ausmalen können.[1] Vor allem die pädagogischen Grundsätze der Marchtaler Pädagogik klingen für die Ohren von Gymnasialabsolventen wie von einem anderen Stern (Hinz 1997):

- „Achtung vor der spontanen Selbstverwirklichungskraft des Kindes;
- Respekt vor der Würde des Kindes;
- Bereitschaft, dem Freiheitsanspruch in Verantwortung den jeweils größtmöglichen Spielraum zu geben;
- Bereitschaft, das Kind mit liebender Zuwendung in das soziale Beziehungsgefüge [der Klasse und Schule] aufzunehmen, ohne das eine Persönlichkeitsentwicklung nicht denkbar ist;
- Bereitschaft, dem Kind einen spezifischen Weltzugang zu ermöglichen, ohne den kein Menschsein möglich ist;
- Personwerdung gestatten im ganzheitlichen Sinn;
- Orientierung am Kinde als Mensch.“

1 Und dabei wird es einstweilen in Baden-Württemberg auch bleiben: Über solche Lern- und Arbeitsformen können, anders als an den Pädagogischen Hochschulen, für das Gymnasiale Lehramt keine Zulassungsarbeiten für das 1. Staatsexamen angefertigt werden! Das heißt aber nichts anderes, als daß die Kontaktaufnahme und Durcharbeitung moderner pädagogischer Schul- und Unterrichtskonzepte nicht als Bestandteil des Studiums und der Ausbildung in der 1. Phase gewünscht ist, so daß man nicht lange fragen muß, wieso ins fach(wissenschaft)lich orientierte Gymnasium anders als in den Grund-, Haupt- und Realschul-Bereich so wenig pädagogische Innovation hineingetragen werden kann.

Im Anschluß an die Realschule in Obermarchtal ist jetzt ein Gymnasialabschluß möglich. Die Erfahrung zeigt, daß die leistungsmäßig besseren Schüler diejenigen sind, die ihre bisherige Schulzeit nach dem Marchtaler Plan gestalten konnten. Wenn jemand auf die Frage, wie man zu anderen PISA-Ergebnissen kommt, eine Antwort sucht, dann findet er sie *hier*: die Schüler haben Lern- und Arbeitsstrategien gelernt – früher sagte man: das Lernen des Lernens – und ihr eigenes Lern- und Wissensmanagement, weil sich in ihren Klassenzimmern Schränke mit 3 Gruppen Arbeitsmaterial befanden: die begonnen, die fertigen und die möglichen zusätzlichen Arbeiten. Das entspricht übrigens den Empfehlungen und Schlußfolgerungen des PISA-Konsortiums (Deutsches PISA-Konsortium 2001): leistungs*heterogene* Mittelstufen transportieren mehr leistungsfähige Kinder in die Oberstufen, und eines der entscheidenden Verfahren für das Erreichen besserer Leistungen ist das intrinsische Motivation erzeugende Selbstregulierte Lernen (ebd., S. 271 ff.; vgl. auch Herold/Landherr 2001).

Ein anderes Beispiel ist die Schule FORMATIO in Vaduz FL. Ihr *pädagogisches* Programm ist so einfach wie einleuchtend: Wir fördern bei den Kindern ihre Stärken und halten uns nicht damit auf, ihre Schwächen ausgleichen zu wollen. Das kostet nur Zeit und Kraft und ist in der Regel vergebliche Liebesmüh. Schlimmer noch: Diese Vorstellung von einer möglichst *gleichmäßigen* Leistungsfähigkeit über die Lernbereiche hinweg ist ohne jeden anthropologischen Sinn, widerspricht aller Erfahrung und allen Anforderungen im Leben nach der Schule, und diese Vorstellung verwirklichen zu wollen, ist zutiefst *inhuman*. – Das *unterrichtliche* Verfahren basiert vor allem auf einer neuropsychologisch und -physiologisch inspirierten Lernpsychologie: die Informationsmenge muß *kontrolliert* werden, die Informationsverarbeitung muß *strukturiert* werden, die Information muß *gespeichert* und *gesichert* werden können, und demzufolge muß ein Lernarbeitsvormittag in Phasen von Informationsaufnahme und -sicherung, von Tätigsein und Entspannungsübungen rhythmisiert werden. (Wer sich zeitweise nicht konzentrieren kann, darf den Unterricht verlassen und in einem Entspannungsraum leise klassische Musik hören.) Auch hier liegen die Ergebnisse signifikant über denen konventioneller Schulen.

Im ganzen waren die Studierenden verblüfft von der wirksamen Praxis reformpädagogisch inspirierter Unterrichts-, Lern- und Arbeitsverfahren, die bis heute an den konventionellen staatlichen öffentlichen Gymnasien fast gänzlich unbekannt sind. Und sie waren verblüfft, mit welch gelassenem Entspanntsein, mit welch konzentrierter Aufmerksamkeit, mit welcher Warmherzigkeit die Lehrinnen und Lehrer sich den Kindern zuwandten und auf diese Weise eine zwischenmenschliche Atmosphäre erzeugten, die vor allem auch dieses bewirkte: daß die Kinder gern zur Schule kamen! Jetzt übrigens verstanden die Studierenden auch *wirklich* den *pädagogischen* Sinn der *Principles of Progressive Education* aus den 20er Jahren (vgl. unten S. 280).

4. Naturwissenschaft und Technik nach-denken

Der Zweck der Studienwochen im Deutschen Museum ist oben genannt worden (vgl. auch Herrmann 2001a). Die Lehrpläne auch der allgemeinbildenden Gymnasien sehen vor, daß im naturwissenschaftlichen Unterricht Entdeckungen und Erfindungen in der Geschichte der Naturwissenschaften und der Technik thematisiert werden sollen. Dafür kann man mehrere gute Gründe ins Feld führen; denn hier kann – didaktisch gesehen – beim jeweiligen Thema „der Sitz im Leben" als der Ausgangspunkt genommen werden, z.B.:

- *Warum* interessierte man – *wer genau?!* – sich für die Lösung welchen technischen bzw. naturwissenschaftlichen Problems? Warum wurde *diese* Lösung gefunden, warum hat *sie* und *keine andere* sich durchgesetzt? Welche auch wirtschaftlichen Interessen standen/stehen dahinter? Schöne illustrierende Beispiele sind der Kreiskolbenmotor und der Stirling-Motor.
- Welches war der *Ausgangspunkt* der Problemlösungsbemühungen: ein Zufallsfund oder eine zufällige Beobachtung, eine konkrete Aufgabe, ein erklärungsbedürftiger Sachverhalt, eine Idee? Den „Experimenten" von Lavoisier (aus heutiger Sicht die Anfänge der Gas-Chemie) liegt eine Zufallsbeobachtung seines Laborgehilfen zugrunde, Archimedes bekam eine konkrete Aufgabe; ob ein Blitz Elektrizität ist, mußte empirisch geprüft werden; Galilei entwickelte die Fallgesetze in reinen Gedankenexperimenten, und auch Einstein ging bei der Entwicklung der Relativitätstheorie rein „ideell" vor.
- *Warum* und *wie* wurden Ressourcen bereitgestellt, um eine Problemlösung in Angriff zu nehmen? Welchen weiteren *Nutzen* versprach man sich davon? Ein Beispiel ist der Fusionsreaktor in Garching, von dem man lediglich *vermuten* kann, daß er eines fernen Tages das *tatsächlich* tut, was von ihm erwartet wird.

Aus solchen Ansätzen und Vorgehensweisen ergeben sich auch *methodische* und *lernpsychologische* Vorzüge: die Thematiken sind *ipso facto* fächerübergreifend, sie generieren in der Regel das Interesse der Schüler, man kann sie unschwer in Projekt- und Gruppenarbeit übersetzen:

- Am Beispiel des „Labors" von Lavoisier kann dies durch ein paar einfache Rückfragen rasch sinnenfällig gemacht werden: *Erstens* ist die gezeigte (nachgebaute) Apparatur zur Trennung von Sauerstoff und „Wasserstoff" offensichtlich *keine* Konstruktion für ein gezieltes Experiment. Wie kam sie *in dieser Form* dann aber ursprünglich zustande? *Zweitens*: Warum vermutete man Sauerstoff im Wasser? *Drittens*: Wie konnte überhaupt *gedacht* werden, daß sich in einer festen/flüssigen Materie ein Gas befindet?
- Was ist an den Textilmaschinen zu sehen? Dieses und jenes technische Detail, das verständlich macht, warum diese Maschine „besser" ist als eine andere, d.h. sie produziert mehr Ware mit besserer Qualität bei geringeren Kosten. Soweit

die technische Seite. Der andere Aspekt, nämlich: der Einsatz der Maschine in einer *marktförmigen* Organisation und Figuration von Energiekosten, Lohnkosten, Konkurrenz auf Märkten usw. und die damit verbundenen sozialpolitischen Entscheidungen und Folgen, ist nicht zu „sehen", und zwar erst recht dann nicht, wenn es in einem erläuternden Text unkommentiert heißt, von 150 Arbeitskräften einer Weberei (in Ratingen bei Düsseldorf) seien 100 Frauen und Kinder. Einerseits heißt es, daß Frauen und Kinder, die für ihren Lebensunterhalt arbeiten mußten, tatsächlich Arbeit gefunden hatten. Andererseits heißt dies, daß in der Manufakturepoche eine lohn- und damit sozialpolitische Entscheidung getroffen worden war: es gab nur Individuallöhne, demzufolge wurden an die Männer keine *Familien*löhne gezahlt, so daß ein Weber mit seinem Lohn allein seine Familie nicht ernähren konnte. Dabei blieb es im lohnpolitischen Grundsatz *bis heute*, einschließlich der minderen Lohngruppen für Frauen

- Was ist an den Kraftmaschinen zu sehen? Vordergründig die Ersetzung der diskontinuierlich arbeitenden Muskelkraft durch kontinuierlich arbeitende Maschinenkraft; die verschiedenen Formen der Energienutzung; die zentralen und dezentralen, die ortsgebundenen und ortsunabhängigen Antriebe. Nicht zu sehen ist in der ja nicht zufälligen Abfolge der Dampfmaschinen das jeweilige technische Detail, das den Wirkungsgrad erhöhte. Schon gar nicht zu sehen sind die sozialpolitischen Folgen der Ersetzung der Muskel- durch Maschinenkraft, d.h. das Sinken des Markt- und Tauschwerts der Muskelkraft („Arbeit"), die sozialpolitischen Folgen der „Freisetzung" von immer mehr Arbeitern durch immer weniger Maschinen. Nicht zu sehen sind auch die Zusammenhänge von Energiefundort (bzw. -erzeugungsmöglichkeit oder -transport) und Produktionsstandort. Ohne diese (und andere) Erläuterungen sieht man viele Kraftmaschinen und hat nichts „gesehen" und schon gar nichts verstanden, selbst wenn man die Apparaturen *technisch* erklären kann.

An diesen Beispielen lassen sich übrigens die Einsatzmöglichkeiten der Neuen Medien und einer entsprechenden *learning software* zeigen: durch die entsprechenden *links* kann, wenn ich mich so ausdrücken darf, das Exponat „zerlegt" werden, und die verschiedenen Bestandteile können in ihren jeweiligen Kontexten weiterverfolgt werden. Auf diese Weise wird die Recherche- und Lernarbeit *eigenaktiv* und zugleich *themen-* bzw. *fächerübergreifend* bzw. *-verbindend*. Aber dies wäre ein neues Thema der didaktischen Praxis im Rahmen des *mehrperspektivischen Unterrichts*.

Diese Veranschaulichungen wurden etwas weiter ausgeführt, um anzudeuten, welche Herausforderung naturwissenschaftlicher Unterricht gerade dann darstellt, wenn er nicht fachlich-disziplinär, sondern problem- und projektorientiert fachübergreifend und -vernetzend erfolgen soll. Die jüngste Empfehlung der Gesellschaft Deutscher Naturforscher und Ärzte dazu lautet daher (Markl 2002), „die naturwissenschaftliche Lehrerausbildung so zu modifizieren, daß sie sich nicht mehr als halbe Wissenschaftler, sondern als Vermittler von Grundlagen, Allgemeinbildung und fachübergreifenden Denken verstehen", und „die fachliche zugunsten der pädagogisch-didaktischen Ausbildung wieder zu ihrem ehemaligen Umfang zurückführen". Die Gesellschaft Deutscher Chemiker hat sich ebenfalls in diesem Sinne geäußert.

Die genannten Beispiele aus dem Deutschen Museum belegen, daß gerade auch ein Naturwissenschaftler wissenschafts- und sozialgeschichtliches *Kontext*wissen benötigt, wenn er seinen Themen einen „Sitz im Leben" anweisen können soll (Bernal 1954/1970, Janich 1992, Höttecke 2001); denn ohne eine solche Einbettung in die Alltagsorientierung der Schüler bleibt Wissenschafts- und Schulwissen belanglos. Desweiteren können durch solche Einbettungen und Vernetzungen auch Themen Einzug in die Schule halten, die im Inhaltskanon der einzelnen Fächer gar nicht vorgesehen sind: Umweltschutz und Klimaveränderungen, Geologie und Erdgeschichte, alternative Energieressourcen usw.

Damit aber solche Unterrichts- und Projektvorhaben schulisch vermittelbar sind, muß der Lehrer diesseits seiner Fachsprache über eine Umgangs-, Beobachtungs- und Sachsprache verfügen, die die betreffenden Phänomene und Fragestellungen in den Vorstellungs- und Verstehenshorizont der Schüler zu transportieren imstande ist. Das lernen die Studierenden der Naturwissenschaften auf ziemlich schmerzhafte Weise im Kerschensteiner Kolleg des Deutschen Museums, wenn sie die „einfachen physikalischen Experimente" nicht deuten können, oder wenn sie wortwörtlich sprachlos werden, wenn ihnen bei der Beschäftigung mit Naturphänomenen die Fachterminologie untersagt wird und sie sagen sollen, was sie denn überhaupt sehen (können). Es zeigt sich dann nämlich, daß sie in der Regel gar nicht gelernt haben, Natur – ihre Phänomene und ihre Prozesse – *zu denken*.

Nicht minder überraschend ist für viele Studierende die Einsicht, daß ihre Meinung, man könne bei einem Experiment vorführen, „um was es da geht", in der Regel irrig ist: Bei einem Experiment sieht man zumeist *nicht*, *wie* ein Naturprozeß *tatsächlich geschieht* – Oxydation, Synthese, Erzeugung von Elektrizität, Wasser wird „zum Kochen" gebracht, ein elastischer „Stoß" wird „weitergegeben" usw. –, sondern allenfalls, *daß* es geschieht, *daß* eine Veränderung (z.B. Verfärbung) eingetreten ist, *daß* eine Meßapparatur etwas anzeigt. Mit diesen Beobachtungen verbinden die Studierenden, denn sie können es zumeist nicht anders wissen, eine falsche Sprache („Strom", „Kraft", „Reaktion" usw.) oder eine ihnen selber unverständliche Terminologie und erzeugen bei den Schülern naive bzw. falsche Vorstellungen von der Natur biologischer, chemischer und physikalischer Prozesse bzw. von deren Modellen (*misconceptions*).

Exkursionen sind weit mehr als eine willkommene Abwechslung im Studienalltag. Sie sind Lerngelegenheiten, die sich *nur so* bieten. Sie müssen vorbereitet und ausgewertet werden; sie sind keine Ausflüge, sondern Studienfahrten, nicht anders als bei den Geographen und Biologen auch. Und vielleicht können sie sogar den Effekt haben, auch später im Beruf immer wieder andere Schulen zu besuchen.

Lehrer – eine Lebensform

Pädagogen an Landerziehungsheimen – eine berufliche Alternative?

> *„Also, an der Uni redet man über Kinder und weiß gar nicht, wie sie aussehen. Man kennt sie nur so von Bildern. Und dann hatte ich vor, einfach mal über das Referendariat die Schule kennenzulernen und hatte mich bewußt dafür entschieden, an die Odenwaldschule zu gehen."*
>
> *„Ich mag Jugendliche, und ich bin gerne zusammen mit Jugendlichen. Und das spüren die auch."*
>
> *„Und eigentlich ist der Lehrberuf, Spaß an Menschen zu haben. Und sekundär Spaß am Fach."*
>
> *„Selbstwahrnehmung ist lernbar, wenn man sich drauf einlassen kann." – „Also ich denk, daß alles Nicht-an-sich-heranlassen ein Persönlichkeitsproblem ist."*

„Lehrer am Gymnasium" – Studienrat – ist eine korrekte Berufsbezeichnung, die im Falle der Tätigkeit an einer staatlichen Normalschule (künftig: Staatsschule) auf dasjenige fokussiert, worum es hauptsächlich geht: um *Lehren* (und Lernen) im *Unterricht*. Zwar ist auch dem Lehrer an Staatsschulen ein Erziehungs- und Bildungsauftrag gegeben, aber er weiß in der Regel nicht mehr so recht, wie er ihm gerecht werden soll angesichts der zunehmenden Entfernung von Elternhaus und Schule in Erziehungsmaximen und dem Dazwischentreten der elektronischen Massenmedien. Erziehung und Bildung *durch Unterricht* – die klassische Formulierung aus dem 19. Jahrhundert – durch das Vermitteln und Aneignen von Kultur im Medium von intellektueller und ästhetischer Auseinandersetzung mit Traditionen, stößt nicht erst heute an die Grenzen von sozialmilieubedingter Herkunft der Schüler und ihren außerschulischen Interessen und Lebensstilen in ihren eigenen Jugendkulturen. Gymnasiallehrer an Staatsschulen sind demzufolge im wesentlichen, nach eigenem Bekunden und in der Wahrnehmung der Schüler, Lehrplan- und Notengebungs-Vollzugsbeamte, und die Schule als „Vollzugsanstalt" erzeugt jene Aversionen bzw. die „innere Kündigung" bei Schülern, die Lehrer zur Verzweiflung bringen können, oder jene Aggressivität und Wut, die sich durch Vandalismus, bestenfalls noch in Abi-Zeitungen Luft macht („Unter der Asche unserer Schuljahre liegt die Glut unserer Jugend"), oder schlimmstenfalls durch blutige Rache, wenn Demütigung und Perspektivlosigkeit hinzukommen („Zerstörungstrieb als Folge *ungelebten Lebens*", sagt Erich Fromm; oder eben auch als Folge einer fehlenden Lebens*perspektive*;

vgl. Herrmann 1993, 2001b). Schon Gottfried Keller formulierte im „Grünen Heinrich“, wo der Mutter von der Schule der Sohn „vor die Tür gestellt“ wurde mit der Bemerkung „er ist nicht zu gebrauchen“, damit sei der Junge so gut wie „sozial geköpft“.

Damit kein Mißverständnis aufkommt: Lehrer an Gymnasien arbeiten vielfach unter schlechten Alltagsbedingungen, viele sind sehr engagiert, die Mehrheit tut ihr Bestes, der Anteil der resignierten, müden, ausgebrannten, an den Schülern desinteressierten Routiniers ist hoch: nur 7% aller Lehrer erreichen in Deutschland derzeit das reguläre Pensionsalter (Statistisches Bundesamt). Die Gründe sind vielfältig und hinreichend bekannt. Bei der Frage jedoch, was aus der „Diagnose“ eine positiv ge- und erlebte „Lebensform“ macht, sind allem Anschein nach zwei Gründe ausschlaggebend:

- Der Faktor *Zeit* im Alltagsbetrieb der Staatsschulen bedeutet, *keine Zeit zu haben*: weder für sich noch für die Schüler, weder für Kollegen noch für Eltern; alles muß wie am Schnürchen laufen, von Stunde zu Stunde, kaum Pause, keine Entspannung, 5 oder 6 Stunden hintereinander, manchmal auch noch nachmittags. An Landerziehungsheimen (künftig LEH) und vielen Freien Schulen sieht das anders aus: Der Tag wird rhythmisiert durch Phasen der Arbeit, der Entspannung und des Spiels, er kann mit einer Wochenplanstunde beginnen; Unterricht wechselt mit Frei- und Stillarbeit; Bewegung im Freien lüftet die Köpfe; Morgen und Abend, Wochenanfang und -ende sind meist durch kleine Rituale herausgehoben.
- Der Faktor *Arbeitsorganisation* bedeutet in der Staatsschule in der Regel *Streß*: Wandern von Klasse zu Klasse, selten zeitliche Blöcke, je nach Fach viele Klassen mit nur einer oder 2 Stunden in der Woche; kaum persönliche Kontakte an einem übervollen Vormittag, „Einzelkämpfer“. Anders in den LEH (und vielen Freien Schulen): fächerverbindender Unterricht erlaubt gegenseitige Entlastung und Vertretung; es bleibt Zeit für Nachfragen und Gespräche, Hilfen und Übungen; gemeinsame Mahlzeiten vermitteln das Gefühl, in einer *Gemeinschaft zu leben*. Die anderen Aktivitäten im Laufe des Tages und der Woche kommen hinzu: Sport, Musik und Theater, gemeinsame Konzert-, Theater/Opern- und Museumsbesuche, lokale Erkundungen und Ausflüge in die Region, Sozialdienste; und die großen Fahrten und Freizeiten, der internationale Austausch.

Auf diese Weise besteht die Chance, der üblichen *déformation professionelle* zu entgehen. „Lehrer“ an der Staatsschule, formuliert Friedrich Mahlmann ironisch-bissig, ist für den Studienrat keine Berufsbezeichnung, sondern eine „Diagnose“: er unterrichtet, auch wenn ihm keiner zuhört; er erklärt auch das, was gar niemand wissen will; er zelebriert seinen großen Überblick, indem er die Schüler klein redet; er definiert, was angesagt ist, weil er die Macht des Lehrplans und der Notenkonferenz auf seiner Seite hat; und im Zweifelsfall erklärt er dem Automechaniker auch noch den Ottomotor ... Seine Berufsbiographie und seine Privatbiographie haben meist wenig miteinander zu tun. Er kommt in die Schule wie andere „zur Arbeit“. Aber zu Recht titelte Jeanne Rubner in der Süddeutschen Zeitung „Fünf Stunden sind kein Tag“, und so leben Schüler und Lehrer in (mindestens) zwei Lebenswelten, die immer weniger miteinander zu tun haben und die sich gegenseitig nicht inspirieren können. Schlimmer noch: die sich gegenseitig nicht stützen und auch, wenn nötig, kontrollieren können. Die Tatumstände des Amoklaufs im Erfurter Gymnasium haben des weiteren darauf aufmerksam gemacht, daß nicht nur zwei Lebenswelten – Schule und Schüler – nicht miteinander kommunizierten, sondern daß eine Auslegung der juristischen Volljährigkeit von Gymnasiasten das schulische Personal hindern kann, mit den Eltern eines Problemschülers Kontakt aufzunehmen. Kein verantwortungsbewußter Klassenlehrer oder Schulleiter wird dies zwar so praktizieren, aber auch diese Kommunikationsbarriere entspricht nur jener anderen, die die Eltern als „schulfremde Personen“ definiert und sie vom alltäglichen Schul- und Unterrichtsbesuch fernhält. So erscheint die öffentliche staatliche Schule als „Insel“ ohne nennenswerte soziale und kulturelle Außenanschlüsse in ihrem Umfeld, während die LEH-„Inseln“, denen ihre insuläre Situation leicht zum Vorwurf gereichen kann, eben daraus einen *Vorzug* herleiten: durch die intensive Ausgestaltung des gemeinsamen Schul- und Internatslebens. Nicht die Schule muß sich „dem Leben“ öffnen – das kann sie meist nicht, eben weil sie Schule ist und nicht das Leben –, sondern das *Leben der Schule* ist für die Heranwachsenden so wichtig.

Im folgenden wird vor allem von den Erfahrungen in LEH berichtet, eben weil sie *Lebensgemeinschafts*schulen sind und Pädagogen – so ist die Bezeichnung anstelle von „Lehrer“ zutreffender – hier nicht nur als Unterrichtspersonal fungieren, sondern immer auch zugleich als Erzieher, Berater und als Helfer: sie sind nicht nur Lehrer und Lernhelfer, sondern vor allem auch „Entwicklungshelfer“ und Bildungsberater. Sie sind mit ihrer ganzen Persönlichkeit gefordert, und eben *dies* ist der Grund für ihr Engagement und ihre relative Zufriedenheit, wenngleich auch hier nicht alle Blütenträume reifen können, und dafür verzichten sie auch auf den Beamtenstatus.

> „Es wäre tödlich für mich, jetzt, wie ich weiß, wie es an Staatsschulen ist, gerade in meinen Fächern [Biologie, Sport]. Leistungskurse haben bestimmte Kollegen für sich reserviert, und die LKs gibt's kaum noch in meinen Fächern in Staatsschulen. Dann sind die Grundkurse wieder für andere reserviert, und dann bleibt für Dich die 9., 10., 11. [Klasse] *einstündig*! Dann hast Du Tausende von Schülern, Du kennst keinen Schüler mehr, *das geht überhaupt nicht*, und Du hast jedes Jahr dasselbe. Das wäre für mich *furchtbar*! Und da würde ich schlecht werden. Also, bin ich ziemlich froh, daß ich damals nicht ... beim Staat untergekommen bin.“

> „Ich weiß noch genau, da hatte ich in meinem dritten Halbjahr eine Klasse – ich war nicht Klassenlehrer, ist man ja nicht [als Berufsanfänger] –, mit der habe ich mich relativ gut verstanden. Das waren 34 oder 35 Schüler in Chemie. Man hat

> ja in meinen Fächern immer die Problematik, daß man die Schüler nur zwei Stunden sieht, und das z.B. ist mir schwer aufgestoßen. Und dann ist da auf jeden Fall die Zeugniskonferenz! ... Dann: Ein Mädchen ging zurück nach Mostar, da denke ich heute noch öfters dran, und hat dort geheiratet, weil die Eltern einfach gesagt haben: ‚Du machst jetzt nicht die Schule fertig.' Das war eine Hochintelligente, ganz Engagierte. Da kümmert sich niemand [in der Staatsschule] drum. Zumindest habe ich es nicht erlebt. Oder bei einem andern, in der 11. Klasse, in der Halbjahreskonferenz, dem ging es schlecht. Der hatte ziemlich schlechte Noten. Und da hieß es: ‚Ja, der hat ja im letzten Jahr einen Selbstmordversuch gemacht nach seinem Zeugnis.' Und ich denke einfach, das ist ein absoluter Hammer, daß Lehrer nicht im Vorfeld informiert sind, um was es da geht. Und da muß man ja auf Schüler anders eingehen, ob die jetzt so ein psychisches Problem haben, daß da wegen Noten oder in einem sonstigen Bereich ein Selbstmordversuch ansteht oder nicht."

> „Schüler und Eltern sagen hier, warum sie hier sind. Was sie hier so schätzen, das ist so das Persönliche, daß man sich um die Kinder mehr kümmert. Der Vandalismus an der Staatsschule; Lehrer, die keine Lust mehr haben; und diese Sachen ..., die gibt es bei uns weniger. Wir sind einfach schon von vornherein eine kleinere Schule, *von dem her ist der Einzelne sowieso wichtiger*."

Schilderungen aus und über die LEH können leicht *idealisiert* und nicht nur *leicht* idealisiert klingen, besonders wenn man ihr eigenes Werbematerial betrachtet. Dort gibt es, wie überall, den schlichten Alltag mit gutem und schlechtem Unterricht, kompetenten und engagierten und eher zurückhaltenden Lehrern, gutwilligen und aufsässigen Schülern, aus funktionierenden und zerbrochenen Familien, aus förderlichen und aus belastenden Lebenslagen. Aber gerade vor dem Hintergrund des äußerlich Gemeinsamen werden in der *Praxis* die *Differenzen* sichtbar.

1. Das pädagogische Selbstverständnis der LEH

LEH wollen sich von den staatlichen „Regelschulen" und von Internaten *unterscheiden*. Streng genommen sind sie gar keine „Schulen" im herkömmlichen Sinne, sondern *Bildungseinrichtungen*. Das brachte Hermann Lietz, der Gründer der ersten deutschen LEH, durch das Motto zum Ausdruck: ‚Licht, Liebe, Leben'. (Schüler haben heute an Staatsschulen häufig den Eindruck, dort gehe es vornehmlich um ‚Lernen, Labern, Leistung' ...) Lietz' Ziele lauteten „Lernen zu leben" und „Entwicklung einer gesunden Seele in einem gesunden Körper". Das Mittel dazu sollte „Nachleben lebenswerten Lebens" sein. Ein LEH soll deshalb ein „Gymnasion" sein sowie Familie und Kirche, Gemeinde und Staat, Kunsthalle und Werkstätte. *Diesen* Zielen diente der Bereich Unterricht, dessen Ziel das „geistige Durcharbeiten des Geschauten, Erlebten, Geübten" sein sollte. Ein LEH hat also „Arbeitsgebiete", auch für die Mitarbeiter, die eben nicht nur „Lehrer" sein dürfen. Gustav Wyneken, Mitarbeiter von Lietz und Gründer der Freien Schulgemeinde Wickersdorf, meinte einmal, ein Lehrer, der nur unterrichten könne, sei in einem LEH bzw. seiner FSG nicht zu gebrauchen. Deshalb war Wickersdorf nach seinem Verständnis auch nicht einfach eine Freie Schule, sondern eine Freie Schul*gemeinde*, und deshalb wollte Wyneken mit seiner Programmschrift „Der Gedankenkreis der Freien Schulgemeinde. Dem Wandervogel gewidmet [!]" (1913) ausdrücklich *nicht* in die schulpädagogischen Grundschriften der Reformpädagogik aufgenommen werden, um nicht „von den [Schul]Pädagogen vereinnahmt" zu werden (unveröffentlichter Brief an Wilhelm Flitner).

Daß die LEH die heute üblichen Abschlüsse anbietet (Realschulabschluß und allgemeine Hochschulreife), versteht sich von selber, und *insoweit* sind LEH *auch* „Schulen". Aber nach Möglichkeit setzen sie „eins drauf": z.B. war durch Kurt Zier an der Odenwaldschule das Konzept der Werkstudienschule entwickelt worden, und heute kann in der Odenwaldschule eine Ausbildung zum Chemisch-technischen Assistenten absolviert, in Salem das *Internationale Baccalaureat* erworben werden; die Urspring-Schule ist Kaderschule für Volleyball, im Kloster Wald hat man ein „Abitur mit Gesellenbrief". Ein LEH oder auch ein nach Lietzschen oder verwandten pädagogischen Gedanken arbeitendes Internat ist nämlich im Grunde eine *Gesamtschule* in deren eigentlichem und ursprünglichen Verständnis, wie es in den 50er und 60er Jahren an der Odenwaldschule von Minna Specht, Kurt Zier, Walter Schäfer und Wolfgang Edelstein entwickelt worden war: *Jeder* Schüler soll auf *seine* Weise und auf *seinen* Wegen zu *seiner* optimalen Persönlichkeits- und Selbstentwicklung und *dadurch* auch zu seiner *individuellen* Leistungsfähigkeit gefördert werden. Ein LEH ist – um das pädagogische Schlagwort der Pädagogik „vom Kinde aus" abzuwandeln (Gläser 1920) – eine Bildungseinrichtung „vom jungen *Menschen* aus", hin auf sein Leben, und nicht „vom *Lehrplan* aus": „Werde, der Du bist" war Paul Geheebs Parole für seine Odenwaldschule.

Daß diese Ziele auch an Staatsschulen und unter deren, der Selbstentwicklung und -entfaltung der jungen Leute meist widrigen Bedingungen auch erreicht werden können und vielfach werden, versteht sich, wenn Schulleitung und eine engagierte Lehrergruppe, wenn Eltern und Schüler sich gemeinsam engagieren und innerhalb der vorgegebenen Strukturen und Regularien deren interne Gestaltungsmöglichkeiten nutzen. Der Unterschied ist eben, daß sie es dann *gegen* den „Eigensinn" der pädagogisch deregulierten Staatsschule tun und eben nicht im Bewußtsein der Tatsache, daß *diese* ihre pädagogische Aufgabe den *eigentlichen Sinn* ihrer Berufstätigkeit ausmacht, weil Schule ja nur Mittel zu einem *anderen* Zweck ist: der möglichst selbstveranwortlichen *Selbstentwicklung* der Heranwachsenden. Daher ist es auch nicht verwunderlich, daß ein modernes Verständnis des „Allgemeinen" einer schulischen Allgemeinbildung von Kurt Hahn in seiner „Salemer Regel" formuliert wurde (Hahn 1928/1998, S. 125f.):

Gemeinsinn
Gerechtigkeitsgefühl
Fähigkeit zur präzisen Tatbestandsaufnahme
Fähigkeit, das als recht Erkannte durchzusetzen
  gegen Unbequemlichkeiten
  gegen Strapazen
  gegen Hohn der Umwelt
  gegen Langeweile
  gegen Skepsis
  gegen Eingebungen des Augenblicks
Fähigkeit des Planens
Fähigkeit des Organisierens
  Einteilung von Arbeiten
  Leitung von Jüngeren
Fähigkeit, sich in unerwarteten Situationen zu bewähren
Geistige Konzentrationsfähigkeit
  bei Arbeiten aus dem eigenen Interessenkreis
  bei Arbeiten außerhalb des eigenen Interessenkreises
Sorgfalt
  im täglichen Leben/bei der Erfüllung besonderer Pflichten
Handgeschicklichkeit
Äußere Lebensgewohnheiten
Leistungen im Unterricht

Deutsch	Alte Sprachen	Neue Sprachen
Geschichte	Naturwissenschaften	Mathematik

Praktische Arbeiten
Künstlerische Leistungen
Leibesübungen
  Kampfkraft/Zähigkeit/Reaktionsgeschwindigkeit

Das pädagogische Selbstverständnis der einzelnen LEH variiert, schon bei ihren Gründern, und heute erst recht, bei der Darstellung ihrer Profilbereiche bzw. bei den Bereichen der „Erlebnispädagogik“ (vgl. die Übersicht in: Vereinigung Deutscher Landerziehungsheime 2001, S. 137). Aber im Grundsatz besteht Einverständnis über die „ganzheitliche“ Förderung von „Kopf, Herz und Hand“, die moralisch-politische, die soziale und die unterrichtlich-intellektuelle Dimension, vor allem die Persönlichkeitsbildung durch gemeinsame Verantwortung und Gesittung, die Einheit von Arbeit und Leben sowohl für Pädagogen als auch für die Schüler. Bei der gemeinsamen Heidelberger Konferenz der LEH zur Vergewisserung ihres Weges ins 2. Jahrhundert ihres Bestehens zitierte Wolfgang Harder (ehem. Leiter der Odenwaldschule) Hans-Georg Gadamer: „Die Frage ist nicht, wieviel ein Kind weiß; die Frage ist, ob ein Kind viel wissen möchte. Die Aufgabe der Schule ist nicht, viel zu lehren, sondern neugierig zu machen.“ (ebd., S. 12)

2. Anforderungen an Pädagogen in einem LEH

Aus dem Vorhergehenden ergibt sich, daß ein Pädagoge an einem LEH nicht nur als Lehrer gefragt und gefordert ist, obwohl er gerade auch im Bereich des Unterrichts innovativ und kreativ sein sollte und vor allem im Team an der Schulentwicklung aktiv mitarbeiten muß: denn wenn es die Kollegenschaft eines LEH nicht *selber* tut, wer dann? Niemand. Insofern ist jeder Pädagoge als Lehrer an einem LEH mit Führungs- und Entwicklungsaufgaben betraut. Im Zentrum aber steht das *pädagogisch-erzieherische* Engagement. Eine Auswahl beliebig herausgegriffener Stellenanzeigen belegt dies sehr anschaulich:

> „Wir erwarten Ihr Interesse an innovativen Lehrmethoden, exemplarischem Lernen und fächerübergreifendem Unterricht. Ein engagiertes Team freut sich auf Ihre aktive Mitarbeit in allen Bereichen der Schulentwicklung ... Für die erzieherische Tätigkeit [in den Internatswohngruppen] erwarten wir ein hohes Maß an Einfühlsamkeit und Engagement ... Wenn Sie gerne Ihren Alltag und Ihren Beruf im Zusammenleben mit Kindern und Jugendlichen verbinden möchten, richten Sie bitte ...“

> „Die Arbeitszeit ergibt sich aus der Doppelfunktion von Lehrer und Erzieher: 1 Stunde Lernzeitaufsicht und 6 Stunden Heimfamilien- und Gildenbetreuung werden auf das Deputat angerechnet. Die großzügigen Ferienzeiten sind *meist auch* [sic] Urlaubszeiten.“

> „Was wir von Ihnen erwarten: Die Lehrbefähigung für das Lehramt an Gymnasien oder eine *vergleichbare* Qualifikation (z.B. 1. Staatsexamen [d.h. nicht unbedingt das Referendariat und das 2. Staatsexamen], Diplom, Magister oder Promotion). Wichtig sind uns Ihr pädagogisches Engagement, Ihre Freude am Umgang mit Kindern und Jugendlichen ... Auf Fortbildung und Eigeninitiative legen wir großen Wert.“

Im Vergleich dazu beschränken sich die „schulscharfen“ Stellenausschreibungen der staatlichen Gymnasien auf Fachkompetenz, Interesse an Unterrichtsinnovationen und Projekten, Zusammenarbeit mit ausländischen Partnerschulen usw., aber unter 100 Anzeigen sind keine 10, die auf die „persönliche Betreuung“ von Schülern oder die Mitwirkung bei der „erzieherischen Arbeit“ der Schule abheben. Im Zentrum steht „das Fach“, nicht der Schüler, schon gar nicht der junge Mensch. Immer wieder muß das Diktum des Hamburger Schulpädagogen Wolfgang Schulz in Erinnerung gerufen werden: „Lehrer unterrichten nicht Fächer, sondern Kinder!“

Nun könnte man einwenden, daß die staatlichen Normalschulen ja keine Internate und in der Regel auch keinen „Ganztagsbetrieb“ haben, sich also auf den Unterricht konzentrieren dürfen. Dürfen sie wirklich? Dies würde ein bezeichnendes

Licht auf das bedenklich unterentwickelte *pädagogische* Selbstverständnis dieser Schulen werfen, und der Gesamteindruck wird auch nicht dadurch besser, daß in den Inseraten ab und an die Mitwirkung bei Gewaltprävention und Streitschlichtung (Mediation) erbeten wird. Denn durch die Trennung von Unterrichts- und Sozialsystem einer Schule könnte das Mißverständnis entstehen, Reparaturen im Sozialsystem hätten ihre Berechtigung im „reibungslosen" Ablauf des Unterrichtssystems als „Schulzweck". *Umgekehrt* wäre zu fragen, ob das Unterrichtssystem selber nicht (ein) mitverursachender Grund für die Störungen des Sozialsystems ist!

Ein LEH ist die Antwort auf diese Problematik, die sich nicht so oder so beantworten oder entscheiden läßt, sondern bei der zugleich *beide* Aspekte *pädagogisch* bearbeitet werden müssen: in der *Lebensgemeinschaftsschule*, die deshalb auch so heißt. Für die dort tätigen Pädagogen als Lehrer *und* Erzieher bedeutet dies – wie in den Inseraten formuliert –, daß sie mehrere Aufgaben zugleich wahrnehmen müssen u.zw. in einem sozialen Kontext, in dem der ganze Alltag miteinander geteilt wird, wo man sich nicht einfach aus dem Staub machen kann – Schüler nicht und „Lehrer" erst recht nicht! –, wo vor allem die *Zusammensetzung* der Schülerschaft eine *permanente* pädagogische Herausforderung darstellt. Denn im Unterschied zur Schülerschaft an Staatsschulen sind die jungen Leute *freiwillig* in einem LEH, ihre Eltern (oder auch ersatzweise das Jugendamt) zahlen *Schulgeld*, viele haben ein *Stipendium*; manche werden aus *familialer Verlegenheit* hier untergebracht, einige vor allem deshalb, damit sie endlich eine für ihren Lebensweg *förderliche Umgebung* vorfinden, andere wieder wegen des *speziellen Programms* des LEH, wieder andere aus *Familientradition,* und ab und zu trifft man auf einen energischen jungen Menschen, der *sich selbst* seinen Platz hier ausgesucht hat; selten für die gesamte Schulzeit der weiterführenden Schule, manche nur für problematische Jahre, viele besonders für eine lern- und bildungsintensive gymnasiale Oberstufe; nicht zu vergessen die Externen, die das LEH als regionale bzw. lokale weiterführende Schule besuchen. Die Gruppen sind meist nicht nur sehr leistungsheterogen, sondern sind in der Regel auch von den Herkunftsmilieus her sehr gemischt, und viele Bildungsausländer bieten ein buntes Bild. In besonderen Fällen können Schüler mit dem Schulverweis bestraft werden, im übrigen aber haben sich Schule und Schüler hinsichtlich ihrer jeweiligen Bringschulden *vertraglich* verpflichtet, und daraus resultiert die nicht nur juristische Nötigung, Vertragserfüllung, -verletzung und -kündigung jeweils sorgfältig *in der Weise* zu prüfen, daß zu klären ist, *wer denn eigentlich* seine Bringschuld nicht erbracht hat; *an wem* es denn lag, daß man nicht miteinander zurechtkam; *warum* es denn nicht gelang, auf die besonderen Probleme dieses Schülers einzugehen; *wieso* man nicht bemerkt hat, daß „da was im Busche war". Und daß das Zusammenleben von vielen jungen Männern und Frauen auf engem Raum auch noch ganz *andere* Fragen und Probleme aufwirft, muß nicht erst erläutert werden. Und für das pädagogische Personal gilt: Man steht ständig auf dem Prüfstand! *Diese* Situation erklärt sicherlich viel Hintergrund und spezifischen Sinn der Interviewäußerungen, die immer die „Geschäftsgrundlage" im Auge haben (müssen): „Der Satz ‚der gehört nicht hierher' erzeugt sofort die Gegenäußerung: ‚der ist hier, weil er früher zu hören bekam: der gehört nicht hierher', und weil wir ihn aufgenommen haben, müssen wir *anders* auf ihn eingehen und *uns* fragen, *wohin* er denn gehören könnte!"

„Wenn dann so Sätze fallen wie ‚also immerhin bin ich hier an einem Gymnasium und erwarte folgende Leistungen, und ich stelle folgende Anforderungen und bin auch nicht bereit, davon runterzugehen' ..., dann sag ich: ‚Ja, ich *bin* an einem Gymnasium, und ich *habe* bestimmte Anforderungen. Aber es kann Phasen für mich geben, wo ich den *Menschen* in den Vordergrund stelle und das, was ihn im Moment betrifft, und daß ich versuche, damit umzugehen und versuche, auch zu helfen, wieder hochzukommen, wenn er ein bißchen runtergefallen ist.'"

Wie hat man sich vorzustellen, wie dieses *andere* Aufeinander-eingehen geschieht? Was steht dabei im Vordergrund? Lehrer-Pädagogen an LEH erzählen folgende Schwerpunkte aus ihrem Alltag:

- *Erziehung*
  „... die große Nähe zu den Schülern heißt ja auch, daß man sehr viel erfährt über Einzelschicksale. Daß man sieht – deutlicher sieht, als es in der normalen Schule möglich ist –, welche Chancen, aber auch welche Behinderungen jemand hat, so für seinen schulischen Weg. ... Den Einzelnen als Person wahrnehmen, und den Einzelnen mit seinem Schicksal wahrnehmen. Und dieses aber dann weiterführen, sozusagen in die Unterrichtssituation."

- *Förderliche Beziehungen aufbauen*
  „Es ist immer für mich auch so: Ich mag Jugendliche, und ich bin gerne zusammen mit Jugendlichen. Und das spüren die auch." – „... rund um die Uhr mit Menschen zusammen sein. Das erfordert viel Gelassenheit. Und ein ‚in sich selber ruhen'; man muß mit seiner eigenen Rolle sicher eins sein." – „Sie liegen wie ein offenes Buch vor dem Schüler. Und die wissen ganz genau, was mit Ihnen los ist. Wenn Sie versuchen, sich irgendwie zu idealisieren oder anders darzustellen, als sie wirklich sind, haben sie verloren." – „Ich mache die Erfahrung, daß viele, die sich als Idealisten definieren, gnadenlos scheitern, ausgelacht werden, keine Beziehung zu den Schülern herstellen können. Da scheint mir ein Zusammenhang zu sein." – „Nach meiner Beobachtung [ist es so]: Wenn man seine Person einbringt und begeistert ist und nicht snobbisch, sondern wirklich offen ist und den Schülern zuhören kann, dann werden die Schüler ihn mögen. Ich kann mich nicht an irgendeinen Fall erinnern, wo Schüler einen Lehrer nicht gemocht haben, der diese Bedingungen erfüllte ... es kann ein stockkonservativer Mensch sein, das ist alles kein Problem ... Die Schüler nehmen ihn an, vielleicht nehmen sie ihn mal auf die Schippe, ...[sie] nehmen den an, zu dem sie eine echte Beziehung herstellen können, weil sie *wahrgenommen* werden." –

„Aber es gibt auch Kollegen, die offensichtlich für den Beruf ungeeignet sind: sie können sich nicht reindenken in die Probleme der Schüler, also nicht die *fachlichen* Probleme der Schüler. Dann aber manchmal auch menschlich: daß sie praktisch die Schüler nicht so ansprechen können, daß sie auf diesen Lehrer hören."
Mit diesen förderlichen Beziehungen sind, das betonen LEH-Pädagogen immer wieder, Rückmeldeprozesse verbunden, die man in der Staatsschule gar nicht hat oder mühsam aufbauen und organisieren muß. Diese Rückmeldungen sind eine wichtige Quelle für die Reflexions- und Lernprozesse des Pädagogen selber und schützen ihn auf wirksame Weise vor dem Abgleiten in Desinteresse, nachlassendes Engagement und schließlich auch in den *Burnout.*

- *Bildung*
  „Ich habe den Eindruck für mich, wenn ich so in mich hineinhorche, daß da etwas ist, was eigentlich von Anfang an dagewesen ist ... Das äußert sich eben in Form von Unterricht, das äußert sich eben in Form von Erfahrungen, die man so machen kann, und ist nicht als explizites Programm vorhanden. Es hat vielleicht mit dem zu tun, das ich mir vorstelle, daß ich mit dieser Lehrertätigkeit auch was von dem weitergeben kann, was ich in meiner Schulzeit mitbekommen hab'. Also, wenn ich sonst höre, man unterrichtet die Schüler, daß sie tüchtig im Leben sind, das dünkt mich immer ein bißchen dünn. Das kann man zwar sagen, und es kommt auch an, jeder versteht es, aber das ist so eine Art Geldstück, mit dem man was bezahlen kann, aber was man damit bezahlt, wird nicht angesprochen."

- *Schulentwicklung*
  „Wenn man mich jetzt fragt ‚Was wäre eine gute Schule für mich?', dann habe ich für den Vortrag, den ich jetzt am Elterntag halten will, heute morgen die Überschrift ausgedacht ‚Neugier und Kompetenz'. Und das ist die Haltung, die ich gerne, sag ich mal, gerettet wissen will." – Je intensiver eine kollegiumsinterne Fortbildung mit TZI praktiziert wurde, „desto größer ist der Wunsch der Schülerschaft dieser Schule gewesen, daran teilzuhaben und zu wissen ‚Was macht Ihr da eigentlich? Was ist TZI? Können wir da mitmachen? Worum geht es da überhaupt? Was hat das mit uns zu tun?' Und das ist jetzt zum ersten Mal so seit den Sommerferien, daß in den Arbeitsgruppen, die mit Hilfe von TZI funktionieren, auch Schüler, vor allem aus der Oberstufe, mit da drin sitzen und das sehr spannend finden und sich wünschen, daß das, was wir dort zum Teil schon ganz gut können, mehr im Unterrichtsbereich gepflegt wird ... Eine Forderung der Schülerschaft ist z.B., daß sie sich so etwas ähnliches wünschen, wie es an den amerikanischen Universitäten stattfindet, ein *assessment* abgeben zu dürfen ... Das bedeutet, daß die Schülerschaft die Lehrer beurteilt. Das wünscht sich die Schülerschaft, das tun zu dürfen, und da ist der Widerstand nicht gering. Und

das schafft auch mittlerweile eine Transparenz dessen, was jeweils im Unterricht geschieht."

- *Unterricht*
  „Und vieles lernt man ja von den Schülern, also so *richtig*. Daß man Lehrern beibringt, das ist auch so ein Punkt, Lehrern beizubringen, auf Schüler zu hören ... Und man muß so eine Offenheit dafür entwickeln, diese Kritik der Schüler auch wahrzunehmen und aufzunehmen und die dann sofort umzusetzen in eine veränderte Praxis."

„Oder ich merke gerade: Diese Lerngruppe ist insgesamt in einer schwierigen Phase. Das liegt gar nicht unbedingt an mir, sondern – wie ich durch die Teambesprechung mit meinen Kollegen erfahren habe – alle machen die gleichen Erfahrungen, daß sie nicht voran kommen. Und daß wir uns eher als Team überlegen müssen, wie wir darauf reagieren. Das ist ... hier auch noch, was mich entscheidend geprägt hat: Ich war nie Einzelkämpferin, sondern ich habe immer in Teams gearbeitet."

„... daß ich dann auch riskiere, daß die Stunde daneben geht, daß da nichts rauskommt. Das hätt' ich mich früher nie getraut." – „Dann habe ich mit der Zeit gemerkt, daß das auch Vorteile hat, wenn man viel stärker auf Schülerfragen eingehen kann. Also, wenn die Schüler etwas fragen, was nicht in meinem Konzept drinsteht, habe ich heute überhaupt keine Bedenken, darauf einzugehen und den Stundenverlauf ganz anders werden zu lassen, als er gedacht war. Wenn die Schüler das Gefühl haben, daß da Fragen beantwortet werden, die andere auch haben, dann kommen sie auch mit was raus in der Stunde."

„Die Kinder sagen ja nicht alle ‚Ich gehe morgens total gern in die Schule'. Aber wenn sie schon gehen, dann möchten sie nicht ihre Zeit verplempern, das ist für mich eine ganz wichtige Einsicht ... Und wenn sie schon da sind, wollen sie, daß dann irgend etwas geschieht, was ihnen eine Freude macht. Diese Offenheit erlebe ich an den Kindern. Auch wenn man sagt, die heutige Generation ist oft so unmotiviert und so – es kommt wahrscheinlich jeder älteren Generation so vor im Vergleich, und es stimmt wahrscheinlich auch – ... Aber sie sind auch nicht völlig demotiviert, das stimmt nicht. Und wenn man mit ihnen was macht, dann machen die Klassen auch mit."

„Wenn ich immer nur so meine Gedanken aus den vergangenen Jahren zitiere in dem, was ich den Schülern sage, dann wird das irgendwann leblos."

„Ruhig auch weniger Stoff durchnehmen, aber den gründlicher. Das ist wahrscheinlich der Unterschied zu früher an der Staatsschule."

Pädagogen an LEH reden nicht über „Stoff"-Druck und abstrakte Leistungsnormen, sondern über die Einbettung von Unterricht und Lernen in die (Lern-)Interessen der Kinder und Heranwachsenden sowie in sozial-emotionale Beziehungen und Kräftefelder, die Lern*bereitschaft*, Bildungs*bedürfnisse*, *Zugänglichkeit* in Erziehungsfragen bewirken helfen. (In den 20er Jahren des vorigen Jahrhunderts sprachen die Reformpädagogen davon, daß der junge Mensch unserer Kultur und seiner Bildung erst *erschlossen* werden müsse, und daß dies die *wichtigste* Aufgabe eines Pädagogen und des Unterrichts sei!) Auch die Reihenfolge ist wichtig: Zuerst kommt der junge Mensch mit seinen Chancen oder seinen Nöten und Schwierigkeiten, dann die selbstkritische Rückfrage an sich selbst („Bin ich der richtige Partner?"), erst *danach* Unterricht und Wissensvermittlung bzw. -aneignung.

4. Rekrutierung

Es liegt auf der Hand, daß sich die Rekrutierung der pädagogischen Mitarbeiter eines LEH nicht nur nach den Kriterien richten kann, die für Lehrer an Staatsschulen geltend gemacht werden. Der Lehrer und Erzieher an einem LEH muß nicht nur Verständnis haben für die manchmal verwickelten Lebensläufe der jungen Leute, mir denen er zusammenlebt, Schüler, sondern er muß dies im gemeinsamen Lebensalltag produktiv umsetzen können; er/sie muß für viele Heranwachsende „Vater"/"Mutter" sein, kameradschaftlicher Vertrauter und Berater, der aber zugleich seine Autorität als Erwachsener wahren und Grenzen ziehen können muß (letzteres wird in den Gesprächen sehr häufig erwähnt):

> „Das ist die eine Hälfte: Daß man sich darauf einläßt, an den Schülern Beobachtungen zu machen, aus denen man dann etwas lernt. Die andere Hälfte ist gegenläufig: Man darf den Schülern nicht nachlaufen. Sich bei den Schülern anbiedern, dann verlieren die Schüler die Achtung vor einem." – „... das Kameradschaftliche muß von einer ... inneren Selbstsicherheit getragen sein".

Diese beiden „Hälften" seines Verhaltens bei gleichzeitiger Stimmigkeit seiner Identität getrennt praktizieren zu können, gelingt jemandem offenbar um so eher, wenn er nicht die „Normalbiographie" eines Lehrers – aus der Schule in die Universität und von dort zurück in die Schule – hinter sich gebracht hat, d.h. wenn er in anderen Lebens- und Berufszusammenhängen die Erfahrung gemacht hat, zugleich *Lernender* bzw. *Gesprächspartner* und *Experte* gewesen zu sein. Das gilt übrigens auch für die Lehrer an berufsbildenden Schulen, die alle einen „Zivilberuf" haben und häufig genug *von daher* ihr berufliches Selbstverständnis beziehen und über Ansehen bei den Schülern verfügen, weil sie etwas *Besonderes* können und etwas Besonderes *können*. Die dadurch bewirkte ganz andere pädagogische Atmosphäre von Technischen oder Beruflichen Gymnasien im Unterschied zu Allgemeinbildenden ist unmittelbar zu spüren. „Ich denke, die Lehrerpersönlichkeit darf nicht linear sein: Schule – Studium – Referendariat – Schule. Die interessanten Lehrer haben Seitenwege, Erfahrungen mit anderen Situationen gemacht."

Was in der „Normalbiographie" eines Akademikers bzw. Studienrats als Ab- oder Umwege erscheint, sind in den Lebensläufen von LEH-Mitarbeitern jene Phasen, in denen sie auf ganz eigenen Entdeckungsreisen (auch des eigenen Ich) gewesen sind; wo sie Grenzsituationen zu bewältigen hatten, wo es nicht immer klar war, wohin die weitere Lebensreise gehen sollte. Ihr Lebensweg hat durchaus *experimentelle* Züge, und das sensibilisiert für die besonderen pädagogischen Herausforderungen und Möglichkeiten eines LEH, wo die jungen Erwachsenen ja nicht nur auf den für sich genommen funktional wichtigen, aber in sich selber bedeutungslosen Schul*abschluß* vorbereitet werden sollen, sondern darauf, wie ihre *Anschlüsse* ins Leben klappen und wie sie selbstverantwortlich ihr Leben gestalten können. Aus dem Vorleben wird z.B. berichtet:

> Auslandsstudium und -praktika; Studium erst anderer Fachgebiete: Landwirtschaft und dann Biologie; Musik- und Instrumentalstudium und Psychologie in den USA, Studium der Germanistik in Deutschland; Offiziersausbildung, jahrelange Jobs in der Psychiatrie, Germanistik und Politikwissenschaft; Mathe und Physik an der Universität, dann Programmierer in der Industrie, jetzt neben dem Unterricht: Aufführungen klassischer Chorwerke des 17. und 18. Jahrhunderts; Heimerzieherausbildung und Studium der Klinischen Heilpädagogik in der Schweiz, mehrere Jahre im Kibbuz, Sozialpädagogikstudium in Deutschland, Waldorflehrerausbildung zum Musiklehrer; Studium zum Realschullehrer, Job in Pressestellen von Ministerien, Sachbearbeiter in einer Forschungsförderungseinrichtung, nebenher Unterrichtstätigkeit an der VHS, jetzt: Stufenleiterin, Mentorin; Theologiestudium, LEH-Praktikum, Universitätsassistent, dann: Stufenleiter, Organisation der pädagogischen Fort- und Weiterbildung; Bundeswehr, Studium, Lehrer an englischen Schulen in Arbeitervierteln, ethnologische Interessen, Englischlehrer in Simbabwe. – „Und wenn ich meine Biographie angucke, ist sie ziemlich schlicht. Und wenn ich jetzt andere Lehrer beobachte oder wenn mir Menschen imponieren, dann sind das schon Menschen, die eigentlich 'ne buntere Biographie haben, also die viel mehr erlebt haben, viel mehr gereist sind, Auslandsaufenthalte hatten." – „Wir an unserer Schule sind sowieso nicht so normal, wir haben nicht so viele normale Wege hier an der Schule."

Die „68er"-Lehrer, die ansonsten ja nicht nur für den Untergang des Abendlandes, sondern – schlimmer noch – auch für den Leistungsverfall an Schulen verantwortlich gemacht werden, die den Verfall der inneren moralischen Gesittung nach außen durch Haartracht und unordentliche Kleidung dokumentieren usw. (das ist die alte Zuschreibung des Struwwelpeter als Bürgerschreck) – sie begegnen uns in den LEH vielfach als jene, die auch aus eigener Erfahrung *wissen*, was einem jungen Menschen passieren kann, wenn die Vorbilder wegbrechen, die Verbindlichkeiten ins Rutschen kommen, in der Orientierungslosigkeit sich durch „falsche Freunde" eine schiefe Bahn eröffnet. Und da sie manchmal ganz ähnliches von sich erzählen können, haben ihre Mahnungen und Hilfen in der inneren Empfindung ihrer Schüler das besondere Gewicht der Authentizität.

Die Debatte über die Reform der Lehrerausbildung an staatlichen Hochschulen und Universitäten krankt häufig an der einseitigen Akzentuierung der erforderlichen pädagogisch-fachdidaktischen Kompetenzen künftiger Lehrer. Die „neuen Lehrer" jedoch, die das Land braucht (Struck 1994), müssen vor allem auch mit ihrer sozialpädagogischen Kompetenz, als Träger von Erziehungsautorität (Vorbild) und von Inspiration zur Selbstbildung (Persönlichkeit) ihre *pädagogischen* Berufsaufgaben wahrnehmen können. Deshalb benötigen sie nicht nur andere Ausbildungsprogramme für ihre professionelle Expertise im *Lehramt*, sondern verstärkt Selbsterfahrungs- und Selbstentwicklungsmöglichkeiten. Denn angehenden Lehrern und Pädagogen ist anders als bei anderen „Beziehungsarbeitern" bisher nicht angesonnen worden zu lernen, sich darauf einzulassen, daß Selbstwahrnehmung nicht nur *lernbar ist*, sondern für den Beruf gelernt werden *muß* (vgl. dazu den letzten Abschnitt dieses Buches).

5. „Lehrerpersönlichkeit"

„Lehrerpersönlichkeit" zu sein bedeutet eine unverzichtbare Grundlage und Dimension der pädagogischen Wirksamkeit, die die LEH-Mitarbeiter in der Regel zum Kern ihres beruflichen Selbstverständnisses gemacht haben.

> „Also, die Persönlichkeit soll so sein, daß junge Menschen Spaß dran kriegen, Neues zu erfahren; das wär' so das ... Wenn das jemand darstellt, dann hat er für mich so das, was er als Lehrer braucht, als Person. Das heißt nicht, daß der, der es nicht hat, nicht Lehrer sein kann, aber der hat viel größere Schwierigkeiten."

> „Er muß sich gern mit Menschen beschäftigen, und er muß sich *gern* bemühen, sich in sie hineinzuversetzen. Und er muß klar sein, einschätzbar. Das ist wichtig, daß er klar und einschätzbar ist." – „Ich glaube, daß man *man selber* sein muß, sonst kann man nicht überzeugend sein für Jugendliche. Und das merken die sofort, denn das wollen sie wissen. Sie wollen eine echte Person vor sich haben. Und dann verzeihen sie einem auch vieles." – „Und ich erlebe es hier im Alltag, daß wir Lehrer haben, die z.B. niemals im Projekt mitarbeiten, das können die gar nicht. Aber das sind ganz tolle Lehrer vor der Klasse, wenn sie mit ihrer Klasse alleine sind. Die haben z.B. ganz tolle Rückmeldungen. Und deswegen denke ich, das müssen *Typen* sein, da muß irgend etwas ausgeprägt sein, eben irgendwelche Persönlichkeitsmerkmale. Daß sie [die Schüler] sagen: ‚Mensch, das ist der und der, und das ist die und die, und mit der kann ich drüber reden!'"

> „Das finde ich total spannend, wie die [Schüler] sich umstellen, einstellen, und wirklich dem einen auf der Nase rumtanzen und beim anderen ganz brav sind. Das hat mich ja gewundert, wie so etwas möglich ist, und wie ein Lehrer das beeinflussen kann, ohne immer genau zu verstehen, an was das jetzt gelegen hat, *wirklich* gelegen hat. Weil der Unterricht so vom Inhalt her nicht besonders aufbereitet war, sondern das liegt dann schon irgendwie an der Persönlichkeit von den Lehrern“.

> „Die Persönlichkeit kommt durch – ich weiß nicht, ob eine starke oder eine schwache –, aber die Persönlichkeit kommt durch, und das ist das, was die Schüler, die meisten Schüler wollen: Sie wollen Menschen kennen, teilweise, um Modelle zu haben, *und zwar echte*!“

Da „Selbstwahrnehmung lernbar [ist], wenn man sich drauf einlassen kann“, gehört das Lernen des Sich-drauf-einlassens, gehört Supervision, Coaching, Verhaltenstraining zum Repertoire der Selbstentwicklung im Einzelfall und zur erfolgreichen Formierung eines Kollegiums.

Hirsch (1990) hat verschiedene Lehrertypen beschrieben, die die im übrigen unvermeidlichen Prozesse der Selbstveränderung aufgrund von mehr oder weniger explizit reflektierter Berufserfahrung sehr verschieden bewältigt haben An den LEH finden sich vor allem der *Stabilisierungstyp*, der im Laufe seines Berufslebens eine Reihe positiver Veränderungen durchlaufen hat und Neuem aufgeschlossen ist, sowie der *Entwicklungstyp*, der durch einen Zugewinn an Selbstvertrauen charakterisiert ist. Diese Typen gibt es auch an Staatsschulen, in jenen ca. 15% eines Kollegiums, die „den Laden schmeißen“. Aber überwiegend sind an Staatsschulen zu finden der *Diversifizierungstyp* (eher zurückgezogen und unbeteiligt), der *Problemtyp* (ausgelaugt, ohne Begeisterung), der *Krisentyp* (hohe Erwartungen haben sich nicht erfüllt, erschöpft und labil) sowie der *Resignationstyp* (selbstkritisch, aber ohne Perspektive). Das ist nicht nur eine Altersfrage, sondern offensichtlich auch ein *Systemeffekt*: diese letzteren Typen würden in der Regel ein LEH (freiwillig) verlassen (müssen) oder würden vielleicht auf eine (eher marginale) Funktions- oder Externen-Position versetzt, während die ersteren in der Lebensform „Pädagoge an einem LEH“ genau den Rahmen gefunden haben, den sie für ihre Selbstentwicklung im Rahmen einer gelingenden Berufsbiographie benötigten.

Die Frage ist nicht, ob es „die“ Lehrerpersönlichkeit gibt und was „Persönlichkeit“ in einem charakterologischen oder persönlichkeitspsychologischen Sinne hier bedeuten könnte. Und ob dies eine brauchbare Kategorie für empirisch-analytische Untersuchungen ist (Herzog 2001), kann hier dahingestellt bleiben: der Befund ist wichtig, daß „Lehrerpersönlichkeit“ in der Selbstbeschreibung der Pädagogen, als biographisch-authentisch, als eine *wirksame* Ressource in der Selbstdefinition erfolgreicher Pädagogen und Lehrer verstanden wird, die eine Begründung und Erklärung für Erfolg und Selbstwirksamkeitsüberzeugungen liefert: sie schafft *die* wesentliche Voraussetzung pädagogischer Wirksamkeit, den „pädagogischen Bezug“ (s.u. Abschn. 7).

Hier ist auch einer der Gründe dafür zu sehen, daß in den Gesprächen mit Pädagogen an LEH der Begriff *Burnout* praktisch nicht vorkommt, oder wenn, dann als Hinweis auf das Fehlen dieses Syndroms.

> „Immer dann, wenn ich weggehen wollte, kam Herr ... [der Leiter] und hat mir eine noch interessantere Aufgabe gegeben.“ „Ich fühle mich kräftig, es macht mir Spaß, und ich hab’ jetzt endlich auch die Gelassenheit, die ich am Anfang noch nicht hatte.“

> „Ich kann auf die unterschiedlichsten Situationen reagieren, weil ich kenne sie schon. Und habe immer noch totalen Spaß. Ich bereite auch jede Stunde noch vor [nach 20 Jahren im Lehramt]. Ist nicht so, daß ich jetzt sage ‚Ok, das hab ich ja schon 10mal durchgenudelt oder so’ ... Also, ich versuche, mich jeden Tag neu auf Situationen einzustellen. Und das ist ja auch eine wichtige Erfahrung, daß man sieht: eine Unterrichtsreihe, die in der einen Klasse so läuft, die läuft in einer anderen Klasse nicht so. Ich muß mir immer klarmachen ‚Wer sitzt da vor mir?’ Das sind Menschen, und das sind nicht irgendwelche – was weiß ich – Maschinchen, die alle gleich programmiert sind. Sondern da muß man eben drauf reagieren ... Und ich glaube auch, daß ich jetzt immer noch die Kraft habe, die ich am Anfang hatte. Manchmal hört man ja, daß Lehrer dann ausgebrannt sind, was weiß ich, nach 10 oder 15 Jahren. Und das Gefühl habe ich überhaupt nicht. Aber das hat sicher auch noch andere Gründe: *Weil ich bin jetzt 14 Jahre hier an der Schule tätig.*“

> „Aber das *burn-out*-Syndrom hat sich noch nicht eingestellt. Da ist die Frage, woher kommt das? Also, ich denke, das kommt einerseits aus dieser Internatssituation, und andererseits aus der Tatsache, daß ich das eigentlich gerne mache und daß ich auch nach wie vor Spaß daran habe, an dem Aufwachsen von Kindern beteiligt zu sein. Also zu sehen, wie jemand größer wird, und wie jemand älter wird, und wie jemand dazulernt und reifer wird.“

6. Das Schülerbild und die pädagogischen Zielsetzungen

Dem Selbstbild der Pädagogen an LEH entspricht spiegelbildlich ihr Bild vom Schüler, richtiger: vom jungen Heranwachsenden als dem Partner im gemeinsamen Lebensalltag. „Ich ... möchte den Schülern den Mut geben zu formulieren, was in ihnen steckt“ ist eine Formulierung, die die Differenz zur staatlichen Normalschule mehr als deutlich macht, insofern diese vor allem auf bezifferbare Lernleistungen aus sein *muß*. Charakteristisch ist für ein LEH nicht die *schulische Leistung* (auch wenn sie gewiß nicht vernachlässigt wird), sondern die Perspektive der künftigen

Lebensleistung; denn darüber belehrt der ständige Kontakt mit den Alt-Schülern und das jährliche große Traditionstreffen. So wie der gemeinsame Lebensalltag das Auf und Ab der Leistungen und Noten relativiert, so relativiert die Erfahrung der begrenzten schulischen Einflüsse auf Lebenswege die üblichen Beurteilungsmaßstäbe und schärft den Sinn für die Förderung des Individuellen und Besonderen in einer jungen Persönlichkeit.

„Ich sage nicht ‚der Schüler', sondern ‚der Mensch', der mir da gegenübersitzt, gegenübersteht, der mit mir in einem Haus wohnt – diesen Menschen ernst zu nehmen als solchen, wie er da ist, ihn mit seinen Schwierigkeiten, mit seinen Ambivalenzen, mit seinen Schwächen und Stärken zu akzeptieren und immer zu wissen, daß man selber nicht immer ausschließlich der Starke ist. Sondern das Bewußtsein seiner eigenen Schwäche zu haben, wenn ich permanent mit den Schwächen anderer konfrontiert werde. Wenn ich das vergesse, daß ich selber Schwächen habe, daß ich selber permanent morgens den Kampf führen muß ums Aufstehen, um die Pünktlichkeit, um die Vorbereitung, ... und meinen ganzen Unmut auch selber kenne und akzeptiere – erst dann weiß ich, was es heißt, für so einen jungen Menschen, der da noch ganz andere Kämpfe kennt; auch das Abweichen akzeptieren und verstehen zu können, ohne es in jeder Hinsicht zu billigen. Das ist eine ganz wichtige Basis für ‚Verstehen', für eine gute ‚Beziehung' und dann auch für das ‚Gemochtwerden'."

„Das kennt man zwar noch von seiner eigenen Biographie her, aber das ist noch mal ganz was anderes, wenn ich was beobachte: Entwicklungen sehe und diese Schwankungen, Gefühlsschwankungen ... und das hat bis heute nach wie vor Auswirkungen auf meinen Unterricht ... Das heißt nicht, daß ich die Leute dann mit Samthandschuhen anpacke ... Aber daß ich dann auf sie zugehe und sie anspreche und sag: ‚Sag mal, mir fällt auf ..., was ist eigentlich los?' Und es ist erstaunlich, daß sie eigentlich immer überrascht sind, wenn man sie anspricht ... Aber dann sprudelt's eigentlich immer sofort los. Ich kann mal ein Beispiel nennen. Letztes Jahr sackte plötzlich ein Schüler ab. Es war aber sonst gar nichts Auffälliges vorhanden, sondern er sackte einfach nur ab. Und dann bin ich auf ihn zugegangen und hab' gesagt: ‚Also, mir fällt auf, daß Du Dich nicht konzentrieren kannst und daß komischerweise auch Deine Leistungen so in den Keller gehen. Und ich bin ganz irritiert, und ich weiß gar nicht, was los ist. Ich schätze Dich viel viel besser ein.' Und dann guckte er mich überrascht an und sagte ‚Ja, Sie haben recht' und ging. Und einen Tag später bat er dann um ein Gespräch, und dann sprudelte es raus: ‚Ja, Sie haben im Moment wirklich den Nagel auf den Kopf getroffen. Ich verarbeite im Moment den Tod meines Vaters, der allerdings schon ein bißchen zurückliegt. Aber in der letzten Zeit sind noch mal Bilder bei mir hochgekommen. Ich kann nachts nicht schlafen, und ich kann mich überhaupt nicht konzentrieren, und ist auch ein bißchen Lustlosigkeit da.' Und dann sagt er: ‚Aber ich möchte auch wieder besser werden, weil ich möchte das

> auch für meinen Vater machen. Der wäre dann stolz auf mich.' Ich habe dann angeboten, er kann immer, jederzeit, zu mir kommen, wenn er meint, daß ihm so ein Gespräch weiterhelfen könnte. Und nach einiger Zeit ging das [seine Leistungen] wieder ganz automatisch hoch. Und wenn ich einfach kommentarlos diesen Leistungsabfall hingenommen und immer nur unter die Arbeiten geschrieben hätte ‚unnötig viele Fehler' und ‚schlechte Schrift' und ‚sieht verpennt aus', dann hätte ich den eigentlich noch mies gemacht, und ich hätte ihm gar nicht geholfen. Und deswegen finde ich es immer ganz wichtig, daß man Kinder beobachtet. Daß man beobachtet, wer da vor einem sitzt. – Ich habe jetzt erfahren, noch nicht von dem Mädchen selber, in den Ferien haben sich ihre Eltern getrennt. Und mir fiel schon am ersten Schultag [nach den Ferien] auf, daß sie ganz andere Gesichtszüge hatte im Verhältnis zu vor den Ferien. Sie hat das erst in den Ferien erfahren. Und ich ... versuche jetzt, ohne mit ihr darüber zu reden – sie weiß ja auch gar nicht, daß ich es weiß –, ich versuche besonders freundlich zu sein, sie zu motivieren, sie zu loben. Und wenn ich jetzt sehe, daß sie leistungsmäßig abfallen sollte ..., daß ich das auch berücksichtige und sage: ‚Okay, das ist jetzt sicher eine momentane Phase, das wird bei der Endabrechnung vielleicht irgendwo ein Gewicht haben, aber nicht ausschlaggebend sein.' ... Im Endeffekt hat sie das ganze Jahr über gut gearbeitet, und jetzt hat sie halt diese Phase, wo sie das persönlich verarbeiten muß. Und das stelle ich dann einfach zurück."

> „Ich habe immer gedacht: ‚Wem soll ich gefallen?' Ich habe angedeutet, daß ich früher große Probleme hatte ... Irgend wann einmal habe ich eine Entscheidung getroffen: ... Ich soll das tun, was diese Schüler 20 Jahre später für gut halten, also, soweit ich das wahrnehmen kann, nicht wahr? Also, das tun, wovon er, wenn ich überzeugt bin, in 20 Jahren sagen wird: ‚Gut, daß Du es so gemacht hast.'... Man kennt die Schüler ..., meistens kann man schon spüren, ob es mir gelungen ist, dem *20 Jahre älteren Johnny* zu gefallen. Anhand meiner Projektion, wie er vermutlich sein würde. Und da ist natürlich, wenn man merkt, daß man diesem *zukünftigen Johnny* gefallen hat, daraus beziehe ich dann ein gutes Gefühl und meine gemerkt zu haben, daß ich bei dem Schüler angekommen bin."

Die Selbstwirksamkeitsüberzeugung vieler LEH-Lehrer hat ihre pädagogische Zielsetzung in der Ermöglichung von Selbstwirksamkeitsüberzeugungen *„bei den Schülern* zu steigern". *Deren* Eigentätigkeit, *sie selbst* etwas entdecken zu lassen, sie selber *ihre* Fragen stellen und *ihre* Antworten finden zu lassen, ihre „Selbstreflexionsprozesse" in Gang zu setzen, ist das vorrangige Ziel des Lehrens, Unterrichtens und Lernens: „das oberste Ziel ist für mich: den Kindern etwas mit auf den Weg zu geben."

7. Der „pädagogische Bezug“

Die LEH sind eingebettet in die Reformpädagogische Bewegung in Deutschland seit dem ausgehenden 19. Jahrhundert. Als Ende der 20er/Anfang der 30er Jahre der Ertrag dieser Bewegung im „Handbuch der Pädagogik“, herausgegeben von Herman Nohl und Ludwig Pallat (1928-1933), kodifiziert wurde, beschrieb Herman Nohl den *eigenständigen Gedankenkreis* der modernen Pädagogik, ihre „Autonomie“ in Theorie und Praxis, ihren empirischen Gegenstand und ihre Grundkategorie als den „pädagogischen Bezug“ (Nohl 1933/1988, S. 22, im Ersten Abschnitt: Die Theorie der Bildung, Kap. 3: Der pädagogische Bezug und die Bildungsgemeinschaft): „Die Grundlage der Erziehung ist ... das leidenschaftliche Verhältnis eines reifen Menschen zu einem werdenden Menschen und zwar um seiner selbst willen, daß er [der junge Mensch] zu seinem Leben und zu seiner Form komme.“ Erziehung und Bildung sei „ein geistiges Verhalten selbständiger Art, das sich auf den werdenden Menschen richtet um seiner höheren Form willen.“ Diese Auffassung hat ihren Ursprung im modernen neuzeitlichen pädagogischen Denken seit Rousseau und Pestalozzi. Ihre heutige Ausprägung erfuhr sie durch die Reformpädagogische Bewegung in Deutschland seit 1900: Die Jugendbewegung fügte die Idee des gesellig-bildenden Umgangs in Jugendgemeinschaften hinzu, die entstehende Pädagogik als Wissenschaft, die Jugendkunde und Psychologie des Jugendalters, die Kulturphilosophie den Aspekt der „Emporbildung“ (Spranger) der jugendlichen Persönlichkeit. Jugend und Jugendalter wurden als Phänomene einer Jugend*kultur* entdeckt (Wyneken, Bernfeld; vgl. Bühler 1990, Dudek 1990).

Die Formulierungen Nohls und ihr bildungs- und kulturgeschichtlicher Zusammenhang erklären LEH als Orte von Lebens- und Bildungsgemeinschaften und als Orte einer pädagogischen Praxis, die den jungen Menschen in den Mittelpunkt stellt und in seinem Schüler-sein vor allem *eine* Herausforderung sieht: daß er zu sich selbst ein „geistiges Verhalten“ entwickelt und sich eine bestimmte kulturelle „höhere Form“ aneignet (für den oberflächlichen Betrachter von außen häufig mit elitärem Verhalten verwechselt). Erziehung und Bildung sind Prozesse einer „geistigen Erweckung“, die durchaus durch „Übertragungen“ zustande kommen (so sind ja viele oben zitierte Äußerungen zu verstehen), die aber nicht im technischen Sinne verfügbar sind, die nicht herbeigezwungen werden können, die mithin die Chance und die Grenze *zugleich* des erzieherischen Wirkens bilden. Deshalb erscheint die Sprache der Pädagogen an Landerziehungsheimen zugleich emphatisch *und* realistisch, begeisternd *und* pragmatisch, aktivierend *und* zurückhaltend. Deshalb ist ein LEH nicht automatisch eine „bessere“ Schule ist, sondern eben eine *andere*: eine Schule fürs Leben.

Die Vereinigung Deutscher Landerziehungsheime hat sich im Jahre 2000 Rechenschaft gegeben über ihren Weg ins zweite Jahrhundert ihres Bestehens (Vereinigung 2001). Dabei haben sie eine pädagogische und bildungspolitische Standortbestimmung versucht (S. 121ff.), ihr Verständnis von „Bildung“ zu klären versucht und in Beziehung gesetzt zu ihren Unterrichts- und Erziehungskonzepten (S. 143ff.)

und sich noch einmal besonnen auf das Zusammenleben von Kindern, Jugendlichen und Erwachsenen in den LEH (S. 167ff.). Trotz einer gewissen Zufälligkeit der Themen und Arbeitsgruppen zu den drei großen Themenbereichen ergibt sich das Bild einer aktuell problembezogenen diskutierenden, selbstkritisch reflektierenden, selbstbewußt nach vorn schauenden, praktische Lösungen auf Erfahrungsbasis anvisierenden Pädagogenschaft (500 Mitarbeiter sowie 50 Schülervertreter aus 21 LEH), deren Überlegungen und Vorschläge die zumeist seichte Reformsemantik offizieller Bildungsforen und Expertenräte deklassierten. Die Themen reichen u.a. von Schulprofil zu Erlebnispädagogik, von Werkstattausbildung zu Soziale Dienste, von Internationale Begegnungen zu Berufswahl, von Projektunterricht zu Legasthenie, von Sport zu Kunst, von Neuen Medien zu Heimordnung, von Sexualität zu TZI, von ADS zu Mediation. Kein wichtiges Feld der alltäglichen Herausforderungen an einen Pädagogen werden ausgelassen, und die Probleme werden auf den Tisch gelegt und nicht unter den Teppich gekehrt.

Dies verweist darauf, daß sich die LEH nicht auf ihren Lorbeeren ausruhen – zumal manche Kränze auch schon angestaubt sind; daß sie nicht einfach nach der Devise „Weiter so!“ weitermachen wollen; daß sie auf Erfahrungsaustausch, Kommunikation und Lernbereitschaft setzen; daß *sie sich selber* diesem Prozeß ungeschützt aussetzen. Dies sagt Entscheidendes aus über ihre innere Verfassung und ihr Binnenklima, in dem Äußerungen formuliert werden konnten wie die oben zitierten.

Die staatlichen Normalschulen können den pädagogischen Alltag eines LEH nicht herbeiführen; sie würden sich neue Probleme einhandeln, ohne die alten gelöst zu haben. Jede Schulform muß die für *sie* passenden Problemlösungen herausfinden. Aber an einem Problem arbeiten Staatsschulen genauso wie die LEH: ohne den „pädagogischen Bezug“ zwischen Schülern und Lehrern verfehlt *jede* Schule ihren *eigentlichen* Zweck: die ihr anvertrauten Kinder und jungen Leute auf *ihre* Weise auf *ihr* Leben vorzubereiten.

Warum stehen diese Berichte und Analysen in einem Buch über Lehrerausbildung? Weil es an der Zeit ist, von den LEH auch auf diesem Feld zu lernen: Man kann eine *gute* Schule hinkriegen auch ohne Lehrer mit 1. und 2. Staatsexamen; man kann eine *erfolgreiche* Schule betreiben, wenn man ein *pädagogisches* Programm hat; man kann eine *zukunftsfähige* Schule ermöglichen, wenn man sie als *Hilfe zur Selbstwerdung* der jungen Menschen versteht. Und vor allem: wenn man die dafür geeigneten Pädagogen, die auch eine kreative Lehrtätigkeit auszuüben imstande sind, gewinnt, fortbildet, ihnen das Bewußtsein vermittelt, für den künftigen Lebensweg junger Menschen *jetzt* mitverantwortlich zu sein. Es wäre für die Kultur und Qualität der Lehrerausbildung in Deutschland ganz Entscheidendes gewonnen, wenn die Erfahrungen der LEH genutzt würden.

Bedeutet dies in der Konsequenz, daß alle ausführlichen Darlegungen dieses Buches zu einer berufsbezogenen Vorbereitung und Ausbildung von Lehrern genau so gut unberücksichtigt bleiben könnten, wenn künftige Pädagogen *on the job* alles Erforderliche für den Beruf lernen können? Ja und Nein. Wer talentiert, fachlich qualifiziert, intensiv mentoriert und kollegial angeleitet und supervisiert wird, benötigt mit hoher Wahrscheinlichkeit keine herkömmliche Ausbildung, die es ja deshalb gibt, weil von *diesen* Voraussetzungen nicht ausgegangen wird und die heutigen geringen berufsbezogenen Anteile in der Vor- und Ausbildung ohnehin wenig wirkungsmächtig und schon gar nicht nachhaltig sind.

Wer den Beruf eines Lehrer-Pädagogen ergreifen möchte, der die persönlichen Voraussetzungen nicht mitbringt und der keine optimale *Trainee*-Situation erwarten kann, der muß eine geregelte Ausbildung absolvieren, damit er die Mindeststandards einer Lehrertätigkeit zu erfüllen imstande ist. Aber da das Regelsystem der normalen Staatsschulen lediglich die Erfüllung dieser *Mindest*standards erwartet, kann umgekehrt dieses Rekrutierungssystem nicht maßgeblich sein für berufliche Anforderungen, die darüber erheblich hinausgehen. Es wird Zeit, daß mit der Einsicht ernst gemacht wird, daß Orte von *best practice* verstärkt Lernorte für künftige *Pädagogen im Lehramt* sein sollten. Dann würde man in einem Landerziehungsheim mehr und besser lernen als in einem herkömmlichen Referendariat: vor allem über sich selber!

„Lehrer“ – eine Selbstdefinition

Ein Ansatz zur Analyse von „Lehrerpersönlichkeit“ und Kompetenzgenese durch das sozial-kognitive Modell der Selbstwirksamkeitsüberzeugung[1]

Zusammen mit Herbert Hertramph

1. Kompetenzgenese – eine Frage der „Lehrerpersönlichkeit“? Ausgangsfragen und Untersuchungsergebnisse

1.1 Die Ausgangsfragen der Studie „Kompetenzgenese“

Es geht in dieser Studie *nicht* um die Erhebung „objektiver“ Sachverhalte oder um die Zusammenstellung allgemeingültiger Kompetenzkataloge. Ausgangs- und Zielpunkte sind vielmehr die Sichtweisen der Befragten, u.zw. die Tiefendimension dieser Sichtweisen, in der es die kognitiven Muster aufzudecken gilt, deren Regeln das Lehrer-Handeln bestimmen. Während es das vorrangige Ziel der explorativ ausgerichteten Pilotstudie gewesen war, das *operative* Wissen der Befragten zu explizieren und Deutungsmustern zuzuordnen (vgl. S. 98ff.), versucht die weiterführende Untersuchung, die Beziehungen *zwischen* den Mustern herzustellen, und zwar unter *funktionalen* Gesichtspunkten.

Dabei gehen wir *erstens* davon aus, daß ein so komplexer Sachverhalt wie der des Kompetenzerwerbs nicht monokausal erklärt werden kann wie z.B. durch Faktoren wie „Ausbildung“ oder „Berufserfahrung“. Erst durch das *Zusammenspiel* verschiedener persönlicher Dispositionen und verschiedener (berufs-)biographischer Erfahrungen entstehen die spezifischen Kompetenz*bündel*, die ein Gesprächspartner benennt. – *Zweitens* gehen wir davon aus, daß die Struktur eines Deutungsmusters erst dann richtig beschrieben werden kann, wenn die Zuordnung zu *angrenzenden* Mustern erfolgt, wenn also der *funktionale* Charakter des Musters mit seinen Verknüpfungen und Abhängigkeiten innerhalb eines *übergeordneten* Systems aufgedeckt wird. – Und *drittens* unterstellen wir eine Rangordnung der subjektiven Interpretationsfolien: Es gibt stabile und ephemere, es gibt randständige und zentrale Muster. Letztere stehen naturgemäß im Zentrum unseres Interesses, bilden sie doch gewissermaßen *Metafaktoren*, um die herum besonders wichtige andere Schemata gruppiert bzw. bezogen sind.

1 Zuerst veröffentlicht in: Buchen, S., u.a. (Hrsg.): Jahrbuch für Lehrerforschung. Bd. 2. (1999), S. 49–71.

Ein solcher *Nukleus* wurde bereits in der Pilotstudie aufgedeckt: die „Lehrerpersönlichkeit“. Wesentliche Kennzeichen der Berufsausübung und zentrale Kompetenzen wurden von den Gesprächspartnern mit diesem Faktor in Verbindung gebracht. Das war auf den ersten Blick überraschend; denn Lehrer an Gymnasien definieren sich – in der Regel und mit Bezug auf die Universitätsdisziplinen, die sie studiert haben – als Fachleute für ihre Unterrichtsfächer u.zw. über ihre Kompetenz der „Stoff“-Beherrschung und -Darbietung. Zu erwarten war also eigentlich bei der Frage nach den Kriterien für die Selbstdefinition von Berufserfolg und Berufszufriedenheit ein Hinweis auf *Professionalität*, wie es ja die gängige akademische Literatur nahelegt. Aber auf den zweiten Blick war bei genauerem Hinsehen der Verweis auf die „Lehrerpersönlichkeit“ auch wieder nicht überraschend, stellt doch diese Zuschreibung ein alt-ehrwürdiges pädagogisches Argument dar, um auf die Grenzen und Möglichkeiten einer *Praxis* aufmerksam zu machen, die sich z.B. nicht in Unterrichts*technik* erschöpfen *kann* (statt vieler Lange 1907; Paulsen 1911, S. 34f.), was gleichwohl nicht bedeuten konnte und sollte, die lern- und optimierbaren Handlungsformen im Unterricht durch „Zuwendung zur Schülerpersönlichkeit“ zu ersetzen und an die Stelle von Praxis *lege artis* das Bekenntnis zum „pädagogischen Eros“ treten zu lassen (nachweisbar insonderheit in unreflektierten, sich ganz zu Unrecht für „reformpädagogisch“ haltenden Anwandlungen von Vertreterinnen und Vertretern einer „Pädagogik vom Kinde aus“, die auch wieder nur den Buchtitel aufgeschnappt haben).

Eine solche folgenschwere Verwechslung leistete sich schon gar nicht Eduard Spranger in seiner Schrift „Der geborene Erzieher“ – entgegen der sich hartnäckig haltenden gegenteiligen Inanspruchnahme durch solche, die den Titel für bare Münze nehmen und dabei übersehen, daß Spranger im Jahre 1956 in seiner Ansprache an Absolventen des Pädagogischen Instituts (heute Pädagogische Hochschule) Weingarten auf den Erziehungs- und Bildungsauftrag des Lehrers abhob – also wirklich den *Erzieher* meinte – und dabei unterstrich (S. 14): „Es gibt keinen Beruf, zu dem man weniger [sic!] „geboren“ sein könnte, als den des Erziehers. Denn zu seinem Wesen gehört eine beträchtliche Reife.“ Wenn also unsere Gesprächspartner hervorhoben, z.B. auf Schüler eingehen zu können, Disziplinprobleme während des Unterrichtens auch beiläufig lösen zu können, fachliche Inhalte schülergerecht vermitteln zu können, den Austausch mit anderen Kollegen herstellen zu können usf. – dann wurde dies gewiß *auch* eine Grundlage in reflektierter Berufserfahrung und kompetentem professionellem Handeln zugeschrieben, den ausschlaggebenden Erfolg garantiere aber „die“ „Lehrerpersönlichkeit“. Ganz richtig wurde also (wie bei Spranger) die Einsicht artikuliert, daß *zielerreichendes* kommunikatives Handeln im Unterricht an spezifische *mediale* Voraussetzungen und Bedingungen gebunden ist, die aber nur schwer explizierbar waren. Und eben dies war nun doch wieder überraschend.

Wir nehmen also die Auffassungen unserer Interviewpartner zur „Lehrerpersönlichkeit“ zum Ausgangspunkt, die diesen Begriff im umgangssprachlichen Sinne verwenden. Unsere Frage für die vorliegende Untersuchung lautet aber, wie ein derart zentrales Muster *analytisch* aufgelöst werden kann und wie dabei die Beziehungen zu angrenzenden Mustern (z.B. „Freiraum", „Feedback", „Einzelkämpfer") herzustellen sind.

Vorweg sollen in wenigen Stichpunkten die Befunde der Studie zu den Punkten „Kompetenzwahrnehmung" und „Lehrerpersönlichkeit" aus der Sicht der Befragten dargestellt werden.

1.1 Kompetenzwahrnehmung

In der ersten Interview-Serie wurde vor allem der (berufs-)biographische Verlauf von Lernszenarien erhoben: Welche unerwarteten Probleme traten beim Berufseinstieg und in den ersten Berufsjahren auf? Was konnte mit wessen Hilfe gelöst werden? Welche Schwierigkeiten/Anforderungen blieben/stellen bis heute Herausforderungen dar? usw. In den Folgeinterviews kam verstärkt die Erhebung von Einstellungen und Einschätzungen hinzu: Welche Kompetenzen sollte der Lehrer haben? Was ist besonders wichtig für den Lehrerberuf? Welche Schwierigkeiten wurden bei Referendaren beobachtet? Was sind die Hauptprobleme von Kollegen? usw. Dabei sind folgende Punkte auffällig:

- Vielen der Befragten erscheinen nur wenige zentrale Kompetenzen überhaupt erwähnenswert[2] („auf eine verständliche/anregende Weise Inhalte vermitteln zu können").
- Die Deskription vieler Kompetenzen bleibt merkwürdig unscharf („man hat *es*", „man muß gerecht/authentisch sein").
- Viele Einstellungen und Kompetenzwahrnehmungen scheinen erstaunlich resistent gegenüber den Faktoren Geschlecht, Schulart, Kollegium, Berufserfahrung und persönliche Lebensgeschichte zu sein.
- Häufig erwähnen die Gesprächspartner eigene oder fremde *personale* Sachverhalte als maßgebliche Einflußfaktoren auf die wahrgenommene Kompetenzdifferenzierung („Ich war schon immer", „Der Mentor konnte Schüler begeistern")

Weiterhin verweist die biographische Grundstruktur der erhobenen Daten auf den Bereich *Bewältigung:* Das Referendariat war „bewältigt" worden, ebenso die ersten Disziplinschwierigkeiten mit Schülern, die ersten Jahre an der neuen Schule, das Finden eines eigenen Unterrichtsstils, Lebenskrisen. Zum Interviewzeitpunkt waren die meisten unserer Gesprächspartner an einem Punkt angekommen, an dem die

2 Dabei spielt natürlich auch eine Rolle, daß die Befragten der Fortsetzungsstudie ausschließlich aus dem gymnasialen Bereich kommen, in dem der „Bewältigungsdruck" im Vergleich zum Geschehen an einer Hauptschule deutlich geringer sein dürfte. – Weiterhin bedeutet dies *nicht*, daß ein „Beobachter" nicht wesentlich mehr Fähigkeiten bei den Befragten feststellen könnte; ein Weg, den z.B. Bauer 1997 geht.

grundsätzlichen Probleme des Lehrerberufs von ihnen auf eine zufriedenstellende Art als gelöst angesehen wurden.

1.2 „Lehrerpersönlichkeit“ aus der Sicht der Befragten

Fragen nach der „Lehrerpersönlichkeit“ und dem „geborenen Erzieher“ in der Lehrerausbildung sind – wie angedeutet – alles andere als neu und in der Literatur vielfältig behandelt, aber die Antworten sind alles andere als befriedigend. An dieser Stelle geht es uns aber nicht um eine Wiederaufnahme der damit verbundenen Diskussionen (vgl. zuletzt Herzog 2001), sondern um zwei andere Fragen: Was verstehen unsere Gesprächsteilnehmer unter dem Faktor bzw. dem Konstrukt „Lehrerpersönlichkeit“, und was ist die funktionale Bedeutung dieses Musters innerhalb der Kompetenzgenese? (Vgl. dazu den vorhergehenden Abschnitt über Lehrer an Landerziehungsheimen.)

Die Befragten verstehen unter dem Begriff „Lehrerpersönlichkeit“ ein Ensemble von Eigenschaften, die erstens *zentral* für eine erfolgreiche Berufsausübung sind, sich zweitens nicht trennscharf umreißen lassen und drittens den Charakter des „Nichterlernbaren“ tragen. Genau besehen werden damit Grundpfeiler der Lehrerausbildung in Frage gestellt: Interviewte, die sich durch jahrzehntelange Erfahrung in ihrem Beruf auskennen, also Experten für diesen Beruf sind, erklären schlicht, daß zentrale Momente ihres Berufs gar nicht erlernbar sind. Der Schwerpunkt der Persönlichkeitsdefinitionen liegt auf dem reflexiven Moment. Sofern etwas wie *Charisma* beschrieben wird, wird es im Zusammenhang mit dem Schülerverhalten definiert. Das Herausragende an dieser Persönlichkeitsdefinition ist, daß sie den Zugang zu den Schülern eröffnet und über deren Motivation bestimmt und daß sie darüber entscheidet, ob der Beruf erfolgreich gemeistert wird. Im einzelnen wird folgende Skizze der Lehrerpersönlichkeit von den Befragten entworfen:

Über den *Ursprung* der eigenen „Lehrerpersönlichkeit“ wird nur indirekt geredet, indem in etlichen Fällen davon berichtet wird, daß man bereits vor der Aufnahme des Studiums gut mit Kindern/Jugendlichen umgehen konnte – meist im Rahmen von Verbands- oder Vereinsarbeit bzw. Hausaufgabenbetreuung:

> „Aber ich denke, daß das – ohne jetzt überheblich wirken zu wollen – ein gewisser Zug der Persönlichkeit bereits ist, der hier eine Rolle spielt. Ich erinnere mich an meine Jugendzeit, wo ich unter anderen Gleichaltrigen war und eigentlich immer ziemlich schnell derjenige als Ansprechpartner war, wenn es irgendwo klemmte; das heißt, daß ich immer schon so latent über eine Fähigkeit verfügte, anderen ein kleines bißchen hinterherspüren zu können.“

Sofern – positive – Erfahrungen aus der eigenen Schulzeit für die Berufswahlentscheidung wichtig waren, wurde von der Persönlichkeit der *ehemaligen Lehrer* gesprochen. Als außerordentlich wichtiges Merkmal für positive Lernerfahrungen während *der ersten Berufsjahre* (Referendariat, Berufsbeginn) wird die Begegnung mit Vorbildern (Seminarlehrer, Mentoren) genannt (wobei sich hinter der Wendung „Begegnung mit Vorbildern“ wohl in der Regel schlichtes Modell-Lernen verbirgt). Die Attraktivität der Vorbilder, das, was diese Vorbilder auszeichnet, wird wiederum über Persönlichkeitsmerkmale beschrieben. Die Lehrerpersönlichkeit spielt eine Hauptrolle für die *eigene* – aktuelle – erfolgreiche Berufsausübung. Die Grenzziehung zu „anderen“ Kollegen erfolgt oft über die Beschreibung einer *anderen* Lehrerpersönlichkeit. Zugleich werden hier Lehrerpersönlichkeit*en* der Lehrerpersönlichkeit gegenübergestellt. Anders gewendet: Innerhalb der erwähnten Grenzen können die Befragten wesentliche Merkmale der Lehrerpersönlichkeit benennen, gestehen aber problemlos zu, daß diese Merkmale nicht nur in *unterschiedlichen* Ausformungen existieren, sondern in diesen Prägungen ebenso zum unterrichtlichen Erfolg führen wie das eigene Verhalten.

Für die aktuelle Lehrerausbildung wird die Förderung von Persönlichkeitsmerkmalen für außerordentlich wichtig gehalten. Wenn über aktuelle Erfahrungen mit Referendaren geredet wird, so wird auf deren Persönlichkeitsmerkmale abgehoben und in der Regel *nicht* auf deren fachliche Kompetenz oder ihre Lehrgeschicklichkeit. Wenn Lehrer über den *Kern* ihres Berufs nachdenken – über Zufriedenheit, über Erfolg/Mißerfolg – wird also immer implizit oder explizit die Metapher „Lehrerpersönlichkeit“ mitgedacht, sowohl im Rückblick auf die eigene Berufsbiographie als auch im Quervergleich mit Aussagen von Interviewten mit wenig Berufserfahrung:

> [Der Befragte ist 3 Jahre im Schuldienst:] „Und das ist eines der Prinzipien: wir unterrichten gemeinsam. Also hier sie [die Kollegin] als Lehrerpersönlichkeit und ich als Lehrerpersönlichkeit. Und sie kommt auch von der Theologie, und sie hat eher so diesen ruhigen, geduldigen Ansatz, die Geduld ist bei mir etwas unterbelichtet. Gut, das sind die Qualitäten.“

1.3 Das weitere Vorgehen

Der nächste Schritt ist die Herausarbeitung *analytischer* – nicht: biographischer – Erklärungsschemata. Den Verlauf des Forschungsprozesses verstehen wir wie folgt:

Die Interviewdaten werden überprüft, inwieweit sie für die Fragestellungen der Studie interessantes Material enthalten (Schritt 1). Die Materialausschnitte werden je nach Kontext verschiedenen Kategorien zugeordnet und gebündelt (2). In der Gesamtschau der so entstandenen Codes sind einzelne Deutungsmuster und deren fallübergreifende Stabilität erkennbar (3).

Abb. 1: Auswertung von qualitativem Datenmaterial

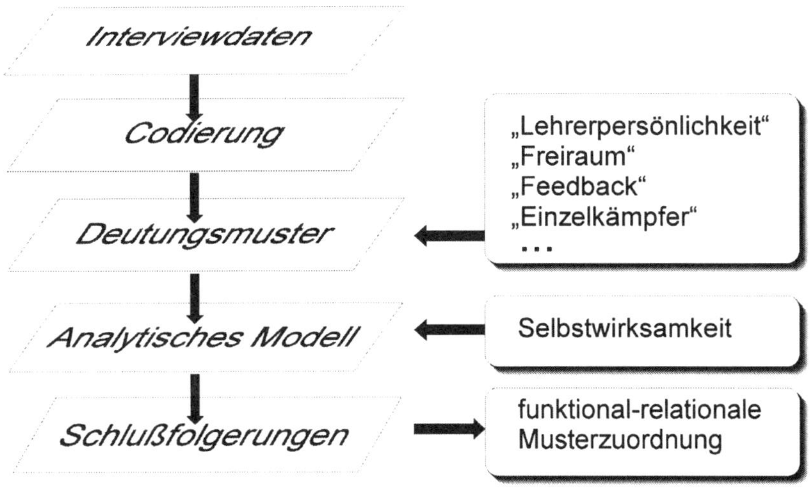

Bleibt man bei diesem Schritt stehen, ist immer ein ähnlicher Ablauf feststellbar: Einem etwas chaotisch-perplexen-zeitintensiven Berufseinstieg (das ist in den meisten Berufen so, da man den Beruf nicht „vor dem Beruf“ erlernen kann) folgen erste Erfolgserlebnisse (auch das ist klar: denn nur dann verbleibt der Ausübende in seinem Beruf – und nur so kann er zum „Mitglied“ der zu untersuchenden Population werden); die Reproduktion dieser Erfolgserlebnisse geschieht durch Wiederholung (was aus Lern- und Sozialisationstheorien bekannt ist); diese führt zur Routinisierung (aus der allgemeinen Berufsforschung bekannt), damit zur emotional-strukturellen Beruhigung, die wiederum zur Stabilisierung führt usw. An bestimmten Knotenpunkten, etwa ausgelöst durch persönliche Krisen, sind Verzweigungen feststellbar, die z.B. die Berufsmotivation erhalten oder zur Resignation führen.[3]

Dieser Verlauf ist inzwischen detailliert untersucht (siehe Abb. 2 und Huberman 1991; Terhart 1994, 1997; Hirsch 1990). Uns erscheint es notwendig, in der Analyse des Materials einen Schritt weiterzugehen und die Deutungsmuster auf ihre Zusammenhänge hin zu untersuchen sowie den *funktionalen* Charakter der einzelnen Muster innerhalb eines übergreifenden Systems zu explizieren (5). Ganz wesentlich ist dabei die Frage nach dem *Ordnungsschema,* das gewissermaßen als Folie über die zugrundeliegenden Daten/Deutungsmuster gelegt wird (4).

3 Natürlich wurden auch Erklärungen, die über deskriptive Zuordnungen hinausgehen, bei der Auswertung der bisherigen berufsbiographischen Forschung immer schon mitgedacht (so beispielweise bei Hirsch 1990 das Modell des Idealtypus).

Abb. 2: Abfolge berufsbiographischer Stadien von Lehrern nach Huberman

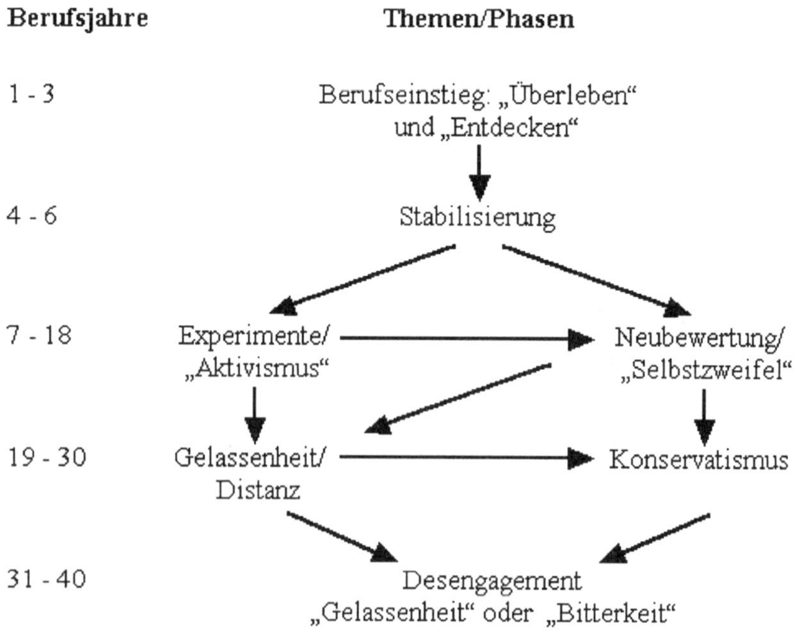

Quelle: Terhart 1994, S. 26

Wenn wir nun also nach einem tauglichen Modell für den Zugang zum Deutungsmuster „Lehrerpersönlichkeit“ suchen, so sind zwei Überlegungen naheliegend: *Erstens* ist es wahrscheinlich, daß die Disziplin, die sich seit Jahrzehnten ganz allgemein mit dem Thema „Persönlichkeit“ beschäftigt, etwas für unser Vorhaben „Nützliches“ anzubieten hat. Falls ja, muß *zweitens* die Struktur des zu verwendenden Modells der Struktur der erhobenen Daten entsprechen: Wenn wir es in den Interviews mit *Interpretationen* eigener Lerngeschichten und Sichtweisen zu tun haben, muß das analytische Modell für eben jene Interpretationen analytisch bzw. heuristisch geeignet sein. Wenn wir darüber hinaus „Lehrerpersönlichkeit“ als handlungsrelevantes Muster begreifen, so findet sich in der sozial-kognitiven Persönlichkeitspsychologie, deren bekanntester Vertreter Bandura[4] ist, das Modell der

4 Vgl. Bandura 1995, 1997. Streng genommen wären neben Bandura zwar noch eine Reihe weiterer Namen zu nennen – etwa „Vorläufer“ wie Rotter (1966), der den Vergleich zwischen internaler und externaler Kontrollüberzeugung eingeführt hat, oder Mischel (1977), der für die Erweiterung und Operationalisierung des Modells steht. Da wir uns bei unseren Überlegungen aber auf einige wenige Grundzüge beschränken, mag eine solche Vereinfachung gestattet sein. – Die Fruchtbarkeit des Ansatzes von Bandura zeigen zuletzt die theoretischen und empirischen Beiträge im 44. Beiheft der Zeitschrift für Pädagogik (Jerusalem/Hopf 2002).

Selbstwirksamkeitsüberzeugung, das diesen Ansprüchen entgegenkommt. Edelstein hält die Theorie der Selbstwirksamkeit geradezu für ein „Musterbeispiel einer erfolgreichen psychologischen Theorie“ (1995, S. 14).

2. Selbstwirksamkeitsüberzeugung – Der Kern des Kerns „Lehrerpersönlichkeit“

2.1 Konzeptionale und funktionale Struktur der Selbstwirksamkeitsüberzeugung

Die Gesprächspartner unserer Studie berichteten von eigenen Lernereignissen; von Beobachtungen, die sie an ihrer Schule machen; von Erfahrungen mit Kollegen oder Referendaren; von Zielen des eigenen Unterrichts. Die Beschreibung dieser Ereignisse war immer auch eine Interpretation des Möglichen, des Machbaren, dessen, was bewältigt wurde, dessen, was als Herausforderung angesehen wird.

Banduras sozial-kognitives Modell der Persönlichkeit nimmt solche Interpretationen zum Ausgangspunkt, um den Zusammenhang zwischen Überlegungen und Einschätzungen des Subjekts einerseits und seinen Handlungen andererseits herzustellen. Dabei wird unterstellt, daß für den Interpretierenden vor allem solche Handlungen wichtig sind, die auch Ergebnisse zeitigen können. In Überlegungen wie: „Wenn der 45-Minuten-Schulstundentakt aufgehoben wird, dann kann besser auf die Schüler eingegangen werden“ oder: „Wenn sich die Altersstruktur eines Kollegiums durch die Zuweisung neuer Planstellen verändert, dann werden sich die Kollegen vermehrt in ihrem Beruf engagieren“ kommen *Handlungsergebniserwartungen* von Handlungen zum Vorschein. Anders ausgedrückt: Es wird überlegt, welche Handlungen in Bezug auf angestrebte Veränderungen überhaupt Sinn machen. Diese allgemeine Form der Konsequenzenerwartung von Handlungen ist in unserem Zusammenhang aber eher nachrangig. Denn im Mittelpunkt der Interviews standen ja nicht Fragen nach allgemeinen Einschätzungen (z.B. „Kann die Bildungspolitik verändert werden?“), sondern die Folgen *eigenen* Handelns wurden thematisiert. Formulierungen wie „Ich habe damals das Disziplinproblem XY gemeistert – heute würde es sich in dieser Form nicht mehr wiederholen“, „Ich bin mir sicher, einen abwechslungsreichen Unterricht halten zu können“, „Ich habe keine Probleme, auf Schüler auch persönlich zuzugehen“ bringen das Vertrauen auf eigene Fähigkeiten zum Ausdruck.

In Banduras Modell werden solche Aussagen der Selbstwirksamkeitsüberzeugung der Person zugeordnet. Sie kann als personale Bewältigungsressource begriffen werden, die durch ihre motivationale Struktur (mit-)bestimmt, inwieweit ein Individuum bereit und in der Lage ist, Schwierigkeiten aktiv in Angriff zu nehmen (Schwarzer 1994). Handlungsrelevant ist also die Einschätzung, ob auftauchende Hindernisse oder Anforderungen durch *eigene* Kompetenzen überwunden werden können – die Überzeugung von der eigenen Wirksamkeit und ihren positiven Folgen. Focussiert wird in diesem Modell der *Interpretationsspielraum*, über den die Person bei der Einschätzung von situativen Veränderungsmöglichkeiten verfügt: warum man also zu einem bestimmten Zeitpunkt eine Situation verändern konnte; warum man nach einem Ausweg gesucht hat, was man sich heute im Beruf zutraut usw. Daher wurden die gewonnen Interviewdaten vor allem unter dem Aspekt betrachtet, inwieweit Muster herauszulesen sind, die der Selbstwirksamkeitsüberzeugung des Gesprächspartners zugeordnet werden können. Es geht dabei nicht um (persönlichkeits-)psychologische *Erklärungen*. Vielmehr soll das Modell daraufhin geprüft werden, inwieweit es zur Datenanalyse unter dem Blickwinkel der Kompetenzgenese taugt.

Wir verstehen unter „Kompetenzen" ganz allgemein die vom Subjekt *wahrgenommenen* Fähigkeiten der eigenen Person mit beruflichen Bezügen. Ebenso allgemein sind im folgenden unter „Handeln" die im weitesten Sinn beruflichen Tätigkeiten gemeint, die einem Entscheidungsspielraum der Person unterliegen.

Dabei halten wir eine Unterscheidung in allgemeine und spezifische Selbstwirksamkeit für sinnvoll (ähnlich wie Schmitz 1998; Brockmeyer/Edelstein 1997). Weder beginnt der Lehrer seinen Beruf als völliger „Nicht-Wissender", der erst nach dem Berufseinstieg zu lernen beginnt, noch als „Vollendeter", der alles aus dem Handgelenk schütteln kann. Bestimmte persönliche Dispositionen, die für die Berufsausübung günstig oder ungünstig sind, werden *immer* mitgebracht: Humor, Schüchternheit, Körpersprache, Aufgeschlossenheit usw. Aus der Sicht der Befragten erfolgen Modifikationen, Erweiterungen oder Ergänzungen dieser Dispositionen entlang der zunehmenden Berufserfahrung: besserer Umgang mit Disziplinproblemen, präzisere Einteilung des Stoffpensums, sicherere Notengebung usw. Während die allgemeine Selbstwirksamkeit zumindest teilweise auch ein entwicklungspsychologisches Konzept ist (etwa so, wie es von Flammer 1990 und 1995 zusammenfassend dargestellt wurde) und sowohl auf außerberufliche wie berufliche Erfahrungsspielräume Einfluß nimmt, steht die spezifische in Wechselwirkung mit speziellen beruflichen Belangen.

In den Interviews wird die Selbstwirksamkeitsüberzeugung der Gesprächspartner oft durch Schilderungen der Überwindung von Krisen, durch Beschreibung von positiven eigenen Aktivitäten etwa im Umgang mit Schülern oder durch Äußerungen wie „Ich habe damals...", „Ich war überzeugt...", „Ich kann...", „Es ist kein Problem..." deutlich:

> „Selbstbewußtsein ist natürlich, ja ... ja, so schon in der Pubertät dann voll gekommen. Ich hab' halt gemerkt, daß ich Sachen kann, die andere nicht können. Ich war besser in Mathematik oder hab' das können und jenes können und irgendwie. Und dann hat mein Vater uns relativ – ja, ich möchte sagen, liberal erzogen."

> [Über Lehrer, die keine Kritik von Schülerseite ertragen können:] „Also, Kritik, die zumindest einem doch wirklich zu denken geben sollte, und wenn man dann

sagt: ‚Nee, das stimmt alles gar nicht, das ist nicht wahr' ... dann find' ich, dann ist man selber nicht selbstbewußt genug zu sagen: ‚Mensch, ich kann auch Fehler machen, warum akzeptier' ich das nicht, was die sagen, und guck mal und arbeite an mir selber'. Also ich denk, daß sämtliches Nicht-an-sich-heranlassen ein Persönlichkeitsproblem ist."

„Es ist auch schon vorgekommen, daß meine Frau gesagt hat: ‚Das gibt ja nie was!' Zum Beispiel gerade bei der einen tollen Stunde, die ich da gehalten hab': ‚Das funktioniert ja nie!' Dann hab ich gesagt: ‚Das funktioniert! Da bin ich überzeugt davon!' Und ich muß sagen – aber ich bin da auch auf den Boden der Tatsachen schon wieder zurückgeholt worden – also, ich konnte mir gar nie vorstellen, daß irgendwas in der Richtung *nicht* funktioniert, wenn ich mir das so vorstelle."

Bei solchen Äußerungen handelt es sich zwar um (Begründungs-)Konstruktionen des Erzählenden aus seiner *heutigen* Sicht. Dennoch wird in der Gesamtschau des Gesprächsmaterials deutlich, daß der Beschreibende um eine möglichst genaue Darstellung des Vergangenen bemüht ist, was sich z.B. auch in der Erwähnung negativ verlaufender Erlebnisse zeigt[5].

2.2 Analytische Komponenten des Modells der Selbstwirksamkeitsüberzeugung

2.2.1 Wahrnehmung und Interpretation

Aus Banduras Modell wird rasch die *Apperzeptionsabhängigkeit* von Einschätzungen – und damit auch der Einschätzung von Kompetenzen – erkennbar. Denn die Kriterien für Einschätzung („Ich kann..." oder „Ich kann nicht...") liefert gemachte Erfahrung, und von dieser wiederum jener Teil, der sich im Denken des Subjekts sedimentiert. Das „Ich kann..." wird so zum „Ich kann, weil ..." Bei dieser Betrachtung kommt es uns auf die *handlungsrelevanten* Aspekte des Modells an. Nicht *alle*

5 Daß im Interviewmaterial sehr viele solcher Äußerungen zu finden sind, ist natürlich zum Teil auch durch die Zusammensetzung der (Befragten-)Gruppe bedingt, die 1. bereit und in der Lage war, die eigene Berufsbiographie selbstkritisch zu artikulieren; 2. eine positive „Botschaft" von der „Innenansicht" eines Berufsstandes zu vermitteln gedachte, der zumindest zeitweise in der Mediendarstellung massiv unter Beschuß stand; vor allem aber 3. *sich selbst* Rechenschaft vom eigenen Selbstverständnis geben wollte und dafür unsere Interviewsituation als Gelegenheit zur Selbstvergewisserung nutzte. Da es sich bei uns um *berufsexterne* Gesprächspartner handelte, entfiel die Vermutung einer Evaluierung, so daß es für die Befragten einfacher war, offen zu sprechen. – Daß allerdings – so die Anmerkung fast aller Interviewpartner – sich „zum ersten Mal" jemand – jemand! – dafür interessierte, was sie tun, können, leisten, wo Probleme liegen usw., das stimmt sehr nachdenklich.

Kompetenzen sind *zu jeder Zeit* wahrnehmungsabhängig. Routine-Kompetenzen sorgen für einen „reibungslosen" Ablauf der für die Berufsausübung notwendigen alltäglichen Vorgänge. Andere Kompetenzen sind eventuell nur von Außenstehenden erfaßbar (Kompetenzen, die z.B. mit Mimik oder Körpersprache zusammenhängen). Unter Emergenzaspekten[6] ist jedoch besonders interessant, an welchen Knotenpunkten *neue* Kompetenzen entstanden sind (oder eben gerade nicht). Das alltägliche Kompetenzen-Repertoire würde zumindest zum Teil zu routinierter Stagnation führen, wenn nicht external oder internal ausgelöste Interferenzen einträten. Als internale Spannungen können beispielsweise selbstgesteckte Anforderungen, pädagogisch orientierte Ideale, Ehrgeiz, Kongruenzbemühungen mit Selbstentwürfen und vor allem die *subjektive Professionsdefinition* (Abschnitt 2.3) gesehen werden. Externale Auslöser werden in ihrer einfachen Form als Störungen von zeitnahen Handlungsentwürfen eingeordnet (z.B. Unterrichtsstörungen), in schwereren Formen als Krisen, die Lebensentwürfe in Frage stellen (z.B. dauerhafte Disziplinschwierigkeiten).

Die Motivation zum In-Angriff-Nehmen von solchen Störungen ist abhängig von der Wahrnehmung und Reflexion eigener Kompetenzen. Je schwerwiegender ein Problem empfunden wird, desto wichtiger wird es, die eigenen Kompetenzen zu seiner Bewältigung *realistisch* einzuschätzen. Denn unrealistische Einschätzungen würden zu fehlerhaftem Handeln mit eventuell schwerwiegenden unerwünschten Konsequenzen führen. Traut man sich beispielsweise die Umsetzung eines Schüler-Musicals wie „Linie 1" im „Alleingang" zu und muß das Scheitern des Vorhabens nach einigen Wochen eingestehen, so wird man nicht nur entscheidend an Ansehen bei Kollegen und Schülern verspielt haben, sondern eventuell auch künftig keine ähnlichen Vorhaben mehr genehmigt bekommen. Seligman (1995), der ein mit dem Modell der Selbstwirksamkeit vergleichbares Modell der „Optimismus"-Persönlichkeit erarbeitet hat, hält die Überprüfung eigener Überlegungen an der Realität für unabdingbar, um langfristige Ziele zu erreichen. Ebenso zeigt die psychologische Trainings- und Leistungsbereitschaftsforschung, daß die subjektiv realitätsgerechte Zieldefinition eine *faktische* Bedingung für optimale Zielerreichung ist. Mit anderen Worten: Nur wer weiß, was er *kann*, kann abschätzen und zu erreichen versuchen, was er *darüberhinaus* erreichen *könnte*.

Es ist wichtig festzuhalten, daß in diesem Konzept die Interpretation von Ereignissen nicht als „meditativ-innerer" Vorgang gesehen wird, sondern daß Interpretation hier *situationsdefinierenden* handlungs-motivierenden Charakter hat. Der Interpretationsprozeß ist mehrdimensional, also nicht nur „ich kann" oder „ich kann nicht". Nach Flammer (1990) kann z.B. eine zeitliche Dimension (stabil vs. varia-

6 Darunter können z.B. Ereignisse gefaßt werden, die zu signifikanten Veränderungen im beruflichen Handeln oder Denken führen und deren Auslöser (beispielsweise therapeutische Sitzungen zur Bewältigung von Lebenskrisen) benennbar und zeitlich abgrenzbar sind. Modifikationen und Erweiterungen von Kompetenzen geschehen auch *en passant*, wenn etwa ein bestimmter Unterrichtsstil zur Routine wird. Diese „Nebenher"-Entwicklung ist allerdings für den Erzählenden nur schwer faßbar.

bel: „Ich kann immer"/„Ich kann nur jetzt nicht"), eine generalisierende (global vs. spezifisch: „Alle Schüler bereiten mir Schwierigkeiten"/„Nur dieser Schüler ist ein Problem") und eine lokalisierende (internal vs. external: „Ich bin schuld"/„Das Schulsystem läßt es nicht zu") unterschieden werden. Wenn wir etwa das einfache Beispiel nehmen, daß Schüler am Montag in der ersten Unterrichtsstunde besonders unruhig sind, so kann das zu folgenden Zuschreibungen führen:

Tab. 1: Beispiel einer Situationsinterpretation nach Flammer

	internale Zuschreibung	
	stabil	**variabel**
global	Ich kann nicht mit Schülern umgehen.	Manchmal habe ich einen schlechten Tag.
spezifisch	Ich habe mit *dieser Klasse* Schwierigkeiten.	Diese Unterrichtseinheit habe ich schlecht gestaltet.

	externale Zuschreibung	
	stabil	**variabel**
global	Die heutigen Schüler können sich nicht mehr konzentrieren.	Nach einem Wochenende sind die meisten Schüler unausgeschlafen.
spezifisch	In dieser Klasse sind besonders viele unaufmerksame Schüler.	Die Schüler haben die Klassenfahrt von letzter Woche noch nicht verdaut.

Die Interviewdaten ergeben ein Gesamtbild von den „kognitiven Landschaften" der Gesprächspartner: Sehr viele der als positiv empfundenen Fähigkeiten (interessanten Unterricht gestalten können, die Anliegen von Schülern verstehen usw.) werden mit dauerhaften, allgemeingültigen und selbstreflexiven Eigenschaften verbunden. Unangenehme Umstände (schwer lösbare Konflikte mit Schülern, Probleme mit übergeordneten Schulverwaltungen) eher als zeitlich begrenzt, auf einen spezifischen Sachverhalt und außerhalb der eigenen Verantwortung liegend gesehen. Innerhalb eines dreidimensionalen „Interpretations-Kubus" verdichten sich positive Erfahrungen in der Zelle stabil/global/internal – negative hingegen bei variabel/spezifisch/external[7]:

7 Bei genauerer Betrachtung entsprechen diese Zuschreibungen auch den Forschungsresultaten von Seligman (1995, Seligman 1995a), der die „Erlernbarkeit" von Optimismus/Pessimismus thematisiert.

Abb. 3: Interpretations-Kubus

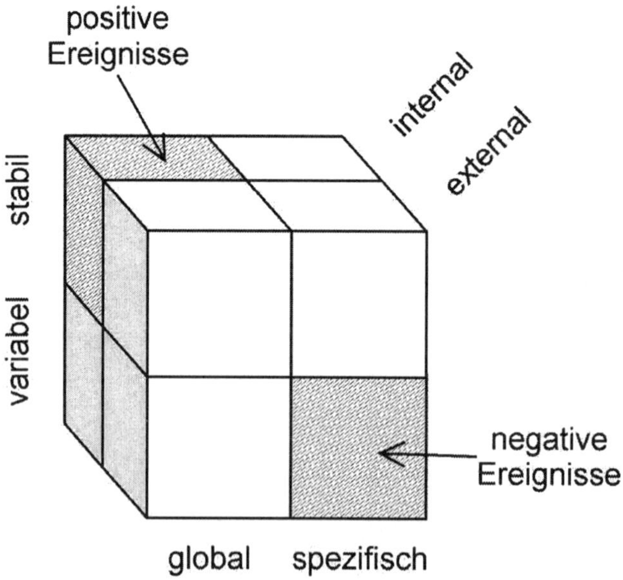

Es gibt in den Interviewdaten eine ganze Reihe von Interpretationsclustern, die sich an den gekennzeichneten Punkten verdichten. Dabei nimmt das Muster „Verständnis für Schüler“ eine herausragende Position in den Schilderungen der Befragten ein. Es verdeutlicht die eben skizzierten Interpretationsprozesse und stellt den Zusammenhang zwischen Selbstwirksamkeit und Berufszufriedenheit her. Dabei ist zu erkennen, daß ein hoher Anteil der Berufszufriedenheit mit Interpretationen zusammenhängt, die sich in dieses Muster einordnen lassen:

> „Jugendliche müssen so sein. Also, das ist nicht bösartig oder irgendwie sonst was, sondern es ist eine ganz normale Reaktion. Die ist zwar einem Erwachsenen lästig, aber wenn ich weiß ‚er muß halt so sein, da kann man nichts machen‘, erträgt man sie vielleicht doch leichter, als wenn man Bösartigkeit dahinter sucht.“

> „Ja, ja, es gibt so Tage, wo man sich selber dann sprechen sieht und die Schüler sieht, und man genau merkt: Mir hört jetzt gar niemand ... [mehr zu] (lacht). Ich hab ja auch schon einen Test gemacht und dann einen völlig zusammenhangslosen Satz gesagt, irgendwie ‚Bundestag‘ ... dann sag ich: ‚Heute Mittag gibt es Sauerkraut‘, oder so. Und daran merkt man, da reagiert dann fast keiner und ... (lacht) So, was hab ich jetzt gerade gesagt, nur den letzten Satz wiederholen ... *Gut, also das sind solche Stunden, sechste Stunden, wenn sie ausgelaugt sind, müde sind.“*

„Und ich mein, dieser Satz: ‚Man muß die Kinder auch ein bißchen gern haben' – einer, der die Kinder nicht gern hat, der ist eigentlich im Lehrberuf nicht richtig untergebracht. Also, der ist mir eigentlich ewig in Erinnerung geblieben, ja. Und das ist, glaube ich, ein wichtiger Gesichtspunkt, daß man einfach versucht, Verständnis für die Kinder an irgend einer Stelle zu entwickeln.“

„Wenn ein Schüler mir klar macht, daß ihm mein Fach oder ich als Person ihm nicht liegen, dann akzeptier' ich das und sag nicht: ‚Du bist ein schlechter Mensch' oder so, und sag: ‚Das ist deine Sache. Du mußt, du bist erwachsen'.“

Diese Art der Interpretation von Schülerverhalten hat eine starke *entlastende* Funktion: Wenn externale punktuelle Zuschreibungen erfolgen (6. Stunde, entwicklungsbedingt), entbindet das zum einen von internalen Schuldzuschreibungen („*Ich* kann die Schüler nicht beruhigen ...“), zum anderen von – eventuell unsinnigen – beruflichen Anforderungen („Ich müßte fähig sein, die Konzentration der Kinder *während der ganzen Unterrichtszeit* zu erhalten“). Der letztgenannte Punkt verweist allerdings auf ein Spezifikum des Lehrerberufs, das keineswegs nur vorteilhafte Auswirkungen haben muß: die Möglichkeit, *selbst* die beruflichen Aufgaben und Anforderungen zu definieren.

Wir haben gesehen, daß wenn wir Wahrnehmung von Kompetenzen als – fortlaufende – Interpretation eigener Wirksamkeit ansehen, wir damit Kompetenzen nicht mehr als „starre“ aufzählbare Eigenschaften einer Person ansehen, sondern als variable Ergebnisse eines selbstreflexiven Prozesses. Dabei wird die Bedeutung der Frage nach korrigierenden Faktoren deutlich: Wenn wichtige Elemente beruflicher Interpretation – und damit auch beruflichen Handelns – in die „Beliebigkeit“ des Handelnden gestellt sind – wer oder was reguliert dann den Ablauf des Prozesses? Kann es so etwas wie „nicht-subjektbezogene“ Überprüfungen der Interpretationen geben?

2.2.2 Der vernachlässigte Korrekturfaktor: „Rückmeldung“

Für die Einschätzung eigenen Vermögens und erst recht für folgenreiche Interpretationen eigenen Könnens sind Informationen notwendig, die dem Interpretierenden Aufschluß über die Richtigkeit seiner Interpretation geben. Das Ausmaß und die Differenziertheit von *Rückmeldungen* wird damit zu einem entscheidenden Faktor. Durch diese ist die (Selbst-)Evaluation des Handelns erst möglich und damit auch die Modifizierung weiteren Handelns: Der handlungsauslösende Impuls erfolgt auf Grund von Interpretationsprozessen (Selbstwirksamkeitsüberzeugung), für die Bewertung des Handelns sind (externale) Rückmeldungen notwendig, das Resultat der Bewertung modifiziert die Interpretation (z.B. nimmt die Selbstwirksamkeitsüberzeugung zu oder ab, je nachdem, wie erfolgreich aus der Sicht des Subjekts das Handeln war), die veränderte Interpretation führt zu verändertem Handeln:

Abb. 3: Modifikationen von Selbstwirksamkeitsüberzeugungen und Handlungen

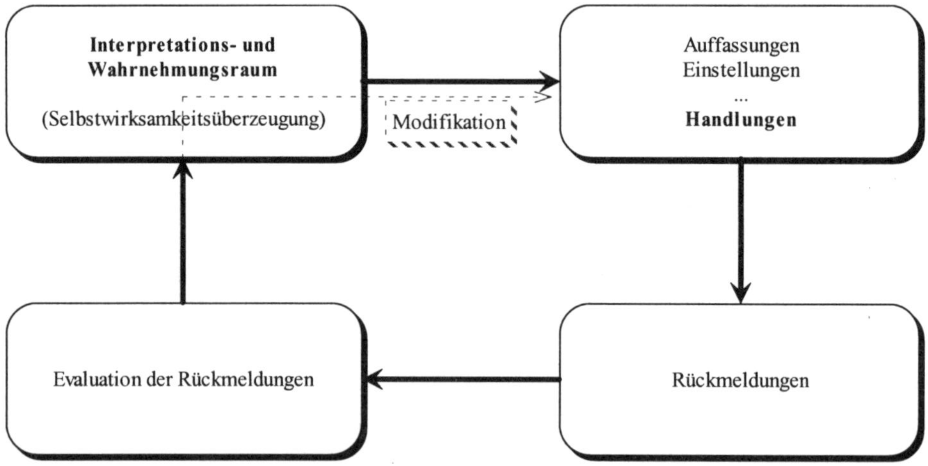

Rückmeldungen spielen also eine zentrale Rolle beim Aufbau und bei Verstärkung von Selbstwirksamkeit. Die Interviews zeigen, daß Lehrer gerade ihren Beruf als ausgesprochen „rückmeldearm" empfinden:

- Hierhin gehört vor allem das Muster des „Einzelkämpfers", das wir bereits bei der Darstellung der Ergebnisse der Pilotstudie erwähnten (vgl. oben S. 108). Sehr viele Schilderungen handeln von Erlebnissen aus der Berufsanfangszeit, in der ein Austausch als außerordentlich positiv empfunden worden war (mehrere Referendare an einer Schule, Gleichaltrige begannen an der gleichen Schule ihre Stelle). So sehr man sich diesen Austausch auch heute noch wünscht, so wenig Bereitschaft ist bei vielen Kollegen da, sich darauf einzulassen (z.B. mit gemeinsamen Unterrichtsbesuchen, Supervisionsgruppen usw.). Nur in Einzelfällen konnten Freundschaften „hinübergerettet" werden, wenn etwa Kollegen aus der Anfangszeit noch heute im gleichen Kollegium sind.
- In der Institution „Schule" sieht man keine wirkliche Gelegenheit zu einem intensiveren Austausch verankert. So dienen Konferenzen überwiegend zur Besprechung organisatorischer Angelegenheiten, nur in Ausnahmefällen wird über problematische Klassen oder Schüler gesprochen – gar über einen „bestimmten" Lehrer und dessen Probleme zu sprechen, ist geradezu tabu. Einziger Lichtblick sind Fortbildungsveranstaltungen. Da aber bevorzugt Veranstaltungen besucht werden, die der fachlichen Fortbildung dienen, kommen die „eigentlich interessanten" Themen erst am Abend beim informellen Zusammensein mit Kollegen zur Sprache.

- Überraschend ist, daß auch den Schülerreaktionen selbst nur bedingt ein Rückmeldecharakter zugesprochen wird. Die in der Unterrichtssituation wahrgenommenen Signale beziehen sich auf einige wenige konkrete Bereiche unterrichtlichen Handelns: ob die Konzentration vorhanden ist, ob Fragen gestellt werden, ob Unruhe in der Klasse ist – also auf allgemeine Stimmungen, auf die Klassenatmosphäre. Sobald es um differenziertere Beurteilungen eigenen Handelns aus der Sicht der Schüler geht, wird dies vermißt. Zwar werden häufig einzelne Vorgänge beschrieben, in denen dann eine Art pauschale Rückmeldung erfolgt: Abitur-Zeitung, Treffen von Schülern auf der Straße, Reaktionen von ehemaligen Schülern – aber diese Rückmeldungen taugen kaum für die aktuelle verhaltensmodifizierende Evaluation. Um so größer ist aber gerade der Stellenwert jener seltenen Augenblicke zur Beurteilung, ob man als „guter Lehrer" empfunden wurde.

Das fehlende – nicht-institutionalisierte – Feedback verweist den Lehrer wieder auf sich selbst. Eine der Folgen davon ist, daß das, was wir in der Pilotstudie „Qualifikationsbedarf" (hier vielleicht „Anreiz zur Kompetenzgenese" nennen würden) genannt haben, nur schwach ausgebildet ist. Aber die Folgerung, daß der Handelnde nun einfach den „bequemsten" Definitionspfad geht, kann so auch nicht stimmen. Denn gerade unsere Gruppe der Befragten zeigt, daß sie sich ihre Arbeit keineswegs „leicht" machen. Wie ist dieses Verhalten in unser Modell einzuordnen?

2.3 Aufgabendefinition und Schülerzentriertheit als „Rückmeldesurrogat"

Die fehlenden Evaluationskriterien haben zur Folge, daß der Lehrer nicht nur in hohem Maße sich selbst definiert und auch aus strukturellen Gründen definieren *muß*, über welche Kompetenzen er wann in welchem Umfang verfügt – er definiert auch entscheidend die Aufgaben, die von ihm zu bewältigen sind, mit anderen Worten: seine Berufsdefinition ist eine *Selbstdefinition*.

Durch detaillierte Lehrpläne sind die *fachlichen* Inhalte klar umrissen: Welches Stoff-Pensum in welcher Zeit zu vermitteln ist, ist akribisch in kiloschweren Bänden festgehalten. Für diesen Bereich sind auch unzählige Rückmeldeagenten institutionalisiert: mündliches Abfragen, Klassenarbeiten, Rückmeldungen von Eltern, die „Kontrolle" des Lehrers, der im nächsten Schuljahr die Klasse übernimmt und in Baden-Württemberg das Zentralabitur, das einen landesweiten Vergleich zuläßt. Dieser hohe Kontrollgrad ist sicher auch (mit-)verantwortlich für die große Teilnahmebereitschaft von Gymnasiallehrern an fachlichen Fortbildungen.

Demgegenüber steht aber ein ausgesprochen diffuser Erziehungs- und Bildungs-„Auftrag", der dem Lehrerberuf mit auf den Weg gegeben wird. Im Gegensatz zu den Vorgaben für den Unterricht verbleibt es in der Regel bei sehr vagen Formulierungen. Beispielhaft: die Formulierungen in den Schulgesetzen. Wo es sich konkreter anhört – vgl. z.B. „Der Erziehungs- und Bildungsauftrag des Gymnasiums" im gymnasialen Bildungsplan für das Gymnasium „der Normalform“ [!] Baden-Württemberg aus dem Jahr 1949 (S. 9ff.) – handelt es sich um eine Ansammlung von Forderungen, Appellen, Proklamationen oder schlichten Behauptungen, wo mit keiner Silbe erwogen wird, ob all dies unter obwaltenden Bedingungen überhaupt realistisch ist oder wie es praktisch realisiert werden könnte. Mehr noch: Für den Unterricht ist selbstverständlich der fachmännisch Vorgebildete kompetent und zuständig, den Erziehungsauftrag aber nimmt dieser Fachmann als „Person“ in der Funktion des Vorbildes wahr. Dies ist gewiß einer der Gründe dafür, daß Lehrer an Gymnasien in der Regel den Erziehungs- und Bildungsauftrag neben ihren Unterrichtsauftrag plazieren und seine Übernahme unter Vorbehalt stellen (auch weil sie mangels pädagogischer Vorbildung das Konzept des „erziehenden/bildenden Unterrichts“ gar nicht kennen) und daß sie auf das Konstrukt „Lehrerpersönlichkeit“ Bezug nehmen, wo sie auch im Sinne dieser Lehrplan-Präambel eben nicht sich als pädagogische Fachleute zu definieren genötigt sind. – Im übrigen blendet die gängige Ausbildung der Lehrer aller Schularten und -stufen den Faktor „Persönlichkeitsentwicklung“ *in praxi* aus. Die alltäglichen Folgen für den Schul-„Betrieb“ sind notorisch.

Natürlich kann problemlos überprüft werden, ob ein Schüler in der Jahrgangsstufe xy die Integralrechnung beherrscht oder über Napoleons Feldzüge Bescheid weiß – aber ob er ein „mündiger Bürger“ geworden ist, ob er „selbstverantwortlich handeln“ kann, ob er „Zusammenhänge herstellt“, „kreativ“ ist oder zu einer „demokratischen Grundeinstellung“ gelangte: Nach welchen Kriterien soll dies beurteilt werden? Unter welchen schulischen Bedingungen der öffentlichen staatlichen Regelschule wird es überhaupt feststellbar? (Die Lage in den Landerziehungsheimen oder z.B. den Waldorfschulen ist bekanntlich eine völlig andere und belehrt uns über die Rhetorik unserer Fragen.) Und welche „Instrumente“ oder „Strategien“ von Seiten des Lehrers könnten eingesetzt werden, die auch nur in Ansätzen im Hinblick auf ihre Effektivität überprüfbar wären? „Liebe“ zu Kindern? „Anteilnahme“? Etwas eher vielleicht „Engagement“ oder „Aufgeschlossenheit“.

Wie auch immer: Auf der einen Seite würde sicher der größte Teil der Verantwortlichen in den Kultusministerien, in den Lehrerverbänden und schließlich auch der allergrößte Teil der Lehrer selbst den Gedanken, daß es im Unterricht hauptsächlich um reine Stoffvermittlung ginge, weit von sich weisen und betonen, daß eine der wichtigsten Komponenten des Lehrerberufs der „pädagogisch“-orientierte Bereich sei. Andererseits wird gerade jener Teil fast vollständig in die Beliebigkeit der Selbstwahrnehmung und Selbstdefinition des Berufsausübenden gestellt, ohne daß auch nur geringste Standards für die Gültigkeit dieser Selbstdefinitionen faßbar (im Sinne von sanktionierbar) definiert wären, wie es die Debatte über „Professionalisierung“ nahelegen müßte.

„Beliebigkeit“ widerstreitet „Professionalität“. Wir möchten hier den Vorschlag unterbreiten, die Professionalität von Lehrern nicht an fixierte Regularität zu binden – was schon deswegen unsinnig ist, weil Unterrichtshandeln tentativ und experimentell ist –, sondern die Professionalität *praxisgerecht* zu definieren als Variabilität des Handelns, die nicht beliebig und auch nicht willkürlich ist, sondern lität des Handelns, die nicht beliebig und auch nicht willkürlich ist, sondern *situationsadäquat.* „Professionalität“ bedeutet dann, nicht nur regelrecht, sondern situationsangemessen zu handeln. Das Kriterium dafür aber kann nur individuell-subjektiv ermittelt und begründet werden. Insofern ist „Beliebigkeit“ kein Argument für Kriterienlosigkeit, sondern für Authenzität individuell verantwortlichen Lehrerhandelns. Mit andern Worten: Die Chance der Freiheit beinhaltet die Last der Verantwortung.

Beliebigkeit bedeutet deshalb in unserem Modell „große Definitionsfreiheit“ für die Personen. Bis zu einem gewissen Grad sind auch unsere Gesprächspartner froh über den Freiraum, Unterricht nach eigenen Schwerpunkten zu gestalten. Aber wenn nicht nachhaltige Unsicherheit entstehen soll, bedarf es „Überprüfungsinstanzen“ von „außen“, die eine Kontrolle und eventuelle Korrektur eigener Einschätzungen ermöglichen:

Abb. 4: Korrelation zwischen Selbstdefinition und Rückmeldungen

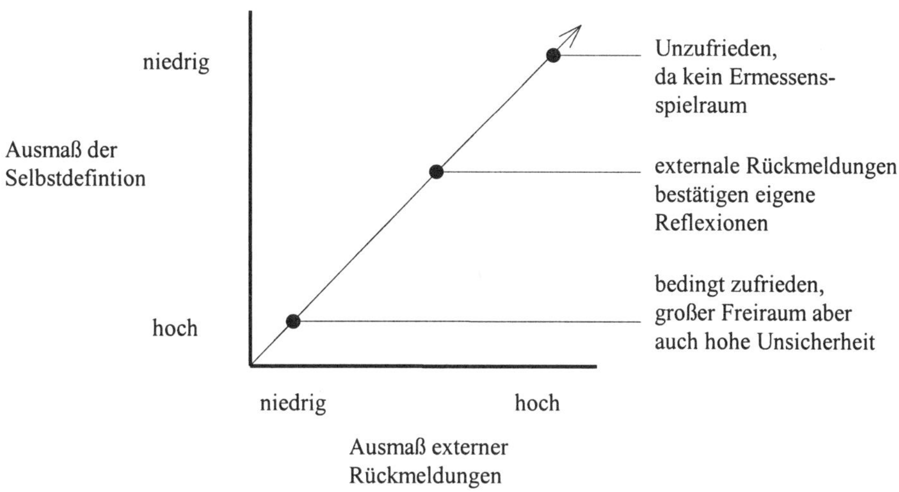

- Wird der Spielraum eigener Definitionsmöglichkeiten durch ständige externale Kontrolle (Fremddefinition) eingeschränkt, so führt dies zur Unzufriedenheit. Eine Selbstevaluation des eigenen Verhaltens ist nur schwer möglich, womit die Impulse zur Erreichung höherer Plateaus der Selbstwirksamkeit abflachen.
- Allerdings führt der umgekehrte Fall – große Definitonsmacht beim Subjekt, kaum externale Rückmeldungen – nur bedingt zur Zufriedenheit. Der *Realitätsgehalt* eigener Einschätzung (wie man etwa als Lehrer „ist“) kann nicht zugeordnet werden, es entsteht das Gefühl permanenter Unsicherheit. Um diesem Gefühl zu entgehen, werden bekannte Strategien wie die der Abkapselung, des Sich-Verschließens, der Selbstüberredung usw. ergriffen.

- Im Idealfall besteht ein Gleichgewicht zwischen Selbstdefinitionsmöglichkeiten und externalen Rückmeldungen. Da auf Grund der „externen Datenbasis" ständig Informationen über das eigene Handeln einfließen, werden viele der „Evaluationsschleifen" (siehe Abb. 1) nur zu *leichten* Korrekturen führen (es wird nicht immer das ganze Selbstbild in Frage gestellt werden).

Nun ergeben die Interviewdaten unserer Studie aber ein Bild, das auf den ersten Blick im Widerspruch zu den oben angeführten Modellannahmen steht: Zwar beklagen die Gesprächspartner die fehlenden Rückmeldungen, sprechen auch von der hohen eigenen Definitionsmacht, kennen aber nur in sehr geringem Maße Unsicherheit oder gar Unzufriedenheit. Es muß also möglich sein, trotz des Fehlens institutionalisierter Rückmeldeagenten eine zufriedenstellende Stabilisierung des (beruflichen) Selbstbildes zu erhalten.

Die Interviews zeigen, daß die Befragten einen Weg gefunden haben, sie wenden gewissermaßen einen „Trick" an, um die notwendigen Rückmeldungen herzustellen: Sie engagieren sich! Die Teilnahme an Klassenfahrten wird gesucht, da dann auch Schüler einmal „aus sich herausgehen" und über andere Themen reden; bei Schülerproblemen ist man zu Gesprächen außerhalb des Unterrichts bereit, lädt zum Kaffee ein; es werden eine Vielzahl zusätzlicher Unterrichtsaktivitäten verwirklicht, wie die Teilnahme an Wettbewerben, das Gestalten von Musicals; es wird versucht, Gesprächskreise mit Kollegen aufrecht zu erhalten; Supervisionen werden aus der eigenen Tasche bezahlt usw.

> „Aber das ist eigentlich selbst in den 10er- und 11er-Klassen, die sehr distanziert sich geben. Wenn man Interesse zeigt und näher nachfragt oder wenn man sie auf irgendeiner Veranstaltung außerhalb der Schule gesehen hat – was also bei mir nichts mit der Schule zu tun hatte und bei den Schülern nicht – und dann da eine Ebene bekommt, also dann wird einem auch vieles erzählt."

> „... daß Kinder oder Jugendliche unheimlich sensibel sind und an dem, was sie sagen, immer auch was Wahres dran ist. Und es stimmt schon: Sie sehen einen, weil die haben ja gar keinen Grund, irgendwie einen niederzumachen, wie vielleicht Erwachsene aus taktischen Gründen [das tun], sondern sie sagen ganz spontan das, was sie empfinden, und da ist immer was Wahres dran."

In diesem Zusammenhang gewinnt auch das Muster vom „Experiment" seinen Sinn. Der Gedanke, altes Material immer wieder „aus der Schublade" zu ziehen, liegt ihnen fern. Es wird immer wieder versucht, im Unterricht zu experimentieren, Neues zu gestalten, die Schüler zu – für den Lehrer selbst – unerwarteten Reaktionen zu bringen. Aus der Sicht der Befragten geschieht dies, weil „einem sonst selbst langweilig wird" oder „die Schüler schlafen mir ja sonst ein". Aber diese Art des Unterrichtens bedeutet auch, daß sich die Informationsdichte über Schülerperspektiven und die Qualität des eigenen Unterrichts verbessert. Das Herbeiführen von

Rückmeldungen führt aber nicht nur zu einer *Evaluation* eigenen Handelns, sondern durch den vergrößerten Erfahrungsspielraum werden auch die Selbstwirksamkeitsüberzeugungen *verstärkt* (Mittag/Kleine/Jerusalem 2002; Satow 2002).

3. Kompetenzgenese als Resultat von Selbstwahrnehmung, Selbstinterpretation und Selbstevaluation

Vorrangiges Ziel war es zu zeigen, wie kognitive Muster, die sich aus berufsbiographischen Erzählungen ergeben, in Beziehung gebracht und durch analytische Modelle interpretiert werden können. Die so gewonnenen Zusammenhänge lassen aber auch konkrete Schlüsse für die Gestaltung der Praxis des Lehrerberufs zu. Dies soll abschließend an einigen Überlegungen dargestellt werden.

Die Angebote in der Lehreraus- und -fortbildung erwecken oft den Eindruck, als ginge es beim Kompetenzerwerb um einen Aneignungsprozeß, der „trainiert" werden könnte. Dies mag in der Phase des Berufseinstiegs zutreffend sein, später sicherlich nur noch in Einzelfällen. Berufserfahrene und berufszufriedene Lehrer beschäftigt nicht oder nur wenig die Frage, wie sie *einzelne* Fähigkeiten perfektionieren können. Essentielle Bereiche des Berufsdaseins wie Zufriedenheit, Verhältnis zu Schülern, Freude am Beruf usw. werden gesteuert durch die Wahrnehmung eigener Befähigungen, der Interpretation dieser Wahrnehmung und ihrer Überprüfung. Daraus ergeben sich als Schlußfolgerungen:

- Gerade in der Frage der Wahrnehmungsmöglichkeiten ist ein Lehrer an staatlichen Schulen fast ausschließlich auf sich selbst verwiesen. Rückmeldeinstanzen wie Supervisionen, Teilnahme von Kollegen am eigenen Unterricht oder Konferenzen, in denen über persönliche Fragen, Probleme mit Klassen oder Schülern ausführlich und kontinuierlich gesprochen wird, sind weder verpflichtend eingeführt noch vorgesehen. Damit fehlt ein entscheidender Korrektur- und Modifaktionsfaktor beruflichen Handelns.
- Wenn der Punkt der Wahrnehmungsevaluation aber nicht erfüllt ist, ist auch die Effizienz von Lehrerfortbildung, die sich punktuellen Fragen widmet („projektbezogener Unterricht", „Einsatz von Medien" usw.) nur gering. Denn der Teilnehmer nimmt mit, was er *glaubt* erkannt zu haben und setzt es so um, wie er *meint*, daß es umgesetzt werden sollte. Ob sich dies mit dem in der Fortbildung Gewollten deckt, wird nicht mehr überprüft. Im Falle eines „Scheiterns" wird der Mißerfolg so den Fortbildungsinhalten zugeschrieben.
- Die Beliebigkeit der Selbstinterpretation führt auch zu einer Beliebigkeit der Berufszufriedenheit. Obwohl Lehrer innerhalb des *gleichen* Kollegiums die *gleichen* Rahmenumstände vorfinden und die *gleichen* Schüler unterrichten, wird es neben guten und sehr engagierten Kollegen auch diejenigen geben, die resigniert haben oder unzufrieden sind. Denn negative Deutungszuschreibungen von Er-

eignissen (siehe Abschnitt 2.2.1) werden durch die Institution Schule weder verhindert noch korrigiert.

Natürlich sind „wahrnehmungsfördernde“ Verfahren wie beispielsweise Teamteaching oder Balintgruppen schon lange bekannt. Die Gesprächspartner unserer Studie verweisen allerdings regelmäßig bei der Frage, ob solche Angebote oder Fortbildungen wahrgenommen würden, darauf „daß die, die es schon immer interessiert hat“ teilnehmen und „die, die es eigentlich nötig hätten“ gar nicht erst hingehen. Die Crux an der aktuellen Situation ist offensichtlich der fehlende verpflichtende Charakter zur Teilnahme sowie Umsetzung solcher Angebote und die Überprüfung der Umsetzung. Ein größerer Austausch über berufliche Zusammenhänge wird von sehr vielen Lehrern gewünscht.

Vielleicht konnte verdeutlicht werden, daß dieser intensivere Austausch auch der positiven Wahrnehmung eigener Fähigkeiten und der Überprüfung eigenen Handelns dient. Erst wenn diese Effekte eintreten, wird aus dem Lehrer, den das System Schule eher als Unterrichtsexperten definiert, eine Lehrerpersönlichkeit, die sich als *Person* definiert und damit erst neben der fachlichen Expertise die Voraussetzung für die Ausübung eine *pädagogischen* Berufs erfüllt.

IV. Perspektiven und Konsequenzen für das Studium von Gymnasiallehrern

Vorbemerkung

Wie Lehrer ihren Beruf lernen, ist die eine Frage. Die andere lautet, *wo* sie dies können. *Im* Beruf, versteht sich. Aber es gibt Vorbereitungen darauf, und davon ist in den beiden Abschnitten dieses Kapitels die Rede, soweit es um das Universitätsstudium von Gymnasiallehrern geht.

Künftige Gymnasiallehrer absolvieren in Deutschland seit dem Beginn des 19. Jahrhunderts ein Universitätsstudium, das in seinen Fachinhalten bis heute auf das künftige Berufswissen nur marginal Bezug nimmt. Im 19. Jahrhundert war das Gymnasialwissen eine Propädeutik des universitären Wissenschaftswissens. Gymnasialunterricht war „gelehrter“ Unterricht (Paulsen), und der Gymnasiallehrer änderte an der Wende des 18. zum 19. Jahrhundert sein Selbstverständnis: von „Schulmeister“ zum „gelehrten Schulmann“; die alte Berufsbezeichnung „Gymnasialprofessor“ für Studienräte erinnert noch an dieses Professionsbewußtsein, und in Baden-Württemberg bekommen die Leiter der Studienseminare bis heute den Titel „Professor“ verliehen, obwohl sie im wesentlichen eine ganz und gar unprofessorale Organisationsaufgabe wahrzunehmen haben. Da die Gymnasien als Zubringereinrichtungen für ein Universitätsstudium funktionieren sollten, schaffte Wilhelm von Humboldt bei seiner Gymnasial- und Universitätsreform die „untere“ Fakultät (der *artes*) ab und schlug diese Jahre dem Gymnasium als „Oberstufe“ zu. Neben den alten Berufsfakultäten – Theologie für Pfarrer; Rechts- und Staatswissenschaften (bzw. Kameralistik) für Richter und Beamte, Medizin für Ärzte, insgesamt also für die neue „bürgerliche Intelligenz“ im Staatsdienst und Beamtenstatus – richtete Humboldt die Philosophische Fakultät als die Berufsfakultät der künftigen Gymnasiallehrer ein. Dieses Rekrutierungssystem funktionierte aber nur bis zur Abspaltung der Mathematik und Naturwissenschaften in einer eigenen Fakultät und solange *ein* Gymnasialtyp (das Humanistische Gymnasium) die alleinige Berechtigung zum Studium verlieh. Diese Bedingungen waren schon im ausgehenden 19. Jahrhundert nicht mehr erfüllt: in den Universitäten verlor die Lehrerausbildung ihren „Ort“. Und nach der Auflösung der Fakultäten in Fachbereiche oder Sektionen, die einer Wissenschaftssystematik folgen oder manchmal nur einen Studiengang (wenn auch mit differenzierten Abschlüssen) anbieten, ist das Studium der Gymnasiallehrer an deutschen Universitäten in Ermangelung eines eigenen Studiengangs vollends „ortlos“ geworden.

In den vergangenen Jahren sind allerlei Verlegenheitslösungen für dieses Problem kreiert, dekretiert, modifiziert und auch wieder demontiert worden. In der Sache hat sich kaum etwas zum Besseren wenden lassen. Warum? Weil eben auf eine Besonderheit der inneren *institutionellen* Verfaßtheit einer deutschen Universität kein Bedacht genommen wurde: sie hat für diese Aufgabe der Lehrerausbildung keine eigene Fakultät! Erst wenn dieser *systemgerechte* Ort eingerichtet wird – und keine Ersatzlösung wie ein Zentrum für Lehrerbildung, auch wenn es noch so gut seine Organisations- und Koordinierungsaufgaben wahrnehmen (wie z.B. in Paderborn), aber auch gleich wieder aufgelöst werden kann (wie in Bonn) –, können künftige Gymnasiallehrer in einem eigenen Studiengang berufsbezogen studieren und sich an ihrem Berufsziel – und nicht wie bisher ausschließlich am Fach – orientieren, wie das für angehende Ärzte, Architekten, Maschinenbauer usw. selbstverständlich ist.

Daß eine solche Fakultät nicht für Lehrerausbildung eingerichtet werden sollte – sozusagen als überholtes Modell einer Berufsfakultät –, sondern für Wissenschaften der Vermittlung und Aneignung, für Lehren und Lernen im weitesten Sinne, so daß man sich Konstellationen der Fächer Pädagogik, Psychologie und Informatik für künftiges Lehr- und Beratungspersonal in allen möglichen pädagogisch-psychologischen Berufen vorstellen kann, wird im folgenden Abschnitt ausführlich begründet. Der Wissenschaftsrat hat in seinen Empfehlungen vom November 2001 eine solche Fakultätslösung ebenfalls als optimale Möglichkeit der Neuordnung des Lehramtsstudiums an Universitäten genannt.

Einstweilen wird die aktuelle Debatte hingegen beherrscht von den Überlegungen, nach Möglichkeit die universitären Studiengänge der Geistes- und Naturwissenschaften in eine Bachelor-Master-Struktur zu überführen. Dieses Vorhaben hat Gründe, die zunächst gar nichts mit einer Verbesserung der Lehramtsausbildung zu tun haben, sondern: in vielen Geisteswissenschaften ist die Studienstruktur amorph, die Abbrecherquoten sind hoch, die Zahl der Schlußexamina hat sich in den letzten ca. 15 Jahren trotz Verdoppelung der Studentenzahl nicht verändert. Mit anderen Worten: Man will versuchen, die eigentlich für die höheren Universitätsstudien nicht Geeigneten rasch und damit kostengünstig wieder loszuwerden. Eine solche Struktur könnte aber das Studium der Gymnasiallehrer dequalifizieren, und wenn diese doch alle den Master-Abschluß aus fachlichen und laufbahn- bzw. besoldungsrechtlichen Gründen benötigen, dann besteht hier nicht der mindeste Änderungsbedarf in der beabsichtigten Richtung, wie er vor allem von einem Expertenrat des Landes NRW vorgetragen worden ist (s. unten S. 253). Der Präsident des Kulturwissenschaftlichen Instituts dieses Landes in Essen, Jörn Rüsen, hat denn auch diese Empfehlungen sehr richtig einen „geistigen Aussetzer" genannt. Diese aktuelle Debatte sollte in diesem Buch nicht fehlen, vor allem auch wegen des Hinweises auf ein ganz anderes strukturiertes Lehrerausbildungsmodell in der Bachelor-Master-Struktur, das an der Universität Greifswald entwickelt wurde.

Noch so schöne Modelle und noch so triftige Argumentationen werden am desolaten Zustand der Gymnasiallehrerausbildung in Deutschland nichts ändern, wenn nicht – vielleicht unter dem Eindruck von TIMSS und PISA – andere *politische* Rahmendaten gesetzt werden. So wie der deutsche PISA-Koordinator bei der

OECD nicht müde wird, darauf hinzuweisen, daß Ausgaben für Bildung und Erziehung nicht *Kosten*, sondern *Investitionen*, vor allem in unsere gemeinsame Zukunft sind, so muß immer wieder dafür geworben werden, daß das Land nicht nur „andere Lehrer“ braucht (Struck), sondern vor allem *andere Pädagogen* im Gymnasium benötigt, die ihren Beruf nicht als „Fachleute“ für ein „Fach“, sondern als Lehrer und Berater, Erzieher und Bildner, als Entwicklungshelfer für junge Leute auf dem Weg in ihre Berufsausbildung und ihr Leben verstehen. Deshalb akzentuieren die zusammenfassenden Empfehlungen im Kapitel V dieses Buches genau diesen Aspekt. Lehrer sind nun einmal in mehrfacher Hinsicht Führungspersonal für junge Leute, und genau *dafür* sollte man sie ausbilden!

Eine Bachelor-/Master-Struktur für das Universitätsstudium von Gymnasiallehrern – Chancen oder Holzwege?[1]

Bevor auf die Thematik i.e.S. eingegangen werden kann – ob nämlich eine Umstrukturierung der Lehramtsstudien nach der BA/MA-Struktur eine Verbesserung des Studiums bewirken oder bestehende Schwierigkeiten nicht nur nicht beheben, sondern durch neue ersetzen würde –, müssen im 1. Kapitel einige Vorklärungen vorgenommen werden: (1) hinsichtlich der unübersichtlichen und widersprüchlichen Diskussionslage, in der wir uns befinden; (2) hinsichtlich des hier zugrunde gelegten Verständnisses eines Universitätsstudiums und damit auch für das Studium von künftigen Lehrern für das Höhere Lehramt an allgemeinbildenden Gymnasien; (3) hinsichtlich des durchweg defizitären Ansatzes der sog. „Reform"-Diskussionen über die gymnasiale Lehrerausbildung, in denen seit Jahrzehnten in „Stellvertreter"-Debatten mehr oder weniger beliebige und durchweg ineffektive „Reform"-Vorschläge produziert werden, weil *strukturell* wichtige Rahmenbedingungen für die *Durchführung* dieser Ausbildung ignoriert werden. Im 2. Kapitel soll dann eine BA/MA-Struktur dieses Lehramtsstudiums am Beispiel des derzeit heftigsten Mangelbereichs Naturwissenschaften skizziert werden.

1. Notwendige Vorklärungen

1.1 Die unübersichtliche und widersprüchliche Diskussionslage in der Debatte über die Ausbildung der Gymnasiallehrer

Die heutige Debatte über Lehrerausbildung im allgemeinen und über das Universitätsstudium von angehenden Gymnasiallehrern im besonderen ist durch eine Reihe von Unklarheiten, Ungereimtheiten und Widersprüchlichkeiten charakterisiert.

1 Bei dem folgenden Text handelt es sich um die erweiterte Fassung des Eröffnungsreferats des Workshops „Bachelor- und Masterstudiengänge in der Lehrerausbildung?" am 23. Juni 2000 in Hannover, zu dem die Zentrale Evaluations- und Akkreditierungsagentur Hannover ZEvA eingeladen hatte. – Ich danke meinem Kollegen Professor Matthias Schneider (Universität Greifswald), der als Projektleiter des Bund-Länder-Kommission-Verbundprojekts „Modularisierung" (1999), zusammen mit seinen Projektmitarbeitern, diesen Text diskutiert hat. Die daraus erwachsenen Ergänzungen und Klärungen sind in den Text eingegangen.

- *Einerseits* sind z.B. Empfehlungen der Hochschul-Rektorenkonferenz zur Lehrerausbildung ernst zu nehmen[2]; *andererseits* fragt man sich, wie bei manchen anderen Äußerungen der HRK bzw. ihres Präsidenten, *von wem* sie eigentlich gemacht sind, *für wen* sie gedacht sind, und vor allem: was diejenigen sich dabei gedacht und *beabsichtigt* haben, als sie sie an die Öffentlichkeit gegeben haben. Wenn zwei Drittel der HRK-Mitglieder *nicht*-universitäre Hochschulen sind und die weit überwiegende Mehrheit von Fachhochschulen gebildet wird, dann kann es nicht verwundern, daß hochschul- und bildungspolitisch *deren* Interessen und nicht die der Universitäten wenn schon nicht im Vordergrund stehen, so doch nicht übergangen werden können (z.B. bei der Anregung, bei bestimmten Graduierungen die Unterscheidung FH oder Universität nicht nach außen kenntlich zu machen!). Das Stimmrecht im Plenum ist anders geregelt, aber seit wann gelten *in politicis* Regeln, die *nicht* das Meinungsbild einer *faktischen* Mehrheit wiedergeben?[3] Es ist nicht verwunderlich, daß sich Ende des Jahres 2000 mit der Gründung einer vereinigten Konferenz der Fakultätentage massiver Widerstand gegen die Politik der HRK formierte, und zwar ausdrücklich auch gegen deren Position in der Frage der BA/MA-Studienstruktur.
- In dieser BA/MA-Debatte ist nicht immer klar, ob es vorrangig um die Verbesserung der *Studierbarkeit* von Fächern bzw. Fachkombinationen geht oder um das *Offenhalten von Berufsentscheidungen* oder um die Erhöhung der *Professionalität* bei den Absolventen. Diese in ihren Konsequenzen höchst unterschiedlichen Zielsetzungen sind *in sich* und *untereinander* widersprüchlich: „Studierbarkeit" kann sich auf die Klarheit der Begründungs- und Ableitungszusammenhänge von Wissenschaft i.S. von Theorie beziehen oder auf die optimalen inhaltlichen oder zeitlichen Arrangements der Darbietung und Aneignung von Wissen und Anwendung; „Professionalität" kann sich auf Wissenschafts- oder Berufswissen beziehen oder auf die Verknüpfung beider.
- Es wird immer von der Lehrerausbildung angehender Gymnasiallehrer an den Universitäten geredet. Die ständige Wiederholung bedeutet aber nicht, daß das auch so wäre oder daß es sie an den meisten Universitäten überhaupt gäbe: dies ist nämlich *der Sache nach* nicht der Fall. In Wahrheit absolvieren die künftigen Gymnasiallehrer in der Regel ein *Fachstudium* in zwei wissenschaftlichen Fächern, das durch eine *wissenschaftliche* Prüfung und *nicht* durch eine pädagogisch-berufsbezogene abgeschlossen wird (das geschieht erst nach dem Referendariat), wie das in *allen* wissenschaftlichen Studiengängen an deutschen Universitäten der Fall ist. Insofern ist dieser Ausbildungsabschnitt (1. Phase) nur *in-*

2 Empfehlungen zur Lehrerbildung. Entschließung des 186. Plenums vom 2.11.1998. – Die Dokumente der HRK sind im Internet abrufbar unter http://www.hrk.de/archiv/

3 Im Dokument „Gremienstruktur der HRK" ist die Tabelle über die Stimmrechte in den Gremien ausgewiesen: Die HRK hat insgesamt 257 Mitgliedhochschulen, davon 82 Universitäten und Hochschulen mit Habilitationsrecht, und 121 Fachhochschulen, die mit 82 (36) Stimmen im Plenum und 33 (16) im Senat vertreten sind. Bei der letzten Präsidentenwahl wurde der erklärte Anwalt der Interessen der Universitäten *nicht* gewählt.

sofern als *Ausbildung* zu qualifizieren, als im Universitätsstudium die *fachwissenschaftlichen* Grundlagen für die Lehrbefähigung in den künftigen Unterrichtsfächern gelegt werden[4], nicht aber die *berufspraktischen* Grundlagen (Fachdidaktik, Methodik, Lehr-Lern-Psychologie usw.). Im Sinne der üblichen Unterscheidungen ist das Universitätsstudium nicht *professional*, sondern *general* und *academic*. Daran ändern auch die mehr oder weniger marginalen Anlagerungen von Pädagogik, Pädagogischer Psychologie, Fachdidaktik und Schulpraktika nichts wesentliches, zumindest nicht im *Selbstverständnis* der Studierenden. – Im letzten Jahrzehnt ist lediglich bei der Neuordnung der Lehrerausbildung für das Land Brandenburg an der Universität Potsdam der einzige ernsthafte (inzwischen zum Teil gelungene) Versuch gemacht worden, die Lehrerausbildung anders zu strukturieren und den Studierenden ein anderes Selbstverständnis zu vermitteln (Edelstein/Herrmann 1992, auszugsweise im vorliegenden Band, S. 58ff.). Ein nicht nur *äußerlicher* Beleg dafür ist die hohe Nachfrage nach diesem Potsdamer Studium (dazu oben der Beitrag von Thiem, S. 79ff.).

- Das Lehramtsstudium für das Höhere Lehramt stellt keinen eigenen Studien*gang* i.e.S. dar, sondern kombiniert Teile der Hauptfächer zu einem *Abschluß*, was nicht ausschließt, daß einige in der Regel schwach ausgeprägte Professionsanteile für Lehrer enthalten sein können und daß in Einzelfällen die *Strukturierung* des Studiums durch lokale Studienpläne den *Anschein* eines Studiengangs vermittelt. Diese Situation ist auf den Umstand zurückzuführen, daß Lehre und Studium an deutschen Universitäten im Bereich der wissenschaftlichen Grundausbildung, die sich am Magister- oder Diplomabschluß oder an externen Examina in nur *einem* Fach orientiert (kirchliche Examen für Theologen, die Examina für Juristen, Mediziner und Pharmazeuten), *disziplinär* und *nicht berufsfeld-orientiert* organisiert sind, wie dies die Diplom-Studiengänge im Hauptstudium durch Schwerpunktbildung bzw. Kombinationen von Wahlpflichtfächern ermöglichen. Das heißt also: BA-/MA-Studiengänge in die Lehrerausbildung einzuführen würde bedeuten, *überhaupt* eine *Studiengangs*-Struktur einzuführen, über deren nähere Ausgestaltung dann zu befinden wäre.[5] *Deshalb* ist die Frage so wichtig, ob die BA/MA-Struktur für ein Gymnasiallehrer-Studium geeignet ist, unabhängig von dem ganz anderen Effekt, daß sie – und dafür liegen

4 Die Vertreter der Fachwissenschaften vertreten in aller Regel die irrige Auffassung, die fach*wissenschaftlichen* Grundlagen der Lehrbefähigung seien *identisch* mit den *fachlichen* Grundlagen. Dabei wird die (unten näher bezeichnete) Differenz von Wissenschafts-, Schul-, Lehr- und (Schüler-)Lernwissen vergessen. Zu den *fachlichen* Qualifikationen eines Lehrers gehört z.B., korrekte Texte für Lehr-Lern-Zwecke verfassen, Fehleranalyse betreiben, Lernstrategien vermitteln zu können und vieles andere mehr, was in der Regel weder gelehrt noch geübt wird. Daraus resultiert, daß Lehrerschaft und Schule kein System der Qualitätssicherung aufgebaut haben.

5 Dabei geht es nicht nur um eine interne Strukturierung, sondern vor allem auch deren *institutionelle* Absicherung in der Universität im Rahmen einer eigenen Fakultät. Vgl. dazu den vorhergehenden Abschnitt dieses Kapitels.

bereits positive Erfahrungen an der Universität Karlsruhe vor[6] – nicht nur eine amorphe 2-Fach-Magister-Studienstruktur alter Art ersetzen würde, in dieser neuen Struktur aber nicht durch die Kombination von zwei Diplom-„Rumpf"-Versionen ersetzen sollte, wie es heute vielfach den Anschein hat.

- *Einerseits* liegt der Vorzug des Lehramts-Studiums – ähnlich wie beim Magister-Studium alter Art – immer schon in der relativ freien Kombination von Fächern und Fachinhalten, d.h. es bestand immer schon – wenn man so will – aus Modulen (wenn auch nicht im heute spezifischen Sprachgebrauch). *Andererseits* waren und sind diese Module in der Regel allerdings in ihrer relativen Unkoordinierbarkeit – infolge ihrer sachlichen bzw. zeitlichen Fixierung an das Curriculum der jeweiligen Herkunftsdisziplin und deren Studiengang als Hauptfach – für die Studierenden meist keine Gestaltungschance, sondern eher eine Plage. Die eingangs zitierten HRK-Empfehlungen zur Lehrerbildung sprechen noch eher zurückhaltend von einem „eher geringen Maß an curricularer Konsistenz" (wie Anm. 2).
- *Einerseits* werden heute modularisierte Studiengänge verlangt, die auch berufliche Anknüpfungen und Übergänge enthalten. *Andererseits* wird aber gerade jener Abschluß – die Ausbildung der Gymnasiallehrer mit einer ersten und zweiten Phase –, der immer schon in seiner fachlichen Struktur *multi-disziplinär*, in seiner zeitlichen Gestaltung *flexibel,* mit *Praxis*anteilen und mit einer *Berufseinführungsphase* ausgestaltet und in seinen beruflichen *Verwendungsmöglichkeiten* enorm *polyvalent* war – es gibt praktisch keine arbeitslosen Assessoren des Höheren Lehramts auf dem Arbeitsmarkt! –, *nicht* zum Ausgangspunkt einer neuen Studien- und Ausbildungsstruktur gemacht, sondern in eine BA/MA-Struktur hineingedacht, die ursprünglich ganz *anderen* Studien- und Ausbildungszwekken dient (Schnitzer 1998, Teichler 1999).[7]
- *Einerseits* streben viele universitäre Studiengänge BA/MA-Ergänzungen oder auch Ersetzungen an und investieren genau hier Ressourcen, neben fachlichen Profilbildungen in den herkömmlichen Fächern und Fakultäten, wie es die Ministerien erwarten (vgl. das Karlsruher Modell, Abb. 1). *Andererseits* wird dem Lehramtsstudium genau dadurch aber jene materielle Basis nicht zuteil, die es benötigen würde, um ein Studienprofil „Spezialisten für Vermittlungs- und An-

6 Es handelt sich um das sehr gut konzipierte Modell der Fakultät für Geistes- und Sozialwissenschaften der Universität Karlsruhe (TH): Das Karlsruher Modell zweistufiger Studiengänge in den Geistes- und Sozialwissenschaften (B.A./M.A.-Studiengänge). Karlsruhe 2000 (Papiere der Fakultät und im Internet, vgl. Abb. 1). Im Unterschied zum Greifswalder Modell (vgl. Abb. 2 und Anm. 8) eignet sich das Karlsruher jedoch nicht für die Ausbildung von Gymnasiallehrern mit zwei Hauptfächern z.B. in den Naturwissenschaften.

7 Vgl. die HRK-Entschließung des 183. Plenums vom 10.11.1997 „Zur Einführung von Bachelor- und Master-Studiengängen/-abschlüssen". Die HRK geht davon aus, daß der BA-Abschluß dem FH-Diplom, der MA-Abschluß dem Universitätsdiplom entsprechen soll/wird – in völliger Verkennung der von den Fachhochschulen und Universitäten selber herausgestellten Unterschiede in den Wissensformen und deren Begründungen im jeweiligen Studien- und Ausbildungssystem. Vgl. unten Abschn. 1.2.

eignungsprozesse“ zu entwickeln, daß *sowohl* in schulische Lehrämter *als auch* in außerschulische und betriebliche Tätigkeiten sowie in die Dienstleistungsbereiche der Fort- und Weiterbildung führen würde, so daß *deshalb* durchaus eine BA/MA-Struktur neuer Art hier erprobt werden könnte, z.B. nach dem Muster der Greifswalder Konstruktion (vgl. Abb. 2).[8]

Erfahrungsgemäß geraten in einer solchermaßen verworrenen Diskussionslage die *eigentlichen* Probleme leicht aus dem Blick, etwa in der folgenden Form: Wenn die Wissenschaftspolitik der notorischen Unterfinanzierung der Universitäten nicht abhelfen kann, dann müssen kostengünstigere Verfahren für Studium und Lehre gefunden werden. Da die Zahl der Studierenden nicht abnehmen und eher steigen wird, bleibt nur eine Verkürzung der „Verweildauer“ (nicht anders als die Konstruktion der Kostendämpfung in den Klinika: Bettenabbau und kürzere Belegung bei steigenden Patientenzahlen).

Da liegt die Wunschvorstellung nahe, ein 6-semestriges BA-Studium einzuführen und nur eine Auswahl der besseren Absolventen zur anschließenden MA-Phase zuzulassen.[9] Aber hinsichtlich der Kosten wird sich, wie im Gesundheitssystem, sehr schnell die Milchmädchenrechnung herausstellen: bessere Angebote führen zu erhöhter Nachfrage und damit zu steigenden Kosten. Nimmt man in unserem Zusammenhang hinzu, daß im Anschluß an einen MA-Abschluß noch ein eigenes Promotions*studium* angeschlossen werden müßte (anders als bisher beim Diplomabschluß oder Staatsexamen), daß also Graduiertenkollegs als Regel oder *Graduate Schools* zusätzlich eingerichtet werden müßten, um den wissenschaftlichen Nach-

8 BLK-Verbundprojekte 1999. – Bachelor- und Masterstudiengänge an der Philosophischen Fakultät der Ernst-Moritz-Arndt-Universität Greifswald. Konzeption – Entwicklungsstand – Perspektiven für die Lehramtsausbildung. Greifswald 2000. Dort wird in Abschn. 3.1. ausführlich die Einordnung des Lehramtsstudiums für mehrere Lehrämter mit unterschiedlichen Regelstudienzeiten in die BA/MA-Konzeption diskutiert.

9 Dies ist die dezidierte Position des Wissenschaftsrats in seinen Empfehlungen zu den BA/MA-Studiengängen vom 21.1.2000, Abschn. C, S. 35: „Nach Auffassung des Wissenschaftsrats ... haben differenzierte Abschlüsse nur dann einen Sinn, wenn nach einem berufsqualifizierenden Abschluß der unmittelbare Anschluß eines weiteren Studienprogramms mit dem Ziel einer höheren Qualifizierung im Fach *nicht als Regelfall vorgesehen wird.* [Hervorheb. von UH] Hieran anschließend wird den Ländern und den Hochschulen [gemeint sind die Universitäten] empfohlen, die im KMK-Beschluß vom 5.3.1999 eröffnete Möglichkeit zu nutzen und den Zugang zu unmittelbar an den Bakkalaureus/Bachelor anschließenden Studienprogrammen von fachlichen und inhaltlichen Voraussetzungen abhängig zu machen, die aus den Anforderungen des Magister-/Masterprogramms abgeleitet werden.“ Drei Anschlußbemerkungen liegen nahe: Erstens setzt der Wissenschaftsrat auf die zweifelhafte Karte der Demontage der bisherigen wissenschaftlichen Grundausbildung zugunsten eines rascheren „Durchlaufs“ höherer Studierendenzahlen mit Hilfe kurzer Verweildauer; zweitens werden nebulose „fachliche und inhaltliche Voraussetzungen“ als Barriere eingeführt, wo es eigentlich nur um individuelle Leistungen und Qualifikationsnachweise gehen dürftc; drittens ist in dieser Studienstruktur ein qualifiziertes Universitätsstudium von künftigen Gymnasiallehrern *a priori* nicht mehr möglich.

wuchs zu erzeugen – worauf z.B. der Wissenschaftsrat mit aller Deutlichkeit in seinen einschlägigen Empfehlungen hinweist[10] –, dann werden die *enormen zusätzlichen Kosten* sichtbar. Es wäre ja auch ein Irrwitz zu glauben, man könne ein System breiter wissenschaftlicher Grundausbildung und spezialisierter Forschungsprofilierung kostenneutral *umkehren*: was in der Breite der Grundausbildung gespart oder versäumt wurde, muß so oder so schlicht *nachgeholt* werden.

Oder: Wenn kein ausreichendes Personal für Forschung und Lehre in parallelen differenten Studiengängen vorhanden ist – z.B. Physik zum Diplom klassischen Zuschnitts, Physik für das Höhere Lehramt, Physik für Diplom-Wirtschaftsphysiker oder -ingenieure oder für *New Materials* oder für Nanotechnologie –, dann muß sich das vorhandene Personal zum einen auf das disziplinäre Kerngeschäft (Diplom) konzentrieren und sich zum anderen an den drittmittel- und wettbewerbsfähigen Spezialisierungen orientieren (Wettbewerb um gute Diplomanden, Wettbewerb der Absolventen um die besten Arbeitsmarktchancen), die auch eine Studienplatznachfrage erzeugen, weil nur die maximale Auslastung von Studienplätzen die optimale Partizipation an der Zuweisung der Grundausstattungsmittel sichert.[11]

In beiden Hinsichten ist das Lehramtsstudium eine eher lästige Begleiterscheinung, die zudem nicht als genuin *akademische* Aufgabe, sondern als Dienstleistungsauftrag empfunden wird. Deshalb ist das Lehramtsstudium an deutschen Universitäten durchweg unattraktiv, auch deshalb sanken und sinken die Studierendenzahlen (besonders dramatisch in Mathematik und in den Naturwissenschaften), *demzufolge* wurden in diesem Bereich in allen Bundesländern massiv Stellen abgebaut, so daß die erforderliche Grundausstattung für das Lehramtsstudium der Gymnasiallehrer in der Schul- und Unterrichtsforschung, in der Pädagogischen Psychologie und in den Fachdidaktiken an keiner einzigen deutschen Universität mehr vorhanden ist.[12] *Dieser* Sachverhalt, der nichts mit „Reform" und viel mit Geld zu tun

10 Empfehlungen des Wissenschaftsrats zu den BA/MA-Studiengängen vom 21.1.2000, Abschn. B.V., S. 29f.

11 Ein solches Verfahren marktförmiger Wettbewerbsverhältnisse stimuliert gewiß Konkurrenz und Kreativität, schafft aber natürlich keinen Markt, wo gar keiner ist. (Um das, was sie verteilen, nämlich Steuergelder, konkurrieren die Finanzminister ja auch nicht marktförmig...) Außerdem kann bereits jetzt ein mißlicher Umstand beobachtet werden, der der Disziplinstruktur der an Universitäten vertretenen Wissenschaften nachteilig, ja sogar in der Substanz schädlich werden kann: Profilbildung setzt etwas voraus, das profilierbar ist. Wenn Profilbildung durch Kombination von Teilgebieten von Disziplinen geschieht, trocknen die disziplinären „Kerne" unter Umständen aus, wie dies z.B. aktuell in der Mathematik und demnächst in den Naturwissenschaften zu beobachten ist.

12 An dieser Stelle kann sehr schön gezeigt werden, wie man mit Vorschriften in (Prüfungs-)Ordnungen *Ressourcenpolitik* betreiben kann. In den HRK-Empfehlungen zur Lehrerbildung heißt es, „daß – gemessen an dem in den Prüfungsordnungen festgelegten fachdidaktischen Ausbildungsanteil – im bundesweiten Durchschnitt insgesamt ein Überhang an fachdidaktischer Lehrkapazität zu bestehen scheint." (S. 4) Erstens kann man an Prüfungsordnungen in bezug auf Bedarf und Angebot gar nichts messen, allenfalls an den Studienordnungen; zweitens wurde vermutlich das fachdidaktische Personal der in die Universitäten integrierten Pädagogischen Hochschulen mitgezählt, das aber bekanntlich keine gymnasiale Fachdidaktik

hat, mußte hinter der Nebelwand von *Struktur*-Debatten zum Verschwinden gebracht werden. Und was hier unter der Regie der Wissenschaftsministerien gespielt wird, merken die Kultusministerien erst – und zu spät! –, nachdem ihnen die benötigten Lehrer abhanden gekommen sind, die sie nun – und vergeblich! – per Inserat oder durch die Gleichstellung oder rasche Nachschulung berufsfremder Akademiker zu finden hoffen. (Man darf schon auf die Lehrqualität und TIMSS IV gespannt sein ...)

Schließlich: Wenn die Entscheidung über die Übernahme in den Beruf am Ende des Referendariats gefällt wird, wo die Leistungen des Universitätsabschlusses kaum ins Gewicht fallen, wo vielmehr fast alles von hohen Imitationsleistungen von Mentoren und Fachleitern abhängt und wo sich anschließend bei den Berufsanfängern die fachliche und berufliche Expertise demzufolge eher „naturwüchsig" einzustellen pflegt (wo soll sie auch sonst herkommen?), dann ist doch die Schlußfolgerung nicht fern, konsequenterweise – wie vor 1919 – das Fachstudium von der Berufseinführung und von der *an den Anforderungen des Berufs orientierten Personalrekrutierung* zu trennen. Denn es macht offensichtlich wenig Sinn und Effekt, wenn für die angehenden Lehrer bereits in der 1. Phase Pädagogik, Pädagogische Psychologie, Didaktik und Praktika mit der Begründung gefordert werden, die Studierenden müßten frühzeitig mit ihrem späteren Beruf in Kontakt gebracht werden, wenn wie jetzt im Bedarfsfall von diesen Voraussetzungen mit einem Federstrich abgesehen wird, wenn der Berufsstand sich selber in seinem Professionsbewußtsein *weder* durch *pädagogische* Expertise definiert (sondern durch „Fach" und „Stoff") *noch* durch praxis-optimierende Fort- und Weiterbildung (anders ist die Aufregung über TIMSS III nicht zu erklären) und schon gar nicht durch interne und externe *outcome*-Evaluierung.

Mithin: Wo wie im staatlichen öffentlichen Schulwesen wissenschaftsbasierte Expertise für Lehren und Lernen kaum gefragt ist – zumal „Problemschüler" an die Beratungslehrer und die Bildungsberatungsstellen delegiert werden können – und interner oder externer Innovationsdruck tatsächlich kaum *bearbeitet* werden muß, warum soll dann ausgerechnet dort eine Personalrekrutierung mit den immensen Kosten eines Universitätsstudiums erfolgen? Der Vorschlag einer Erziehungswissenschaftlichen Hochschule für *alle* Lehrer, die ein Fachstudium nicht ersetzen,

anbieten kann; drittens fährt das HRK-Papier ganz richtig im eigenen Text fort: „Angesichts der länder- und hochschulspezifischen Unterschiede indes lassen sich daraus keine generalisierbaren länderübergreifenden Schlüsse über Reduzierung oder Ausweitung der Fachdidaktik ziehen." Im Klartext: Wir wissen nicht genau, wie es sich verhält, und deshalb setzen wir mal eine Vermutung in die Welt, und Schlußfolgerungen sollten nicht gezogen werden. Wie bitte? Doch wenigstens diese wären angesagt: erstens eine genaue Erhebung und Dokumentation veranlassen, und zweitens auf die Konsequenzen der mangelhaften fachdidaktischen Qualifikation der Gymnasiallehrer hinweisen und daraus Schlußfolgerungen ziehen! Eine Schlußfolgerung muß übrigens sein: ein bundes- oder landesweiter statistischer Überhang von etwas nützt gar nichts, wenn am Ort ein Defizit besteht.

sondern sich daran anschließen sollte, ist plausibel[13], und für die Vermutung einer *dadurch* eintretenden Qualitätsminderung des Lehrpersonals und damit des Unterrichts spricht wenig, wenn diese Qualität *ohnehin* von der Qualität des Lernens *im Beruf* und von der Qualität einer Fort- und Weiterbildung abhängt, die sich an der Optimierung des individuellen alltäglichen Lehrerhandelns orientiert (was wiederum selten genug der Fall ist). Die Strukturdebatte über die Gymnasiallehrerausbildung lenkt von den *eigentlichen* Schwachstellen der Rekrutierung und Qualifizierung des Personals nur ab!

Es muß hinzugefügt werden, daß im Kommissionsbericht „Perspektiven der Lehrerbildung in Deutschland" (Terhart 2000) wichtige Klärungen erfolgt sind, z.B. in der Frage der beruflichen Kompetenzen von Lehrern, der Ausbildung an den Universitäten, der Abstimmung der 1. und der 2. Phase der Ausbildung, der Bedeutung der Berufseintrittsphase, des Lernens im Beruf usw. Jedoch: Es handelt sich um *Perspektiven* und *nicht* um eine Analyse realer Verhältnisse in den einzelnen Bundesländern und ihren Universitäten, und deshalb hat es der damalige KMK-Vorsitzende auch vorsichtshalber gleich *offen gelassen*, wer was aus den Empfehlungen *tatsächlich* umsetzt.[14] Bisher: Nichts!

1.2 Was heißt und zu welchem Ende wird ein Universitätsstudium betrieben?

Herkömmliche universitäre Studien und ihre diversen Abschlüsse – Magister, Diplom, Staatsexamen – unterscheiden sich weder durch ihre Dauer noch durch ihre Zielsetzung, sondern nur durch den Umstand, daß in ihnen entweder ein Hauptfach oder 2 Hauptfächer oder 1 Hauptfach und 2 Nebenfächer studiert werden. Die ge-

13 Dieser Vorschlag findet sich in einer bedenkenswerten Konzeption, die von einem Arbeitskreis internationaler Fachleute ausgearbeitet worden war: Lehrerbildung für Württemberg-Baden 1949: Dieser „Esslinger Plan" ist ein bis heute aufschlußreicher und anregender Versuch, den „deutschen Sonderweg" der Lehrerbildung rückgängig zu machen und die Verhältnisse in Deutschland an die westeuropäische bzw. US-amerikanische Entwicklung anzuschließen. In diesem Plan wird nämlich eine Erziehungswissenschaftliche Hochschule vorgeschlagen, an der nicht das Studium der Fächer, sondern die anschließende pädagogische, psychologische und didaktische Ausbildung absolviert werden sollte. Diese Hochschule wäre also zugleich eine *professional school*, ein Studienseminar (2. Phase), ein Zentrum für Forschung und Entwicklung sowie für Fort- und Weiterbildung. Dieser Vorschlag wurde zu einem Zeitpunkt gemacht, als die Volks- und Realschullehrerausbildung noch seminaristisch war, Studienseminare noch nicht existierten und an den Landesuniversitäten noch keine Pädagogik vertreten war. Es wurden dann die Pädagogischen Hochschulen gegründet, dann die Studienseminare, zugleich erfolgte die Etablierung der Pädagogik an den Landesuniversitäten, allerdings (bis heute) funktional folgenlos für die Lehrerausbildung. Auf diese Weise wurden alle strukturellen Probleme erzeugt, die bis heute unbewältigt sind.

14 „...eine wichtige Grundlage für die bildungspolitischen Überlegungen in den einzelnen Ländern, in denen es Reformbestrebungen mit unterschiedlicher Akzentsetzung gibt." (Vorwort, S. 9)

meinsame Zielsetzung ist eine *wissenschaftliche* Grundausbildung, unabhängig von künftigen beruflichen Verwendungen. Dies gilt z.B. *auch* für Mediziner, Ingenieure, Juristen, Architekten usw., worüber meist die Tatsache hinwegtäuscht, daß deren Wissenschaftswissen in großen Teilen isomorph ist mit beruflichem Grundlagenwissen, so daß dort demzufolge das Verfügen über Wissenschaftswissen gleichbedeutend ist mit Verfügen über berufliche Basiskompetenz. Das zeigt sich z.B. daran, daß innerhalb und außerhalb der Universität dieselben Lehrbücher verwendet werden; daß in der *scientific community* keine anderen Argumentations-, Beweis-, Problemlösungsregeln usw. gelten als in der *community of practice*; daß Wissenschafts- und -berufspraxis dieselben standesrechtlichen Normierungen haben usw. Dies gilt ersichtlich aber nur partiell für Naturwissenschaftler, beinahe gar nicht für Sozial- und Kulturwissenschaftler – denn deren Studienfächer und -abschlüsse entsprechen keinen Berufen: ein Physiker oder Chemiker wird Beratungsingenieur, ein Informatiker betreut *software*-Systeme, ein Soziologe wird Redenschreiber oder PR-Manager, ein Volkskundler wird Ausstellungsmacher –, und es gilt auch nicht für Lehramtsstudierende, denn deren fachliche Kompetenz (i.S. der Anforderungsprofile ihrer Studienfächer) ist nicht identisch mit ihrer *beruflichen* Kompetenz als Lehrer und Lernberater – eine Kompetenz, die *erstens* darin besteht, *Wissenschafts*wissen in *Schul*wissen (i.S. der Lehrpläne) und dieses wieder in *Lern*wissen (i.S. von *Lern*plänen) umdenken und umsetzen zu können, und die *zweitens* und *vor allem* darin besteht, neues Schul- und Lernwissen sachlich generieren, didaktisch konstruieren und lernpsychologisch arrangieren und evaluieren zu können.

Es sind daher die Differenzen von *Wissens*formen, Qualifikations*profilen* und -*anforderungen* und deren *Begründungs-* bzw. *Verwendungs*formen in unterschiedlichen beruflichen Praxen, die die Differenzen von Fächern bzw. Fachrichtungen und ihrer Ausbildungsziele in ihren unterschiedlichen Studiengängen an Hochschulen und Universitäten begründen. Dies ist wichtig festzuhalten, denn die jetzt vorgeschlagenen BA/MA-Strukturen ähneln eher einem FH-Studium mit universitärem Aufbaustudium als einem grundständigen Universitätsstudium.[15] – Vor allem zwei Versionen von akademischer Ausbildung müssen unterschieden werden:

15 Vgl. dazu den aufschlußreichen HRK-Text „Profilelemente von Universitäten und Fachhochschulen", zustimmend zur Kenntnis genommen vom 181. Plenum am 24./25.2.1997. – Die dort gegebenen Selbstdefinitionen entsprechen der hier skizzierten Differenz: Universitäten definieren ihr Selbstverständnis und ihre Funktionen im Hochschulsystem über Forschung und Wissenschaft (Theoriearbeit) für Lehre und Studium; Fachhochschulen definieren sich durch die Vermittlung anwendungsorientierten Wissens für jeweilige begrenzte Berufsfelder. Folgerichtig haben sie kein Promotions- und Habilitationsrecht. Und folgerichtig, so kann man fortsetzen, können Fachhochschulen auch kein Ort für Lehrerausbildung sein, denn die Tätigkeit eines Lehrers besteht nicht in der Verwendung anwendungsorientierten Wissens in Standardsituationen, sondern in der situativen und individualisierten Modellierung von individuellem Wissenserwerb für höhere kognitive Leistungen (Verstehen). Das Lehramtsstudium wird daher in den „Strukturvorgaben für die Einführung von Bachelor-/Bakkalaureus- und Master-/Magisterstudiengängen" der KMK (Beschluß der 285. KMK vom 5.3.1999) und der dortigen Übersicht über Fächergruppen und Studiengänge folgerichtig auch nicht genannt.

- Die eine Version ist der Anfang bzw. Einstieg nach einer geregelten und regulären *Ausbildung*, in der die grundlegenden berufs*befähigenden* Kenntnisse und Fertigkeiten *lege artis* vermittelt, angeeignet und überprüft worden sind. Dies ist das Muster der üblichen Berufsausbildung, die heute bis in die Fachhochschulen hineinreicht. Es handelt sich um Berufe, die durch regel*gebundene* Tätigkeiten charakterisiert sind (was aber durchaus kreative Problemlösungen implizieren kann). Dieses Handeln läßt sich lehren und lernen; es läßt sich aufgrund von einschlägigen Vorgaben kontrollieren und effektivieren; es läßt sich ohne Qualitätsverlust routinisieren bzw. sogar durch Routinisierung optimieren; Personalförderung bedeutet hier Fort- und Weiterbildung, eingelagert in Karrieremuster. – Der Einstieg in den Beruf geschieht durch Orientierung und arbeitsplatzbezogene Einarbeitung (innerhalb einer Probezeit); eine gute Arbeitsplatz- und Funktionsbeschreibung bildet sowohl die Meßlatte für die erwartete und zu erbringende Leistung als auch für erforderliche Trainings-, Förderungs- und Fortbildungsmaßnahmen.
- Die andere Version ist der Anfang bzw. Einstieg nach einer geregelten und regulären *Vorbereitung*, bei der lediglich *einige* berufs*relevante* Grundkenntnisse und Fertigkeiten angeeignet werden konnten, die nur einen exemplarischen Ausschnitt aus dem Insgesamt des eigenverantwortlichen beruflichen Handelns und aus dem Gesamtrepertoire seiner Anforderungen und Herausforderungen darstellen. Das ist die Situation am Ende des Referendariats im Justizdienst, am Ende des AiP für angehende Ärzte, am Ende einer Trainee-Phase von Vorstandsassistenten usw. – nicht anders beim angehenden Lehrer am Ende seines Referendariats. Dies ist das Muster der üblichen Berufsvorbereitung bei den (freien) akademischen Berufen, die durch regel*geleitete* – und eben *nicht* durch regel*gebundene* – Tätigkeiten charakterisiert sind, Berufe, deren Ausübung man deshalb auch mit dem richtigen Begriff der *Praxis* bezeichnet. Für diese Tätigkeiten lassen sich Grundsätze und Leitlinien formulieren, und mit unscharfen Randzonen läßt sich das Gebotene und Verantwortbare, das Zulässige und Hinnehmbare usw. darlegen und vom jeweiligen Gegenteil unterscheiden. Aber was *im Einzelfall* zu tun bzw. zu unterlassen ist und ob ein Sachverhalt und eine Regel in eine begründete Zuordnung (Subsumtion) gebracht werden können, muß ggf. von Fall zu Fall neu geprüft und neu entschieden werden; neue Ermessensspielräume müssen abgesteckt, neue Kriterien für neue Vorgehensweisen in neuen Fällen müssen ersonnen, begründet und erprobt werden. Berufserfahrung muß reflektierend kumuliert und revidiert werden, neue Erfahrungsfelder müssen sondiert werden. Routine kann gefährlich werden; denn sie verkennt oder sie mißdeutet unter Umständen das Besondere und Neue *dieses* Falles. Zur Vergewisserung der eigenen Entscheidung bzw. – was noch wichtiger ist: der eigenen Entscheidungs*kompetenz* – muß häufig eine kollegiale Konsultation herbeigeführt werden, da Entscheidungen häufig nicht allein getroffen oder getragen werden sollten. Der berufliche Einstieg geschieht auch hier – das kann gar nicht anders sein – durch Orientierung, Einweisung und Einarbeitung. Aber

dies geschieht nicht „arbeitsplatz"-bezogen, sondern „praxis"-bezogen, d.h. nicht (Vollzugs-)Anweisungen einübend, sondern deliberativ *Möglichkeiten* auslotend, weil nicht *Anweisungen* zu befolgen sind, sondern *Entscheidungen zu treffen* und begründet zu vertreten sind.

Dieser Befund läßt weitreichende Schlußfolgerungen zu, sowohl für die Einführung von BA/MA-Strukturen als auch für das Profil des Universitätsstudiums von Gymnasiallehrern.

(1) Strukturelle BA/MA-Ansatzpunkte: Berufsorientierung in begrenzten Kompetenzsegmenten

Wo Wissenschaftswissen in derjenigen Form arrangiert und angeeignet werden kann, die für berufliche Basiskompetenzen *deshalb* ausreichend ist, weil nach dem Eintritt in den Beruf bzw. das Berufsfeld dort *eigene* Vorkehrungen für die berufliche Basisqualifikation getroffen worden sind, um auf dieser Basis aufbauend und weiterführend das i.e.S. *operativ* erforderliche Berufswissen bereitzustellen, d.h. die für die jeweils zu bewältigende Aufgabe die praktisch erforderliche Handlungsfähigkeit sicherzustellen, steht der Einführung einer BA/MA-Struktur nichts im Wege. So wurde in der Vergangenheit denn auch verfahren: Mit der Expansion und Differenzierung des Hochschulwesens in Deutschland seit dem letzten Drittel des 19. Jahrhunderts war genau dies das Programm der Spezial-, Fach- und Fachhochschulen, nicht zu vergessen die Bau-, Berg- und Kunstakademien, die Musik-, Technischen, Medizinischen, Theologischen und Pädagogischen Hochschulen, die Hochschulen für Architektur und Gestaltung. Der Beleg für diesen Befund ist empirisch dreifach und wird durch die oben zitierte Selbstdefinition des FH-Profils gestützt:

- Wo diese Anforderungen strukturell *unverändert* geblieben sind oder auch durch einstellungs-, besoldungsrechtliche Vorgaben usw. fixiert blieben, haben sich die differenzierten hochschulförmigen Ausbildungswege erhalten und werden vom Arbeitsmarkt bzw. von den Anstellungsträgern i.S. von deren Professionsstandards nach wie vor akzeptiert, oder sie werden heute durch Neugründungen (Berufsakademien, Fachhochschulen) weitergeführt oder auch durch neue Qualifikationsprogramme freier Anbieter ersetzt. Durch bürokratische Akte werden dann häufig diese Abschlüsse auch „höherwertigen" von Hochschulen gleichgesetzt, in Baden-Württemberg z.B. der Sozialpädagogik-Abschluß an einer Berufsakademie dem Diplom-Abschluß an der Tübinger Universität und der BfA-finanzierte in Personalwirtschaft und -entwicklung einem FH-Diplom. – Dieses System funktioniert *nachfrage*orientiert, und die Rekrutierungsmechanismen entsprechen dieser Orientierung.

- Wo sich diese Anforderungsprofile erheblich *geändert* haben – d.h. vor allem für die freien und beamteten akademischen Berufe als einer *Praxis von (öffentlicher) Entscheidungs-/Verantwortungs-Kompetenz* –, haben sich die betreffenden Hochschulen *der Sache nach* auf Studiensysteme analog zu Universitäten weiterentwickelt: wissenschaftsorientiert. (Dies ist die historische Entwicklung der ehemaligen „Berufsfakultäten“ der Universitäten des 18. Jahrhunderts und der neuen Philosophischen Fakultät seit 1810) – Daher werden BA/MA-Abschlüsse bekanntlich *nicht* empfohlen für Ärzte und Richter, Anwälte und Apotheker, d.h. für all jene freien akademischen Berufe, deren Tätigkeit nicht als „Ausführung auf Anweisung“ zu definieren wäre, sondern als „Begründung einer Praxis“, Berufe, die demzufolge ihre Professionsstandards durch Kammern kontrollieren lassen (müssen). Oder anders ausgedrückt: die Juristische Fakultät kommt nicht auf die Idee, Rechtspfleger oder öffentliche Notare auszubilden; die Medizinische Fakultät bildet keine Logopäden oder Medizinische Bademeister aus, die Theologischen Fakultäten bilden keine Gemeindehelfer aus.[16] – Dieses System funktioniert *angebots*orientiert über *generelle* Kompetenzen, und demzufolge gibt es dafür kein Rekrutierungssystem nach *marktkonformen* Kompetenzsegmenten, sondern die Absolventen treten auf einem offenen Markt als *freie Anbieter* auf. Daher *muß* es ihr Interesse sein, daß ihre Qualifikationen *generalisierbar* und demzufolge *polyvalent* sind.[17]
- Wo solche Anforderungen aus *aktuellen* Gründen heute in traditionellen Studien und Ausbildungen nicht mehr angemeldet werden und dies auf Abnehmerzustimmung stößt, werden – völlig zu Recht: *markt- und systemkonform* – die entsprechenden Ausbildungsformen empfohlen. Ein sprechender Beleg ist die Liste der BA/MA-Studiengänge in Baden-Württemberg (vom Mai 2000): 137 (!) Studienangebote, bei denen die Universitäten mit einem nur verschwindenden Prozentsatz vertreten sind und auch dies nur in jenen Bereichen, wo spezielle Kompetenzen erworben werden sollen, die keine Konkurrenz zu denjenigen der anderen Absolventen bilden (sollen).[18] Dafür ist z.B. die Informatik ein Beispiel, die nach einem gemeinsamen Grundstudium unterschiedlicher Intensität in der Theoretischen Informatik und in der Höheren Mathematik eine BA/MA-Struktur anbieten oder an das herkömmliche Diplom-Grundstudium einen MA-Abschluß in Medieninformatik anschließen kann. Eine ebenfalls große Nachfrage hat der

16 Es wird nicht lange dauern, bis auch in diesen Fächern bzw. Fakultäten BA- und MA-Abschlüsse angeboten werden, die als Zusatzqualifikationen in vielen Berufen und Forschungsrichtungen benötigt werden: Wirtschaftswissenschaften mit einem BA-Jura-Abschluß (und umgekehrt); ein BA-Biologe oder ein MA-Mediziner für die medizinische Life-science-Forschung usw., um nur ganz willkürliche Beispiele zu bringen. Allgemein gesprochen: überall dort, wo Mediziner nicht approbierte Ärzte und wo Juristen nicht in die staatliche Rechtspflege eintreten wollen, sind solche Kombinationen ohne weiteres denkbar.

17 So auch die KMK-Kommission, vgl. Terhart 2000, S. 72f.

18 Weitere Daten finden sich in den Wissenschaftsrats-Empfehlungen vom 21.1.2000, Abschn. A.II., S. 13ff.

marktgerechte „Master of Science" im Fach „Communikations Technology", der an der Universität Ulm englischsprachig angeboten wird.[19]

(2) Die strukturelle Differenz zu anderen Studiengängen und -abschlüssen: erweiterte Kompetenz-Kompetenzen

Wo Wissenschaftswissen nicht nur als elementares oder exemplarisches berufliches Basiswissen vermittelt werden soll, das *innerberuflich* weitergeführt wird (wie z.B. im Medizinstudium nach dem 2. Staatsexamen in der Facharztausbildung), sondern wo ein *Praxiswissen* erworben werden soll, das unter *Handlungs-* und demzufolge unter *Verantwortungs-* bzw. *Rechtfertigungsdruck* steht, kann das Universitätsstudium nicht ohne weiteres auf BA/MA-Erfordernisse neuer Art umstrukturiert werden, weil dies dem *Kompetenzprofil* der entsprechenden Berufe in der Regel nicht entsprechen *kann*.

Im Fall der universitären Ausbildung von Gymnasiallehrern bedeutet dies: Das universitäre Gymnasiallehrerstudium klassischen Zuschnitts umfaßt zwei wissenschaftliche Hauptfächer und eine Regelstudienzeit von 10 Semestern mit anschließendem zweijährigen Referendariat; die Lehrbefähigung erstreckt sich auf alle Stufen des Gymnasiums einschließlich der auf ein Studium vorbereitenden Leistungs- oder Zusatzkurse in der Oberstufe; das Studium erfolgt jeweils in einem Umfang und in einer Qualität, wo mit dem Ersten Staatsexamen ohne weitere Qualifikationen auch die Zulassung zu einem Promotionsverfahren und damit im Prinzip auch der Eintritt in eine universitäre *wissenschaftliche* Laufbahn beginnen kann; die Qualität der Ausbildung, weitergeführt durch entsprechende berufliche Weiterbildung, beinhaltet auch die Qualifikation für die Ausbildung von Referendaren sowie ggf. auf der Grundlage von universitären Lehraufträgen auch von Lehramtsstudierenden. Wenn vom universitären Gymnasiallehrer-Studium hier die Rede ist, ist immer *diese* Qualifikationsstruktur gemeint. (Andere Formen und Strukturen von Lehrer-Studiengängen bzw. Lehrerausbildungen an Hochschulen und Universitäten mit anderen Zielsetzungen und Ansprüchen haben *andere* Anschlußmöglichkeiten an das BA/MA-Thema und bedürfen einer *anderen* Analyse: das gilt sowohl für begrenzte Lehrämter der Sekundarstufe als auch für die grundständigen Lehrämter für Grund-, Haupt- und Real-, Sonder- und Berufsschulen sowie für spezielle Lehraufträge in Musik, Kunst, Werken, Sport/Leibesübungen, Hauswirtschaft u.a.m.)

Daraus ergibt sich ein Anforderungsprofil an die fachwissenschaftliche Basiskompetenz von Gymnasiallehrern:

- Gymnasiallehrer müssen die *Grundlagen* und die Wissenschafts*praxis* ihrer „Fächer" kennen, weil sie sonst keine Wissenschaftspropädeutik in der Oberstufe des Gymnasiums betreiben können (so sie es denn tun). Und sie müssen die

19 Weitere Beispiele ebd., S. 40ff.

philosophisch-theoretischen Grundlagen der *Wissenschafts*-Praxis ihrer „Fächer" kennen – die Geschichte der Entdeckungen und Erfindungen, die Geschichte der Problemlösungen von Basisproblemen z.B. in den Naturwissenschaften –, weil sie sonst ohne Hilfe des „genetischen Denkens" (Wagenschein) keine *Einführung* in das Verständnis dieser Themen im Erfahrungs- und Vorstellungshorizont ihrer Schüler bewerkstelligen können, die ja bekanntlich *andere* oder keine oder „falsche" Zugänge haben.

- Sie müssen die *Konstruktion* ihrer „Fächer" kennen, weil sie sonst die Konstruktion der Lehrpläne nicht nachvollziehen können; weil sie sonst keine *eigenen* Arbeitspläne entwickeln können, wenn den Lehrplänen keine nachvollziehbaren Konstruktionsprinzipien zugrunde liegen (was leider weitgehend der Fall ist); und weil sie die Umsetzung von Fachentwicklungen in *neue schulische* Aufgaben bzw. Anforderungen nicht bewerkstelligen können.
- Sie müssen eine eigene *Erfahrung* in der *wissenschaftlichen* Erzeugung von Wissenschaftswissen haben, weil sie sonst für ihre praktische Unterrichtsarbeit oder die Anleitung von Arbeitsgruppen keinen *empirisch-didaktischen* Ausgangspunkt haben für die *Vermittlung* von Wissen *als Wissenschaft.*
- Sie müssen die *Grenzen* und damit den *Status* der *Theorie*-Arbeit in ihren „Fächern" kennen, weil sie sonst deren Weiterentwicklung nicht nachvollziehen können und die *eigene* erforderliche Fortbildung nicht organisieren bzw. einfordern können.
- Ohne diese Kompetenzen der Gymnasiallehrer bekommen die Universitäten nicht jene Studienanfänger von den allgemeinbildenden Gymnasien, die sie sich für anspruchsvolle Studiengänge nicht nur wünschen, sondern dort auch benötigen.

Über die Anspruchsprofile in der Wissenschaft und über Kompetenzprofile im Beruf lassen sich die Differenzen und die Abgrenzungen von BA/MA-Abschlüssen und den „klassischen" Abschlüssen an deutschen Universitäten ziemlich genau angeben. Sie sind weder gleich*wertig* noch gleich*artig*, sondern schlicht „anders". Sie dienen jeweils *anderen* Ausbildungszielen, sie bedienen jeweils *andere* berufliche Rekrutierungsmechanismen, und deshalb sind sie gegenseitig *nicht substituierbar*. Deshalb sollten ihre genuinen Professionalitätsprofile nicht gegeneinander ausgespielt werden, vielmehr sollte ihre jeweilige „Passung" für den jeweiligen Zweck optimiert werden. Für die Lehrämter aller Schulformen und Schulstufen ist jedenfalls keine Qualitätssicherung in Sicht, wenn die Ausbildung auf eine Form der Berufsvorbereitung reduziert werden würde, wo – vergleichsweise – der BA-Absolvent nur noch ein „gehobener Facharbeiter" ist, für den es in dieser Form keinen Bedarf und keine Verwendung gibt.[20]

20 „Ein Bachelor ist nur so etwas wie ein besserer Facharbeiter." Hans-Jörg Bullinger, Leiter des Instituts für Arbeitswissenschaft und Technologiemanagement an der Universität Stuttgart

1.3 Von falschen Ansätzen zu richtigen Ergebnissen?

Von Max Weber stammt das Diktum, daß man in der Forschung durchaus von falschen Annahmen und mit falschen Methoden zu „richtigen“ Einsichten und Ergebnissen kommen kann. Darüber belehrt uns die Wissenschaftsgeschichte in der Tat auf Schritt und Tritt: das Neue, das Weiterführende war nicht selten ein Zufalls-, ein „Neben“-Produkt eines Such- und Erklärungsprozesses. Bei dem vorliegenden Thema *kann* die Hoffnung auf solche erfreulichen Überraschungen deshalb nicht groß sein, weil nicht Annahmen und Methoden falsch sind, sondern weil bislang entscheidende Rahmendaten und Rahmenbedingungen bei der Optimierung des Problems „Lehrerausbildung“ immer wieder „vergessen“ bzw. nur sehr vereinzelt in die „Reform“-Debatten einbezogen werden. *Strukturell* wichtige Aspekte sind:

- Der *Zugang* zum Lehramtsstudium ist offen und ungeregelt, er erfolgt ausschließlich über die *Selbstzuschreibung* der Studierenden, Lehrer werden zu wollen. Weder werden die *Motive* für die Berufswahl und Studienentscheidung noch die mögliche *Qualifikation* für den Beruf geprüft.[21] – Die am häufigsten geäußerten Motive – Spaß am „Fach“ jungen Menschen weitergeben, sicherer Arbeitsplatz (Männer), gute Möglichkeiten der Vereinbarkeit von Familie und Beruf (Frauen) – sind hinsichtlich der späteren Berufs*tätigkeit* offensichtlich inadäquat und hinsichtlich der späteren Berufs*belastungen* auf Dauer nicht tragfähig. – Ob und welche Basisqualifikationen Interessenten bzw. Bewerber vor allem im Bereich ihrer *Persönlichkeit* und dann im Bereich pädagogischer Qualifikationen für ihren späteren Beruf mitbringen bzw. entwickeln können, bleibt ungeprüft, weil ihnen kein Absolvieren eines *Assessment Center*[22], kein dem Studium vorausgehendes Volontariat und keine vorhergehende selbständige Berufsausbildung abverlangt wird[23] (weswegen Bewerber, Studierende, Referendare und Berufsanfänger im beruflichen Schulwesen sehr andere Persönlichkeits- und Kompetenzprofile zeigen als ihre Kollegen im allgemeinbildenden Bereich) und weil im Bereich der Persönlichkeitsentwicklung keine Trainingsphasen und bei den ersten Schritten in der Berufspraxis keine Supervision vorgesehen sind.[24] – Auf diese Weise operiert die Ausbildung in der 1. und 2. Phase – in die 2. Phase ist der Zustrom ähnlich ungeregelt und unkontrolliert – gleich mit mehreren Unbekannten, ihre berufsbezogenen Ausbildungsziele sind daher entspre-

und des Fraunhofer-Instituts für Arbeitswissenschaft und Organisation, in: DIE ZEIT, Nr. 22 vom 25.5.2000, S. 60.

21 Vgl. dazu zwei aufschlußreiche Positionen aus der unmittelbaren Nachkriegszeit: Lamszus 1949 und Schohaus 1937/1954.

22 Vgl. die Beiträge zu diesem Thema in der schweizerischen Zeitschrift „Beiträge zur Lehrerbildung“ 17 (1999), Heft 1.

23 So ein bedenkenswerter Vorschlag des Deutschen Industrie- und Handelstags DIHT.

24 Auch hier hat die KMK-Kommission hilfreiche Vorschläge gemacht. Sie werden umgesetzt in der Neuordnung der Gymnasiallehrer-Ausbildung in Baden-Württemberg.

chend diffus, und die i.e.S. berufliche Qualifizierung *durch den Beruf selber* am Beginn der Berufstätigkeit bleibt eher problematisch.

- Die *Durchführung* des Lehramtsstudiums für angehende Gymnasiallehrer erfolgt fast ausschließlich durch eine Sozialisation in den Fächern, jedoch *nicht* in den „Berufswissenschaften" des Lehrberufs: Fachdidaktik, Pädagogik und Psychologie. Die mißliche Folge ist, daß sich Gymnasiallehrer durchweg als Fachleute für die „Stoffe" ihrer „Fächer" verstehen, nicht jedoch als Fachleute für Vermitteln und Aneignen, Lehren und Lernen, Motivationsförderung und Lernberatung usw. – Soweit ins Studium während der 1. Phase Schul- und Unterrichtserkundungen und -praktika eingebaut sind, bleibt deren Ertrag zweifelhaft: weder wird kontrolliert, *was* die Praktikanten lernen noch was sie lernen *sollen* oder wirklich gelernt *haben*; weder sind Mentoren für ihre Aufgabe hinreichend vorbereitet noch wissen sie präzise, *wofür* sie eigentlich vorbereitet sein *müßten*; weder wird versucht, Studieninhalte mit unterrichtspraktischen Aufgaben zu verzahnen, noch gibt es hinreichende Expertise für eine Anleitung dazu, *wie* diese Verzahnung *fachdidaktisch* zu erfolgen hätte. – Nur nebenbei sei auf eine Voraussetzung des Universitätsstudiums verwiesen, die die Studierenden zum großen Teil gar nicht mehr mitbringen: die Finanzierung für ein Vollzeitstudium. Und was in unserem Zusammenhang eine für die Schulen und sowohl für die Finanzierung als auch Intensivierung der Ausbildung nützliche Einrichtung wäre, die Bezahlung von studentischen Volontären, ist nicht in Sicht. (Hier kann vom Job-Markt der Informatiker viel gelernt werden!) Es muß heute aber auch daran erinnert werden, daß die Studierendenzahl in Mathematik und Naturwissenschaften nach dem Vordiplom so gering ist, daß selbst *innerhalb* der Fächer keine ausreichende Zahl von Tutoren für die Betreuung der Studierenden im Grundstudium mehr aufzutreiben ist!
- Auch in diesem Beitrag begannen die Überlegungen mit dem Studium bzw. mit der Problematik von Studiengängen und -abschlüssen. Wenn aber das folgenlose Verteilen von fachwissenschaftlichen, fachdidaktischen, pädagogisch-psychologischen, schulpraktischen usw. Anteilen mit relativ beliebigen Inhalten und unklaren Verfahren der Kompetenzaneignung in der 1. und 2. Phase nicht fortgesetzt werden soll, muß die Ausbildungsproblematik vom *Beruf* (3. Phase) und seinen konkreten *Anforderungen* her gedacht und bis zur vollen Berufsfähigkeit entsprechend *seqentialisiert* werden: persönliche, fachliche und berufliche Eignung und deren Kontrolle, *phasenspezifischer* Kompetenzerwerb (Pflichtenhefte), Bearbeitung der Übergangs- und Einmündungsprobleme 1./2./3. Phase, vom Berufsanfänger zum *professional*.
- Ein organisiertes – und nicht bloß geduldetes – Gymnasiallehrerstudium an einer deutschen Universität hat keinen „Ort"; denn die Philosophische Fakultät alten Zuschnitts, die von 1810 an ursprünglich als Gymnasiallehrerbildungs-Fakultät dieser Ort war, existiert in dieser Funktion seit dem ausgehenden 19. Jahrhundert nicht mehr, ohne daß eine funktional adäquate Ersatzlösung geschaffen worden wäre. Seit dem Beginn der Weimarer Republik ist das universitäre

Gymnasiallehrer-Studium, das die alte Trennung von vor 1914 von erstem Abschluß *general and academic* mit einer *akademischen* Prüfung (Magister, Licentiat) und einem zweiten *berufsbezogenen pädagogischen* Abschluß (*professional*) am Ende eines Vorbereitungsdienstes (sic!) an einem Staatlichen Studienseminar aufhob[25], ein deutscher Sonderweg. Staatsexamina werden noch in den alten „Berufsfakultäten" abgenommen (Medizin, Jura), innerhalb der Medizin ist aber schon der Schritt vollzogen zu einer Graduierung im Bereich der *life sciences* bzw. der Biologischen Systemforschung zum Dr.med.*sc.* auch *ohne* ärztliches Staatsexamen. – Nach 1945 wurde die Fakultätslösung von führenden Vertretern der Universitätspädagogik immer wieder gefordert[26] (zuletzt Robinsohn 1971) und von führenden Vertretern der Philosophischen Fakultäten mit gleicher Regelmäßigkeit abgelehnt (Spranger 1921/1973; Litt 1957), die übrigens seit dem Ende des Ersten Weltkriegs eine Philosophische Fakultät ohne die große Zahl der Lehramtsstudierenden weder vorstellen konnten noch *wollten*: mit den wenigen Licentiaten oder Magistern hätten sie kaum jenen lebhaften Studien- und damit auch Wissenschaftsbetrieb aufziehen können, der ja vor allem auch *ihrem eigenen Ansehen* dienen sollte. – Die Fakultätslösung in der Form der Integration einer Pädagogischen Hochschule *als solcher* hat den Gesamthochschulen/Universitäten die Studiengänge anderer Lehrämter beschert, aber die Probleme des Gymnasiallehrerstudiums ja nicht gelöst, sondern eher erschwert. (Neuerdings hat dies z.B. in NRW dazu geführt, daß einigen Landesuniversitäten der Auftrag, Lehrer auszubilden, entzogen wurde.) Dazu trug im übrigen die seit den frühen 70er Jahren fortschreitende Auflösung der Fakultäten in Fachbereiche weiter bei. Wie *heute* eine Fakultätslösung aussehen könnte, ist oben erörtert worden. – Die jetzt geforderte Einrichtung von Zentren für Lehrerbildung usw., an manchen Universitäten seit Jahren mit mehr oder weniger Erfolg praktiziert, kann aus einem *entscheidenden* Grund nicht überzeugen: In deutschen Universitäten sind die „zuständigen Einheiten für Forschung und Lehre" die Fakultäten und sonst nichts und niemand. Senate können Empfehlungen geben, einzelne Fächer können sich auch in Richtung Lehrerausbildung Profile geben, aber die „Querschnitts"-Zentren *müssen* sich auf organisatorische Aspekte des Lehrerstudiums beschränken und bleiben damit vergleichsweise zur *fachlichen* Anbindung der Studierenden exzentrisch oder marginal, in jedem Fall sozialisatorisch schwach.

Ohne Profilierung des Zugangs, ohne berufspraxis-orientierte Umgestaltung der Durchführung, ohne Supervision des i.e.S. Erlernen des Berufs durch den *Vollzug*

25 Im Großherzogtum Hessen wurde 1889 ein einjähriger Seminarkurs für angehende Gymnasiallehrer eingeführt. In Preußen erfolgte 1889/90 die Neuordnung der Gymnasiallehrer-Ausbildung: für die praktische Ausbildung der Lehramtsbewerber nach dem Universitätsabschluß wurde ein 2jähriger Vorbereitungsdienst (1 Seminarjahr, 1 Probejahr) eingeführt. Vgl. Richter 1905.

26 Vgl. zuletzt Robinsohn 1971.

des Berufs – beginnend im Referendariat und in den ersten Berufsjahren –, ohne Implementation der bisher „vergessenen“ Ausbildungsanteile wie „Persönlichkeitsentwicklung“, „Selbstentwicklung“, „Kommunikationsfähigkeit“, „Management von Schülerinteressen, -motivation und -selbstmanagement“, ohne attraktive universitäre Studienpläne, ohne außeruniversitäre Lernorte für die Aneignung pädagogischer Kompetenzen und ohne einen universitären „Ort“ in der Form einer Fakultät lassen sich die Universitätsstudien und die Anfänge der Berufsausbildung der angehenden Gymnasiallehrer/innen nicht *wirklich* optimieren. Dies sind Voraussetzungen und Rahmenbedingungen, die mit der BA/MA-Debatte rein gar nichts zu tun haben und durch deren Einführung auch nicht tangiert würden.

2. Das Lehramtsstudium für das Höhere Lehramt an allgemeinbildenden Gymnasien in einer BA/MA-Struktur?

Zwei derzeit in Erprobung befindliche BA/MA-Modelle (Karlsruhe und Greifswald) sind oben bereits angesprochen worden. Soll in ihrem Rahmen ein Lehramtsstudium mit 2 Hauptfächern für die volle Lehrbefähigung für das Lehramt an allgemeinbildenden Gymnasien absolviert werden, dann bietet sich folgende Konstruktion an, die sich am Greifswalder Modell *orientiert*: Sie nutzt *formal und prozedural* dessen Vorzüge, *ohne* eine gestufte BA/MA-Struktur – gar mit einer internen strengen Stufung, die der Organisation des Lehramtsstudiums widerspricht[27] – zu übernehmen; denn die Einstellungsvoraussetzungen für den Höheren Dienst schreiben Mindeststudienzeiten vor. Gleichwohl, so wird sich zeigen, enthält der Vorschlag interne Flexibilisierungen, die eine Korrektur des Berufswunsches *und* einen raschen Abschluß *oder* die Fortsetzung eines vollen Universitätsstudiums zu einem MA-Abschluß neuer Art zulassen. (Fachwechsel oder Übergang zum Diplom-Abschluß bleiben als Sonderfälle in *jeder* Studienorganisation hier unberücksichtigt.)

27 Erst einen berufsqualifizierenden BA-Abschluß und dann einen weiteren berufsqualifizierenden MA-Abschluß im Lehramtsstudium vorzuschreiben, widerspricht dessen Struktur. Immerhin wäre zu prüfen, ob und wie diese gestuften Abschlüsse ggf. der Definition der Lehrämter für die Realschule und das Gymnasium bzw. für SI und SII entsprechen könnten, was dann sowohl den konsekutiven Erwerb von Lehramtsbefähigungen ermöglichen als auch für die Lehrämter an Beruflichen Schulen interessant sein könnte, wenn sie neben ihrem Hauptlehramt (entspr. MA) noch über ein „Nebenlehramt“ (entspr. BA) für den allgemeinbildenden Bereich verfügen würden.

Bisherige Vorgaben

- Regelstudienzeit von 10 Semestern einschließlich aller Prüfungen und der Zulassungsarbeit
- Höchstumfang 200 Semesterwochenstunden (SWS) *ohne* die Einrechnung der Praktika in der vorlesungsfreien Zeit oder semesterbegleitend
- nur in einigen Bundesländern ausreichende Zeitbudgets für Einführungen in Pädagogik/Schulpädagogik, Pädagogische Psychologie und Didaktik/Fachdidaktik sowie für Praktika
- Promotionsberechtigung, ggf. mit vertretbaren Auflagen für ein Promotionsstudium während der Arbeit an der Dissertation

Bisherige Praxis

Bisher müssen die jeweils ca. 80 SWS je Hauptfach und die zwischen 10 und 30 SWS für Pädagogik, Pädagogische Psychologie und Didaktik sowie das Schul-/Unterrichtspraktikum so auf das Grund- und Hauptstudium verteilt werden, wie es die Studienstruktur und Personalkapazität dieser Fächer in ihren akademischen Hauptfachabschlüssen (Diplom, Magister) ermöglicht oder erzwingt. Daraus ergibt sich, daß für die Lehramtsstudien in der Regel zwar *Stunden*pläne, aber keine *Studien*pläne existieren.

Daraus ergeben sich des weiteren zum einen für die Geistes- und Sozialwissenschaften und zum anderen für die Naturwissenschaften ganz unterschiedliche Studien*verläufe*: Sie sind im Bereich der Geisteswissenschaften in der Regel nur durch die Abfolge der Pro-, Mittel- und Oberseminare strukturiert, thematisch aber sind sie amorph, so daß es eher zufällig bleibt, ob die Studierenden jenes Wissenschaftswissen und jene Kompetenzen erwerben (können), das oben als Charakteristikum eines Universitätsstudiums beschrieben wurde. (Daß das eher *nicht* der Fall ist, belegt das enorme studentische Interesse an der Karlsruher BA/MA-Struktur [Abb. 1], die die alte amorphe Magister-Struktur in den dortigen Geistes- und Sozialwissenschaften ablöste.)

Die Naturwissenschaften (und die Mathematik) sind vor allem im Grundstudium durch eine starke, von der Sache her bedingte Curricularisierung mit hohen fachlichen und zeitlichen Anforderungen gekennzeichnet. Diese Anforderungen bedeuten für viele Studienanfänger des Lehramtsstudiums eine fachlich-sachliche Überforderung (u.a. auch durch die erforderlichen vorbereitenden Ergänzungskurse z.B. in Mathematik für Physiker oder Chemie für Biologen) und bedeuten für alle eine zeitliche Überbelastung. In Verbindung mit der Nicht-Berücksichtigung ihrer spezifischen Interessen und Bedürfnisse im *Lehramts*studium führt dies im ersten Studienjahr zu einer enormen Schwundquote (Fachwechsel, Wechsel zum studientechnisch leichter zu absolvierenden 1-Fach-Diplom-Studium). Berücksichtigt man noch die mangelhafte Vorbildung durch den Gymnasialunterricht, fehlende realistische Einschätzungen der fachlichen Anforderungen und die fehlende Erkundung des Studienalltags (nicht nur) in diesen Fächern vor Aufnahme des Studiums (Lewin 1997, 2000; Schreiber u.a. 2000), dann kann es nicht verwundern, daß bis zu 80% der Ausbildungskapazitäten in diesen Fächern (mit Ausnahme der Biologie) an den deutschen Universitäten nicht in Anspruch genommen werden (worüber Lehrexport in Kombinationsstudiengänge häufig hinwegtäuscht) und die Absolventenzahlen bereits *unter* dem Ersatzbedarf *nur* der allgemeinbildenden Gymnasien liegen (von den beruflichen Schulen, von Wissenschaft und Forschung, Wirtschaft und Industrie gar nicht zu reden).

Im Hauptstudium ist das 2-Fächer-Lehramtsstudium in den Naturwissenschaften gut strukturiert und zeitlich entlastet, da nur ein Teil der für das Diplomstudium vorgeschriebenen Lehrveranstaltungen und Großpraktika absolviert werden muß.

Die bisherige Praxis des Gymnasialunterrichts und der universitären Studienangebote und -praxis hat also eine Bildungskatastrophe von neuer Art und Qualität herbeiführen helfen, so daß allein schon deswegen die bisherige universitäre Studien- und Ausbildungspraxis im Bereich der Naturwissenschaften (und Mathematik) nicht einfach fortgesetzt werden kann. (Im folgenden ist immer an *diese* Fächer und ihre Kombinationen gedacht.)

Neue Vorgaben

Neben die bisherigen Vorgaben (Regelstudienzeit, Höchstumfang der SWS, Promotionsberechtigung) treten neue Vorgaben, die z.T. die bisherigen ersetzen oder modifizieren und die im Zuge der Akkreditierung von Studiengängen üblich werden:

- Prüfungsleistungen werden studienbegleitend nach dem *credit-point*-System erbracht
- Orientierungs- oder Zwischenprüfungen gelten mit dem Nachweis der Regelleistungen als abgelegt
- das Grundstudium wird fachlich anders eingefädelt und zeitlich entlastet
- wer nach einem dreijährigen Studium abschließen möchte, bringt für einen solchen Abschluß die nötigen Voraussetzungen mit
- im Rahmen von Studienprojekten oder -schwerpunkten wird im Hauptstudium in jedem Semester eine größere Semesterarbeit angefertigt; aus den Arbeiten der beiden letzten Semester kann die Abschlußarbeit (Zulassungsarbeit) entwickelt werden
- Abschlußprüfungen erfolgen ohne Klausuren mündlich (je Fach nicht unter 90 Minuten) über die Studieninhalte des Hauptstudiums und geben den Kandidaten Gelegenheit, für individuelle Leistungsprofile Grund-, vertiefte und ergänzende Kenntnisse darzulegen
- ausreichende Zeitbudgets für berufs(orientierungs)relevante Einführungen in Pädagogik, Pädagogische Psychologie, Fachdidaktik und Praktika

Neue Praxis

Aufgrund geänderter Vorgaben ergibt sich eine neue Studien- und Prüfungspraxis. Die meisten modifizierten bzw. neuen Vorgaben sind selbsterklärend:

- Die beiden Hauptfächer können ein oder zwei Semester versetzt begonnen werden, um während der Einarbeitung in das eine Fach ggf. fehlende Voraussetzungen für das zweite Fach nachzuarbeiten (nichts anderes als das altbekannte und altbewährte „Vorsemester").
- Die (Fach-)Didaktik setzt in jedem Fall mit dem 3. oder 4. Fachsemester ein und begleitet die Studierenden bis zum Fachabschluß.
- Die Anteile der Pädagogik und Pädagogischen Psychologie können im Grund- und Hauptstudium relativ frei plaziert werden, sollten jedoch eine inhaltliche Beziehung zu den Praktika haben. Diese Praktika werden, weil sie eine andere Zeit- und Verlaufsstruktur als die üblichen Lehrveranstaltungen haben, nicht nach Semesterwochenstunden berechnet, sondern nach ihrem tatsächlichen Aufwand in Arbeitsstunden *(work load)*. In diesen Praktika sind für die Lehramtsstudierenden vor allem auch vorzusehen: Demonstrationspraktika (Sicheres Experimentieren, Einsatz von *learning software*), Lernen mit Neuen Medien, Arbeitsformen des Selbstorganisierten Lernens usw.
- Das Anfertigen von größeren Semesterarbeiten empfiehlt sich, weil die Studierenden (nicht nur der Naturwissenschaften und der Mathematik) nicht nur weitgehend illiterat sind und deshalb so gut wie keine Übung haben in der sprachlichen Darbietung von Sachverhalten, Problemen, Interpretationen auch außerhalb der Wissenschaftssprache, so daß sie über keine „Sprache" verfügen, die als fachnahe Sprache zugleich nahe an der Umgangssprache ist und den Verstehenshorizont der Schüler erreicht, die ihrerseits zunächst ja weder über die Fach- noch über die Wissenschaftssprache verfügen können. Denn es wird immer wieder vergessen, daß Unterricht sich im Medium von sprachlicher Kommunikation vollzieht und daß man auch in den experimentellen Naturwissenschaften nur dasjenige „sieht", was man „zur Sprache gebracht hat".
- Immer wieder wird die Abschaffung der sog. Zulassungsarbeit angeregt. Man kann hier durchaus eine freiwillige Leistung vorsehen. Zu bedenken ist, daß in solchen Arbeiten häufig schon Vorarbeiten für Dissertationen erledigt werden; daß sie für ein anschließendes Diplom- oder Magister-Examen die dort geforderte Abschlußarbeit ersetzen kann; daß sie bei Bewerbungsverfahren häufig das einzige „Produkt" ist, das der Bewerber als Qualifikationsnachweis und als Empfehlung präsentieren kann. Nicht zu unterschätzen ist auch der Umstand, daß die allermeisten Studierenden bei der Anfertigung dieser Arbeiten zum ersten Mal die Erfahrung vertiefter wissenschaftlicher Arbeit machen, eine Erfahrung, die für die Anleitung von Fach- und Jahresarbeiten auf der Gymnasialen Oberstufe nicht gering veranschlagt werden sollte.

Die neue Studien*struktur* für ein 2-Fächer-Lehramtsstudium ist in der Abb. 3 dargestellt. Dieser Vorschlag entspricht *weder* den Strukturempfehlungen der HRK zur Lehrerbildung *noch* den KMK- bzw. HRK-Empfehlungen zur Einführung von BA/MA-Strukturen. Das hat Gründe, die mit der *Realität* der Ausbildung von Gymnasiallehrern zusammenhängen:

- ein 2-Fach-Studium z.B. in den Naturwissenschaften (und Mathematik) ist bei Beibehaltung der bisherigen fachlichen Anforderungen und einer umfangreicheren Abschlußarbeit unterhalb von 10 Semestern Regelstudienzeit nicht durchführbar;
- wenn in 2 Fächern nach einem 3jährigen universitären Grundstudium eine Abschlußmöglichkeit eröffnet werden soll, kann der Hauptfach-Abschluß nicht schon nach 1 weiteren Studienjahr erfolgen;
- noch gar nicht berücksichtigt sind Auslandsstudien, Interkulturelle Studien usw., die gerade für Lehrer/innen zu wünschen sind und nicht ohne wiederum *zusätzliche* 1 oder 2 Semester zu bewerkstelligen sind (es sei denn, sie werden in die 2. und 3. Phase verlagert).

Die *Chancen* einer solchen Studienstruktur liegen darin, daß

- große fachwissenschaftlich-disziplinäre „Kerne“ erhalten bleiben, die in vielen BA/MA-Vorgaben und -Vorschlägen zu verschwinden drohen;
- die Anlehnung an eine BA/MA-Struktur, die neben zwei Fächern ja immer auch *General Studies* vorsieht, für das Lehramtsstudium den Vorteil hat, daß die Zeitbudgets für die *educational* und *psychological studies* ebenso wie Berufsfelderkundungen, Praktika usw. *genuiner* Bestandteil der Studienstruktur sind; insofern sind die *General Studies* für ein solches Ausbildungskonzept *unverzichtbar*, weil sonst doch wieder nur die herkömmliche Magister- oder Diplom-Studienstruktur entsteht, die den heutigen Erfordernissen beim Übergang in die meisten akademischen freien und beamteten Berufe eben *nicht mehr* entspricht;
- daß die fachwissenschaftliche Qualifikation der künftigen Gymnasiallehrer nicht sinkt, allerdings unter der Voraussetzung, daß sich der Studienablauf an den derzeitigen *faktischen* Studienzeiten auch in BA/MA-Studiengängen in Deutschland orientiert;
- auf die Belange der Berufs- und Praxisorientierung künftiger Lehrer in einem eigenen Studiengang angemessen Rücksicht genommen wird, besonders durch die Anlagerung der (Fach-)Didaktiken an die Fachwissenschaften[28];
- die Praktika für andere Abschlußprofile, die zu anderen Praxis- und Berufsfeldern als Schule und Unterricht führen sollen, genutzt werden und die Anteile für

28 Vgl. dazu die jüngste Stellungnahme „Fachdidaktik als zentrales Element von Praxisanteilen der universitären Lehrerausbildung“ der Konferenz der Vorsitzenden Fachdidaktischer Fachgesellschaften, vom Dezember 2000. Vgl. Konferenz 1998.

Pädagogik/Pädagogische Psychologie an anderen Kompetenzprofilen orientiert werden können.

Holzwege wären es zu glauben, man könnte

- die BA/MA-Konstruktionen der angelsächsischen Hochschulen und Universitäten umstandslos auf deutsche Verhältnisse übertragen, weil hierzulande (1) im sekundären und tertiären Bildungssystem und im Verhältnis beider zueinander andere Systembeziehungen bestehen als z.B. in den USA und (2) die durch Laufbahnrecht geregelten und die freien Arbeitsmärkte bei ihren Personalrekrutierungen keine BA-Profile berücksichtigen (können)[29];
- in universitären BA-/MA-Konstruktionen kurzfristig und kurzwellig auf Arbeitsmarktveränderungen reagieren, das können nur generalistisch ausgebildete *Absolventen*;
- die neuen BA-/MA-Studienstrukturen an deutschen Universitäten mit mehr Studierenden ohne zusätzliches Personal und kostengünstiger betreiben;
- in den neuen BA-/MA-Strukturen wissenschaftlichen Nachwuchs der gewohnten und geforderten Qualität hervorbringen, wenn ein MA-Fachstudium ca. 80 SWS und ein herkömmliches Diplomstudium in den Naturwissenschaften ca. 220 SWS umfaßt[30]; in den neuen BA/MA-Strukturen kann unter Umständen nicht einmal das qualifizierte Lehrpersonal der nächsten Generation erzeugt werden.

Es sollte deutlich geworden sein, daß es *nicht* die Frage ist, ob „die" BA/MA-Struktur für die Organisation universitärer Lehramtsstudien geeignet ist oder nicht – denn „die" Struktur gibt es nicht! –, sondern daß es um die Frage geht, *welche* Struktur in welcher konkreten Ausgestaltung den bisherigen Schwachstellen des Lehramtsstudiums abzuhelfen geeignet ist. Dies betrifft nicht nur die einzelnen Lehrämter mit ihren unterschiedlichen Regelstudienzeiten, sondern vor allem auch die unterschiedlichen Fächer bzw. Fachkombinationen, die nach ganz unterschiedlichen internen „Logiken" studiert werden müssen: die Geistes- und Sozialwissenschaften sind flexibler als die Naturwissenschaften oder die Mathematik mit ihrer höheren curricularen Konsistenz; Musik und Sport müssen mit hohen Übungsanteilen studiert werden, Sprachen mit Auslandssemestern. Und für das Lehramtsstudium entscheidet sich *alles* an der Frage, ob es beim „Abschluß" bleibt oder ob der *Studiengang* mit den erforderlichen institutionellen Sicherungen etabliert werden kann.

29 Dazu das Positionspapier des HRK-Präsidiums vom 21.2.2000: Einordnung von Bachelor-/Bakkalaureus- und Master-/Magister-Abschlüssen im öffentlichen Dienst.

30 Weswegen die von der HRK vorgeschlagene Äquivalenzregelung von den Naturwissenschaftlern als Dequalifizierung des deutschen Diploms strikt abgelehnt wird. Besonders hier formiert sich der Widerstand der Fakultäten-Tage gegen die HRK.

Teichler (1999, S. 50f.) resümiert die Diskussions- und Entscheidungslage sicherlich ganz richtig, wenn er schreibt:

> „Die verschiedenen Veränderungen [der letzten drei Jahrzehnte in den Hochschulen und Universitäten] lassen den Schluß zu, daß die Bundesrepublik Deutschland schleichend von einer klaren kategorialen Differenzierung des Hochschulsystems nach Typen von Hochschulen und Studiengängen Abschied nimmt in Richtung einer vieldimensionalen Differenzierung, bei der die Hochschul- und Studiengangstypen nur eine von verschiedenen Dimensionen darstellen. Wenn das so sein sollte, so wäre in der gegenwärtigen Reformdiskussion die Lösung gestufter Studiengänge und -abschlüsse nicht der Frage auszusetzen, ob dies nun eine so bedeutende Weichenstellung wird wie zum Beispiel die Einrichtung der Fachhochschulen um 1970, sondern es böte sich an zu prüfen, welche Rolle gestufte Studiengänge und -abschlüsse in Zukunft in Deutschland im Kontext eines mehrdimensional differenzierten Hochschulsystems spielen könnten."

Eine solche Prüfung ist nur möglich aufgrund von *praktischen Erfahrungen*, systematisch generiert und kontrolliert. Dabei ist es den deutschen Universitäten, die vom langen Atem der Wissenschaftsentwicklung und mit den langen Zyklen der Nachwuchsgenerierung und des Personalersatzes leben müssen, noch nie schlecht bekommen, wenn sie neue Entwicklungen in Lehre und Studium akzeptierten, insoweit dies ihr „Kerngeschäft" von Lehre und Studium *durch und in* Wissenschaft und Forschung, das durch keine andere Institution substituierbar ist, nicht beeinträchtigte. Dieses „Kerngeschäft" bewirkte ihre gänzlich *äußerliche* „elfenbeinerne Erhabenheit" und ihre „marktpolitische Trägheit", garantierte aber Qualität. Das ist der kurzatmigen Wissenschaftspolitik mit ihren in der Wissenschaft unerfahrenen Politikern ein Dorn im Auge.

Die Universitäten sollten sich nicht auf irreführende „Ersatz"-Debatten einlassen, sondern – BA/MA hin, Diplom/Magister/Staatsexamen her – der Öffentlichkeit und der Politik vermitteln, was sie bei ihrer Gratwanderung zwischen Qualität und Quantität *wirklich* brauchen: gut vorgebildete Gymnasiasten, voll finanzierte Studierende, und wenn nicht die Humboldt'sche „Einsamkeit", dann doch die von ihm geforderte „Freiheit", sich auf ihre spezifisch *universitären* Aufgaben in Forschung, Lehre und Studium konzentrieren zu können. Die qualifizierten Studierenden haben kein Interesse an einer „Schnellbleiche", und welche Attraktivität und welche Zukunft sie welchen Studien und Abschlüssen zuschreiben, lassen sie die Universitäten durch die Immatrikulationszahlen und die Verweildauer wissen: durch *Nachfrage*. Neue *Angebote* helfen nur weiter, wenn sie alte Probleme *bewältigen* helfen und keine *zusätzlichen neuen* erzeugen.

Abb. 1: Das Karlsruher Modell der BA/MA-Studiengänge in den Geistes- und Sozialwissenschaften (ohne Lehramtsstudium)

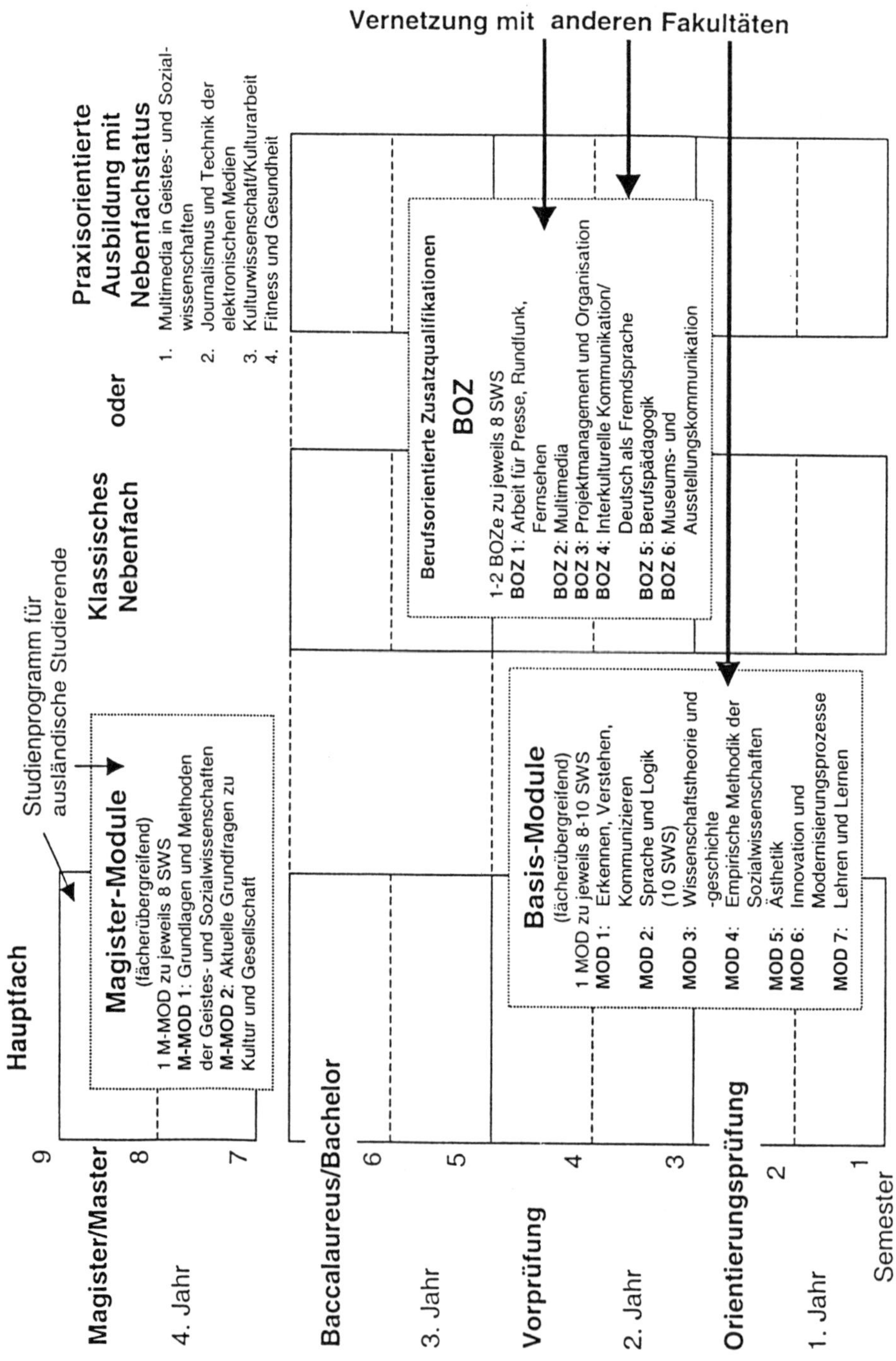

Abb. 2: Das Greifswalder Modell der BA/MA-Studiengänge mit Lehramtsstudium

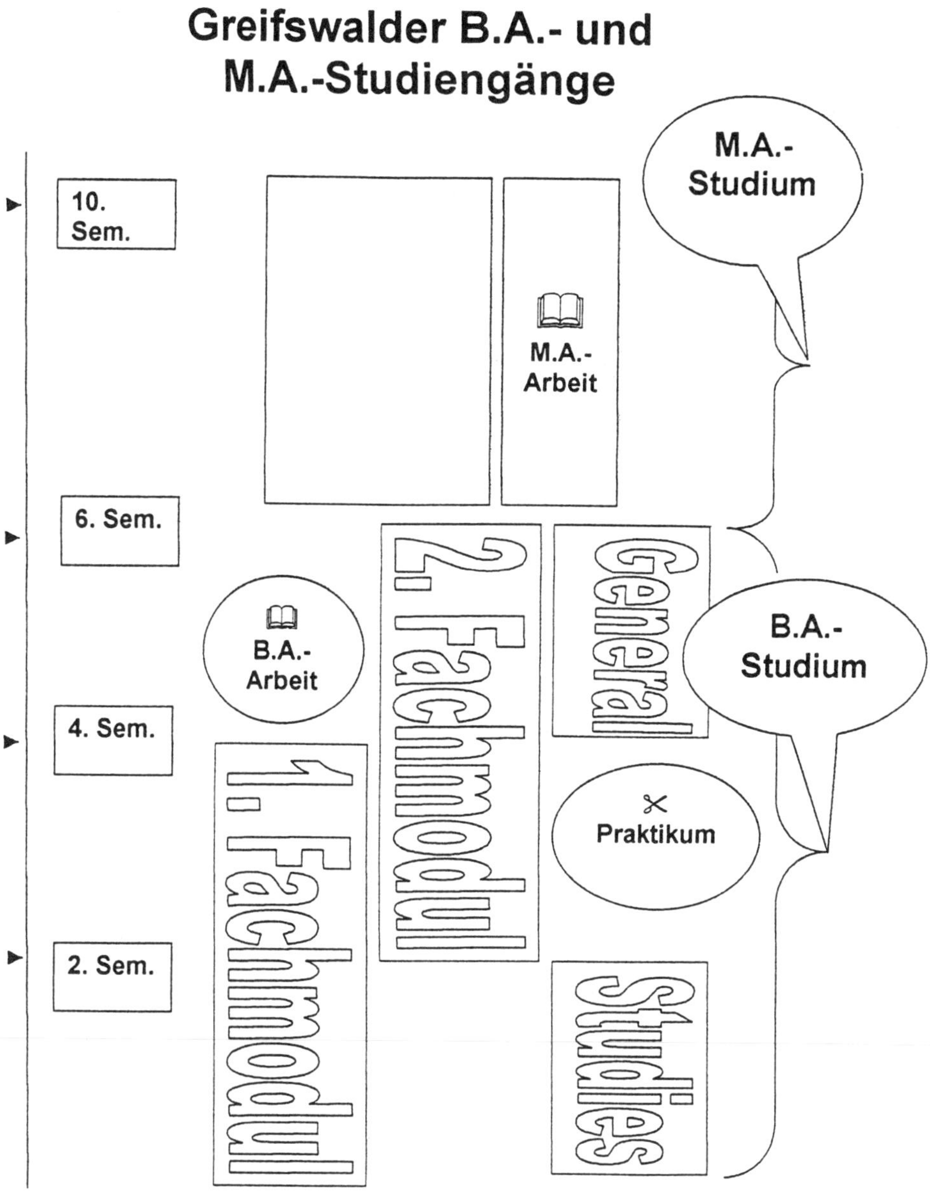

Abb. 3: Lehramtsstudiengang in 2 Hauptfächern für das Lehramt an Gymnasien, angelehnt an das Greifswalder Modell

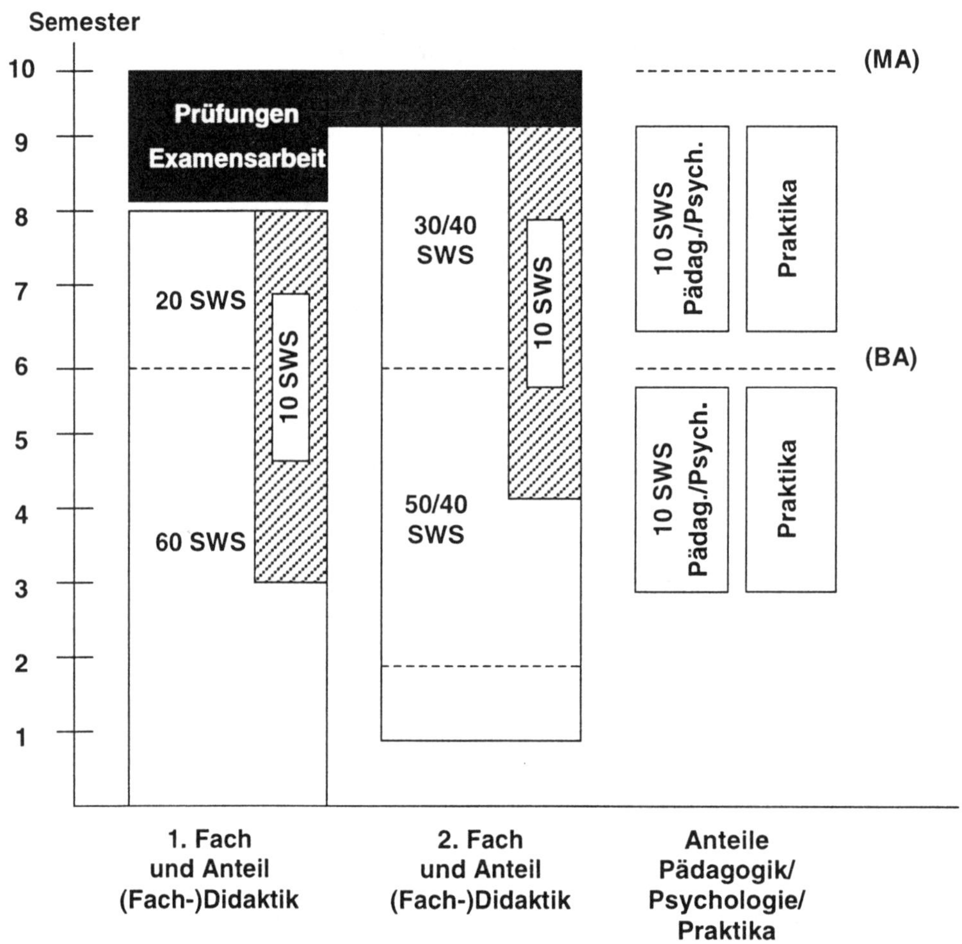

Universitäre Gymnasiallehrerausbildung: Die Geschichte einer Selbstillusionierung und ein Plädoyer für eine Berufsfakultät

1. Vorbemerkungen zur Ausgangslage

Jede Erörterung von Problemen der Berufsausbildung von Gymnasiallehrern in Deutschland müßte mit einer kurzen Rückbesinnung auf diejenigen Entwicklungen beginnen[1], die dieser Bereich seit dem ausgehenden 19. Jahrhundert genommen hat und die die strukturellen Vorgaben der heutigen Ausgangslage sind: die Gründung der Philosophischen Fakultät bei der Universitätsneugründung Berlin im Jahre 1810 als universitärer „Ort" der Ausbildung des neuen Gymnasiallehrerstandes für das ebenfalls neu gegründete Gymnasium; die Einführung des Seminar- und des schulischen Probejahrs für Lehramtsbewerber im Anschluß an ihr Universitätsstudium seit den 1880er Jahren; die Transformation der seminaristischen Ausbildung der Grund-, Haupt- und Realschullehrer in eine akademisch-hochschulförmige (zuerst in Preußen in den 1920er Jahren, nach 1945 nach und nach in ganz Deutschland, dazu seit etwa 25 Jahren die Einrichtung von Studienseminaren); die Eingliederung der Pädagogischen Hochschulen (mit Ausnahme von Baden-Württemberg) in die Universitäten (Fach zu Fach oder als Erziehungswissenschaftliche Fakultäten) oder ihr Ausbau zu Erziehungswissenschaftlichen Hochschulen (z.B. Landau-Koblenz und Vechta); die Festigung der Auffassung, daß die *Fachlichkeit* der Gymnasialleh-

1 Die Denkschriften, Darstellungen und Debatten auf diesem Gebiet füllen allein für die Zeit nach 1945 eine mittlere Bibliothek. Es kann hier nicht der Ort sein, diesen Bestand an Konzeptionen und Argumentationen auch nur in seinen Grundzügen nachzuzeichnen. Nachweise s. oben S. 19ff. – An diesen Debatten ist zweierlei auffällig: (1) Nur einmal wurde versucht, für *alle* Lehrämter, für schul- und unterrichtsbezogene Forschung und Rekrutierung des wissenschaftlichen Nachwuchses, für Fort- und Weiterbildung eine berufsorientierte *School of Education* einzurichten (im dort zitierten Esslinger Plan von 1951), die durch Berufsforschung zugleich Ausbildungs- und Professionsstandards entwickeln sollte. Dies ging wohl auf die Anregungen von Konferenzteilnehmern aus der Schweiz und aus den USA zurück und stellt den Versuch dar, den deutschen „Sonderweg" zu beenden. Das wird auch der Grund dafür gewesen sein, daß Eduard Spranger aus dem benachbarten Tübingen an den monatelangen (!) Beratungen der Esslinger Kommission *nicht* teilnahm. (2) Es wird praktisch nie auf *Erfahrungen* mit der universitären Lehrerbildung zurückgegriffen bzw. auf eine Analyse ihrer *Effekte*. Das legt den Schluß nahe, daß es diese Erfahrungen und Effekte in *dem* Sinne auch gar nicht gab, daß man die Universitäts*studien* der Gymnasiallehrer als eine Form der berufsbezogenen *Ausbildung* betrachtet bzw. untersucht hätte. Bis heute ist ja auch vorzugsweise von Lehrer*bildung* und seltener von Lehrer*ausbildung* die Rede. – Die Anmerkungen zum Text der vorliegenden Abhandlungen sollen auf weiterführende Aspekte verweisen und den Haupttext entlasten.

rer durch die *Wissenschaftlichkeit* ihres fachwissenschaftlichen *Studiums* und nicht durch die pädagogisch-psychologische bzw. didaktisch-methodische Expertise ihres unterrichtlichen *Handelns* begründet sei.[2]

Diese Entwicklungen haben etwas bewirkt, woran wir heute in der Regel und allenthalben laborieren: An die Stelle einer institutionell zusammenhängenden Berufsausbildung bzw. -vorbildung und an die Stelle berufsvorbereitend fokussierter Studien trat eine mehrfache Fragmentierung: die Trennung der Fachwissenschaften von den pädagogisch-psychologischen Ausbildungsanteilen ohne berufswissenschaftliche „Brücken“; die Trennung von 1. und 2. Phase und ihre Einordnung in unverbundene Gestaltungs- und Verantwortungssysteme (keine Kooperation von Universitäten und Studienseminaren; verschiedene Ministerien und innerhalb der Kultusbürokratie unterschiedliche Zuständigkeiten); die Loslösung des Studien- und Ausbildungssystems von den Erfahrungen und Entwicklungen im Berufsfeld selbst; die Distanz der Standesorganisationen der Universitätspädagogen und der Lehrerschaft.[3]

Dies hat zu folgenreichen Konsequenzen geführt. Das Universitätsstudium von Lehrern ist nicht an berufswissenschaftlichen Standards und diese sind nicht an be-

2 Im Unterschied zur tatsächlichen Selbstdefinition der Gymnasiallehrer sprechen die akademischen Schulpädagogen bzw. die für die universitäre Lehrerausbildung sich mitverantwortlich fühlenden Universitätspädagogen neuerdings und durchweg von einer Professionalisierung der Lehrerschaft. Am ehesten, wenn überhaupt, wird dies für die Sonderpädagogen gelten, die über eine hohe Methodenkompetenz verfügen (müssen). Für den Bereich der Gymnasiallehrer kann die Behauptung von der Professionalität der Lehrerschaft aus mindestens drei Gründen nicht generell gelten: die überwiegende Mehrheit der Gymnasiallehrer identifiziert bzw. definiert ihre berufliche Expertise gar nicht im pädagogisch-didaktischen, sondern im fachwissenschaftlichen Bereich; die Berufsausbildung folgt keinen Professionalitätsstandards; die Berufsausübung wird nicht über pädagogisch-didaktische Qualitätsstandards kontrolliert und optimiert. – Auch hier gilt: Die Ausnahmen zeigen, daß die Regel anders lautet. Ohne diese Ausnahmen, von denen der Verfasser viel gelernt hat – besonders auf Exkursionen mit Studierenden der Universität Ulm zu Freien Schulen, Internaten und Landerziehungsheimen –, könnten Kritik an und Alternativen zu den bestehenden Verhältnissen kaum mit hinreichender Triftigkeit vorgetragen werden. – Des weiteren sei der Hinweis erlaubt, daß die im folgenden gegebenen Zustandsbeschreibungen und -wertungen in der Regel auf Formulierungen von Gymnasiallehrern zurückgehen, die sie im Rahmen von Interviews in der Ulmer Lehrerstudie zu Protokoll gegeben haben.

3 Ganz anders z.B. bei den Historikern: der Verband der Historiker Deutschlands und der Verband der Geschichtslehrer führen den zweijährlichen Historikertag gemeinsam durch; sie haben eine gemeinsame Zeitschrift („Geschichte in Wissenschaft und Unterricht“). Die Fortbildung der niedergelassenen Ärzte wird maßgeblich von den Professoren der Universitäts-Klinika mitgetragen. Die Mitarbeit von Universitätspädagogen in der Lehrerfort- und –weiterbildung ist die Ausnahme. – Hier und für spätere Gelegenheiten sei angefügt: Diese generalisierenden Aussagen charakterisieren die Gesamtlage in der gegenwärtigen Bundesrepublik. Daß an einzelnen Orten, in einzelnen Universitätsinstituten und bei einzelnen Personen auch andere Akzentuierungen erfolgreich praktiziert werden, darf nicht unterschlagen und soll dankbar vermerkt werden. Bedauerlicherweise haben sich diese Ansätze aber nicht als professions- und ausbildungspolitische Trends durchsetzen können.

rufspraktischen Anforderungen orientiert (Bräm 1994); letzteres gilt selbst für Teile der pädagogisch-psychologischen und didaktisch-methodischen Ausbildung im Referendariat. Auch die Berufseinführung orientiert sich *in praxi* lediglich vordergründig-pragmatisch an den beruflichen Anforderungen an den Berufsanfänger und am Überleben: den „Stoff" selber aneignen und in seiner „Fülle" in begrenzter Zeit „durchnehmen" bzw. „beibringen"; Disziplinprobleme bewältigen; Beurteilungen und Noten finden lernen; Konflikte mit Eltern vermeiden usw. Es fehlt an einer systematisch organisierten und kontrollierten Vermittlung der *eigentlichen* Professionskompetenzen – Lehren und Lernen als adressatenorientiertes Vermitteln und Aneignen, Motivieren und Fördern, Beraten und Unterstützen; es fehlt an einer inneren Aufgaben- und Leistungs-Anforderungs-Differenzierung und ihrer Umsetzung in selbstgesteuertes problemlösendes Lernen; es fehlt an der didaktischen Konstruktion von Lern-„Inhalten" und ihrer Einbettung in lernpsychologische Lernwege (Aeblis psychologische Didaktik ist gemeint) usw., von den Problemzonen und ihrer *theoretischen* Durcharbeitung gar nicht zu reden.

Traditionell haben sich die bildungspolitischen Problem- und Reformdebatten zumeist an den *Folgeproblemen* dieser Fragmentierungen abgearbeitet und die *Strukturfragen* der Gymnasiallehrerausbildung nicht thematisiert. Infolgedessen orientierten sich diese Debatten auch nicht an den primären Anforderungen und Problemen des Berufsfeldes und des Berufsalltags, an den daraus herzuleitenden berufswissenschaftlichen Qualifikationen und Kompetenzen der Lehrer und an den sich daraus ergebenden Konsequenzen für Ausbildung bzw. Rekrutierung.

Dieses Amalgam aus Absichtserklärungen und Beteuerungen, Selbstillusionierungen und Selbstimmunisierungen war bisher erstaunlich revisionsresistent. Das hat sich geändert, u.zw. nicht so sehr durch Forschungs- und Aufklärungsarbeit aus Universität und Schule heraus – da hört die Öffentlichkeit nur ausnahmsweise zu –, sondern durch den Schock, den die Ergebnisse international vergleichender Schulleistungsstudien verbreiteten, besonders TIMSS III. Jetzt mußte *politisch* reagiert werden. Die jüngsten Gutachten sprechen daher eine andere Sprache, denn die Kommissionen nehmen die bestehenden Verhältnisse ins Visier und formulieren nicht länger gutgemeinte Absichtserklärungen (Terhart 2000; Keuffer/Oelkers 2001)[4]; das Gegenteil von „gut" ist „gut gemeint" – das hat sich herumgesprochen. Parteien und Ministerien stehen dem nicht nach.[5] Eine „realistische Wendung" ist eingetreten.

4 Expertenrat des Landes NRW: Abschlußbericht vom 20.2.2001 (Volltext im Internet unter http://www.mswf.nrw.de/miak/aktuell/top-thema/expertenrat/abschlussbericht).

5 Ein in unserem Zusammenhang bemerkenswertes Dokument ist der Text einer Entschließung der CSU-Fraktion vom 22.9.2000 im Bayerischen Landtag „Reform der Lehrerbildung in Bayern". Volltext unter http://www.csu.bayern.landtag.de/politik/bildungspolitik. – Das baden-württembergische Kultusministerium hat im Rahmen und zur Begründung der zum 1.4.2001 in Kraft getretenen Neuordnung der Gymnasiallehrerausbildung ein internes Papier erarbeitet, das zwar nicht so pointiert formuliert und nicht so weitreichende Reformempfeh-

2. Befunde und Thesen zu den Defiziten des universitären Lehramtsstudiums

2.1 Berufsorientierung? Meistens „Fehlanzeige“

An deutschen Universitäten fand und findet nur ausnahmsweise eine berufsbezogene Lehrerausbildung statt. Es wird zwar immer vom Studium bzw. von der Ausbildung angehender Gymnasiallehrer an den Universitäten gesprochen, aber die ständige Wiederholung bedeutet nicht, daß das *tatsächlich* auch so wäre oder daß es sie an den meisten Universitäten überhaupt gäbe; *der Sache nach* ist es nicht der Fall. In Wahrheit absolvieren die künftigen Gymnasiallehrer in der Regel ein *Fachstudium* in zwei Universitätsdisziplinen („wissenschaftlichen Fächern“), das durch eine *wissenschaftliche* Prüfung abgeschlossen wird und *nicht* durch eine *pädagogisch-berufsbezogene* (das geschieht erst später in sehr einfacher Form durch „Musterstunden“ am Ende des Referendariats). Insoweit unterscheidet sich das Lehramtsstudium nicht von anderen wissenschaftlichen Studien an deutschen Universitäten, mit einem wichtigen Unterschied: diese sind als disziplinäre Magister- oder Diplomstudiengänge mit eigenen Abschlüssen etabliert und sozialisieren ihre Absolventen im Rahmen einer Fachkultur, die diese dann mit ihren akademischen Lehrern, den „Fachvertretern“, teilen.

Für Gymnasiallehrer ist der Ausbildungsabschnitt, der als 1. Phase bezeichnet wird, nur *insofern* als *Ausbildung* zu qualifizieren, als im Universitätsstudium einige[6] *fachwissenschaftliche* Grundlagen für die Lehrbefähigung in den künftigen Unterrichtsfächern gelegt werden, nicht aber die *berufspraktischen* Grundlagen (Allgemeine Didaktik, Fachdidaktik, Methodik, Lehr-Lern-Psychologie usw.). Daher ist das Universitätsstudium im Sinne der üblichen Unterscheidungen nicht als *professional*, sondern *general* und *academic* zu bezeichnen. Daran ändern auch die mehr oder weniger marginalen Anlagerungen von Pädagogik, Pädagogischer Psychologie, Fachdidaktik und Schulpraktika nichts wesentliches, vor allem auch nicht im *Selbstverständnis* der Studierenden.[7]

lungen enthält wie das zeitgleiche CSU-Papier, aber doch unmittelbare Konsequenzen z.B. aus den KMK-Empfehlungen (vgl. Anm. 4, Terhart 2000) zieht.

6 Es wird häufig übersehen, daß keineswegs alle erforderlichen fachwissenschaftlichen Qualifikationen vermittelt werden; vgl. unten den Abschnitt 2.2.: „Mehrfachqualifikationen“.

7 Die Untersuchungen von Oelkers/Oser 2000 haben folgende Befunde erbracht: Die „berufsbildenden Fächer“ Pädagogik und Psychologie gelten in der Lehrerausbildung als zu „theoretisch“, in der Schul- und Unterrichtspraxis als wenig brauchbar, (demzufolge) inhaltlich als beliebig. Eine gewisse Ausnahme macht die dritte Berufswissenschaft, die Didaktik, was nicht verwunderlich ist, da Lehr-Lern-Prozesse immer auch jeweiligen spezifischen „Gegenstands“- und „Lern“-Logiken folgen, zu denen sich Unterrichtsstrategien und Lernformen sozusagen symmetrisch verhalten müssen, wenn sie effektiv sein wollen. (Das erklärt den durchschlagenden Erfolg reformpädagogischer didaktischer Entdeckungen und Verfahren im Umfeld des Projekts- und des Arbeitsunterrichts. Es ist kein Zufall, daß Kerschensteiner zum

Auf eine Änderung dieser mißlichen Situation durch eine nur *quantitative* Vermehrung von Pädagogik und Fachdidaktik sowie von Praktika zu hoffen, ist mit großer Wahrscheinlichkeit vergeblich, wenn kein Weg gebahnt wird von den Wissensbeständen des universitären *disziplinären Fachwissens* zu den Wissens- und Reflexionsbeständen des *Schul- und Bildungswissens* und von dort zu den Wissensbeständen, die das *Lernwissen der Schüler* bilden sollen. Die bayerischen Empfehlungen formulieren genau diesen Zusammenhang als das *eigentliche* Problem des Lehramtsstudiums als berufsbezogener Lehramts*ausbildung*: die Fachwissenschaften müssen auf die Bildungsarbeit in der Schule bezogen werden: die Erziehungswissenschaft und die Pädagogische Psychologie sowie die Unterrichtswissenschaften müssen auf die praktische Erziehungs-, Unterrichts- und Bildungsarbeit ausgelegt sein; die Fachdidaktiken müssen vor allem auch schulisch wichtige Lernfelder erschließen, die die Fachwissenschaften vielleicht schon abgekoppelt haben. Wissen muß in Fragen, Fragen müssen in Suchstrategien für mögliche Antworten transformiert werden; gefundene Antworten müssen Zusammenhänge ergeben bzw. eröffnen. Früher hieß das schlicht: didaktische Analyse. *Sie* gehört zur spezifischen Expertise des Lehrers: Er hat gelernt, Wissensbestände auf eine Wissenschafts- und auf eine Wissens-(Kultur-)Geschichte und damit auf einen Bildungskanon beziehen und diesen in facettierte Lerngänge (Aebli) übersetzen zu können *et vice versa.*

2.2 *Qualifikationsprofile? Scheinklarheiten!*

Hinsichtlich der Qualifikationen eines „guten Lehrers" finden sich in der Literatur und in Denkschriften Erwartungs- bzw. Anforderungskataloge, die unerfüllbar sind. Es wird zum einen vergessen, daß die Lehrer die größte Berufsgruppe im öffentlichen Dienst darstellen, also einen Massenberuf bilden, von dessen Vertretern in der Regel nur durchschnittliche Leistungen *lege artis* erwartet werden *dürfen*. Zum anderen wird übersehen, daß auch einzelne Qualifikationsmerkmale in sich mehrdimensional und infolgedessen *je für sich* schon überaus anspruchsvoll sind.

eigenen Gebrauch „How we think" von John Dewey übersetzte!) Das Interesse der Studierenden richtet sich auf diese Strategien und die mit ihnen verbundenen Praxen, weil sie Bewährung besonders auch in beruflichen Anfangssituationen im Unterricht versprechen. Soweit die Befunde aus der schweizer Studie. – Diese Strategien und Praxen sind aber nur bedingt lehrbar, sie müssen vielmehr unter Anleitung durch Selbstlernen herausgefunden werden; denn ihre Wirksamkeit ist stark vom Faktor „Persönlichkeit" abhängig. Dieses Selbstlernen hat experimentellen Charakter und darf daher nicht unter bewertende Sanktionen gestellt werden, weil damit zugleich die sich entwickelnde „Berufs-Persönlichkeit" sanktioniert würde. Somit käme nur Imitationsverhalten in den Lehrproben und in der anschließenden eigenverantwortlichen, d.h. unkontrollierten Unterrichtstätigkeit unreflektierte Routine zustande. Das ist auch der Befund aus den Ulmer Lehrerstudien.

Nur zwei Dimensionen seien erläutert: die fachlichen und die pädagogischen Mehrfach-Qualifikationen; denn an ihnen läßt sich in der Form eines Positiv-Katalogs zeigen, wie gravierend die herrschenden Defizite sind.

(a) Die fachliche Mehrfachqualifikation

Daß Gymnasiallehrer über eine exzellente fachliche Qualifikation verfügen müssen, ergibt sich aus den Ansprüchen an den Gymnasialunterricht auf allen Stufen: z.B. in der Unterstufe Naturphänomene sehen und verstehen lehren, in der Mittelstufe mit elementaren naturwissenschaftlichen Erkenntnissen vertraut machen, in der Oberstufe exemplarisch an naturwissenschaftliche Forschung und Theoriebildung heranführen. Weniger selbstverständlich scheint zu sein, daß diese fachliche Qualifikation in sich selber *mehrdimensional* sein muß. Sie bezieht sich

- auf die *Grundlagen* und die Wissenschafts*praxis* der „Fächer“, weil sonst z.B. keine Wissenschaftspropädeutik auf der Oberstufe des Gymnasiums betrieben werden kann (so sie denn geschieht) oder keine Teilnahme an Wettbewerben möglich ist;
- auf die philosophisch-theoretischen Grundlagen der *Wissenschafts*-Praxis der „Fächer“ – die Geschichte der Entdeckungen und Erfindungen, die Geschichte der Problemlösungen von Basisproblemen z.B. in den Naturwissenschaften –, weil ohne historisches Denken oder ohne angemessene Modell-Bildung keine *Einführung* in das Verständnis dieser Themen im Erfahrungs- und Vorstellungshorizont der Schüler, die ja bekanntlich *andere* oder keine oder „falsche“ Zugänge haben, bewerkstelligt werden kann (Wagenschein);
- auf die *Konstruktion* der „Fächer“ und der „Themen“ für die schulische Lernarbeit, weil sonst vom Lehrer keine eigenen Arbeitspläne entwickelt werden können, wenn und weil den amtlichen Lehrplänen in der Regel keine nachvollziehbaren Konstruktionsprinzipien zugrunde liegen, und weil sonst die Umsetzung von Fachentwicklungen in *neue schulische* Aufgaben bzw. Anforderungen nicht bewerkstelligt werden kann;
- auf eine eigene *Erfahrung* in der *wissenschaftlichen* Erzeugung von Wissenschaftswissen, weil sonst für die praktische Unterrichtsarbeit oder die Anleitung von Arbeitsgruppen kein *empirisch-didaktischer* Ausgangspunkt vorhanden ist für die *Vermittlung* von Wissen *als Wissenschaft;*
- auf die Kenntnis der *Grenzen* und damit den *Status* der *Theorie*-Arbeit in den „Fächern“, weil sonst deren Weiterentwicklung nicht nachvollziehbar und die *eigene* erforderliche fachliche Fortbildung nicht (selbst-)organisierbar wird.

Daraus ergibt sich, daß vor allem im Bereich der Mathematik und Naturwissenschaften eine fachliche Qualifikation ohne Wissenschaftstheorie und -geschichte sowie ohne die Kompetenz zur didaktisch-methodischen Konstruktion von „Themen“ (und ihres motivationalen und arbeitspraktischen Umfeldes) unzureichend ist.

(b) Die pädagogische Mehrfachqualifikation

Auch über Art und Ausmaß der *pädagogischen* Qualifikationen von Gymnasiallehrern gibt es keinen Konsens. Die Spannweite der Auffassungen reicht von der berufsständisch immer wieder vorgetragenen Begrenzung auf eine (Lehr-)Befähigung für „guten Unterricht" bis hin zu völlig illusionären Anforderungskatalogen in Programmen und Reformschriften zur Reform der Lehrerausbildung. In beiden (Extrem-)Fällen liegt die *Funktion* solcher Positionen auf der Hand. Im ersten Fall handelt es sich um (einen notwendigen) Selbstschutz, der ein (falsches berufliches) Selbstbild stabilisieren und vor (nicht einlösbaren und unbewältigbaren) Herausforderungen schützen soll. Im zweiten Fall steigert der Katalog die Bedeutung des Berufs (bei sinkendem sozialen Ansehen), er mindert den Selbstzweifel und erlaubt öffentliche Klage; er soll infolge der Unerreichbarkeit der Zielsetzungen über die alltägliche Misere hinwegtrösten *und zugleich* die Chancen *realer* Problembearbeitung im Kleinen von vornherein als aussichtslos dementieren.

Es muß also anders vorgegangen werden. Unsere empirischen Erhebungen über den Berufsalltag von Gymnasiallehrern, die sich selbst als erfolgreich und berufszufrieden bezeichnen, legen die folgende *Mehrdimensionalität* der pädagogischen Dimensionen ihres Berufs nahe:

- Interesse an der *Person* des Schülers und seines Wohlbefindens;
- Interesse daran, daß der Schüler sich für die *Person* des Lehrers und dessen Wohlbefinden interessiert;
- Interesse für die Interessen der Schüler und Schaffung eines entsprechenden Rückmeldesystems;
- Interesse für die Entwicklungspotentiale und die Selbstwirksamkeitsüberzeugungen der Schüler;
- Interesse für die schulischen und außerschulischen Erfolgs-/Mißerfolgsfaktoren im Alltagsleben der Schüler;
- Interesse an stabilen Gruppenprozessen im Schulalltag unter Einbeziehung der Lehrer, besonders bei extra-curricularen Aktivitäten.[8]

Diese Einstellungen und Interessen lassen sich nur produktiv umsetzen, wenn ihnen konkrete Kompetenzen und Qualifikationen entsprechen:

- Kenntnisse der Entwicklungs- und Persönlichkeitspsychologie des Kindes- und Jugendalters; Verständnis der Chancen und Risiken von Statuspassagen im Jugendalter;

8 Bei Lehrern, die u.a. nach diesen Grundsätzen ihren schulischen und unterrichtlichen Arbeitsalltag zu gestalten gelernt haben, *weil sie auch die Gelegenheit dazu bekamen*, kommt in Interviews *Stress, burnout* und *Einzelkämpfer* praktisch nicht vor. Es liegt auf der Hand, daß dieser Befund zwingend in Richtung Ganztagsbetrieb in den öffentlichen Schulen weist.

- Fähigkeit zur Kommunikation über die eigenen/gemeinsamen Fähigkeiten und Grenzen, Hoffnungen und Enttäuschungen mit den Schülern; Fähigkeit zur zielbezogenen Kooperation, zur Aktivierung von Gruppenprozessen und förderlichen Beziehungen;
- Befähigung zur Begabungs- und Leistungsdiagnostik; Befähigung zur methodisch-didaktischen inneren Differenzierung;
- Befähigung zur Anregung, Förderung und Stabilisierung von Selbstlernprozessen, von Lern- und Arbeits-Erfolgserlebnissen, von intrinsischer Motivation und selbstgesteuerten Problemfindungs- und -lösungsprozessen.

Unterricht ist – das wird in der Regel vergessen – eine Veranstaltung *zu anderen Zwecken*: zum Selber-Lernen und zur Selbst-Bildung der Schüler. Das Berufsziel „guter Unterricht“ ist nur dann plausibel, wenn die *anderen* Ziele erreicht werden.

Die Fokussierung der Lehrerausbildung auf Unterrichts*techniken* – so verständlich dies für Berufseinsteiger ist, die ja „über die Runden kommen müssen“ – und die Vernachlässigung der genannten Voraussetzungen und Kontexte für gelingenden Unterricht wird durch den Umstand perpetuiert, daß die unterrichtspraktische Ausbildung in der 2. Phase eine Meister-Schüler-Lehre darstellt, deren Erfolg größenteils an *Imitations*leistungen und nicht an Professionsstandards und schon gar nicht an *subjektiven Qualifikations-* oder gar *Innovationsstandards* gemessen wird.[9]

2.3 Ein Studium ohne ideelles Ziel: eine Orientierung an einem eigenständigen Berufsbild des gymnasialen Lehramts fehlt

Die genannten Defizite haben mancherlei Gründe. Ihre Dauerhaftigkeit ist vor allem darauf zurückzuführen, daß für das gymnasiale Lehramt (nicht nur für dieses) ein eigenständiges Berufsbild fehlt, in dem die berufsbezogenen Qualifikationen und Kompetenzen der Berufsbewerber/-einsteiger und deren Fortschreibung für die im Beruf Tätigen kodifiziert wären – ein Befund, der im Vergleich zu anderen Ausbildungen z.B. auch „nur“ im technischen, gewerblichen und kaufmännischen Bereich geradezu absurd ist, von anderen akademischen freien Berufen nicht zu reden.

Dieses Defizit wirkt sich zum einen in der Form auf die Ausbildung aus, daß eine Orientierung an berufsbezogenen „Pflichtenheften“ ebenso fehlt wie die Ver-

9 Für diesen Sachverhalt gibt es einen einfachen Beleg: Die Studienseminare in Baden-Württemberg sind weder Didaktische Zentren noch Didaktische Laboratorien; sie haben keine Unterrichtsmitschau-Anlagen; sie dokumentieren zu Demonstrationszwecken keinen gelingenden/mißlingenden Unterricht; sie leiten die Referendare nicht zur Selbstdokumentation und -analyse ihrer Unterrichtsversuche an (im Team oder Tandem); sie legen keine Archive erprobter Arbeitsmaterialien für Unterrichtseinheiten an. Demzufolge stellt die Lehrerausbildung in ihrer praktischen Phase kein weiterlernendes System dar, so daß das auf diese Weise rekrutierte Personal später auch den eigenen Beruf nur ausnahmsweise als lernendes System ausgestalten kann. – Hier sei ergänzt, daß dies in den Freien Schulen und in den Landerziehungsheimen in der Regel sehr anders aussieht!

pflichtung zum fortgesetzten selbstorganisierten und selbstverantwortlichen Qualifikationserwerb bei erkennbaren Mängeln oder bei neuen Anforderungen; zum anderen auf die Berufsausübung in den öffentlich-staatlichen Schulen in der Form, daß die Tätigkeit der Lehrer nicht an Effektivitäts- oder *outcome*-Kriterien überprüft wird; daß die Schulen kein *benchmarking* und kein Qualitätsmanagement betreiben; daß die Schulverwaltungen und der Schulträger (die Kommune) keine Personalentwicklung betreiben. (Diese Sachverhalte stellen sich an den Schulen in freier Trägerschaft naturgemäß anders dar.) Infolgedessen kann vor allem auch in sanktionsfreier Form der interne Innovationsdruck (soweit vorhanden) neutralisiert und der externe Innovationsdruck abgepuffert werden.

Das Fehlen eines Berufsbildes verhindert die Formulierung von Zielvorstellungen für das Lernen und den Erfolg des Einzelnen *und* der Institution, öffnet vor allem auch sachlich unangemessenen Erwartungen und Forderungen an Lehrer und Schulen Tor und Tür und bewirkt demzufolge eine öffentliche Debatte über Lehrer und Schule *nicht* in Richtung System- und Erfolgsoptimierung, sondern – völlig sinn- und folgenlos – über Mißerfolg, *burnout* und Horrorszenarien.

2.4 Der Zugang zum Studium: ohne Eignungs- und Qualifikationsüberprüfungen

Der Zugang zum Lehramtsstudium ist offen und ungeregelt, er erfolgt ausschließlich über die *Selbstzuschreibung* der Studierenden, Lehrer werden zu wollen. Weder werden die Motive für die Berufswahl und Studienentscheidung noch die mögliche Qualifikation für den Beruf geprüft. – Die am häufigsten geäußerten Motive – Spaß am „Fach" jungen Menschen weitergeben, sicherer Arbeitsplatz (Männer), gute Möglichkeiten der Vereinbarkeit von Familie und Beruf (Frauen) – sind hinsichtlich der späteren Berufstätigkeit offensichtlich inadäquat und hinsichtlich der späteren Berufsbelastungen auf Dauer nicht tragfähig.

Ob und welche Basisqualifikationen Interessenten bzw. Bewerber vor allem im Bereich ihrer Persönlichkeit und dann im Bereich pädagogischer Qualifikationen für ihren späteren Beruf mitbringen bzw. entwickeln können, bleibt ungeprüft. Ihnen wird kein Absolvieren eines *Assessment Center*[10], kein dem Studium vorausgehendes Volontariat und keine vorhergehende selbständige Berufsausbildung abverlangt (weswegen Bewerber, Studierende, Referendare und Berufsanfänger im beruflichen Schulwesen sehr andere Persönlichkeits- und Kompetenzprofile zeigen als ihre Kollegen im allgemeinbildenden Bereich). Im Bereich der Persönlichkeitsentwicklung sind keine Trainingsphasen und bei den ersten Schritten in der Berufspraxis ist keine Supervision vorgesehen.

10 Das Reform-Papier der CSU-Landtagsfraktion macht ebenfalls diesen Vorschlag. Vgl. auch Reusser 1999.

Auf diese Weise operiert die Ausbildung in der 1. und 2. Phase – in die 2. Phase ist der Zustrom ähnlich ungeregelt und unkontrolliert – mit mehreren Unbekannten. Ihre berufsbezogenen Ausbildungsziele sind daher entsprechend diffus, und die i.e.S. berufliche Qualifizierung *durch den Beruf selber* am Beginn der Berufstätigkeit bleibt zufällig und damit eher problematisch.

2.5 Die Struktur des Studiums: ein Abschluß ohne Studiengang

Das Lehramtsstudium für das Höhere Lehramt stellt keinen eigenen Studien*gang* i.e.S. dar, sondern kombiniert Anteile der Hauptfächer zu einem Abschluß, was nicht ausschließt, daß in der 1. Phase in einzelnen Bundesländern bzw. an einzelnen Universitäten zusätzlich einige in der Regel schwach ausgeprägte Professionsanteile enthalten sein können und daß in Einzelfällen die Strukturierung des Studiums durch lokale Studienpläne den *Anschein* eines Studiengangs vermittelt.

Diese Situation ist auf den Umstand zurückzuführen, daß Lehre und Studium an deutschen Universitäten im Bereich der wissenschaftlichen Grundausbildung, die sich am Magister- oder Diplomabschluß oder an externen Examina in nur *einem* Fach (kirchliche Examen für Theologen, die Examina für Juristen, Mediziner und Pharmazeuten) orientiert, *disziplinär* organisiert ist und *nicht* berufsfeld-orientiert.

2.6 Die Durchführung des Studiums: ein Puzzle ohne Rahmen

Die Durchführung des Lehramtsstudiums für angehende Gymnasiallehrer erfolgt fast ausschließlich durch eine Sozialisation in den Fächern, jedoch nicht in den „Berufswissenschaften" des Lehrberufs: Fachdidaktik, Pädagogik und Psychologie. Die mißliche Folge ist, daß sich Gymnasiallehrer durchweg als Fachleute für die „Stoffe" ihrer „Fächer" verstehen, nicht jedoch als Fachleute für Vermitteln und Aneignen, Lehren und Lernen, Motivationsförderung und Lernberatung, d.h. als Fachleute für das Arrangement und für den Erfolg der Selbst-Lern- und Selbst-Bildungsarbeit der Schüler.

Soweit ins Studium während der 1. Phase Schul- und Unterrichtserkundungen und -praktika eingebaut sind, bleibt deren Ertrag zweifelhaft: weder wird kontrolliert, *was* die Praktikanten lernen noch was sie lernen *sollen*; weder sind Mentoren für ihre Aufgabe hinreichend vorbereitet noch wissen sie präzise, *wofür* sie eigentlich vorbereitet sein *müßten*; weder wird versucht, Studieninhalte mit unterrichtspraktischen Aufgaben zu verzahnen noch gibt es hinreichende Expertise für eine Anleitung dazu, *wie* diese Verzahnung *fachdidaktisch* zu erfolgen hätte.

2.7 Ein Studium ohne universitären „Ort" und ohne klare akademische Verantwortlichkeit

Eine organisiertes – und nicht bloß geduldetes – Gymnasiallehrerstudium an einer deutschen Universität hat keinen „Ort"; denn die Philosophische Fakultät alten Zuschnitts, die seit 1810 ursprünglich als Gymnasiallehrerbildungs-Fakultät dieser Ort war, existiert in dieser Funktion seit dem ausgehenden 19. Jahrhundert nicht mehr (beginnend mit der Verselbständigung der Math.-Nat. Fakultät). Seit dem Beginn der Weimarer Republik ist das universitäre Gymnasiallehrer-Studium, das die alte Trennung von vor 1914 von erstem Abschluß *general and academic* mit einer *akademischen* Prüfung (Magister, Lizentiat) und einem zweiten *berufsbezogenen pädagogischen* Abschluß (*professional*) am Ende eines Vorbereitungsdienstes (sic!) an einem Staatlichen Studienseminar in der Form des seither üblichen Staatsexamens aufhob, ein *deutscher Sonderweg*. Staatsexamina werden heute noch in den alten „Berufsfakultäten" abgenommen (Medizin, Jura).

Der seit 1945 immer wieder geforderten Fakultätslösung für die Organisation der Lehramtsstudien schlossen sich auch führende Vertreter der Universitätspädagogik an (z.B. noch von Saul B. Robinsohn 1971 in einer Expertise für den Deutschen Bildungsrat und zuletzt noch vor wenigen Jahren im Rahmen grundsätzlicher Überlegungen zur Reform der Lehrerausbildung in Baden-Württemberg, vgl. Beckmann 1994). Sie wurde von führenden Vertretern der Philosophischen Fakultäten mit gleicher Regelmäßigkeit abgelehnt (z.B. Eduard Spranger 1921/1973[11] und Theodor Litt 1957). Die Fakultätslösung in der Form der Integration einer Pädagogischen Hochschule *als solcher* hat den betreffenden Gesamthochschulen bzw. Universitäten die Studiengänge für die nicht-gymnasialen Lehrämter beschert, aber die Probleme des Gymnasiallehrer-Studiums ja nicht gelöst, sondern eher erschwert und deren Probleme vielfach in die *anderen* Lehramtsausbildungen exportiert. Dazu trug im übrigen die seit den frühen 70er Jahren fortschreitende Auflösung der Fakultäten in Fachbereiche weiter bei.

Die jetzt allenthalben empfohlene Einrichtung von Zentren für Lehrerbildung – an manchen Universitäten eher erfolgreich betrieben (z.B. Halle, Paderborn und Dortmund), an anderen eher weniger (z.B. Potsdam) – kann aus einem *entscheidenden* Grund nicht überzeugen: In deutschen Universitäten sind die „zuständigen Einheiten für Forschung und Lehre" die Fakultäten und sonst niemand. Senate können

11 Sprangers Kommentar betrifft einen studentischen Vorschlag, geboren aus dem Wunsch nach einer geistigen Erneuerung der deutschen Universität nach dem Ersten Weltkrieg. In dieser Fakultät sollte vor allem Bildung, Pädagogik und Politik gelehrt werden. Die intensive zeitgenössische Debatte hat der Hrsg. in den Anmerkungen S. 448–450 nachgewiesen. – Heranzuziehen ist auch Spranger 1920/1970. Dort diskutiert Spranger abschließend die Differenzen eines Studiums bzw. einer Ausbildung an einer Pädagogischen Hochschule und an einer Universität und favorisiert das „gelehrte Studium" für den Gymnasiallehrer, der dafür eben die Vorzüge einer pädagogischen Ausbildung an einer Pädagogischen Hochschule entbehren (!) und dies im Referendariat nachholen müsse.

Empfehlungen geben, einzelne Fächer können sich auch in Richtung Lehrerausbildung Profile geben, aber die „Querschnitts"-Zentren müssen sich auf *organisatorische* Aspekte des Lehrerstudiums beschränken, ggf. ergänzt durch zeitlich und sachlich begrenzte Entwicklungs- und Erprobungsaufgaben[12]. Damit bleiben sie – vergleichsweise zur *fachlichen* Anbindung der Studierenden – exzentrisch oder marginal, in jedem Fall sozialisatorisch schwach.

2.8 Das Ende des Lehramtsstudiums: open end *ins Ungewisse*

Nach dem 1. Staatsexamen wird der angehende Lehrer einem vierfachen Prozeß des „Vergessens" unterworfen. Im Studienseminar soll er seine fachwissenschaftliche Identifikation vergessen und sich auf Schulwissen und Unterricht einstellen; in seiner Ausbildungsschule soll er bei seinem Mentor vergessen, was sein Fachleiter ihm an Musterlösungen anempfohlen hat; nach dem 2. Examen kann er *alles* vergessen: von einem Tag auf den anderen muß er bei vollem Deputat als „Einzelkämpfer" überleben lernen.

Diese – zugegebenermaßen – pointierte Charakterisierung der Berufseinmündung von Lehrern (*nota bene*: durch diese *selbst*!) signalisiert mehrfache Defizite:

- Die Ausbildungsphasen und -formen werden nicht als aufeinander zu beziehende Etappen zu einem bestimmten *gemeinsamen* Ziel verstanden. Deswegen werden sie mit ihren Problemen üblicherweise je für sich erörtert. Angemessener wäre es, das Ausbildungsziel einer jeden Phase zunächst als die gelingende Einmündung in die Anschlußphase zu definieren und die Ausbildung dementsprechend zu organisieren als Voraussetzung für das Weiterlernen in der nächsten Phase. Dann würde die berufliche Fortbildung nicht wie heute zwischen Freiwilligkeit und Pflicht zerredet, sondern gehörte zur Normalität des Berufsbildes.

12 Ziff. 3.4. der CSU-Entschließung „Reform der Lehrerbildung in Bayern" enthält einen umfangreichen Aufgabenkatalog für solche Zentren. Geht man einmal davon aus, daß dort genannte zentrale Gebiete – Forschungs- und Nachwuchsförderung, Entwicklung von Lehrplänen für die Schulen, Innovationen im Unterricht – aus Zuständigkeitsgründen nicht in ein solches interfakultäres Zentrum gehören, bleiben aber Aufgaben übrig, für die sonst in der Tat kein „Ort" vorhanden ist: Organisation der Praktika; gemeinsame Fortbildungen der in allen Phasen der Lehrerausbildung Lehrenden; Durchführung von Aufbaustudien für Lehrer auf dem Weg zum Beratungslehrer, Seminarlehrer bzw. Fachleiter im Studienseminar; Evaluation von Studium und Lehre im Lehramtsstudiengang; Funktion als Assessment-Center für Lehramtsstudienbewerber und Durchführung von Angeboten in den Bereichen Persönlichkeitsentwicklung, Sozialkompetenz, Supervision usw. Wirklich funktionieren kann ein solches Zentrum aber nur dann, so zeigt die Erfahrung, wenn es eine Zentrale Einrichtung innerhalb einer für die Lehramtsstudiengänge verantwortlichen Fakultät ist und nicht als eine interfakultäre Zentrale Universitätseinrichtung ständig an die Kompetenz-Domänen der Fakultäten stößt.

- Üblicherweise beginnen und enden die Überlegungen der Lehrerbildungsreform-Debatten mit der Problematik der Studienstruktur und der Abschlüsse der 1. und der 2. Phase. Wenn aber das folgenlose Verteilen von fachwissenschaftlichen, fachdidaktischen, pädagogisch-psychologischen, schulpraktischen usw. Anteilen mit relativ beliebigen Inhalten und unklaren Verfahren der Kompetenzaneignung in der 1. und 2. Phase nicht fortgesetzt werden soll, muß die Ausbildungsproblematik vom Beruf (3. Phase) und seinen konkreten Anforderungen her gedacht und bis zur vollen Berufsfähigkeit entsprechend *sequentialisiert* werden: persönliche, fachliche und berufliche Eignung und deren Kontrolle, phasenspezifischer Kompetenzerwerb (Pflichtenhefte), Bearbeitung der Übergangs- und Einmündungsprobleme 1./2./3. Phase, vom Berufsanfänger zum *professional*. (Dazu hat nun endlich die KMK-Kommission Überlegungen angestellt, und das Kultusministerium Baden-Württemberg hat im Rahmen der Neuordnung der Gymnasiallehrer-Ausbildung konkrete Anforderungen und Vorgaben verbindlich gemacht.)
- Endlich greift die Einsicht Platz, daß ein Beruf nur im Zuge der Berufsausübung gelernt werden kann! Die Berufseingangs-/einstiegs-Phase muß daher in den ersten 4 bis 5 Jahren als eine *Lern*phase konzipiert und ausgestaltet werden, die *so* im Berufsleben nicht wiederkehrt.

2.9 Zusammenfassung

Die jüngsten Empfehlungen der KMK sowie der Expertenkommissionen in Hamburg, Berlin und NRW erhoffen eine Stärkung der Lehramtsstudien durch eine stärkere Gewichtung der Anteile Pädagogik, (Pädagogische) Psychologie und vor allem Fachdidaktik, durch die Einrichtung von Zentren für Lehrerbildung sowie insgesamt durch eine stärkere Orientierung an den Erfordernissen des künftigen Berufs. Eine Verbesserung der jetzigen Ausbildungsqualität *allein* durch eine Erhöhung bzw. Umschichtung der pädagogisch-psychologischen Studien- und Ausbildungsanteile, verbunden mit einer besseren Personalausstattung, ist jedoch *nicht* zu erwarten, weil die oben genannten Defizite *struktureller* Natur sind.

3. Strukturbildende Maßnahmen: die Einrichtung einer „Berufsfakultät“

Wenn das Lehramtsstudium in einen eigenständigen Studiengang überführt und wenn eine eigene Zuständigkeit für die Gestaltung und Durchführung dieses Studiengangs etabliert werden soll, dann folgt daraus nach den Konstruktionsprinzipien und Zuständigkeitsregelungen der Universität, daß die Lösung nur in der Einrichtung einer eigenen Fakultät liegen kann. In der Geschichte der deutschen Universität erfolgte seit dem ausgehenden 19. Jahrhundert die Gründung einer Fakultät immer dann, wenn sich bisherige Wissenschaftsfigurationen entweder durch die Wissenschaftsentwicklung und/oder durch neue Ausbildungserfordernisse als innovationshemmend erwiesen haben. So verließen die Naturwissenschaften die Philosophische Fakultät (und auch die Akademien der Wissenschaften trennten um 1900 die Phil.-Hist. Klasse von der Math.-Nat. Klasse); die Wirtschafts- und Sozialwissenschaften verselbständigten sich aus der Fakultät für Rechts- und Staatswissenschaften, die Soziologie verselbständigte sich als Fach; die Human- und Verhaltenswissenschaften trennten sich von der Philosophie (die inzwischen häufig genug „vereinsamt" ist), die Informatik löste sich aus der Mathematik.

Fakultäten wurden und werden *nicht* eingerichtet für die Wahrnehmung von *Dienstleistungen* (sei es innerhalb der Universität, sei es für berufliche Qualifikationen nach dem Standard von Fachhochschulen), sondern für Fachrichtungen (Fächer bzw. Fächergruppen), denen Berufe bzw. Berufsfelder entsprechen und zu ihnen hinführen oder direkt auf eine Berufstätigkeit, zumindest auf einen Vorbereitungsdienst vorbereiten. Deshalb ähneln noch heute die Medizinischen, Juristischen und Theologischen Fakultäten den alten „Berufsfakultäten" der Universitäten des 18. Jahrhunderts vor der Humboldtschen Reform.

3.1 Eine Fakultät für Instruktions- und Kognitionswissenschaften

Bei der Errichtung der vorgeschlagenen „Berufsfakultät" kann und darf es sich also *nicht* um eine „Fakultät für Lehrerbildung" oder um eine „Fakultät für Erziehungswissenschaften" (heute fälschlicher-, aber bezeichnenderweise im Plural) handeln: Lehrerbildung könnte als Dienstleistung (miß-)verstanden werden, die auf keinem eigenständigen Korpus universitärer Disziplinen aufruht. Außerdem kann eingewandt werden, daß die Erziehungswissenschaft i.w.S. heute Teilgebiete umfaßt, die für das hier in Rede stehende Programm nicht einschlägig sind (z.B. Erziehung in früher Kindheit, Sozialarbeit, Freizeit-, Rehabilitationspädagogik u.a.m.). Die Fakultät muß sich daher auf Disziplinen und Aufgaben in Forschung, Lehre und Studium konzentrieren, die sich zum einen auf die pädagogischen Mehrfachqualifikationen von (Gymnasial-)Lehrern beziehen und zum anderen diese pädagogischen Qualifikationen für außerschulische Berufsfelder im Bereich von Lehren und Unterrichten (aber nicht von sozialpädagogischem Beraten und Helfen!) anbieten: Erwachsenenbildung, berufliche und betriebliche Fort- und Weiterbildung usw.

Den Kern der Fakultät müssen daher diejenigen Disziplinen bilden, die (1) Lehr-Lern-Prozesse, (2) deren Voraussetzungen und Kontexte sowie (3) deren Anwendungsgebiete erforschen, in Lehre und Studium auf entsprechende Berufsfelder vorbereiten, in Begleitforschung, Fort- und Weiterbildung diese Felder mitgestalten und für die gesellschafts- und bildungspolitischen Folgeabschätzungen (Politikberatung) systematisch Daten generieren und analytisch aufbereiten. Diese Disziplinen sind die Instruktions- und Kognitionswissenschaften; ihre *Kontexte* werden von Disziplinen von der Bildungsgeschichte und -philosophie bis zur soziologischen

Theorie der Wissensgesellschaft bearbeitet; ihre *Anwendungsgebiete* reichen von der freien Erwachsenenbildung über die öffentlichen Schulen bis zur (auch freiberuflichen) beruflichen und betrieblichen Fort- und Weiterbildung.

Unverzichtbar sind in der Lehrerausbildung jedoch auch solche Gebiete, die einen Lehrer zu *pädagogischem* Sehen und Denken anleiten – Anthropologie, Bildungstheorie, Jugendkunde usw. –, und auch solche Bereiche, in die seine Berufstätigkeit eingelagert ist – Problemlagen im Kindes- und Jugendalter, der Familie, der *peer group*-Sozialisation, der aktuellen Jugendkulturen und -szenen. Sozial- und Entwicklungspsychologie sind ein integraler Bestandteil moderner Lehrerausbildung ebenso wie Persönlichkeits- und Wahrnehmungspsychologie für die Selbstentwicklung der Lehrer im Beruf. Und die Selbstentwicklung des Lehrers bleibt sozusagen blind, wenn sie nicht einhergeht mit der Reflexion von Bildung und Kultur, über die eine Verständigung für die Selbstentwicklung der jungen Generation herbeigeführt werden muß, weil sonst das Geschäft der Schule jenseits banaler *skills* ebenfalls blind bleibt. In der Ausbildung muß sich der angehende Lehrer zunächst aber auf sein Kerngeschäft konzentrieren können – Unterrichten zu arrangieren, organisieren, moderieren; Lernen zu animieren, modellieren, optimieren usw. –, weil sich hier Erfolg oder Problematik seines Berufseinstiegs entscheidet. Deshalb muß er sich zunächst und vor allem ein alltagsrelevantes *operatives* Wissen aneignen (können), das ihn befähigt, in der 2. Phase der Ausbildung und in den ersten Berufsjahren grobe handwerkliche Fehler und falsche Routinen zu vermeiden. Die anderen Gebiete – Basis- und Kontextwissen – werden sich in ihrer praktischen Bedeutung ohnehin besser erschließen, wenn ihre aktuelle Relevanz im Berufsalltag und im Umgang mit Eltern und Schülern erfahren wird.

Mit der Bezeichnung „Instruktions- und Kognitionswissenschaften“ soll dreierlei zum Ausdruck gebracht werden:

(1) Die Kognitionswissenschaften, insonderheit die Kognitions- und die Lernpsychologie, sind die Grundwissenschaften für das Gebiet „Lehren und Lernen“; die Erforschung kognitiver Prozesse stellt den *grundlagentheoretischen* Aufgabenbereich der Fakultät und ihrer Fachrichtungen dar.

(2) Mit den Instruktionswissenschaften wird in gewisser Hinsicht der anwendungs-*orientierte* Aspekt der hier vertretenen Fachgebiete bezeichnet, nicht ausschließlich in dieser Weise orientiert, aber doch wesentlich. Ohne eine intensive Lehr-Lern-Forschung mit modernen Methoden läßt sich – wie TIMSS III allzu deutlich gezeigt hat – weder eine moderne Lehreraus-, -fort- und -weiterbildung betreiben noch die methodisch-didaktische Expertise der Berufstätigen verbessern, weder moderne Schulentwicklung noch die dringend benötigte Politikberatung fundieren.

(3) Eine moderne Lehrerausbildung muß sich auf die Neuen Medien einstellen, denn sie werden in der kommenden Generation die didaktische Organisation von Lehr-Lern-Prozessen, die Arbeitsorganisation des Lehrers sowie die zeitliche und soziale Struktur der Lernarbeit in der Schule umwälzen. Selbstge-

steuerte Informationsbeschaffung und -bewertung, selbständige Problemlösungen unter Zuhilfenahme von Lernprogrammen, neue Formen der Präsentation von Arbeitsergebnissen und der Leistungsbewertung etablieren zum ersten Mal einen wirksamen Schüler-Lehrer-Konkurrenzdruck im Schulalltag, dementieren die Ausschließlichkeit bisheriger Lehrerfunktionen in der Informationsvermittlung, verstärken aber die Notwendigkeit der *Bewertung* dieser Informationen durch den Lehrer. Mit anderen Worten: Lehrer werden künftig auf vielen Gebieten zu Mit-Lernern ihrer Schüler werden (müssen) und im Einsatz der Neuen Medien als Selbstlerner auf dem laufenden bleiben müssen. In der Lehrerausbildung muß also ein neuer Schwerpunkt etabliert werden: Lehrer als spätere Anleiter und Berater von Lernern müssen nicht nur wie bisher *deren* Lernformen und -strategien verstehen, anleiten und korrigieren können, sondern sie müssen jetzt auch ihre *eigenen* Lernstrategien verstehen und differenzieren lernen, wenn sie ihre Lehr- und Beraterfunktionen im System des offenen Lernens durch Neue Medien aufrecht erhalten können sollen.

3.2 Die eigenständigen Studiengänge und Abschlüsse der Fakultät

Die Fakultät muß Hauptfach-Abschlüsse ermöglichen; sie muß eigene Programme in Lehre, Studium und Forschung entwickeln können, d.h. sie muß auf den in ihr vertretenen Gebieten einführende, vertiefende und spezialisierende Studien ermöglichen und auf dieser Grundlage wissenschaftlichen Nachwuchs hervorbringen; dies gilt gerade und besonders für die Pädagogik, Pädagogische Psychologie und die Fachdidaktiken, die in ihrem jetzigen Zustand häufig nicht einmal studentisches Potential für die Durchführung von Drittmittel-Projekten erzeugen können; sie muß Lehr-, Studien- und Forschungsgebiete bearbeiten, die sich nicht nur auf *einen* Problem- oder Gegenstandsbereich beziehen und die nicht in anderen Fakultäten bereits bearbeitet werden.

Deshalb soll es nicht überraschen, wenn der Studiengang Höheres Lehramt hier nicht an 1. Stelle steht, obwohl doch die Fakultät zunächst und vor allem für ihn eingerichtet werden soll. Der Grund ist dieser: Die berufswissenschaftlichen Anteile Pädagogik und (Pädagogische) Psychologie der universitären Lehrerausbildung bedürfen ihrerseits einer Einbettung in Hauptfachabschlüsse, weil nur so in diesen Fächern die Fachentwicklung lebendig gehalten werden kann (z.B. durch Forschungsprojekte, in denen Doktoranden arbeiten). Klassische Philologen nur als Dienstleister für die Theologie, Biochemiker nur als Dienstleister für die Medizin, Mathematiker nur als Dienstleister für die Wirtschaftswissenschaften: diese Konstruktion ist, wie die Erfahrung zeigt, zur akademischen Verödung verurteilt. Schlimmer noch: In diesen Gebieten kann auch kein Nachwuchs mehr hervorgebracht werden, er stirbt aus.[13]

Nimmt man die Gebiete des Lehrens und Lernens und die damit verbundenen Aufgaben in Lehre, Studium und Forschung in der angemessenen Breite, dann handelt es sich für schulische und außerschulische Berufe und Tätigkeiten um die Themenbereiche der Kognition und der (Selbst-)Instruktion. Auf ihnen basieren alle Lehr-Lern-Prozesse in der Schule, in der Erwachsenenbildung, in der betrieblichen Fort- und Weiterbildung, bei der Einführung Neuer Medien usw., kurzum: in allen Bereichen, wo ein organisiertes Informations- und Wissensmanagement erforderlich ist, um bei begrenzten zeitlichen, sächlichen, personellen und finanziellen Ressourcen unter Einhaltung einer günstigen Kosten-Nutzen-Relation, bei Beachtung der üblichen Professionsstandards bzw. Markterwartungen und durch Vorgehensweisen *lege artis* optimale kognitive Leistungen (Begriffsbildung, Verstehen, Problemlösungen) zu bewirken.

Die Fakultät bietet drei Hauptfachabschlüsse in Pädagogik und Psychologie an (1)(2)(3), einen postgradualen Abschluß (4) und den Abschluß eines grundständigen Lehramtsstudiengangs (5):

(1) Master of Education

In diesem Hauptfachstudiengang definiert die Fakultät in Anlehnung an eine BA/MA-Studienstruktur die von ihr erbrachten Studienanteile (einschließlich der Praktika), den Lehrimport aus Fächern anderer Fakultäten sowie den Anteil von *General* oder *Professional Studies*[14]. Da diese Bestandteile Module darstellen, sind sie auch für das Absolvieren des Lehramtsstudiums nutzbar. – Ein BA-Abschluß kann als Regel-Voraussetzung für den Eintritt in einen MA-Studiengang vorgeschrieben sein (Stufung), für die Lehramtsstudierenden sollte es sich nur um eine Option handeln, da ein BA-Abschluß innerhalb eines Lehramtsstudiums funktional überflüssig ist, weil er keiner Qualifikation für den Eintritt in ein Lehramt entspricht. Der MA-Abschluß und das Staatsexamen in Pädagogik sind qualitativ gleichwertig, Lehramtsabsolventen bekommen je nach Ausgestaltung der letzten Studienphase und je nach thematischer Akzentuierung einer Abschlußarbeit (Opti-

13 Dies droht als Trend, wenn die Pädagogik nur als Additum neben den Fachwissenschaften in einer BA/MA-Struktur erscheint. Vgl. dazu die beiden nächsten Anmerkungen in grundsätzlicheren Zusammenhängen der Disziplinpolitik.

14 Bei diesen Anteilen gibt es unterschiedliche Akzentuierungen und Ausgestaltungsmöglichkeiten. Im Rahmen eines *Master of Education* oder gar eines Lehramtsstudiums analog einer BA/MA-Struktur ist darauf zu achten, daß berufsbezogene Teildisziplinen der Pädagogik mit einer grundständigen Ausstattung zur Geltung kommen und nicht nur durch externe Lehraufträge an „bewährte Praktiker“. Diese Lehraufträge sollten reserviert bleiben für die Berufsfelderkundungen und für die Praktika, die im MA-Studiengang und im Lehramtsstudiengang zu absolvieren sind: in Bildungsberatungsstellen, Jugendämtern, Volkshochschulen usw.

on) das Diplom eines *Master of Education*, eines *Master of Science, of Literature, Humanities* usw.[15]

(2) Staatsexamen und Promotion in Pädagogik, Pädagogischer Psychologie und in den Didaktiken der Fächer

In diesem Hauptfachstudiengang definiert die Fakultät die Studienvoraussetzungen für den Erwerb der Lehrbefähigung für das Fach Pädagogik an Gymnasien, Berufsakademien und einschlägigen Fachschulen (nur in Baden-Württemberg nicht Lehrfach an Gymnasien). Dieser Studiengang unterscheidet sich vom Diplomstudiengang in Erziehungswissenschaft dadurch, daß er nicht obligatorisch das Nebenfach Soziologie enthält, sondern neben den fachlichen Kernen Pädagogik und Pädagogische Psychologie die Fachdidaktiken, die Medienpädagogik/-didaktik sowie Wahlpflichtfächer wie Informatik, Betriebs-/Wirtschaftswissenschaften, Public Health usw. anbietet. Diese Angebote sollen nicht „modischen" Marktnachfragen folgen, sondern der Anreicherung der fachlichen Studien und der beruflichen Anschlußmöglichkeiten dienen

(3) Diplom-Psychologie

Der Diplom-Abschluß in Psychologie ist vorzusehen, da ein Fach nur als Dienstleistungs- oder Nebenfach in anderen Hauptfachabschlüssen keine eigenständige Entwicklungsmöglichkeit hat. Deshalb ist in der Kombination Pädagogik und Psychologie immer auch der Diplom-Abschluß in Psychologie vorgesehen (so bei der Gründung der Universitäten Bielefeld und Potsdam, so derzeit an der LMU München). Die Ausgestaltung richtet sich nach den Erfordernissen der eigenen Diplom-Rahmenordnung und sollte je nach Standort eigene inneruniversitäre Profile und Abschlüsse ausbilden (z.B. in Richtung Bio- und Neuro-Informatik). Der Beitrag zur Lehrerausbildung, besonders in der Entwicklungs-, Lern- und Medienpsychologie, muß ebenfalls grundständig ausgewiesen werden. Wenn sich die Fachdaktiken

15 Hier muß auf ein Problem hingewiesen werden, das für die Universitätspädagogik existenzgefährdend werden kann. Wenn die Fächer des Lehramtsstudiums in einer strikten BA/MA-Struktur studiert werden, werden in dieser Struktur Pädagogik, Psychologie und Fachdidaktik marginalisiert. Auf die Dauer erscheinen sie dann in den berufsbezogenen Zusätzen zum Fachcurriculum und können dann prinzipiell durch externe Lehraufträge abgedeckt werden. Pädagogik-Lehrstühle kann man dann umwidmen oder nicht wiederbesetzen (wie derzeit an den Universitäten Konstanz und Karlsruhe), eine universitäre Fachdidaktik für die Gymnasialausbildung wird gar nicht erst etabliert, die Pädagogische Psychologie reduziert sich auf Lehrimport aus dem entsprechenden Anwendungsfach der Diplom-Psychologie. Die Berufsorientierung der Gymnasiallehrerausbildung an der Universität und ihre berufswissenschaftliche Fundierung hat sich dann im Namen des Fortschritts in Luft aufgelöst. Wenn dann aufgrund des sich verschärfenden Lehrermangels vermehrt pädagogisch nicht ausgebildete berufsfremde „Quereinsteiger" eingestellt werden, darf man auf TIMSS IV gespannt sein...

erfolgreich an Universitäten etablieren wollen, sind sie ebenfalls auf eine kognitions- und lernpsychologische Fundierung angewiesen.

(4) Forschung, wissenschaftlicher Nachwuchs, Beteiligung an der Fort- und Weiterbildung

Durch ihre Hauptfachabschlüsse bietet die Fakultät die Möglichkeit, in den genannten Fächern wissenschaftlichen Nachwuchs heranzubilden, was derzeit in den Bereichen Fachdidaktik und Medienpädagogik an kaum einer Universität *de facto* geschieht bzw. möglich ist. In dieser Fakultät ist Forschung und Entwicklung in den Fachdidaktiken möglich, so daß hier vor allem der dringend gebrauchte wissenschaftliche Nachwuchs nicht wie bisher in den Fachwissenschaften, sondern *in seinem genuinen berufswissenschaftlichen Gebiet* universitär herangebildet werden würde. Die dort ausgebildeten jungen Wissenschaftler würden übrigens mit enormen Berufschancen auf einen immens aufnahmefähigen außeruniversitären Arbeitsmarkt (Neue Medien) treffen.

Es sei darauf hingewiesen, daß das Vorhandensein von Fachdidaktikern ein anderes Problem der universitären Lehre, für das derzeit beträchtliche Sondermittel zur Verfügung gestellt werden, beheben helfen kann: die Qualifizierung von Tutoren und Dozenten (Hochschuldidaktik). Und mit Hilfe der Fachdidaktiken könnte des weiteren die überaus mangelhafte „Passung" von Gymnasialabschluß, Studienfachwahl und Anforderungen im Grundstudium bearbeitet werden mit dem Ziel, die Akzeptanz der Fächer zu erhöhen und die enorme Mißerfolgsquote besonders in Mathematik und Naturwissenschaften im 1. Studienjahr zu senken.

Mit Hilfe der Fachdidaktiken würde eine eigenständige wissenschafts- und forschungsbasierte Fort- und Weiterbildung von Ausbildern und Fachleitern in der 2. Phase (Referendariat, Studienseminare) ermöglicht werden können.

(5) Das Lehramtsstudium für das Höhere Lehramt an Gymnasien

Das Lehramtsstudium bildet einen eigenständigen Studiengang in der Zuständigkeit der neuen Fakultät. Das bedeutet:

- die Studierenden des Höheren Lehramts sind in dieser Fakultät immatrikuliert und absolvieren ihr Studium in den Veranstaltungen und Einrichtungen der Fakultät und ihrer Institute;
- das Lehrangebot wird von der Fakultät sichergestellt; die Beiträge der fakultäts-*externen* Fächer müssen sich demzufolge an den Erfordernissen und am Profil des Lehramtsstudiums und seinem Berufsbezug orientieren oder werden durch entsprechende Lehraufträge ersetzt;
- über die *General Studies* und Praktika erfolgt eine enge Verzahnung der universitären Studien mit Berufsfelderkundungen und -erfahrungen oder auch eine Erweiterung der Studien in Richtung Zusatzqualifikationen;

- das grundständige Angebot der Fachdidaktiken ermöglicht es, daß schulrelevante Inhalte ins Studium aufgenommen werden und die Fachwissenschaften insoweit entlastet werden;
- auf diese Weise würde ein dringendes Desiderat einer berufsbezogenen Lehrerausbildung bearbeitet werden: die spezifischen Aspekte und Belange einer sog. Stufen-Didaktik (Schulstufen des Gymnasiums);
- die Studierenden können Qualifikationsarbeiten im Bereich der Pädagogik, der Pädagogischen Psychologie und vor allem der Fachdidaktik anfertigen und so am Forschungs- und Entwicklungsprozeß ihrer Berufswissenschaften teilnehmen;
- auf diese Weise würde zum ersten Mal in der Gymnasiallehrer-Ausbildung *während des Studiums* eine Mischung von Anfängern und wissenschaftlich arbeitenden Fortgeschrittenen herbeigeführt, die in allen Fächern die Grundlage für die Weiterentwicklung des Faches in Forschung und Lehre darstellt.

Diese Profilierung des Lehramtsstudiums ist nur in dieser Fakultätskonstruktion erreichbar, weil nur sie die Zerstreuung der Studierenden in die berufsfremde universitäre Diaspora verhindern kann *und* zugleich die Identifikation mit ihrem ursprünglichen und eigentlichen Studienwunsch herbeiführt: Lehrer zu werden.

3.3 Grundausstattung der Fakultät für Instruktions- und Kognitionswissenschaften

Die fachliche Zusammensetzung der Fakultät entspricht ihren Aufgaben in Forschung, Lehre und Studium. Diese Aufgaben können nach einem Kernbereich beschrieben werden, und sie können in Rand- und Zusatzbereichen variieren; sie kann sich auf (Gymnasial-)Lehrer-Ausbildung konzentrieren, aber auch Angebote in Berufspädagogik und Erwachsenenbildung enthalten.

Im Kernbereich enthält die Fakultät Professuren für

- Pädagogik (Allgemeine Pädagogik, Erziehungs- und Bildungstheorie; Historische und Empirische Bildungsforschung; Pädagogische Soziologie und Empirische Jugendforschung; Schultheorie und Schulpädagogik, Empirische Schul- und Unterrichtsforschung; Medienpädagogik und Mediendidaktik)
- Fachdidaktik (Allgemeine und Psychologische Didaktik, die Didaktiken der Fächer oder übergreifender Lernbereiche)
- Psychologie (Entwicklungspsychologie und Psychologie des Jugendalters; Pädagogische Psychologie, besonders Beratung und Intervention; Kognitions- und Medienpsychologie, Medienwirkungsforschung; Lern- und Motivationspsychologie; Sozial- und Persönlichkeitspsychologie; Empirische Lern- und Begabungsforschung)

Die Fakultät stellt die ergänzenden Lehrangebote sicher, durch die im Rahmen der *General Studies* Zusatzqualifikationen erworben werden können, z.B.

- Grundkenntnisse in Informatik, Neue Medien (Medieninformatik und Mediendesign); Betriebs- und Wirtschaftswissenschaften für Absolventen, die in außerschulischen Lehr- und Ausbildungstätigkeiten wechseln; für Lehramtsstudierende, die eine Berufstätigkeit in Wirtschafts- und Technischen Gymnasien bzw. im beruflichen Bildungswesen anstreben;
- in Psychologie für angehende Beratungslehrer und für Trainer in der Fort- und Weiterbildung (besonders im Bereich der Persönlichkeits- und der Personalentwicklung);
- Qualifikationen für Tätigkeiten in der Erwachsenenbildung und bei freien Trägern der beruflichen Fort- und Weiterbildung.

Diese Fakultät betreibt eine psychologisch und didaktisch fundierte, fachdidaktisch profilierte, durch studienbegleitende Unterrichtsforschung konstruktiv-kritische Lehrerausbildung, die hier ihren „Ort" hat. Sie verfügt über pädagogisch-psychologische und didaktische Laboratorien, in denen das hauptamtliche Lehrpersonal zusammen mit fortgeschrittenen Studierenden, mit Lehrergruppen und mit dem Ausbildungspersonal der Studienseminare Didaktik- und Unterrichtsforschung betreibt, den wissenschaftlichen Nachwuchs fördert und Innovationen für Fort- und Weiterbildung liefert. Sie ermöglicht Begleitforschung für Politik- und Systemberatung. Sie ist eine *School of Education* und eine *Graduate School.*

Lehrerausbildung ist dann nicht länger eine nur gerade noch geduldete universitäre Dienstleistung, sondern gehört zum Kerngeschäft der Regenerierung und Rekrutierung von Humankapital.

V. Zusammenfassende Empfehlungen

Der Berufsbezug in der Lehrerausbildung. Organisatorische Rahmenbedingungen und inhaltliche Anforderungen[1]

> *„Die vorhandenen Gymnasiallehrer haben in der Regel überwiegend ihre Fachwissenschaften und Pädagogik nur als Nebenfach mit ganz wenigen Pflichtseminaren ... studiert. Von Sozialpädagogik, Pädagogischer Psychologie und Verhaltensgestörtenpädagogik haben sie so gut wie gar keine Ahnung".*
> *Struck 1994, S. 40*

Im Anschluß an die Überlegungen zur Einrichtung und zu den Aufgaben einer Fakultät für Kognitions- und Instruktionswissenschaften, zu der in Forschung und Lehre auch die Informatik gut passen würde und innerhalb derer die Berufswissenschaften des künftigen Lehrers in eigenständigen Studiengängen für die Lehrämter studiert werden würden (mit Lehrimport der fachwissenschaftlichen und fachdidaktischen Anteile aus den anderen Fakultäten), läge es nahe, einen institutionellen Zwischenschritt zu diskutieren: die Zentren für Lehrerbildung, die z.B. an der Universität Halle-Wittenberg oder an Universitäten in NRW erfolgreich das dortige Lehramtsstudium mitgestalten (Rinkens u.a. 1999, Blömeke 2000). Oben ist begründet worden, warum die Option für die Fakultätslösung die auf die Dauer *strukturell* richtigere ist: Zentren werden nach Bedarf eingerichtet und geschlossen, während die skizzierte Fakultät auch dann arbeitet, wenn zeitweise die Zahl der Lehramtsstudierenden zurückgeht. Hier sollen abschließend noch einmal die praktischen Vorschläge zusammengestellt werden, die die Praxis des Studierens in der 1. und der Ausbildung in der 2. und 3. Phase charakterisieren müssen, wenn wir jene „neuen Lehrer" bekommen wollen, die Struck (1994, bes. S. 74ff.) pointiert beschrieben hat.

1 Überlegungen zum Thema „Neue Wege der Lehrer(aus)bildung" wurden zusammenfassend vorgetragen als Einleitungsvortrag am 18.4.2002 in Bad Urach bei der Landeskonferenz Baden-Württemberg der Studienseminar-Direktoren und -Fachleiter (BAK e.V.) „Zukunft der Lehrerbildung. Seminare als didaktische Zentren".

1. Einige Erinnerungen und Vorklärungen

Daß bevorzugt von *Berufs-* und nicht von *Praxis*bezug in der Lehrer*ausbildung* gesprochen wird (Händle 1972, zuletzt Terhart 2000), soll signalisieren, daß von vornherein die ausgetretenen Pfade der Theorie-Praxis-Debatte *vermieden* werden sollen, auch wenn der Sprachgebrauch manchmal unvermeidlich ist. Diese Jahrzehnte alte Debatte hat in der Ausbildung der Gymnasiallehrer wenig geklärt und nichts bewirkt. Das konnte sie schon deshalb nicht, weil diese Debatte, soweit sie die Pädagogik, Pädagogische Psychologie und (Fach-)Didaktik betraf (die Methodik ist irgendwie in Vergessenheit geraten), Studium als Beschäftigung mit Theorie mißverstand, als wäre diese nicht Theorie *einer Praxis*, und sie mißverstand Praxis als individuelle Handlungserfahrung, als wäre diese *ohne* theoretische Deutungsmuster überhaupt *Erfahrung*. Und diese Debatte wollte nicht zur Kenntnis nehmen, daß Wissenschaftler zunächst einmal *ihre* Wissenschafts- und damit *deren* Theorieprobleme zu bearbeiten haben, und daß die Berufstätigen die Probleme ihrer Berufstätigkeit *selber* zu bearbeiten haben.

Abgekürzt formuliert: Theoretiker bearbeiten Theorieprobleme, Praktiker bearbeiten Praxisprobleme. Es übersteigt schlicht die Erfahrungen und Kompetenzen z.B. des Theoretikers eines gymnasialen Bildungskanons in deutscher Sprache und Literatur oder in naturwissenschaftlichem Denken und Argumentieren, konkrete unterrichtliche Realisierungsschritte zu empfehlen; er kann Themen und Thematiken begründen, nicht aber deren unterrichtliche Praktikabilität. Und umgekehrt: Nicht alles, was im Unterricht interessant und machbar ist, bedarf einer bildungstheoretischen Begründung. Aber: Unterrichts- und Arbeitsvorhaben müssen in Lehr- und Lerngänge und Bildungsziele eingebettet sein, sonst droht ihnen die Beliebigkeit, wodurch sie vom Auftrag der Schule und vom Interesse der Schüler her *delegitimiert* wären. Aber eben deshalb gehören alle Beteiligten an einen Tisch, wenn es darum geht, die nötigen Wissens*transformationen* vorzunehmen: vom Wissenschaftswissen in Schulwissen, Schul(buch)wissen in Lern-/Schülerwissen.

Daß zunächst von Lehrer*ausbildung* und erst dann von Lehrer*bildung* gesprochen werden wird, soll signalisieren, daß im folgenden zunächst Fragen der Berufstätigkeit des Lehrers im Vordergrund stehen und dann erst Aspekte seiner Persönlichkeitsbildung. Man könnte unschwer auch eine andere Reihenfolge richtig finden: Was nützt der beste Versuch einer beruflichen Vorbereitung und Ausbildung, wenn die persönlichen Voraussetzungen dafür fehlen oder nicht nachgeholt werden können? Oder: Was nützt die beste Didaktik, Methodik und Technik, wenn jemand nicht weiß, was es heißt, *Lehrer* zu sein und sie *als Lehrer* einzusetzen und nicht bloß als Instruktor oder Informator? Ein Fahrlehrer braucht kein Charisma, z.B. für eine Animation zum kreativen Umgang mit der Straßenverkehrsordnung, denn das kann tödlich ausgehen! Das sieht beim Tanzlehrer schon ganz anders aus. Erst recht sind Mathematik- und Physiklehrer herausgefordert: Wo bleibt der Reiz und der Anreiz der Sache, wenn sie sich nicht als spannende Denksportaufgabe entpuppt? Die notwendige *und* die hinreichende Bedingung für erfolgreiche Berufstätigkeit in der Schule ist *zugleich* fachliche Expertise *und* Persönlichkeit, u.zw. wie bei allen Führungskräften in allen Berufen – z.B. Schulleiter: *Management* und *Leadership* (Dubs 1994) –, beim Lehrer aber deswegen noch ausgeprägter, weil er die verantwortungsvollste aller intellektuellen, geistigen, kulturellen, seelischen und sozialen Führungsaufgaben übertragen bekommen und übernommen hat: diejenige bei Heranwachsenden. Wer Vorbild ist – ob er will oder nicht –, muß Persönlichkeit sein (wollen) (Struck 1994, S. 74).

Wenn im folgenden von *inhaltlichen Anforderungen* gesprochen wird, sind *nicht* die Inhalte und Anteile (Stundenvolumen) des Fachstudiums, der Pädagogik, Psychologie und (Fach-)Didaktik sowie der Schulpraktischen Studien gemeint, sondern deren *berufsvorbereitende* Anteile und Verfahrensweisen bzw. deren *berufsbezogene* Dimensionen. Unter den *berufsvorbereitenden* Anteilen sind Lehrveranstaltungen, insbesondere Seminare, Übungen und Praktika, für die Studierenden des Höheren Lehramts zu verstehen, deren Inhalte und Themen sich auf Unterrichts- und Arbeitsvorhaben in der Schule beziehen bzw. übertragen lassen. Dies gilt auch für die Verfahrensweisen des Lehrens und Lernens, bei denen ja z.B. eine Nähe der universitären Verfahrensweisen zu denen in der gymnasialen Oberstufe gegeben sein sollte (Stichwort: Wissenschaftspropädeutik, Studierfähigkeit). Diese *vorbereitenden* Anteile und Verfahren werden im Universitätsstudium der Gymnasiallehrer so gut wie nicht angeboten. Die berufs*bezogenen* Dimensionen der Fachinhalte werden in der Regel ebenfalls nicht ausgelotet, weil die (Fach-)Didaktiken an den Universitäten entweder gar nicht vertreten oder in keinem nennenswerten Umfang am Lehramtsstudium beteiligt sind. Schließlich ist zu beachten, daß sich die Fachdidaktik häufig eher als eine Didaktisierung der *Fachinhalte* versteht und weniger als eine Methodisierung der *Wege* in die jeweiligen Gebiete des *schulischen* und *Schülerwissens*.

Wenn schließlich von den *institutionellen Rahmenbedingungen* zu sprechen sein wird, bildet den Ausgangspunkt *nicht* die übliche Debatte der „Verzahnung" von 1. und 2. Phase, sondern die Lehrerausbildung wird von der 3. Phase her gedacht: von den Herausforderungen und Problemen der ersten Berufsjahre (Bräm 1994). Unter dem Blickwinkel des Berufsbezugs ist nämlich die entscheidende Frage ja *nicht,* welche *Abschluß*ziele wir mit der Ausbildung in der 1. und 2. Phase erreichen sollten, sondern wie die Lern-, Ausbildungs- und Bildungsgeschichte des Berufsanwärters so gestaltet werden kann, daß die *Anschlüsse* in die beginnende eigenverantwortliche Berufstätigkeit – und das ist *mehr und sehr anderes* als nur Unterrichten! – die heute übliche Version des „Sprungs ins kalte Wasser" mildern bzw. vermeiden helfen und daß auch die Grundlagen dafür gelegt werden, daß das „Schwimmenlernen" nach diesem Sprung nicht in der „Einzelkämpfer"-Existenz endet (Ehinger/Mattmüller-Frick 1986).

2. Berufsbezug – Anforderungen und Rahmenbedingungen

Der Berufsbezug einer universitären dreiphasigen Ausbildung stellt sich in den verschiedenen Phasen innerhalb des praktischen Vollzugs dieser Ausbildung in unterschiedlichen schwerpunktmäßigen Ausprägungen dar, was nicht ausschließt, daß es – trotz der *spezifischen* Aufgaben *und Möglichkeiten* von Universität, Studienseminar und Schule – wünschenswerte (!) Überlappungen gibt. Folgende Anforderungen müssen gelten:

(1) die Ausbildung in der 1. und 2. Phase muß *theorie-* und *dadurch* wirkungsvoll *praxis*orientiert sein;
(2) das Studium in der 1. Phase und das berufliche Lernen in der 2. Phase muß erfahrungsbasiert und erfahrungserschließend sein:
(3) das Üben und Lernen in der 1. Phase muß erprobend, in der 2. Phase experimentell sein, in jedem Fall also tätigkeitsbasiert sein;
(4) die einübende und lernende Berufstätigkeit in den ersten Jahren der 3. Phase muß selbstreflektiert, selbstkontrolliert und kollegial ko-konstruktiv, d.h. insgesamt selbstentwickelnd sein.

Thesenhaft zusammengefaßt lauten die hier akzentuierten Merkmale beruflichen Lernens von Lehrern im Studium (1. Phase), in der Ausbildung am Arbeitsplatz (2. Phase) und in den *alles entscheidenden* ersten Berufsjahren (3. Phase):

- Theorie macht Praxis verständlich und damit *lehr-* und nicht nur *erfahr*bar; Theorie hat (individuelle, zufällige) Erfahrung in *Wissen* transformiert, das nun als *operatives Wissen* für Problemlösungen zur Verfügung steht;
- Praxis ist theoretisch formulierbar und damit kommunizierbar; Praxiswissen gibt Wissen weiter, ohne daß eigene Erfahrung gemacht werden muß, so daß Professionswissen kumulierbar und korrigierbar wird;
- nachhaltig gelernt wird nur, was an vorhandene oder vermittelte Erfahrungen und Wissensbestände und deren positive neuronale Speicherungen anschlußfähig ist (Spitzer 1996/2000; Damasio 2000, 2001);
- Handeln in polyvalenten und polytelischen Situationen (Wahl 1991, 2001) kann hinsichtlich seiner Zielerreichung immer nur erprobend, tentativ sein, sein Merkmal ist deswegen experimentell; Lernen aufgrund dieses Handelns kann deshalb nicht eindeutig sein, ist in seiner Bedeutung häufig unsicher und bedarf der reflektierten Verstärkung;
- der Lehrer muß lernen, daß er selber in seiner Person das Werkzeug ist, das sich der Techniken des beruflichen Handelns bedient, und daß mit einem schlechten Werkzeug der beste Techniker nichts ausrichtet – und auf die Dauer resigniert aufgibt oder eben sich innerlich „umschult“ (so schwer das gerade auch einem Lehrer fallen mag).

2.1 Theorie als Begründung von Praxis und als Explikation von Wissen

Vorweg sei ein längeres Zitat erlaubt aus einer Abhandlung, die die in unserem Zusammenhang überaus passende Überschrift trägt: „Über den Gemeinspruch: Das mag in der Theorie richtig sein, taugt aber nicht für die Praxis" (Kant 1793).

> „Theorie kann unvollständig [sein] und die Ergänzung derselben vielleicht nur durch noch anzustellende Versuche und Erfahrungen geschehen, von denen der aus seiner Schule kommende Arzt, Landwirt, oder Kameralist sich neue Regeln abstrahieren, und seine Theorie vollständig machen kann und soll. Da lag es dann nicht an der Theorie, wenn sie zur Praxis zu wenig taugte, sondern daran, daß *nicht genug* Theorie da war, welche der Mann von der Erfahrung hätte lernen sollen". „Es kann ... niemand sich für praktisch bewandert in einer Wissenschaft ausgeben und doch die Theorie verachten, ohne sich bloß zu geben, daß er in seinem Fache ein Ignorant sei: indem er glaubt, durch Herumtappen in Versuchen und Erfahrungen, ohne sich gewisse Prinzipien (die eigentlich das ausmachen, was man Theorie nennt) zu sammeln, und ohne sich ein Ganzes (welches, wenn dabei methodisch verfahren wird, System heißt) über sein Geschäft gedacht zu haben, weiter kommen zu können, als ihn die Theorie zu bringen vermag." Die Behauptung, „daß, was in der Theorie sich gut hören läßt, für die Praxis von keiner Gültigkeit sei", hätte zum Beispiel zur Folge, daß man „den empirischen Maschinisten, welcher über die allgemeine Mechanik, oder den Artilleristen, welcher über die mathematische Lehre vom Bombenwurf so absprechen wollte, daß die Theorie davon zwar fein ausgedacht, in der Praxis aber gar nicht gültig sei, weil bei der Ausübung die Erfahrung ganz andere Resultate gebe als die Theorie, nur belachen" würde, weil eben immer noch besondere Umstände zu beachten sind, die der untheoretische Kopf nicht ins Kalkül zu ziehen imstande ist, eben weil er die Umstände seines Handelns noch die Reichweite der Theorie abschätzen kann, also gar keine Praxis – d.h. *regel- und prinzipiengeleitetes Handeln* – ausübt, sondern nur blind herumtappt.

Ohne Theorie keine Praxis: in der Wissenschaft deswegen nicht, weil sie dann gar keine Wissenschaft wäre, und in bestimmten Tätigkeiten deswegen nicht, weil diese Tätigkeiten dann gar nicht begründen könnten, warum und wodurch sie ihre vorgesetzten Ziele erreichen. Kant sagt aber auch: Theorie wird aus Erfahrung gewonnen, so daß wo nicht genug Theorie vorhanden ist, es an Erfahrung mangelt. In unserem Zusammenhang: Berufserfahrung verbessert bzw. vervollständigt ihre Theorie, so daß sie *dann* tatsächlich *praktisch* wird. Und die Anwendung bedarf eines „Aktus der praktischen Vernunft" (auch „Takt" genannt), d.h. der Fähigkeit, im besonderen Fall nicht nur die Subsumptionsregel unter das jeweilige betreffende Prinzip befolgen zu können, sondern auch die Möglichkeiten und Grenzen der Subsumption *und ihrer Folgen* abschätzen zu können. *Dies* ist *Praxis*, im Unterschied zum mechanischen Schematismus.

Der Dreh- und Angelpunkt der Debatte über Theorie und Praxis ist das *Zustandekommen* von *Erfahrung*, die imstande ist, durch das Abstrahieren von Regeln unvollständige Theorie vollständig zu machen. Dabei kann es sich nur um solche Erfahrungen handeln, die *nicht zufällig* zustande gekommen sind, also auch hinsichtlich ihrer Triftigkeit und Bedeutung kritisch *bewertet* werden können. Das Instrument, das man hierfür benutzt, ist in Studium und Ausbildung *Wissenschaft*, die geprüfte Regeln und Prinzipien, Wissensbestände und Verfahrensweisen für das kontrollierte Gewinnen von Erfahrung bereitstellt. Das kann hinsichtlich der *berufsvorbereitenden* und *berufsbezogenen* Anteile und Dimensionen im Studium und in der Ausbildung eines Gymnasiallehrers nicht anders sein. Aber die Preisfrage lautet dann: Wie kann man die so qualifizierte Erfahrung *von etwas* machen, *wovon* man keine Erfahrung hat? Bekanntlich gar nicht. Deshalb ist zunächst *jene* Theorie anzueignen, die auch *tatsächlich* imstande ist, reflektierte Erfahrung zu ermöglichen, sowohl als *Kontext-, Basis- und operatives Fachwissen* als auch als *berufsbezogenes Orientierungswissen* (so die Formulierungen im „Potsdamer Modell der Lehrerbildung", vgl. oben S. 58ff.).

Für die berufsbezogene Lehrerausbildung folgt hieraus, daß all jene Theorie- und Wissensbestände, die diesen Qualitäts- und Verwendungskriterien nicht genügen, in Studium und Ausbildung unberücksichtigt bleiben können. Denn wenn eine Theorie nicht angeben kann, auf welche Problemlösung sie angelegt ist und auf welchem Wege sie welche Erfahrung i.S. Kants theoretisierte, ist sie für die Probleme desjenigen, der sie sich aneignen soll, nicht anschlußfähig. Es ist nicht von der Hand zu weisen, daß im Bereich der Pädagogik und der (Fach-)Didaktiken der größere Teil der Wissens- und Theoriebestände nicht anschlußfähig, zunächst also überflüssig ist. (*„Und dann in der Ausbildung weg von Pädagogik und hin zur Pädagogischen Psychologie, ja." „Da habe ich unheimlich viel gelernt."*) Dieses Defizit gilt in noch größerem Maße von den Inhalten dieser Gebiete in den derzeit noch gültigen Wissensbeständen und Themenkatalogen der 2. Phase (im wesentlichen Sachstand der Funkkollegs Ende der 60er/Anfang der 70er Jahre, so teilweise auch noch in einem Studienbuch für Referendare zur Vorbereitung auf das 2. Staatsexamen [Bovet/Huwendiek ^{3}2000], aber auch zu respektieren als Notbehelf, weil die Universitätspädagogik kaum etwas für diese Zwecke Brauchbares bereitstellt).

Wird von der Berufsorientierung des Studiums und der Ausbildung ausgegangen, d.h. nicht von *Abschluß*zielen der 1. und 2. Phase, sondern von *Anschlüssen* in die eigenständige Berufstätigkeit und deren Herausforderungen, sind *praxisrelevante Theoriebereiche* und *theoriebedürftige Praxisbereiche* leicht auszumachen: z.B.

- *Vermitteln und Aneignen*: Psychologische Didaktik (Aebli), Pädagogische Psychologie;
- Lernen, Verstehen, Problemlösungskompetenzen: Lern- und Neuropsychologie;
- Aufmerksamkeits- und Konzentrationsschwierigkeiten, Hyperaktivität, Verhaltensauffälligkeiten: Klinische und Differentielle Psychologie (Pädagogisch-psychologische Diagnostik), Pädagogische Psychologie;

- Motivation und Selbstwirksamkeit: Entwicklungs-, Motivations- und Persönlichkeitspsychologie;
- „Stoff" in Themen, Themen in Arbeitsvorhaben, Lehr- in Lerngänge übersetzen: Allgemeine und (konstruktivistische) (Fach-)Didaktik; Interessen-, Arbeits- und Organisationspsychologie;
- Lebens- und Erlebniswelten der jungen Leute, Wertewandel und Lebensentwürfe: Jugendpsychologie und -soziologie
- *Elternarbeit*: Kommunikations- und Interaktionspsychologie

Einschlägige Beispiele dafür müssen hier nicht ausgebreitet werden. In der geschichtlichen Rückschau sind hier unschwer die Prinzipien der von John Dewey und dem amerikanischen Pragmatismus entwickelten *Progressive Education* feststellbar (Röhrs 1977, 1994; vgl. S. 280), vor allem:

- natürliche Entwicklung beruht auf Eigeninitiative, Selbstentwicklung und -darstellung, bereicherndem und Interesse fördernden Lern- und Bildungsmaterialien;
- alles Lernen beruht auf Interesse, es muß mit Erfahrung verknüpft werden, auf Anwendungsmöglichkeiten bezogen sein, sich seiner eigenen Strategien und Fortschritte bewußt sein (Metakognition);
- ein Lehrer soll ein Führer und Berater, aber kein *taskmaster* sein: das ist das *essential* für Lehrer, die sich an der *Progressive Education* orientieren möchten: Initiative und Originalität, Beobachtungsgabe und Urteilsfähigkeit beim Schüler fördern, alle seine Sinne schulen, alle Informationsquellen nutzen (nicht nur Bücher), und dies alles in kleinen Klassen (oder Gruppen wie in den Peter-Petersen-Schulen nach dem Jena-Plan);
- Entwicklungsberichte charakterisieren die sich entwickelnde Persönlichkeit des jungen Menschen und die Möglichkeiten von Schule und Elternhaus.

Die Bereiche decken sich mit dem, was unter „Schlußfolgerungen und Empfehlungen" in der PISA-Studie zu lesen ist (Deutsches PISA-Konsortium 2001):

- Lese- und Lernstrategien vermitteln, Metagedächtnis und Metakognition fördern, reziprokes Lehren und Lernen arrangieren, Verständnisschwierigkeiten einschätzen können setzt bei den *Lehrern* voraus: pädagogisch-psychologische diagnostische Kompetenz, Fähigkeit zur Motivationsförderung, sich um leseferne (ausländische) elternhäusliche Hintergründe kümmern (S. 131ff.);
- Schüler-Selbstkonzepte und -Selbstwirksamkeitsüberzeugungen fördern, die unterschiedlichen Begabungsstrukturen von Jungen und Mädchen beachten und ausgleichen, eine neue „Unterrichts-Kultur" praktizieren (Denkaktivitäten und Selbstkonstruktionen der Schüler) setzt bei den Lehrern voraus: Mathematik nicht als Adam-Riese-Technik, sondern als *Ordnen des Denkens* vermitteln können, was vor allem *sprachlich* vermittelt werden muß (S. 183ff.);

THE PRINCIPLES OF PROGRESSIVE EDUCATION

I FREEDOM TO DEVELOP NATURALLY.
The conduct of the pupil should be governed by himself according to the social needs of his community, rather than by arbitrary laws. Full opportunity for initiative and self-expression should be provided, together with an environment rich in interesting material that is available for the free use of every pupil.

II INTEREST, THE MOTIVE OF ALL WORK.
Interest should be satisfied and developed through: (1) Direct and indirect contact with the world and its activities, and use of the experience thus gained. (2) Application of knowledge gained, and correlation between different subjects. (3) The consciousness of achievement.

III THE TEACHER A GUIDE, NOT A TASKMASTER.
It is essential that teachers should believe in the aims and general principles of Progressive Education and that they should have latitude for the development of initiative and originality.

Progressive teachers will encourage the use of all the senses, training the pupils in both observation and judgment; and instead of hearing recitations only, will spend most of the time teaching how to use various sources of information, including life activities as well as books; how to reason about the information thus acquired; and how to express forcefully and logically the conclusions reached.

Ideal teaching conditions demand that classes be small, especially in the elementary school years.

IV SCIENTIFIC STUDY OF PUPIL DEVELOPMENT.
School records should not be confined to the marks given by the teachers to show the advancement of the pupils in their study of subjects, but should also include both objective and subjective reports on those physical, mental, moral and social characteristics which affect both school and adult life, and which can be influenced by the school and the home. Such records should be used as a guide for the treatment of each pupil, and should also serve to focus the attention of the teacher on the all-important work of development rather than on simply teaching subject-matter.

V GREATER ATTENTION TO ALL THAT AFFECTS THE CHILD'S PHYSICAL DEVELOPMENT
One of the first considerations of Progressive Education is the health of the pupils. Much more room in which to move about, better light and air, clean and well ventilated buildings, easier access to the out-of-doors and greater use of it, are all necessary. There should be frequent use of adequate playgrounds. The teachers should observe closely the physical conditions of each pupil and, in co-operation with the home, make abounding health the first objective of childhood.

VI CO-OPERATION BETWEEN SCHOOL AND HOME TO MEET THE NEEDS OF CHILD LIFE.
The school should provide, with the home, as much as is possible of all that the natural interests and activities of the child demand, especially during the elementary school years. These conditions can come about only through intelligent co-operation between parents and teachers.

VII THE PROGRESSIVE SCHOOL A LEADER IN EDUCATIONAL MOVEMENTS.
The Progressive School should be a leader in educational movements. It should be a laboratory where new ideas, if worthy, meet encouragement; where tradition alone does not rule, but the best of the past is leavened with the discoveries of today, and the result is freely added to the sum of educational knowledge.

- in den Naturwissenschaften weg vom Fachunterricht hin zu fächerübergreifenden und -vernetzenden Projekten und Themen (*science*) und dabei Einführung in die Denkmodelle und Arbeitsweisen, mit denen wir „Natur" ordnen und verstehen, setzt bei den *Lehrern* voraus: weg vom fragend-entwickelnden Unterricht hin zu Anwendungsbezug und kumulierendem Lernen (S. 243ff.);
- die Lernarbeit der Schüler durch Selbstorganisiertes und Selbstreguliertes Lernen intensivieren und nachhaltig motivieren, besonders durch eine bessere Anbindung von Selbstkonzept und Leistungsbereitschaft (S. 271ff.), setzt bei den *Lehrern* voraus, daß sie von der linearen zur „fraktalen" Didaktik übergehen und viel Arbeitsmaterial bereithalten müssen (Herold/Landherr 2001); ihre Hauptarbeit besteht in der *Vorbereitung* von Schülerlernarbeit und *nicht* im Abhalten von Unterrichtsstunden.

In diesen (und vielen anderen) Bereichen stehen Theorien und damit geprüfte Wissensbestände zur Verfügung, die unmittelbar praxisorientiert sind: Wenn man als Student und Referendar mit ihnen vertraut gemacht wird, ändert sich im gleichen Zug die *Wahrnehmung* der jeweils in Rede stehenden Phänomene und damit potentiell *Handeln* und *Verhalten*, d.h. der pädagogisch förderliche Umgang mit Schülern, Eltern und *mit sich selbst*. *Praxis*relevant ist dies in dem Maße, wie die Änderung der Wahrnehmung in modifizierte kognitive Schemata und Kontrollüberzeugungen überführt werden kann und dadurch *Einstellungsänderungen* bewirkt. Da Lehrerhandeln „unter Druck" (Wahl 1991, 2001) in der Regel nicht deliberativen Entscheidungen folgen kann, sondern aufgrund von Handlungsschemata in unserem neuronalen Subsystem erfolgen *muß*, sind die hier eingelagerten und aktiven Schemata die praxis*dominanten,* die natürlich auf Verstetigung durch Routinisierung angewiesen sind. Natürlich bringt jeder schon ein Subsystem mit, nur daß es ihm zumeist *verborgen* ist (Messner/Reusser 2000), so daß hochgradiger Aufklärungsbedarf besteht!

2.2 Erfahrungsbasiertes und erfahrungserschließendes Lernen

Neue Erfahrungen erzeugen – hoffentlich! – kognitive *Differenzen*. Für die Lehrerausbildung bedeutet dies: lernen, Differenzen zu bilden zur *eigenen* Schulerfahrung und *innerhalb* neuer Schul- und Unterrichtserfahrungen, sowie Differenzerzeugung und -wahrnehmung artikulieren, reflektieren und begründen zu lernen. Möglich ist dies nur auf der Grundlage der unter (1) genannten theoriegeleiteten und -gestützten Wahrnehmungsmuster.

Hier ist die Vorbemerkung am Platz, daß unsere Rede von *Lehrer*(aus)bildung nicht korrekt ist: richtiger muß von *Fachlehrer*(aus)bildung die Rede sein. (Ein beachtenswertes Beispiel ist die Dokumentation eines Kongresses „Universität und Studienseminar" aus dem Jahre 1965, Philologen-Verband NRW 1966; ähnlich jetzt die KMK-Bände zu den sog. Kern-Curricula.) Es ist nämlich dem Umstand Rechnung zu tragen, daß die Lern- und Arbeitsformen – sowohl in der Ausbildung der Lehrer als auch der Schüler im Unterricht – sich stark unterscheiden: Sport und Musik, experimentelle Fächer, die Sprachen, Fächer im Bereich des „praktischen" Lernens und Fächer im Bereich von Reflexion und Gespräch – es sind jeweils sehr unterschiedliche Lern- und Arbeits*möglichkeiten* und *-verfahren*, die beachtet sein wollen. Daraus resultiert übrigens auch eine Schlüsselstellung der Fachdidaktiken in der Lehrerausbildung, die erst langsam wieder in den Blick kommt („Reform der Lehrerbildung in Bayern", CSU-Landtagsfraktion, Sept. 2000, s. oben S. 253; Konferenz 1998; der Aspekt fehlt typischerweise an prominenter Stelle: Terhart 2001). Denn *praktisch gesehen* müssen vor allem in der Fachdidaktik die „Brücken" gebaut werden vom Wissenschafts- zum Schul- und weiter zum Schüler-/Lernwissen. Sehr zu ihrem Nachteil und mangelhaftem *standing* in den Hochschulen und bei Praktikern haben die Fachdidaktiken allerdings den konsequenten Weg einer Psychologischen Didaktik bisher nicht eingeschlagen.

Die Lehramtsstudierenden haben in der Regel große Schwierigkeiten, das Neue auch nur *zu sehen* bzw. *explizit wahrzunehmen* und wirklich zu *verstehen*, weil sie sich ihre eigenen Normalitätsvorstellungen zumeist gar nicht bewußt gemacht haben und dazu auch nicht angeleitet und angehalten worden sind. Nützliche Lernformen sind

- *eigene Unterrichtsversuche bzw. Unterrichtseinheiten der Studierenden, die videographiert und ausgewertet werden*
  Was in jedem anspruchsvollen Tennis- und Ski-Kurs beinahe Standard ist, kennt man in der Lehrerausbildung durchweg nicht: *„niemand filmt jemals, daß er sich selber sieht, und das ist ein Defizit, das ich nicht kapiere"*. In der Regel sehen sich Studierende zum ersten Mal in einer Lehr- bzw. Unterrichtsfunktion: sie sehen ihre Körpersprache; die Fallen, in die sie gelaufen sind; sie konnten der Differenz von Vorbereitung/Planung und Durchführung/Ablauf einer Stunde nicht entgehen und mußten sie *ad hoc* bewältigen; sie mußten mit unerwarteten Schüleräußerungen umgehen usw. Da dies erprobend und ohne Leistungserwartung und -druck geschieht, ist die Situation und damit die Erfahrungs- und Lern*bereitschaft* offen, und das bedeutet vor allem: aus Fehlern wird *gelernt*, und es wird nicht bloß gelernt, sie künftig zu vermeiden und dafür *andere* zu machen. Institutionelle Voraussetzungen dafür sind vor allem:
  – im Studium eine Praktikumsorganisation mit einem entsprechenden Stundenvolumen wie in den (naturwissenschaftlichen) Fächern (in einer BA/MA-Struktur zeitlich auch innerhalb der *General Studies* unterzubringen);
  – Unterrichts- und Schulpraktika in (benachbarten) Ausbildungsschulen zusammen mit Mentoren. Hier ist der Kern, wie im „Potsdamer Modell", des berufsbezogenen Studiums zu sehen.

- *Beobachtung, Dokumentation und Auswertung der Lernarbeit von Schülern*
  Erste Erfahrungen haben die Studierenden der Mathematik und Naturwissen-

schaften durchweg durch den Nachhilfeunterricht, den sie erteilen; die Fixierung auf den Frontalunterricht in Unterrichts- und Lehrproben (als Nachweis der „Lehrgeschicklichkeit", als wären wir noch im Lehrerseminar Esslingen im 19. Jahrhundert...) hindert am Blick über die Schulter des lernenden/arbeitenden Schülers (vgl. die Erfahrungen mit der TIMSS-Video-Studie in Japan). Ein Fachmann beschreibt, nicht ohne Ironie, die heute üblichen „Drehbücher" einer Unterrichtsstunde in einem experimentellen Fach (Leisen 1999):

(1) „Die Stunde beginnt mit der Demonstration eines physikalischen Phänomens oder mit einer themenbezogenen Problemfrage.
(2) Es folgt eine Erörterung von Hypothesen oder Lösungsansätzen im fragend-entwickelnden Unterrichtsgespräch, das auf einen vorbereiteten Versuchsaufbau hinausläuft.
(3) Im Demonstrationsexperiment unter Schülermitwirkung erfolgt die Hypothesenbestätigung oder der experimentelle Beleg für die Problemlösung.
(4) Die Ergebnisse werden unter Einbindung von Schülerbeiträgen an der Tafel dokumentiert und von den Schülern in das Heft übernommen.
(5) Die Stunde schließt mit weiterführenden Fragen, weiteren Anwendungsbeispielen, Ergänzungen oder experimentellen Demonstrationen."

- *Exkursionen zu Schulen oder Hospitationen in Klassen mit besonderen Arbeitsformen (vgl. oben S. 168ff.)*
  Selbstorganisiertes und Selbstreguliertes Lernen, Wochenplanstunden und Freiarbeit nach dem Marchtaler Plan, Lehr- und Lerngänge im Dekadensystem vieler Landerziehungsheime, Entspannungsübungen während des Unterrichts, Atmosphäre einer Kollegiumsbesprechung in einer guten Waldorfschule u.a.m. sind den Absolventen der öffentlichen staatlichen Schulen durchweg fremd, und vieles, was sie zu sehen bekommen, halten sie zunächst einmal für gar nicht möglich. Warum mußten wohl die Gesellen und jungen Meister zur Zeit der Zünfte auf die Wanderschaft? Exkursionen und Hospitationen ohne vorgängige Beobachtungs- und Analyseübungen anhand der „Skripts" eigener Unterrichtsversuche sind *zum einen* zumeist wenig aufschlußreich, weil keine Hintergrundfolie zum Vergleich verfügbar ist, und *zum anderen*: Man versteht am ehesten und nur *wirklich*, was man selber schon einmal – mit oder ohne Erfolg – selber getan hat. Der Student/Referendar sieht dann nicht bloß eine Aufzeichnung *fremden* Unterrichts, sondern des eigenen, wo er zugleich Drehbuchautor, Regisseur und Hauptdarsteller ist, also die Differenzen von Planung und Ablauf, Intentionen und Erreichtem auch wirklich beobachten und benennen kann. Unterrichtsversuche ohne theoretische Vorbereitungen („Blindflüge") können zwar Eindrücke und Erlebnisse vermitteln – *„Die Stunde ist mir gut gelungen." „Ich bin mit der Stunde zufrieden"* –, aber wenig oder gar keine *Erfahrung*, ob die *Schüler* auch etwas gearbeitet und *gelernt* haben.
  Typischerweise sind auch schon Studierende bei ihren Unterrichtsversuchen fixiert auf „reibungslosen" Ablauf einer *linearen Didaktik*! Man mag daraus er-

sehen, wie schwierig es ist, ihnen zu vermitteln, daß sie Gefahr laufen, den ihnen vertrauten lehrerzentrierten Unterricht zu kopieren und zu routinisieren. Ältere Lehrkräfte mit viel Erfahrung in der Jugendarbeit hatten dies Problem übrigens nicht: Ablaufvarianten oder -„störungen“ einer Unternehmung waren für sie eine blanke Selbstverständlichkeit!

Ein weiterer Aspekt des erfahrungserschließenden Lernens in der 1. und 2. Phase ist der Umstand, daß die wenigsten Lehramtsbewerber noch pädagogische Vorerfahrungen mitbringen, sei es aus einer Mehr-Kinder-Familie, sei es aufgrund schulischer Betreuungsverhältnisse, sei es aufgrund verbandlicher, gemeindlicher oder Vereins-Jugendarbeit. Für den anleitenden, fördernden, beratenden *Umgang mit Jüngeren* müssen sie erst erschlossen werden. Institutionelle Voraussetzungen dafür sind

- Beteiligung an außerunterrichtlichen Aktivitäten von Klassen und Gruppen;
- Planung und Durchführung von Landschulheim-Aufenthalten, Schulreisen, Auslands-Austauschprogrammen;
- Elternarbeitskreise: Kennenlernen des Lebensalltags der Schüler außerhalb der Schule durch Elternarbeit und Elterngespräche;
- regelmäßiger Erfahrungsaustausch mit den Mitarbeitern der örtlichen Jugendpflege.

Die hier gemachten Erfahrungen müssen systematisch ergänzt werden durch Übungen zur *Selbstwahrnehmung* (zur Selbst*entwicklung* vgl. unten Ziff. 2.4.) Damit müssen mehrere Zielsetzungen verbunden sein:

- „Wer unbedingt Lehrer werden will, muß sich fragen, ob und in wie starkem Maße er Kinder liebt. Wer dazu in sich selbst Fehlanzeige feststellt, darf sich Kindern nicht zumuten.“ (Struck 1994, S. 93)
- Der Lehrer muß lernen, dem Bedürfnis der Kinder und Heranwachsenden nach Zuwendung und Nähe, Körperkontakt und Emotionalität (ebd. S. 94) entsprechen zu können, die Grenzen zu wissen, keine Schranken zu errichten durch unbewußte Sympathie und Abneigung, Verwöhnen und Gleichgültigkeit, Herzlichkeit und Kälte. Schülerinnen und Schüler bemerken sehr rasch, wer die „Lieblinge“ sind, welches *handling* sie mit ihren Lehrern betreiben, wer ausgeschlossen. Der angehende Lehrer muß in diesem Zusammenhang vor allem wichtige Szenen und Erfahrungen seiner ihm inzwischen verborgenen eigenen Schülerbiographie wieder ans Licht holen!
- Dabei sollten sich dann die Motive für die Berufswahl klären (ebd. S. 62ff.).

Der Prozeß der Selbstwahrnehmung ist auch später im Beruf von nicht zu unterschätzender Bedeutung: der Lehrer wird immer älter, die Schüler werden immer „jünger“, d.h. die Altersschere zwischen den Generationen öffnet sich immer weiter.

Deshalb muß ständig geprüft und geübt werden, daß und wie man „anschlußfähig“ bleibt an die jeweils neuen Jugendkulturen (die den Älteren häufig genug auf den Geist gehen), aber auch produktiv auseinandersetzungsfähig mit den immer neuen problematischen Verhaltensweisen, die die jungen Leute eben auch in der Schule ausagieren (Struck 1994, S. 128 ff.), und wie es gleichwohl möglich ist, Grenzen zu ziehen und Abgrenzungen vorzunehmen, ohne die ein älterer Mensch nur unerwachsen und ohne Autorität wirken muß. Um es weniger dramatisch auszudrücken: Die Sensibilität im Umgang mit jungen Menschen, die sich nicht auf den Ausschnitt „Schule und Unterricht“ beschränken kann und darf, setzt Verständnis der sich wandelnden Jugendkulturen und der sich wandelnden Selbstwerdungs- und Selbstfindungsprozesse von Kindern und Heranwachsenden voraus (dazu die grundlegenden Lehrbücher von Fend 1988, 1997, 2000).

2.3 Üben und Lernen in der 1. Phase erprobend, in der 2. Phase experimentell

„Wie viele Jahre muß man nicht *tun*, um nur *einigermaßen* zu wissen, was und wie es zu tun sei.“ (Goethe: Maximen und Reflexionen 236) Dieser Goethe-Satz tröstet den Studierenden und den Berufsanfänger, aber für das 2. Staatsexamen läßt man ihn nicht gelten. Sonderbar. Im wesentlichen hängt es von ein paar „Musterstunden“ ab, ob man in den angestrebten Beruf kommt oder nicht. Das hat mit berufsrelevanter Rekrutierung auf der Basis von *alltagsbezogener Kompetenz* und *berufsbezogener Persönlichkeitsentwicklung* herzlich wenig zu tun. *„es ärgert mich, daß sie [die Mentoren und Fachleiter] zu sehr den vorgegebenen Konzepten nachturnen... der negative Einfluß dieser Ausbilder... die Ausbilder müßten mehr Souveränität haben, ne?“* (Aus einem Interview)

Zum Erproben ohne Sanktionen ist im Hinblick auf potentielle Lern- und Erfahrungszuwächse in der 1. Phase soeben gesprochen worden. Wichtiger erscheint dieses Prinzip in der 2. und 3. Phase aufgrund des *prinzipiell experimentellen* Charakters von unterrichtlichem Lehrerhandeln i.w.S. Daß das nicht nur nicht respektiert, sondern daß dem in der Ausbildung geradezu *gegengesteuert* wurde, ist die durchgehende Kritik *aller* Lehrerinnen und Lehrer im Rückblick auf das Referendariat. Dabei ist eine Binsenweisheit, daß jeder *seinen* Stil finden muß; daß jeder *allgemeine Erfahrungen und Regeln* auf *seine Weise* umsetzen lernen muß; daß jeder *seinen* Weg in die vielfältig verschlungenen Pfade des Schul- und Unterrichtsalltags finden muß; daß jeder auf *seine* Weise erkunden muß, wie er Themen und Temperamente, Kinder und Kurse, Förderungen und Forderungen, Ansporn und Ansprüche, Krach und Kuscheln, Machtworte und Muße mit ganz unterschiedlichen Schüler, Gruppen und Klassen auf die Reihe kriegt. „Jeder Mensch muß nach seiner Weise denken; denn er findet auf seinem Wege immer ein Wahres oder eine Art von Wahrem, die ihm durchs Leben hilft.“ (MR 703) „Was ich recht weiß, weiß ich nur mir selbst“. (MR 713) *„Gut, was man den Leuten im Referandariat beibringen muß..., sind so* *grundsätzliche Dinge, die wichtig sind. Also einfach das Handwerkszeug, wie man etwas macht. Und auf diesem Handwerkszeug, da soll im Prinzip jeder seinen eigenen Stil drauf aufbauen."* Derzeit ist es nicht selten so, wie es ein Seminardirektor formulierte: Der Referendar wird einem dreifachen „Vergessensprozeß" unterworfen: Der Fachleiter sagt, er solle mal vergessen, was er an der Universität gehört hätte; der Mentor an seiner Ausbildungsschule empfiehlt, mal das zu vergessen, was der Fachleiter wolle, denn an ihrer Schule mache man das aus Erfahrung anders; und wenn der Assessor seine erste Stelle antritt, empfiehlt man ihm, die besondere Ausbildungssituation des Studienseminars zu vergessen und sich dem Arbeitsstil in seinem neuen Kollegium anzubequemen. Daß diese Prozedur *tatsächlich* funktioniert, liegt daran, daß mit der jeweiligen „Empfehlung" eine harte Sanktion verbunden ist: eine Beurteilung! (Nebenbei sei nur angemerkt, daß diese so trainierten Referendare mit ihrem Stundendeputat nicht unwesentlich zur unterrichtlichen Grund- und Normalversorgung beitragen.)

Daß der Weg in den Beruf an den öffentlichen staatlichen Gymnasien eher über durchschnittliche Normalitätserwartungen und vorrangig Imitationsleistungen geht (vgl. auch Struck 1994, S. 70ff.), ist nicht nur Selbstbeschreibung der *Insider*, sondern wird auch belegt durch die *andere* Rekrutierungspraxis der Freien Schulen: Sie sind bestrebt, Personal zu bekommen, das etwas *Besonderes* kann, eine *besondere* Lebensgeschichte und -erfahrung hat, besondere *extra-curriculare* Angebote machen kann.

Des weiteren: Es fehlen zwei entscheidende institutionalisierte Funktionen in den staatlichen Schulen: *der hauptamtliche Studienleiter* und ein *System regelmäßiger Fachkonferenzen* (Schäfer 1958, Edelstein 1971, Philipp 1998). Die vorrangige Aufgabe des *Studienleiters* ist es, bei Anfängern und in Problemfällen ständig im Unterricht zu sein, die Ereignisse des Tages zu besprechen, gemeinsam auf Einhilfen und Abhilfen zu sinnen, Verbesserungen zu stützen, das Herangehen an neue Anforderungen zu begleiten. Wenn dies nicht geschieht, versickert das ohnehin geringe und unsichere operative Wissen aus Studium und Ausbildung sehr bald fast vollständig (Haas 1998). *Konferenzen* und Lehrerarbeitskreise, nach Fächern/ Fachgruppen, Stufen, Projekten usw. gegliedert, sind der Ort, wo die Weiterentwicklung der Schule (bzw. einzelner Bereiche) vorangetrieben wird, wo die schulinterne Arbeit an curricularer Weiterentwicklung und Qualitätssicherung geschieht und demzufolge *zugleich* auch die schulinterne Lehrerfortbildung (Schönig 1990; Miller 1992, 1996; Rüegg 2000; Denner 2000). Allerdings muß der Konferenz-Aufwand innerhalb der Regelarbeitszeit auch *festgeschrieben* werden. Wenn schon nicht ca. 10% der Personalkosten in die *generelle* Personalentwicklung investiert werden können (ein Richtwert aus der Unternehmensführung), dann müßte doch wenigstens 1% in die *lokale* Personal*entwicklung* gesteckt werden können.

Eine weitere wichtige institutionelle Voraussetzung für eine berufsbezogene post-universitäre Ausbildungsphase ist die Umgestaltung der Studienseminare in Einrichtungen, die man funktional am besten als „Pädagogisch-didaktische Laboratorien" bezeichnen würde[2]. In der Ulmer Studie wurde das Referendariat in seiner herkömmlichen Form als die *eigentliche* Schwachstelle der Lehrerausbildung bezeichnet. Abgesehen von den (unbekannten!) *tatsächlichen* positiven Ausbildungseffekten hat das einen einfachen Grund: Vom Universitätsstudium erwartete man gar nicht erst berufsbezogene und berufsvorbereitende Pädagogik-, Psychologie- und Didaktik-Anteile, wohl aber vom Referendariat u.zw. nicht in *allgemeiner* Form, sondern bezogen auf die *konkreten Probleme* eines Berufs*anfängers*. Deshalb empfand man auch den immensen Aufwand für Unterrichtsproben als mehr als ärgerlich, schon weil die Fixierung auf *Unterricht* gar nicht als das entscheidende Einstiegsproblem erlebt wurde (und wird).

Studienseminare verfügen über kein hauptamtliches Personal für Personal- und Schulentwicklung, auch nicht für Assessment-Prozesse bei den neu eintretenden Referendaren. Die Ausbildung beginnt – wie das Studium vorher auch – *ohne* Klärung der individuellen Voraussetzungen und Defizite, kann also nur schwer Prozesse von Kompetenzzuwachs in Gang setzen, optimieren und korrigieren; und die Ausbildung orientiert sich am *Status quo* der Schulen und des Unterrichts, so daß es nicht verwunderlich ist, daß über die Ausbildung und ihre möglichen Modernisierungen fast keine Veränderungen im System selber bewirkt werden können. Die Studienseminare haben zwar Schulbuchsammlungen, aber keine Materialsammlungen („Archive") bewährter Lehr-Lerngänge, Einstiege, Projekte usw., in denen Referendare, Berufsanfänger, Fortbildungsinteressierte, fachfremd Unterrichtende usw. sich kundig machen könnten, und durch die zugleich so etwas wie ein Professionsstandard und eine Meßlatte für Lehrerhandeln *lege artis* sich dokumentierte. Sie verfügen über keine Dokumentationen effektiver Ausbildungsprozesse und der Unterrichts*qualität* ihrer Absolventen über die Jahre, so daß auch kein *benchmarking* möglich ist.

Kurz gesagt: Die Universitäten müßten durch berufsbezogene Lehramtsstudiengänge ein Bewerber*angebot* bereitstellen, das möglichst schon vor Studienbeginn vorsortiert wäre – durch ein Volontariat, durch Eignungsüberprüfungen (vgl. Reusser 1999, Nieskens/Sieland 2001), am besten durch eine Berufsausbildung –, d.h. in einem *organisierten Rekrutierungsprozeß*; anschließend müßten „Pädagogisch-didaktische Laboratorien" die Bewerber *qualifizieren,* und danach müßten die Studienleiter und Mentoren an den Schulen die Berufseinsteiger *fördern* und *auslesen*. Alle drei Institutionen verfügen einstweilen nicht über das geeignete oder ausreichende Personal, woraus sich eine Antwort auf die Frage nach der Zukunft der Lehrerbildung und ihren spezifischen Entwicklungsaufgaben ergibt: *Hier ist noch gar keine Zukunft in Sicht*!

2 I.S. von Deweys *Laboratory School* in Chicago, die *Labor*-Schule in Bielefeld; auch die OSO war in den 60er Jahren ein solches pädagogisch-didaktisches Laboratorium (Friedrich Edding); zu verweisen wäre auf das Pädagogische Zentrum in Bad Kreuznach (nähere Angaben dazu: http://pz.bildung-rp.de/).

Aus der Sicht derjenigen, die sich nach zwei oder drei Jahrzehnten im gymnasialen Schuldienst als berufszufrieden und erfolgreich bezeichnen – bis auf wenige Ausnahmen die Teilnehmerinnen und Teilnehmer der Ulmer Interviewstudie – ergibt sich als Abhilfe für diese Mißstände eine Reform des Referendariats (und eine Neuordnung der ersten Berufsjahre) nach Inhalten, Zielen und Verfahren: *co-teaching*, Berufslernen als Gruppenprozeß (dies vor allem war die Erfahrung der Älteren in der Zeit der Gründungswelle der Gymnasien in den 70er Jahren), individuelles Training und Coaching (Mutzeck/Pallasch 1997, Niggli 2001), Mut zu *coping*, Lernen der Formulierung und Erreichung von *Annäherungs*zielen, Abbau der Neigung zu *Vermeidungs*zielen und Bestärkung *positiver Kontrollüberzeugungen* (Storch/Krause 2002), nach Schweizer Vorbild *Mentorate* (z.B. Materialien und Kurse des Bildungsdepartements des Kantons Luzern; vgl. auch Engels 2001) für neue Kollegen an der Schule, um sie mit den neuen Gewohnheiten und Gepflogenheiten in der Schule und im Kollegium, in der Elternschaft, im sozial-kulturellen Umfeld der Schule usw. bekannt zu machen.

2.4 Selbstreflektion, Selbstentwicklung, Selbstkontrolle, Selbstwirksamkeit

Die letzten Empfehlungen leiten über zum Aspekt der Lehrer*bildung*: *„Daß man ihnen [den Referendaren] in der Richtung emotionale Intelligenz ein bißchen mehr nahebringt."* Die Debatte über die Brauchbarkeit oder Unbrauchbarkeit des Konzepts der *Lehrerpersönlichkeit* und die Ersetzung durch ein *professionelles Selbst* kann hier beiseite bleiben (Herzog 2001, dort die Diskussion der einschlägigen Literatur). In der kausalitäts-orientierten empirischen Pädagogischen Psychologie wurde untersucht, ob der Faktor „Lehrerpersönlichkeit" *ursächlich* für bessere/schlechtere Schülerleistungen ist. Das konnte nicht gezeigt werden, kein Wunder. Der Faktor „Lehrerpersönlichkeit" ist auf der *Beziehungsebene* wirksam und im Bereich der Leistungs*bereitschaft*. Schüler lernen gern für einen Lehrer und eine Lehrerin, der/die sie mag und den/die sie mögen und dessen/deren Lob und Anerkennung sie erreichen möchten. „Libidinöse Identifikation" nennt man das seit Bernfeld (1925/1967).

Daß ein Lehrer Ausstrahlungskraft haben, vielseitig begeistern können, innerlich stimmig erscheinen sollte; daß seine Umgangsformen „anschlußfähig" sein müssen (sonst liest er die herben Kommentare spätestens in der Abi-Zeitung...), daß er über einen aufgeschlossenen Sinn für die Lebensstile und Kulturen der jungen Leute verfügen sollte (weil er sich ja sonst fragen lassen müßte, warum er sich mit den *kids* anderer Leute eigentlich abgibt?!) – dies und vieles andere mehr bestreitet ja niemand ernsthaft. Daß der Lehrer als *professionelles Selbst* sich im Umgang mit Kindern und jungen Leuten kontrollieren sollte: keine Willkür und Herabsetzung, keine Verächtlichung, keine offenkundige Ungerechtigkeit, Nachlässigkeit usw. – das versteht sich ebenfalls, *in praxi* aber leider *nicht* von selbst! Was davon *gelernt* werden kann, wenn jemand kein „Naturtalent“ ist, liegt fallweise ganz unterschiedlich und ist zu erproben.

Daß hier in *jedem* Fall viel zu lernen ist, davon war schon Eduard Spranger überzeugt, als er in seiner Weingartner Rede über den „geborenen Erzieher“ entschieden darauf hinwies, daß ein Erzieher gerade *nicht* geboren werden könne! (Spranger [1958/1968] wird immer falsch zitiert, weil die Leute nur den Titel, aber nicht den Text gelesen haben.) Inhaltliche und institutionelle Anforderungen sind z.B.

- in der 1. und 2. Phase müssen – neben der schon erwähnten Selbstwahrnehmung – verbindliche Kurse für Selbstentwicklung sowie Kommunikations- und Interaktionstraining eingerichtet werden;
- die Studierenden und die Referendare müssen über Standards der *educational correctness* innerhalb ihrer Berufsethik, besonders in Problemfällen (Notengebung, Nicht-Versetzung, Disziplinprobleme, Gewalttätigkeit usw.), aufgeklärt werden, und sie sollten dies in Rollenspielen einüben;
- in den ersten Berufsjahren Trainingsgruppen (z.B. KTM nach Tennstädt/Blum 1987 oder Humpert/Dann 2001), Supervision (nach dem Muster von Balint-Gruppen, Mutzeck 1999, 2000) und nachhaltiges Ressourcen-Management (Storch 2000, Storch/Krause 2002) – jetzt zum ersten Mal für die 3. Phase in Baden-Württemberg *verbindlich* gemacht! –, damit „Annäherungsziele“ formuliert, die üblichen „Vermeidungsziele“ minimiert und eine möglichst umfangreiche Kontrollüberzeugung – z.B. die Selbstwirksamkeitserwartung und -überzeugung (Schwarzer/Schmitz 1999, Schmitz/Schwarzer 2000, Jerusalem/Hopf 2002; dort jeweils die einschlägige Literatur) – wirksam wird sowie Stressmanagement geübt wird (Schlottke/Wahl 1983, Rudow 1994, Kretschmann 2000), weil dies ein Vorbeugungsmittel gegen *burnout* ist (Barth 1997, Fengler 1998, Flammer 1990, Meidinger/Enders 1997, Schmitz 1999).

Der Berufsanfänger soll lernen, daß die Ausübung des Berufs nicht nur zu Kräfteverschleiß führen darf, sondern eine Kraftquelle für eine Fortführung des Berufs darstellen sollte, die eben *nicht* in Resignation und *burnout* landet (Spanhel/Hüber 1995, Stahl 1995, Schönknecht 1997, Heisterberg u.a. 1998, Miller 2000). Die Verbands- und sonstigen Lehrerblätter sind voller Anzeigen von Reha-Kliniken, aber in fast jeder Nummer von *Psychologie heute* sind Ratschläge und Hinweise enthalten, wie man förderlich mit seinen Ressourcen und seiner Zufriedenheit umgehen *lernen* muß. Die meisten Lehrer verfahren nach dem Prinzip der ungeregelten Entladung: von morgens halb 8 bis mittags kurz nach 1 immerzu Impulse geben, ohne entspannende Pause, quer durch alle Klassen und Themen. Mittags ist die Batterie leer. Kein Wunder. Hingegen muß eine Dynamo mitlaufen, der die Batterie wieder auflädt, wie die Lichtmaschine im Auto, damit man am nächsten Morgen wieder problemlos starten kann. Daß unter obwaltenden Umständen nach der jüngsten Bundesstatistik nur 7% der Lehrerinnen und Lehrer die normale Altersgrenze erreichen, muß einen vielleicht nicht wundern. Aber daß in dem hier angedeuteten Sinne dagegen nichts unternommen wird, *um so mehr*!

In den nächsten zehn Jahren werden 80% des Lehrercorps aufgrund von Pensionierungen ersetzt werden müssen. Jetzt erkennbare Engpässe beim Ersatz in Mathematik, Naturwissenschaften, Sport, Musik, Religion werden dramatische Formen annehmen. In den bisherigen regulären Formen des Studiums und der Ausbildung vor allem der Gymnasiallehrer wird die Rekrutierungskrise *nicht* behebbar sein. Es kann aber auch bezweifelt werden, daß die „bisherigen regulären Formen" fortgeführt werden sollten, wenn das Land „neue Lehrer" braucht, vor allem mit mehr Erziehungs- und Lernberatungskompetenz im Sinne einer *Progressive Education*. Eine neue Bildungskatastrophe steht ins Haus. TIMSS und PISA waren nur die Vorboten.

Literaturverzeichnis

In dieses Literaturverzeichnis ist „Graue Literatur" – Verlautbarungen der Kultusministerkonferenz, der Hochschulrektorenkonferenz, politischer Parteien (Landtagsdrucksachen) usw. – nicht aufgenommen worden. Die Nachweise erfolgen am Ort in den Fußnoten und sind im übrigen im Internet leicht auffindbar.

Altrichter, H. 1998: Lehrer erforschen ihren Unterricht. Bad Heilbrunn.

Altrichter, H./Schley, W./Schratz, M. 1998: Handbuch zur Schulentwicklung. Innsbruck.

Apel, H.J., u.a. (Hrsg.) 1999: Professionalisierung pädagogischer Berufe im historischen Prozeß. Bad Heilbrunn.

Bandura, A. (Ed.) 1995: Self-efficacy in Changing Societies. New York.

Bandura, A. 1997: Self-efficacy: The exercise of control. New York.

Barth, A-R. 1997: Burnout bei Lehrern. Göttingen.

Barz, H./Singer, Th. 1999: Das Bild des Lehrers in der Öffentlichkeit. In: Die Deutsche Schule 91, S. 437–450.

Barth, A.-R. ^{2}1997: Burnout bei Lehrern. Göttingen.

Bastian, J., u.a. (Hrsg.) 2000: Professionalisierung im Lehrerberuf. Von der Kritik der Lehrerrolle zur pädagogischen Professionalität. Opladen.

Bauer, K.-O. 1997: Pädagogische Professionalität und Lehrerarbeit. In: Pädagogik 49, H. 4, S. 22–26.

Bauer, K.-O./Kopka, A./Brindt, St. 1996: Pädagogische Professionalität und Lehrerarbeit. Eine qualitativ empirische Studie über professionelles Handeln und Bewußtsein. Weinheim/München.

Bayer, M./Wildt, J. 1994: Pädagogische Hochschule zwischen Umwandlung und Integration. In: Kell, A. (Hrsg.) 1994: Erziehungswissenschaft im Aufbruch. Weinheim, S. 122–149.

Bayer, M., u.a. (Hrsg.) 2000: Lehrerin und Lehrer werden ohne Kompetenz? Professionalisierung durch eine andere Lehrerbildung. Bad Heilbrunn.

Beck, E./Borner, A./Aebli, H. 1986: Die Funktion der kognitiven Selbsterfahrung des Lehrers für das Verstehen von Problemlöseprozessen bei Schülern. In: Unterrichtswisssenschaft 14, S. 303–317.

Beck, E./Guldimann, T./Zutavern, M. 1991: Eigenständig lernende Schülerinnen und Schüler. In: Zeitschrift für Pädagogik 37, S. 735–768.

Beck, J., u.a. 1970: Erziehung in der Klassengesellschaft. Eine Einführung in die Soziologie der Erziehung. München.

Becker, H. (Hrsg.) 1973: Regionale Pädagogische Zentren in der Diskussion. Dokumentation des XV. Gesprächs zwischen Wirtschaft und Wissenschaft. Essen Villa Hügel, Oktober 1972. Essen-Bredeney.

Beckmann, H.-K. 1974 (u.ö.): Artikel Lehrer-Lehrerbildung. In: Wulf, Chr. (Hrsg.): Wörterbuch der Erziehung. München/Zürich, S. 368–374.

Beckmann, H.-K. 1994: Begründung und Struktur einer Erziehungswissenschaftlichen Fakultät. In: Lehrerbildung in Baden-Württemberg. Materialien. Stuttgart, S. 132–146.

Bereiter, C. 1990: Aspects of an educational learning theory. In: Revue of Educational Research 60, S. 603–624.

Bernal, J.D. 1954/1970: Science in History. London; dt. übers.: Wissenschaft. 4 Bde., Reinbek. (Besonders die Bände 2 und 3)

Bernfeld, S. 1925/1967 (u.ö.): Sisyphos oder die Grenzen der Erziehung. Leipzig 1925, Frankfurt a.M. 1967 (u.ö.)

Betzen, K./Nipkow, K.E. (Hrsg.) 1971/^{4}1976: Der Lehrer in Schule und Gesellschaft. (Erziehung in Wissenschaft und Praxis, Bd. 12) München.

Bildungskommission Nordrhein-Westfalen (Hrsg.) 1995: Zukunft der Bildung, Schule der Zukunft. Denkschrift der Kommission „Zukunft der Bildung – Schule der Zukunft". Neuwied.

Bircher, W. 1999: Assessment-Center in der Lehrerinnen- und Lehrerbildung. In: Beiträge zur Lehrerbildung 17, S. 24–31.

Blech, J. 1999: Verbrannte Seelen. Unter Lehrern grassiert das Burnout-Syndrom. Doch was ist das? In: DIE ZEIT, Nr. 49 vom 2. 12. 1999, S. 43.

Blömeke, S. 2000: Zentren für Lehrerbildung: Entstehungszusammenhang, Modelle und Analyse der Leistungsfähigkeit. In: Bayer u.a. 2000, S. 251–275.

Blömeke, S. (Hrsg.) 1998: Reform der Lehrerbildung? Zentren für Lehrerbildung: Bestandsaufnahme, Konzepte, Beispiele. Bad Heilbrunn.

Bovet, G./Huwendiek, V. (Hrsg.) ^{3}2000: Leitfaden Schulpraxis. Pädagogik und Psychologie für den Lehrberuf. Berlin.

Bräm, D.M. 1994: Von der Ausbildung in den Beruf. Eine Befragung von Absolventinnen und Absolventen der Sekundarlehrerausbildung an der Universität Zürich zu Studium und erster Berufspraxis. Diss. Zürich.

Brockmeyer, R./Edelstein, W. (Hrsg.) 1997: Selbstwirksame Schulen. Wege pädagogischer Innovation. Oberhausen.

Bromme, R. 1997: Kompetenzen, Funktionen und unterrichtliches Handeln des Lehrers. In: Weinert 1997, S. 177–212.

Bühler, J.-Chr. 1990: Die gesellschaftliche Konstruktion des Jugendalters. Zur Entstehung der Jugendforschung am Beginn des 20. Jahrhunderts. Weinheim..

Buchen, S., u.a. (Hrsg.) 1997: Jahrbuch für Lehrerforschung. Bd. 1, Weinheim/ München.

Buhren, C.G./Rolff, H.-G. (Hrsg.) 1996: Fallstudien zur Schulentwicklung. Zum Verhältnis von innerer Schulentwicklung und externer Beratung. Weinheim.

Bund-Länder-Kommission Verbundprojekte „Modularisierung in den Geistes- und Sozialwissenschaften" an den Universitäten Bochum, Frankfurt/M., Greifswald, Mannheim und Regensburg. Projektinformationen, Greifswald 1999.

Carle, U. 1995: „Mein Lehrplan sind die Kinder." Eine Analyse der Planungstätigkeit von Lehrerinnen und Lehrern an Förderschulen. Weinheim.

Carle, U./Buchen, S. (Hrsg.) 1999: Jahrbuch für Lehrerforschung. Bd. 2, Weinheim/München.

Caselmann, Chr. 1949/^{3}1964: Wesensformen des Lehrers. Versuch einer Typenlehre. Stuttgart

Combe, A. 1971: Kritik der Lehrerrolle. München.

Combe, A. 1972 u.ö.: Artikel „Lehrer und Gesellschaft". In: Reuch, E., u.a. (Hrsg.): Wörterbuch Kritische Erziehung. Starnberg, S. 210–214.

Combe, A. 1979: Krisen im Lehrerberuf. Bensheim.

Conze, W./Kocka, J. (Hrsg.) 1985: Bildungsbürgertum im 19. Jahrhundert. Teil 1: Bildungssystem und Professionalisierung in internationalen Vergleichen. (Industrielle Welt, Bd. 38.) Stuttgart.

Criblez, L. 1999: Neue Schwerpunkte für die Lehrerbildungspolitik. Einige Konsequenzen aus dem Nationalfondsprojekt zur „Wirksamkeit der Lehrerbildungssysteme" für die künftige Lehrerinnen- und Lehrerbildung. In: Beiträge zur Lehrerbildung 17, S. 162–173.

Damasio, A.R. ^{2}2000: Ich fühle, also bin ich: Die Entschlüsselung des Bewußtseins. München.

Damasio, A.R. ^{6}2001: Descartes' Irrtum: Fühlen, Denken und das menschliche Gehirn. München.

Denner, L. 2000: Gruppenberatung für Lehrer und Lehrerinnen. Eine empirische Untersuchung zur Wirkung schulinterner Supervision und Fallbesprechung. Bad Heilbrunn.

Deutscher Ausschuß für das Erziehungs- und Bildungswesens 1966: Gutachten über die Ausbildung der Lehrer an Volksschulen (1955); Folgerungen aus dem „Gutachten..." für die gegenwärtigen kulturpolitischen Erörterungen (1958); Gutachten zur Ausbildung von Lehrern

(1965). In: Ders.: Empfehlungen und Gutachten. Gesamtausgabe. Hrsg. von H. Bohnenkamp, W. Dirks und D. Knab. Stuttgart, S. 739ff., 752ff., 757ff.
Deutscher Bildungsrat 1970: Strukturplan für das Bildungswesen. 1970.
Deutscher Bildungsrat 1974: Zur Förderung praxisnaher Curriculum-Entwicklung. Empfehlungen der Bildungskommission. Bonn.
Deutscher Philologenverband (Hrsg.) 1999: Lehrerbildung für die Zukunft. (Schriftenreihe des Deutschen Philologenverbands, Bd. 1) o.O.
Deutsches PISA-Konsortium (Hrsg.) 2001: PISA 2000. Basiskompetenzen von Schülerinnen und Schülern im internationalen Vergleich. Opladen.
Dick, A. [2]1996: Vom unterrichtlichen Wissen zur Praxisreflexion. Das praktische Wissen von Expertenlehrern im Dienste zukünftiger Junglehrer. Bad Heilbrunn.
Diözese Rottenburg/Stuttgart (Hrsg.) 1987: Marchtaler Plan: Erziehungs- und Bildungsplan für die Katholischen Freien Grund- und Hauptschulen in der Diözese Rottenburg/Stuttgart. Hrsg. vom Schulamt der Diözese. Rottenburg/Neckar.
Dubs, R. 1994: Die Führung einer Schule: Leadership und Management. Zürich.
Dubs, R. 1998: Qualitätsmanagement für Schulen. St. Gallen.
Dudek, P. 1990: Jugend als Objekt der Wissenschaften. Geschichte der Jugendforschung in Deutschland und Österreich 1890–1933. Opladen.
Edelstein, W. 1971: Eine Schulverfassung für den Wandel. Entwicklung einer Gesamtschule 1950–1970. In: Schäfer, W., u.a. 1971: Probleme der Schule im gesellschaftlichen Wandel: Das Beispiel Odenwaldschule. Frankfurt a.M., S. 22–94.
Edelstein, W. 1995a: Krise der Jugend – Ohnmacht der Institutionen. Eine Einleitung im Anschluß an Emil Durkheims Theorie. In: Edelstein 1995, S. 13–24.
Edelstein, W. (Hrsg.) 1995: Entwicklungskrisen kompetent meistern. Der Beitrag der Selbstwirksamkeitstheorie von Albert Bandura zum pädagogischen Handeln. Heidelberg.
Edelstein, W./Herrmann, U. 1992: Potsdamer Modell der Lehrerbildung. Hrsg. vom Gründungsrektor der Universität Potsdam. Potsdam.
Edelstein, W./Hopf, D. 1973: Auf dem Wege zur einer Ökologie schulischen Lernens. In: Dies. (Hrsg.): Bedingungen des Bildungsprozesses. Psychologische und pädagogische Forschungen zum Lehren und Lernen in der Schule. Stuttgart, S. 7–12.
Edelstein, W./Hoppe-Graff, S. (Hrsg.) 1993: Die Konstruktion kognitiver Strukturen. Perspektiven einer konstruktivistischen Entwicklungspsychologie. Bern.
Ehinger, M./Mattmüller-Frick, F. 1986: Teamarbeit und Doppelstellen: Gegen die Einsamkeit in der Schule. Bern/Stuttgart.
Engels, N. 2001: Junglehrer im Beruf. Ein Fragebogen für LehrerInnen an ihrer ersten Dienststelle. In: Journal für Lehrerinnen- und Lehrerbildung, H. 2, S. 69–72. (Der vollständige Fragebogen ist im Internet.)
Etzioni, A. (Ed.) 1969: The Semi-Professions and their Organization: Teachers, Nurses, Social Workers. New York.
Etzold, S. 1999: Ernstfall Unterricht. Die Misere beginnt mit der Ausbildung. Der Praxisschock trifft die Lehrer unvorbereitet. In: DIE ZEIT, Nr. 49 vom 2. 12. 1999, S. 42.
Fend, H. 1988: Sozialgeschichte des Aufwachsens. Bedingungen des Aufwachsens und Jugendgestalten im 20. Jahrhundert. Frankfurt a.M.
Fend, H. 1997: Der Umgang mit Schule in der Adoleszenz. Aufbau und Verlust von Lernmotivation, Selbstachtung und Empathie. (Entwicklungspsychologie der Adoleszenz in der Moderne, Bd. IV) Bern.
Fend, H. 2000: Entwicklungspsychologie des Jugendalters. Ein Lehrbuch für pädagogische und psychologische Berufe. Opladen.
Fengler, J. [5]1998: Helfen macht müde. Zur Analyse und Bewältigung von Burnout und beruflicher Deformation. München.

Flammer, A. 1990: Erfahrung der eigenen Wirksamkeit. Einführung in die Psychologie der Kontrollmeinung. Bern.

Flammer, A. 1995: Kontrolle, Sicherheit und Selbstwert in der menschlichen Entwicklung. In: Edelstein 1995, S. 35–42.

Flechsig, K.-H. 1978: Von der Lehrerdidaktik zur Lernerdidaktik. In: Born, W./Otto, G. (Hrsg.): Didaktische Trends. München, S. 117–149.

Flitner, W. 1928/[8]1968: Theorie des pädagogischen Weges. Zuerst 1928 in: Handbuch der Pädagogik. Hrsg. von H. Nohl und L. Pallat. Bd. III, Langensalza 1928, S. 59-118. Selbständig zuerst Weinheim 1950, Weinheim/Berlin.

Flügge, J. 1970: Woher wissen wir, was der Lehrer braucht? In: Bokelmann, H./Scheuerl, H. (Hrsg.) 1970: Der Aufbau erziehungswissenschaftlicher Studien und der Lehrberuf. Heidelberg, S. 222–236.

Frech, H.-W. 1976: Berufsvorbereitung und Fachsozialisation von Gymnasiallehrern. (MPI für Bildungsforschung. Studien und Berichte, 34 A) Berlin.

Frey, K. 1971: Theorien des Curriculums. Weinheim.

Frey, K. (Hrsg.) 1975: Curriculum-Handbuch. 3 Bde., München/Zürich.

Fullan, M. 1999: Die Schule als lernendes Unternehmen. Konzepte für eine neue Kultur in der Pädagogik. Freiburg i.Br.

Fuller, F./Bown, O. 1975: Becoming a teacher. In: Ryan, K. (Ed.): Teacher Education. The seventy-fourth NSSE yearbook, Part II. Chikago, S. 25–52.

Gerner, B. 1981: Lehrer sein heute. Erwartungen, Stereotype, Prestige. (Erträge der Forschung, Bd. 155) Darmstadt.

Gläser, J. (Hrsg.) 1920: Vom Kinde aus. Hamburg/Braunschweig.

Glaser, B.G./Strauss, A.L. 1989: Die Entdeckung gegenstandsbezogener Theorie. Eine Grundstrategie qualitativer Sozialforschung. In: Hopf, Ch./ Weingarten, E. (Hrsg.): Qualitative Sozialforschung. Stuttgart, S. 91–111.

Glaser, B.G./Strauss, A.L. 1998: Grounded Theory – Strategien qualitativer Forschung. Bern.

Greber, U., u.a. [3]1993: Auf dem Weg zur „guten Schule“. Schulinterne Lehrerfortbildung. Weinheim/Basel.

Groothoff, H.-H. 1972: Funktion und Rolle des Erziehers. (Grundfragen der Erziehungswissenschaft, Bd. 5) München.

Gröschel, H. (Hrsg.) 1980: Die Bedeutung der Lehrerpersönlichkeit für Erziehung und Unterricht. München.

Haas, A. 1998: Unterrichtsplanung im Alltag. Eine empirische Untersuchung zum Planungshandeln von Hauptschul-, Realschul- und Gymnasiallehrern. Regensburg.

Händle, Chr. 1972: Lehrerbildung und Berufspraxis. Formen und Probleme des Berufspraxisbezugs in einem projektorientierten Lehrerstudium. Weinheim.

Hahn, K. 1928/1998: Die nationale Aufgabe der Landerziehungsheime. Pläne für eine Erziehungsbewegung. In: Ders.: Reform mit Augenmaß. Ausgewählte Schriften eines Politikers und Pädagogen. Hrsg. von M. Knoll, mit einem Vorwort von H. von Hentig. Stuttgart, S. 127–147. (Hier die „Salemer Regel“ S. 125f.)

Haller, H.-D./ Kayser, B. 1980: Lehrer, werde Lerner. Über die Qualifikation für didaktisches Handeln. München.

Hameyer, U., u.a. 1983: Handbuch der Curriculumforschung. Übersichten zur Forschung 1970–1981. Weinheim.

Hanssler, B. (Hrsg.) 1971: Materialien und Dokumente zur Lehrerbildung. (Deutscher Bildungsrat. Gutachten und Studien der Bildungskommission, Bd. 17) Stuttgart.

Heidenreich, M. 1999: Berufskonstruktion und Professionalisierung. Erträge der soziologischen Forschung. In: Apel u. a. 1999, S. 35–58.

Heisterberg, W., u.a. 1998: Arbeitsplatz Schule. Ansprüche – Widersprüche – Herausforderungen. (Friedrich Jahresheft, 16) Seelze/Velber.

Helmke, A./Weinert, F.E. 1997: Bedingungsfaktoren schulischer Leistungen. In: Weinert 1997, S. 71–176.

Herbst, J. 1985: Professionalization in Public Education, 1890–1920: The American High School Teacher. In: Conze/Kocka 1985, S. 495–528.

Herold, M./Landherr, B. 2001: Selbstorganisiertes Lernen. Hohengehren.

Herrmann, U. 1993: Wo ist Zukunft? Akute Orientierungskrisen und aktuelles Protestverhalten von Jugendlichen in den neuen Ländern der Bundesrepublik Deutschland. In: Internationale Schulbuchforschung 15, S. 121–137. (In modifizierter Version auch Herrmann 2001b.)

Herrmann, U. 1997: Zum Verhältnis von Allgemeiner und spezieller Bildung. In: Liedtke, M. (Hrsg.): Berufliche Bildung – Geschichte, Gegenwart, Zukunft. Bad Heilbrunn, S. 335–349.

Herrmann, U. 1999a: „Lehrer" – Experte und Autodidakt. Bemerkungen zu den strukturellen Möglichkeiten und Grenzen der „Professionalität" und „Professionalisierbarkeit" des Lehrers und seiner beruflichen Praxen. In: Jahrbuch für Lehrerforschung, Bd. 2, S. 33–48. Leicht veränderte Version s. 1999b.

Herrmann, U. 1999b: Lehrer – *professional*, Experte, Autodidakt? Bemerkungen zu den strukturellen Möglichkeiten und Grenzen der „Professionalität" und der „Professionalisierbarkeit" des Lehrers und seiner beruflichen Praxen. In: Apel u.a. (Hrsg.) 1999, S. 408–428. Im vorliegenden Bd. S. 33ff.

Herrmann, U. 2001: Eine Bachelor/Master-Struktur für das Universitätsstudium von Gymnasiallehrern? Chancen oder Holzwege. In: Zeitschrift für Pädagogik 47, S. 559–575. Im vorliegenden Band S. 224ff. – Eine ausführliche Version erschien u.d.T.: Universitäre Gymnasiallehrerausbildung in der Bachelor-/Master-Struktur – Chancen oder Holzwege? In: Universität Hannover – Zentrale Evaluations- und Akkreditierungsagentur (Hrsg.): Chancen oder Holzwege? Konsekutive Studiengänge in der Lehrerbildung. (Schriftenreihe „Lehre an Hochschulen", 23) Hannover 2001, S. 11–44.

Herrmann, U. 2001a: Sehen, Nach-denken, Fragen lernen. Mit Studierenden des Höheren Lehramts an Gymnasien im Deutschen Museum und im Kerschensteiner Kolleg des Deutschen Museums in München. (1) in: Becker, F.J.E., u.a. (Hrsg.): Lernen, Erleben, Bilden im Deutschen Museum – Naturwissenschaft und Technik für Studiengruppen. (Public Understanding of Science: Theorie und Praxis, Bd. 3) München: Deutsches Museum, S. 89–103; (2) in: Pädagogische Rundschau 55, S. 427–439.

Herrmann, U. 2001b: Wo ist die Zukunft? Orientierungskrisen und Protestverhalten von Jugendlichen in der BRD. In: Naumann, M. (Hrsg.): Aber am Abend laden wir uns ein. Ein Mosaik für Wolfgang Hempel zum 70. Geburtstag. Potsdam 2001, S. 152–166.

Herrmann, U. (Hrsg.) 2002: Naturwissenschaften – Gymnasium – Universität. (Reden und Aufsätze der Universität Ulm, Heft 10) Ulm.

Herrmann, U./Hertramph, H. 1997: Reflektierte Berufserfahrung und subjektiver Qualifikationsbedarf. Eine Pilotstudie mit Lehrerinnen und Lehrern an Schulen in Ulm. Fragestellungen – Vorgehensweise – Ergebnisse. In: Jahrbuch für Lehrerforschung, Bd. 1, S. 139–163. Im vorliegenden Band S. 98ff.

Herrmann, U./Hertramph, H. 2000: Der Berufsanfang des Lehrers – der Anfang von welchem Ende? In: Die Deutsche Schule 92, S. 54–65.

Herrmann, U./Hertramph, H. 2000: Der Lehrer als Lerner. Ein Paradigmenwechsel für Qualifizierung und Professionalität von Lehrern. In: Pädagogik 52, H. 6, S. 38–41.

Herrmann, U./Hertramph, H. 2000: Zufallsroutinen oder reflektierte Praxis? Herkömmliche Wege in den Berufseinstieg von Lehrern und notwendige Alternativen. In: Beiträge zur Lehrerbildung 18, S. 172–191.

Hertramph, H. 2000: Lehrer-werden – ein Drahtseilakt? Von der Selbstdefinition zur Ko-Konstruktion beruflichen Handelns. In: Sieland, B./Rißland, B. (Hrsg.): Qualitätssicherung in der Lehrerbildung. Lehrerarbeit: Bedingungsfaktoren und Qualitätskriterien. Hamburg, S. 191–214. Im vorliegenden Band S. 119ff.

Hertramph, H./Herrmann, U. 1999: „Lehrer" – eine Selbstdefinition. Ein Ansatz zur Analyse von „Lehrerpersönlichkeit" und Kompetenzgenese durch das sozial-kognitive Modell der Selbstwirksamkeitsüberzeugung. In: Jahrbuch für Lehrforschung, Bd. 2, S. 49–71.

Herzog, W. 2001: Von der Persönlichkeit zum Selbst. Das Bild des Lehrers im Wandel der pädagogischen Semantik. In: Die Deutsche Schule 93, S. 317–331.

Hinz, A. 1997: Marchtaler Plan. In: Steenberg, U. (Hrsg.): Handlexikon zur Montessori-Pädagogik. Ulm, 128–136.

Hirsch, G. 1990: Biographie und Identität des Lehrers. Eine typologische Studie über den Zusammenhang von Berufserfahrungen und beruflichem Selbstverständnis. Weinheim/München.

Hochdorfer, G. 1993: Der Marchtaler Plan – ein Modell für die Erziehung in der Schule. (Marchtaler Studienreihe Pädagogik, 1) Schwäbisch Gmünd.

Hötteke, D. 2001: Die Natur der Naturwissenschaften historisch verstehen. Fachdidaktische und wissenschaftshistorische Überlegungen. (Studien zum Physiklernen, Bd. 16) Berlin. (Mit ausführlicher Bibliographie.)

Hofer, M. (Hrsg.) 1981: Informationsverarbeitung und Entscheidungsverhalten von Lehrern. Beiträge zu einer Handlungstheorie des Unterrichtens. München.

Hofer, M. 1997: Lehrer-Schüler-Interaktion. In: Weinert 1997, S. 213–252.

Horstendahl, M./Herrmann, U. 2000: Praktika als Wege zur Berufspraxis? Zur Pragmatik von Praxiserfahrung und zur Praxiserkundung als Lernprozeß im Rahmen des Studiums und der Ausbildung von Gymnasiallehrern. In: Seminar 6, H.3, S. 121–137. Im vorliegenden Band S. 152ff.

Huberman, M. 1991: Der berufliche Lebenszyklus von Lehrern: Ergebnisse einer empirischen Untersuchung (1989). In: Terhart, E. (Hrsg.): Unterrichten als Beruf. Köln/Wien, S. 249–267.

Huberman, M. 1993: The Lives of Teachers. London/New York

Hüchtermann, M. 1999: Hochschule 2000. Erwartungen an eine künftige Lehrerbildung. In: Schulz, D./Wollersheim, H.-W. (Hrsg.) 1999: Lehrerbildung in der öffentlichen Diskussion. Neuzeitliche Gestaltungsformen in Theorie und Praxis. Neuwied, S. 107–117.

Hüther, G. [2]2001: Bedienungsanleitung für ein menschliches Gehirn. Göttingen.

Humpert,W./Dann, H.-D. 2001: KTM kompakt. Basistraining zur Störungsreduktion und Gewaltprävention für pädagogisch und helfende Berufe. Bern.

Iffert; M. 2001: Lehren will gelernt sein. Ein Pädagoge zum Potsdamer Modell. In: PUTZ – Die Potsdamer Universitätszeitung, H. 1/2 , S. 14.

Jerusalem, M. 1991: Allgemeine Selbstwirksamkeit und indifferentielle Streßprozesse. In: Psychologische Beiträge 33, S. 388–406.

Jerusalem, M./Hopf, D. (Hrsg.) 2002: Selbstwirksamkeit und Motivationsprozesse in Bildungsinstitutionen. (Zeitschrift für Pädagogik, 44. Beiheft) Weinheim. (Dort die einschlägige neuere Literatur.)

Jöde, F. (Hrsg.) 1919/[2]1920: Pädagogik deines Wesens. Gedanken der Erneuerung aus dem Wendekreis. Hamburg.

Kästner, E. 1948/1999: Zur Entstehungsgeschichte des Lehrers. In: Kästner, E.: Der tägliche Kram. Chansons und Prosa 1945–1948. München, S. 88–91.

Karlsruher Modell zweistufiger Studiengänge in den Geistes- und Sozialwissenschaften (B.A./M.A.-Studiengänge). Karlsruhe 2000.

Kelchtermans, G. 1996: Berufsbiographie und professionelle Entwicklung. Eine narrativbiographische Untersuchung bei Grundschullehrern. In: Bildung und Erziehung 49, S. 257–276.

Kerschensteiner, G. 1921/[9]1965: Die Seele des Erziehers und das Problem der Lehrerbildung. Zuerst Leipzig, zuletzt München.

Keuffer, J./Oelkers, J. (Hrsg.) 2001: Reform der Lehrerbildung in Hamburg. Weinheim/Basel 2001.

Klemm, K./Rolff, H.-G./Tillmann, K.-J. 1985: Bildung für das Jahr 2000. Bilanz der Reform, Zukunft der Schule. Reinbek.

König, E./Zedler, P. (Hrsg.) 1995: Bilanz qualitativer Forschung. 2 Bde. Weinheim.
Konferenz der Vorsitzenden Fachdidaktischer Fachgesellschaften (KVFF) (Hrsg.) 1998: Fachdidaktik in Forschung und Lehre. Kiel:IPN.
Kretschmann, R. (Hrsg.) 2000: Streßmanagement für Lehrerinnen und Lehrer. Ein Trainingsbuch. Weinheim/Basel.
Lamszus, W. 1948: Pädagogische Dilettanten oder geborene Erzieher? Kulturreform durch Lehrerauslese. Hamburg.
Lange, K. 1907: Artikel Persönlichkeit des Lehrers. In: Rein, W. (Hrsg.): Enzyklopädisches Handbuch der Pädagogik. 2. Aufl., 6. Bd., Langensalza 1907, S. 634–646.
Langeveld, M.J. 1949/^{4}1963: Einführung in die Pädagogik. Stuttgart.
Lehrerbildung für Württemberg-Baden. Esslinger Plan. Bericht der Internationalen Arbeitsgemeinschaft in Esslingen/Neckar 1949. Stuttgart 1949
Lehrerbildung in Baden-Württemberg. Abschlußbericht 1993, Stuttgart 1993; Materialien, Stuttgart 1994.
Leisen, J. 1999: Physiklehrerausbildung nach TIMSS. Vortrag gehalten auf der Fachleitertagung Physik am 20. 9. 1999 in Kassel. Typoskr. (im Internet).
Lewin, K., u.a. 1997: Vorbereitung auf das Studium und Informationsstand deutscher Studienanfänger bei Studienbeginn. (HIS-Kurzinformationen, A 8) Hannover.
Lewin, K., u.a. 2000: Differenzierung und Homogenität bei Hochschulzugang. (HIS-Kurzinformationen, A 7) Hannover.
Lietz, H. 1970: Schulreform durch Neugründung. Ausgewählte pädagogische Schriften. Hrsg. von R. Lassahn. Paderborn.
Litt, Th. 1957: Hochschule und Lehrerbildung. In: Hammelsbeck, O. (Hrsg.) 1957: Überlieferung und Neubeginn. Probleme der Lehrerbildung und Bildung nach 10 Jahren des Aufbaus. Ratingen, S. 33–37.
Löhmer, C./Standhardt, R. 1995: TZI. Pädagogisch-therapeutische Gruppenarbeit nach Ruth C. Cohn. Stuttgart.
Lundgreen, P. 1999: Berufskonstruktion und Professionalisierung in historischer Perspektive. In: Apel u. a. 1999, S. 19–34.
Markl, G. 2001: Neue Wege der Lehrerausbildung als Grundlage für fachübergreifenden naturwissenschaftlichen Unterricht. In: Allgemeinbildung durch Naturwissenschaften. Grundlage für Alltag und Beruf. Hrsg. von der Kommission für Bildungsfragen der Gesellschaft Deutscher Naturforscher und Ärzte e.V. Diskussionspapier November 2001, S. 23–25.
Meidinger, H./Enders, Chr. ^{2}1997: Burnout-Seminare für Lehrer. Ausgebrannt und aufgebaut. Arbeits- und Nachdenkbuch. Neuwied.
Messner, H./Reusser, K. 2000: Die berufliche Entwicklung von Lehrpersonen als lebenslanger Prozeß. In: In: Beiträge zur Lehrerbildung 18, S. 157–171.
Miller, R. ^{3}1992: Schilf-Wanderung. Wegweiser für die praktische Arbeit in der schulinternen Lehrerfortbildung. Weinheim/Basel.
Miller, R. 1995: Lehrer lernen. Ein pädagogisches Arbeitsbuch. Weinheim/Basel.
Miller, R. 1996: Schule selbst gestalten. Weinheim/Basel.
Miller, R. 2000: Gesundbleiben in der Schule. Heft 1: Den Schulalltag meistern; Heft 2: Für sich selbst sorgen; Heft 3: Mit anderen förderlich arbeiten. Seelze/Velber.
Mischel, W. 1977: On the future of personality measurement. In: American Psychologist 32, S. 246–254.
Mittag, W./Kleine, D./Jerusalem, M. 2002: Evaluation der schulbezogenen Selbstwirksamkeit von Sekundarschülern. In: Jerusalem/Hopf 2002, S. 145–173.
Mollenhauer, K. 1972: Vorwort in: Groothoff 1972.
Müller, S. 1996: Beteiligung von Schülerinnen und Schülern an innerschulischen Entwicklungsprozessen. In: Buhren/Rolff 1996, S. 177–205.

Müller-Fohrbrodt, G./Cloetta, B./Dann, H.-D. 1978: Der Praxisschock bei jungen Lehrern. Formen, Ursachen, Folgerungen. Stuttgart.

Müller, V./Rüedi, J. 1999: Aufnahmeprüfungen und Eignungsabklärungen am Seminar des Kantons Basel-Landschaft. In: Beiträge zur Lehrerbildung 17, S. 32–40.

Mutzeck, W. 1996/1999: Kooperative Beratung. Grundlagen und Methoden der Beratung und Supervision im Berufsalltag. Weinheim/Basel.

Mutzeck, W. 2000: Kooperative Praxisberatung. Möglichkeit der Förderung, Problemlösung und Stützung in pädagogischen Handlungsfeldern. In: Beiträge zur Lehrerbildung 18, S. 307–323.

Mutzeck, W./Pallasch, W. 1983/[6]1997: Handbuch zum Lehrertraining. Weinheim/Basel.

Nittel, D./Marotzki, W. (Hrsg.) 1997: Berufslaufbahn und biographische Lernstrategien. Eine Fallstudie über Pädagogen in der Privatwirtschaft. Hohengehren.

Nieskens, B./Sieland, B. (o.J., 2001): Wollen Sie Lehrerin oder Lehrer werden? Die Gelbe Mappe. Orientierungshilfe für Abiturientinnen und Abiturienten. Materialien der Universität Lüneburg.

Niggli, A. 2001: Ein Mentoring-Programm mit Coaching-Anteilen für die Ausbildung von Lehrpersonen. In: Beiträge zur Lehrerbildung 19, S. 244–250.

Nohl, H. 1933/1988: Die Theorie der Bildung. In: Ders./Pallat, L. (Hrsg.): Handbuch der Pädagogik. 1. Bd.: Die Theorie und die Entwicklung des Bildungswesens, S. 3–80 (dort S. 20–26: Der pädagogische Bezug und die Bildungsgemeinschaft). Langensalza, Reprint Weinheim/Berlin. Auch abgedr. in: Ders. [10]1988: Die pädagogische Bewegung und ihre Theorie, S. 105ff., zum Pädagogischen Bezug S. 130ff. Frankfurt a.M.

Oelkers, J. 1999: Lehrerbildung aus der Sicht der Erziehungswissenschaft. In: Seminar 5, H. 3, S. 15–25.

Oelkers, J. 1999a: Lehrerbildung aus der Sicht der Erziehungswissenschaft. In: Deutscher Philologenverband, S. 20–34.

Oelkers, J. 1999b: Evaluation und Standards: Probleme der Schulentwicklung. Typoskr. Zürich.

Oelkers, J./Oser, F. 2000: Die Wirksamkeit der Lehrerbildung. Umsetzungsbericht. Aarau.

Oettinger, G.H. (Hrsg.) 1993: Schule 2000 – Fundamente einer Bildungspolitik von Morgen. Landtagsfraktion der CDU. Stuttgart.

Oser, F. 1997: Standards in der Lehrerausbildung. Teil 1: Berufliche Kompetenzen, die hohen Qualitätsmerkmalen entsprechen. In: Beiträge zur Lehrerbildung 15, S. 26–36.

Osswald, E. [2]1995: Gemeinsam statt einsam. Arbeitsplatzbezogene Lehrer/innenfortbildung. Kriens.

Osswald, E. 1995a: Stilwandel ... am wichtigsten ist der Mut! Weg zur Schule der Zukunft. Kriens.

Pallasch, W. 1996: Supervision. Weinheim/München.

Paulsen, F. 1911: Pädagogik. Stuttgart/Berlin.

Paulsen, F. [3]1919/1921/1965: Geschichte des gelehrten Unterrichts. 2 Bde., 1. Bd. Leipzig, 2. Bd. Berlin/Leipzig, Reprint Berlin.

Pekrun, R./Schiefele, U. 1996: Emotions- und motivationspsychologische Bedingungen der Lernleistung. In: Weinert 1996, S. 153–180.

Philipp, E. [2]1998: Teamarbeit in der Schule. Weinheim/Basel.

Philologenverband NRW (Hrsg.) 1996: Universität und Studienseminar. Fragen und Wege der Lehrerbildung. 17. Gemener Kongreß. Ratingen.

Posch, P. 1967: Der Lehrermangel. Weinheim.

Prüß, F. 2000: Lehrerbildung in der DDR und ihre Umgestaltung durch Anpassung an bestehende Strukturen in den alten Bundesländern. In: Bayer u.a. 2000, S.276–301.

Randoll, D. 1997: Schulwirklichkeiten. Vergleichende Betrachtung der Ergebnisse einer Befragung von Abiturienten und ihren Lehrern zur Wahrnehmung von Schule. Baden-Baden.

Rappe-Giesecke, K. 1995: Supervision – Ein Leitfaden für Träger, Leitungskräfte, Mitarbeiterinnen und Mitarbeiter. Hannover.

Reichwein, R. 1976: Traditionelle und innovatorische Tendenzen in der beruflichen Ausbildungsphase von Gymnasiallehrern. (MPI für Bildungsforschung. Studien und Berichte, 34 B) Berlin.

Reusser, K. 1999: Diskussionsfeld „Assessment“ – Neue Wege der Einschätzung und Beurteilung von Fachleistungen, Personen und Bildungsinstitutionen. In: Beiträge zur Lehrerbildung 17, S. 5–9.

Reusser, K./Stebler, R. 1999: Authentizität bei der Beurteilung von Fachleistungen und Lernkompetenzen. In: Beiträge zur Lehrerbildung 17, S. 10–23.

Richter, G. 1905: Artikel Gymnasialseminar. In: Rein, W. (Hrsg.): Enzyklopädisches Handbuch der Pädagogik. 2. Aufl., 3. Bd., Langensalza, S. 790–800.

Rinkens, H.-D., u.a. (Hrsg.) 1999: Zentren für Lehrerbildung – Fünf Jahre Unterstützung und Weiterentwicklung der Lehrerausbildung. Ergebnisse des Modellversuchs PLAZ. Münster i.W.

Robinsohn, S.B 1971: Vorschläge zur Ausbildung aller Lehrer an einer Pädagogischen Fakultät. In: Hanssler 1971, S. 31–41.

Röhrs, H. 1977: Die progressive Erziehungsbewegung. Verlauf und Auswirkung der Reformpädagogik in den USA. Hannover.

Röhrs, H. (Hrsg.) 1994: Die Reformpädagogik auf den Kontinenten. Ein Handbuch. Frankfurt a.M.

Rolff, H.-G. (Hrsg.) 1995: Zukunftsfelder von Schulforschung. Weinheim.

Roth, H. (Hrsg.) ^{12}1980 (1968): Begabung und Lernen. Ergebnisse und Folgerungen neuer Forschungen. (Deutscher Bildungsrat. Gutachten und Studien der Bildungskommission, Bd. 4) Stuttgart.

Rotter, J.B. 1966: Generalized explectancies for internal verus external control of reinforcement. Psychological Monographs 80, Sonderausgabe Nr. 609.

Rudow, B. 1994: Die Arbeit des Lehrers. Zur Psychologie der Lehrertätigkeit, Lehrerbelastung und Lehrergesundheit. Bern.

Rüegg, S. 2000: Weiterbildung und Schulentwicklung. Eine empirische Studie zur Zusammenarbeit von Lehrerinnen und Lehrern. Bern.

Satow, L. 2002: Unterrichtsklima und Selbstwirksamkeitsdynamik. In: Jerusalem/Hopf 2002, S. 174–191.

Scarbath, H. G. 1999: Vom Dompteur zum Entertainer? Wandlungen des Lehrerberufs im multimedialen Zeitalter. In: Pädagogik 12, S. 44–47.

Schäfer, W. 1958: Die Konferenz in der Odenwaldschule. Mit einem Vorwort von Kurt Zier und einem Nachwort von Minna Specht. (Schriftenreihe der Odenwaldschulde, Bd. 15) Oberhambach b. Heppenheim.

Schäfer, W. 1960: Die Odenwaldschule: 1910–1960. Der Weg einer freien Schule. Oberhambach b. Heppenheim.

Schäfer, W. 1979: Erziehung im Ernstfall: Die Odenwaldschule 1946–1972. Mit einem Nachwort von Hellmut Becker. Frankfurt a.M.

Schaffernicht, A. 1967: Lehrerbildung. Eine Bibliographie. Frankfurt a.M.

Schavan, A. 1998: Schule der Zukunft. Bildungsperspektiven für das 21. Jahrhundert. Freiburg i. Br.

Schiefele, U./Pekrun, R. 1996: Psychologische Modelle des fremdgesteuerten und selbstgesteuerten Lernens. In: Weinert 1996, S. 249–278.

Schlottke, P.F./Wahl,D. 1983: Streß und Entspannung im Unterricht. München.

Schlünz, F. 1919: Die Entfesselung der Seele. Absage an die vorrevolutionäre Gesellschaft und ihr Bildungswesen. Hamburg.

Schmidt, H./Lützenkirchen, F.J. 1968: Bibliographie zur Lehrerbildung und zum Berufsbild des Lehrers und Erziehers. Zeitschriften-[Artikel-]Nachweis 1947–1967. Weinheim/Berlin/Basel.

Schmitz, G.S. 1998: Entwicklung der Selbstwirksamkeitserwartungen von Lehrern. In: Unterrichtswissenschaft 26, H. 2, S. 140–157.
Schmitz, G.S. 1999 (Diss.): Zur Struktur und Dynamik der Selbstwirksamkeitserwartung von Lehrern. Ein protektiver Faktor gegen Belastung und Burnout? Berlin.
Schmitz, G.S./Schwarzer, R. 2000: Selbstwirksamkeitserwartung von Lehrern: Längsschnittbefunde mit einem neuen Instrument. In: Zeitschrift für Pädagogische Psychologie 14, S. 12–25.
Schnitzer, A. (Hrsg.) 1980: Schwerpunkt: Lehrerpersönlichkeit. Pädagogische, psychologische und soziologische Aspekte einer Theorie des Lehrers. München.
Schnitzer, Klaus 1998: Bachelor- und Masterstudiengänge im Ausland. (HIS-Kurzinformation 3/98). Hannover.
Schohaus, W. [3]1954 (1937): Seele und Beruf des Lehrers. Frauenfeld.
Schönig, W. 1990: Schulinterne Lehrerfortbildung als Beitrag zur Schulentwicklung. Freiburg i. Br.
Schönknecht, G. 1997: Innovative Lehrerinnen und Lehrer. Berufliche Entwicklung und Berufsalltag. Weinheim/Basel.
Schratz, M./Steiner-Löffler, U. [2]1999: Die lernende Schule. Arbeitsbuch pädagogische Schulentwicklung. Weinheim.
Schreiber, J., u.a. 2000: Studentische Erfahrungen und Absichten zu Beginn des Hochschulstudiums. (HIS-Kurzinformationen, A 6). Hannover.
Schuller, A. (Hrsg.) 1971: Lehrerrolle im Wandel. Weinheim.
Schulz, G./Thiem, W. 1994: Zur Entwicklung der Grundschullehrerausbildung in den neuen Bundesländern. In: Kell, A. (Hrsg.) 1994: Erziehungswissenschaft im Aufbruch. Weinheim, S. 104–121.
Schwarzer, R. 1987: Streß, Angst und Hilflosigkeit. Die Bedeutung von Kognitionen und Emotionen bei der Regulation von Belastungssituationen. Stuttgart.
Schwarzer, R. 1994: Optimistische Kompetenzerwartung: Zur Erfassung einer personellen Bewältigungsressource. In: Diagnostica 40, S. 105–123.
Schwarzer, R. 1995: Entwicklungskrisen durch Selbstregulation meistern. In: Edelstein 1995, S. 25–34.
Schwarzer, R./Schmitz, G.S. 1999: Kollektive Selbstwirksamkeitserwartung von Lehrern: Eine Längsschnittstudie in zehn Bundesländern. In: Zeitschrift für Sozialpsychologie 30, S. 262–274.
Seligman, M. 1995: Erlernte Hilflosigkeit. Weinheim.
Seligman, M. 1995a: The Optimistic Child. Boston.
Seydel, O. 1995: Zum Lernen herausfordern. Das reformpädagogische Modell Salem. Stuttgart.
Spitzer, M. 1996/2000: Geist im Netz. Modelle für Lernen, Denken und Handeln. Heidelberg.
Spitzer, M. 1999: Die Idee der Universität. Studium als Selbsterfahrung im „Jahrzehnt des Gehirns“. (Reden und Aufsätze der Universität Ulm, H. 4) Ulm.
Spanhel, D./Hüber, H.-J. 1995: Lehrersein heute – Berufliche Belastungen und Wege zu deren Bewältigung. Bad Heilbrunn.
Spranger, E. 1920/1970: Gedanken über Lehrerbildung. Jetzt in: Ders.: Schule und Lehrer. (Gesammelte Schriften, Bd. III) Heidelberg, S. 27–73.
Spranger, E. 1921/1973: Die Humanistische Fakultät. Jetzt in: Ders.: Hochschule und Gesellschaft. (Gesammelte Schriften, Bd. X) Heidelberg, S. 183–188.
Spranger, E. 1958/[5]1968: Der geborene Erzieher. Heidelberg.
Stahl, U. 1995: Professionalität und Zufriedenheit im Beruf. Eine empirische Studie an Grund- und Hauptschulen. Weinheim.
Storch, M. 2000: Das Zürcher Ressourcen Modell ZRM. In: Beiträge zur Lehrerbildung 18, S. 307–323.
Storch, M./Krause, F. 2002: Selbstmanagement – ressourcenorientiert. Grundlagen und Trainingsmanual für die Arbeit mit dem Zürcher Ressourcen Modell ZRM. Bern.

Struck, P. 1994: Neue Lehrer braucht das Land. Ein Plädoyer für eine zeitgemäße Schule. Darmstadt.
Struck, P. 1997: Erziehung von gestern, Schüler von heute, Schule von morgen. München/Wien.
Struck, P./Würtl, I. 1999: Vom Pauker zum Coach. Die Lehrer der Zukunft. München/Wien.
Teichler, U. 1999: Gestufte Studiengänge und -abschlüsse in den Geistes- und Sozialwissenschaften [im Ausland]. In: DAAD/HRK (Hrsg.) 1999: Tagungsdokumentation Bachelor und Master in den Geistes-, Sprach- und Kulturwissenschaften. DAAD. Bonn, S. 37–141.
Tennstädt, K.-Ch., u.a. 1987: Das Konstanzer Trainingsmodell (KTM). Ein integratives Selbsthilfeprogramm für Lehrkräfte zur Bewältigung von Aggressionen und Störungen im Unterricht. Bern.
Terhart, E. (Hrsg.) 1991: Unterrichten als Beruf. Köln/Wien.
Terhart, E., u.a. 1994: Berufsbiographien von Lehrern und Lehrerinnen. Frankfurt a.M.
Terhart, E. 1995: Lehrerprofessionalität. In: Rolff 1995, S. 225–267.
Terhart, E. 1995a: Lehrerbiographien. In: König/Zedler 1995, S. 225–264.
Terhart, E. 1997: Berufsbiographien von Lehrerinnen und Lehrern. Ausgewählte Ergebnisse einer empirischen Untersuchung. In: Pädagogik 49, H.4, S. 6–9.
Terhart, E. 2001: Lehrerberuf und Lehrerbildung. Forschungsbefunde, Problemanalysen, Reformkonzepte. Weinheim/Basel.
Terhart, E., u.a. 1994: Berufsbiographien von Lehrern und Lehrerinnen. Frankfurt a.M.
Terhart, E. (Hrsg.) 2000: Perspektiven der Lehrerbildung in Deutschland. Abschlußbericht von der Kultusministerkonferenz eingesetzten Kommission. Weinheim/Basel.
Thiersch, H. 1976: Lehrerverhalten und kognitive Lernleistung. Zuerst in: Roth (Hrsg.) 1968/1980, zit. nach Betzen/Nipkow 1976, S. 182–190.
Tosch, F. 1997: Lehrerbildung in Potsdam: Ein Modell auf dem Prüfstand zwischen Hoffen und Realität. In: Deutsche Lehrerzeitung (DLZ) 44, Nr. 39/40, S. 23.
Tosch, F. 1998: Lehrerbildung in Potsdam. Ein Modell auf dem Prüfstand zwischen Hoffen und Realität. In: Reform der Lehrerbildung in der Folge der politischen und gesellschaftlichen Transformationen in ... den neuen Ländern Deutschlands. Potsdam, S. 87–92.
Ulich, K. 1996: Beruf Lehrer/in. Arbeitsbelastungen, Beziehungskonflikte, Zufriedenheit. Weinheim.
Vereinigung Deutscher Landerziehungsheime (Hrsg.) 2001: Herausgefordert – Landerziehungsheime auf dem Weg in ihr zweites Jahrhundert. Stuttgart. Darin: Zur pädagogischen und bildungspolitischen Standortbestimmung der LEH; Zum Bildungsverständnis und zu den Unterrichts- und Erziehungskonzepten der LEH; Zum Zusammenleben von Kindern, Jugendlichen und Erwachsenen in den LEH, S. 121–142, 143–165, 166–198.
Wack, O.G. 1997: Supervision in der Weiterbildung. Eine Entscheidungshilfe für Mitarbeiter/innen, Leitungskräfte und Trägervertreter/innen. (Landesinstitut für Schule und Weiterbildung. Soester Materialien zur Weiterbildung.) Soest.
Wahl, D. 1991: Handeln unter Druck. Der weite Weg vom Wissen zum Handeln bei Lehrern, Hochschullehrern und Erwachsenenbildern. Weinheim.
Wahl, D. 2001: Nachhaltige Wege vom Wissen zum Handeln. In: Beiträge zur Lehrerbildung 19, S. 157–174.
Weber, D. (Hrsg.) 1992: Reflexionen zum Marchtaler Plan. Rottenburg/Neckar.
Wehler, H.-U. 1989: Deutsches Bildungsbürgertum in vergleichender Perspektive – Elemente eines Sonderwegs? In: Bildungsbürgertum im 19. Jahrhundert. Teil IV: Politischer Einfluß und gesellschaftliche Formation. Hrsg. von Jürgen Kocka. (Industrielle Welt, Bd. 48.) Stuttgart 1989, S. 215–237.
Wehler, H.-U. 1995: Deutsche Gesellschaftsgeschichte. 3. Bd.: Von der „Deutschen Doppelrevolution zum Beginn des Ersten Weltkrieges, 1849–1914. München.

Weinert, F.E. 1994: Wie groß ist der Einfluß der Schule auf die geistige Entwicklung der Schüler – und wie groß könnte er sein? In: Lehrerbildung in Baden-Württemberg. Materialien. Stuttgart, S. 36–46.

Weinert, F.E. 1996: Lerntheorien und Instruktionsmodelle. In: Ders. (Hrsg.): Enzyklopädie der Psychologie. Themenbereich D: Praxisgebiete. Serie I: Pädagogische Psychologie. Bd. 2: Psychologie des Lernens und der Instruktion. Göttingen, S. 1–48.

Weinert, F.E. (Hrsg.) 1997: Psychologie des Unterrichts und der Schule. (Enzyklopädie der Psychologie, Themenbereich D, Serie I, Bd. 3) Göttingen.

Weiss, W.W. 1976: Lehrerbildung zwischen Anspruch und Wirklichkeit. München/Berlin/Wien.

Well, N. 1999: Theorie und Praxis der Lehramtsausbildung. Fallorientierte Beispiele. Neuwied

Weniger, E. 1936/1975: Zur Geistesgeschichte und Soziologie der pädagogischen Fragestellung. Zuerst 1936, wiederabgedr. in: Ders.: Ausgewählte Schriften zur geisteswissenschaftlichen Pädagogik. Hrsg. von Bruno Schonig. Weinheim/ Basel, S. 107–123.

Witzel, A. 1982: Verfahren der qualitativen Sozialforschung. Überblick und Alternativen. Frankfurt a.M.

Wyneken, G. 1913. Der Gedankenkreis der Freien Schulgemeinde. Dem Wandervogel gewidmet. Leipzig.

Wyschkon, U. 1998: Verbindung von Theorie und Praxis in der Lehrerbildung – Das „Potsdamer Modell" der Lehrerbildung. In: Lehrerbildungsreform – aber wie? Dokumentation einer Veranstaltung des VBE am 7. Mai 1998 in Paderborn. Bonn, S. 50–68.

Zukunftwerkstatt von LEH-Schülerinnen und -Schülern: Ein LEH im Jahr 2010. In: Vereinigung Deutscher Landerziehungsheime, S. 201–204.

Zier, K. 1960: Die Werkstudienschule. Ein neuer Zweig der Odenwaldschule. (Schriftenreihe der OSO, H. 3) Oberhambach.

Zwick, M.M.: Wo bleiben die Studierenden? Ursachen für die Nachfragekrise in den natur- und ingenieurwissenschaftlichen Studiengängen an den Universitäten des Landes Baden-Württemberg. In: Herrmann 2002, S. 14–26.

Die Autoren dieses Bandes

Dr. Dr. h.c. Wolfgang Edelstein, Professor em. und Direktor em. am MPI für Bildungsforschung in Berlin; zuvor Lehrer und Studienleiter 1954–1963 an der Odenwaldschule; 1991/92 Mitglied im Gründungssenat der Universität Potsdam; derzeit Mitkoordinator des BLK-Programms „Demokratie lernen und leben"

Dr. Ulrich Herrmann, ord. Professor für Pädagogik und Leiter des Seminars für Pädagogik in der Fakultät für Naturwissenschaften der Universität Ulm; 1991/93 Mitglied im Gründungssenat der Universität Potsdam

Dipl.Soz.Wiss. Herbert Hertramph, Projektmitarbeiter und Wissenschaftlicher Angestellter (jetzt im Schwerpunkt Neue Medien) am Seminar für Pädagogik der Universität Ulm

Dr. Michaela Horstendahl, Studium der Musik und Physik, Referendariat und Schuldienst, Hochschulassistentin (Schwerpunkt Physikdidaktik) am Seminar für Pädagogik der Universität Ulm

Dr. Wolfgang Thiem, Professor für Schulpädagogik, für die Didaktik der Sekundarstufen und für Didaktik des Unterrichtsfaches Pädagogik an der Universität Potsdam; Mitglied in der Strukturkommission Lehrerbildung des Gründungssenats der Universität Potsdam